伤寒论症机辨治

ShangHanLun ZhengJiBianZhi

王振亮／主编

河南科学技术出版社
·郑州·

内容提要

本书在洁本（指作品被删减后的版本）《伤寒论》基础上，采用类症方式，对《伤寒论》进行彻底的梳理。全书分为35章，第一章为发热，第二章为恶风寒，第三章为汗出，第四章为气上冲，第五章为发黄，第六章为振栗，第七章为身体疼痛，第八章为身重，第九章为筋肉瞤动，第十章为奔豚，第十一章为皮肤瘙痒，第十二章为头痛，第十三章为眩冒，第十四章为衄血，第十五章为目、口、咽、耳、鼻症，第十六章为厥逆，第十七章为拘急（痉、瘛疭），第十八章为烦、躁、懊憹，第十九章为失眠，第二十章为多眠睡，第二十一章为惊悸，第二十二章为谵语，第二十三章为咳，第二十四章为喘，第二十五章为短气，第二十六章为哕，第二十七章为呕吐，第二十八章为不能食，第二十九章为下利，第三十章为便秘，第三十一章为小便不利，第三十二章为遗尿，第三十三章为胸胁满痛，第三十四章为腹满痛，第三十五章为心下满。本书分别以症状为纲，病机为目，综合、分析、归纳，分症别机，症下列机（共列出35个主症，550条病机），机下拟法，法后列方，并附历代典型案例，拓展仲景理法方药的适用范围，丰富《伤寒论》的辨治内容。

图书在版编目（CIP）数据

伤寒论症机辨治 / 王振亮主编. —郑州：河南科学技术出版社，2020.6（2024.8重印）
ISBN 978-7-5349-9903-1

Ⅰ.①伤… Ⅱ.①王… Ⅲ.①《伤寒论》—研究 Ⅳ.①R222.29

中国版本图书馆CIP数据核字（2020）第082911号

出版发行：河南科学技术出版社
地址：郑州市郑东新区祥盛街27号　　邮编：450016
电话：（0371）65788613　　65788629
网址：www.hnstp.cn
策划编辑：高　杨
责任编辑：李振方
责任校对：张雪雪
整体设计：薛　莲
责任印制：朱　飞
印　　刷：河南新华印刷集团有限公司
经　　销：全国新华书店
开　　本：720 mm×1 020 mm　1/16　　印张：30.5　　字数：520千字
版　　次：2020年6月第1版　　2024年8月第5次印刷
定　　价：78.00元

《伤寒论症机辨治》编委会名单

主　编　王振亮

副主编　谢忠礼　田瑞曼　苏　玲　高卫平

编　委（以姓氏笔画为序）

王振亮　田瑞曼　师润田　苏　玲

张　楠　张瓅方　段　晓　高卫平

谢忠礼

前言

《伤寒杂病论》成书迄今已有1800多年的历史，由于历史的变迁，《伤寒论》从《伤寒杂病论》中分离而独立成册。中华人民共和国成立以前，《伤寒论》的学术发展，大致可以分为以下五个阶段：

1. 晋隋唐时期

这个时期的《伤寒论》研究有四个特点：一是《伤寒论》只被认为是普通的方书，尚不是占统治地位的医学经典著作。二是传播形式属于传抄整理。三是就研究对象而言，是对外感热病，即广义伤寒的研究。四是就诊治体系而言，是表里、汗吐下三法与《素问·热论》"日传一经""按日类方"的体系，学者尚未认识到六经辨证体系的价值。此时的代表著作有王叔和的《脉经》、孙思邈的《千金翼方》、王焘的《外台秘要》。

2. 宋金元时期

宋本《伤寒论》的刊行，为《伤寒论》研究开启了方便之门，《伤寒论》的研究著作在数量和种类上均有空前增多，研究内容主要从临床应用角度对《伤寒论》进行整理、补充、注释和发挥。此时学者已认识到《伤寒论》中的六经辨证地位，并与表里、寒热、虚实、阴阳相结合，确立了六经八纲辨证体系。代表著作有庞安时的《伤寒总病论》、杨介的《四时伤寒总病论》、韩祗和的《伤寒微旨论》、朱肱的《伤寒类证活人书》、许叔微的《伤寒论著三种》、郭雍的《伤寒补亡论》、成无己的《注解伤寒论》、刘完素的《伤寒直格》、李杲的《伤寒会要》、朱震亨的《伤寒辨疑》等。

3. 明代

此时，学界一方面在临床上普遍延续宋代以六经辨证、八纲辨证为核心的广义伤寒学；另一方面，由宋元伤寒学学术中存在的问题所引发的理论探讨，导致了学界对《伤寒例》的否定。鉴于"辛温解表"理论难应用于温热性疾病，明初王安道提出，“仲景只为即病之伤寒设，不兼为不即病之温暑设”，认为《伤寒论》的适用范围是治疗狭义伤寒，不包含温病、热病。此期的代表著作有王安道的《医经溯洄集》、方有执的《伤寒论条辨》、王肯堂的《伤寒证治准绳》等。

4. 清代早中期

此时《伤寒论》研究开始摆脱宋金伤寒学的束缚，不再把《伤寒论》看作治疗外感热病的专著，而注重挖掘其中的辨证论治体系，认为《伤寒论》是各科临证的典范，六经辨证同样适用于内伤杂病，而就其“众法之宗，群方之祖”而言，则“治百病有余能”，其中包含的辨证论治规律适用于所有疾病。此期代表著作有喻嘉言的《伤寒论注十人书·尚论篇》、张璐的《伤寒缵论》和《伤寒绪论》、柯韵伯的《伤寒来苏集》、程郊倩的《伤寒论后条辨》、张隐庵的《伤寒论集注》、徐灵胎的《伤寒类方》、沈金鳌的《伤寒论纲目》、尤在泾的《伤寒贯珠集》、周扬俊的《伤寒论三注》、汪苓友的《伤寒论辨证广注》、沈明宗的《伤寒六经辨证治法》、钱天来的《伤寒溯源集》、黄坤载的《伤寒悬解》、俞根初的《通俗伤寒论》、陈修园的《伤寒论浅注》、章虚谷的《伤寒论本旨》、魏念庭的《伤寒论本义》、张令韶的《伤寒论直解》、陆九芝的《仲景方汇录》等。

5. 晚清民国时期

此期，受温病学的影响，广义伤寒学理论研究复苏，一些学者表现得更为崇经复古，而另一些学者在温病学的基础上，试图建立一个以温病传手经、伤寒传足经的新的六经证治体系。尤其是五四运动后，受科学实证、经验的影响，《伤寒论》研究也表现出中西汇通、追求实证与经验的景象。代表著作有唐容川的《伤寒论浅注补正》、恽铁樵的《伤寒论辑义按》、陆渊雷的《伤寒论今释》、曹颖甫的《伤寒发微》、张锡纯的《伤寒论讲义》等。

新中国成立后对《伤寒论》的研究，大致可以分为以下几个方面：

（1）从研究角度讲，可以分为文献研究（如目录编制、版本考证、原著校勘、原文辑佚、原文注释、辞书编纂、分类汇编、专病专药、专题研究等）、临床研究（即通过医案、医话、医论、临床观察和临床实验，对仲景理论和治法方药进行印证，或为后来者提供科学的临床数据）、实验研究（即通过现代实验手段，对六经实质、六经病证、辨证规律、诊治方法、方药的药理毒理药效、经方治疗疾病的机制、经方配伍规律等进行研究，以现代科学的语言阐述仲景学术）。

（2）从研究内容讲，可以分为理论研究（文献方法和实验方法）和临床应用研究（临床观察方法和动物实验方法）。

（3）从研究手段讲，可以分为传统方法研究（文献方法和传统理论研究方法）和现代方法研究（指一切现代科技手段和方法，如数学方法、系统论方法、信息论方法、借助现代医学理论和技术方法等）。

《伤寒论》研究方法和手段的多样化，使《伤寒论》学术研究百花齐放、百家争鸣。如果我们再对其进行归类提炼，则可将现代《伤寒论》的研究概括为五个领域：一是研究《伤寒论》原著；二是研究历代医家；三是研究《伤寒论》六经辨证论治体系的内涵、外延；四是研究《伤寒论》理、法、方、药临床综合运用的基本规律；五是研究《伤寒论》理、法、方、药内涵的机制与物质基础。

如果从注解《伤寒论》的方法来看，历代研究《伤寒论》者可以概括为四大流派：一是以成无己《注解伤寒论》为代表的随原文顺序注释派，他以《黄帝内经》《难经》理论为依据注解《伤寒论》的条文方证，即所谓的“以经解经”；二是以方有执和喻嘉言为代表的“错简重订派”，他们对《伤寒论》条文重新编排，适度删减，认为这样才符合张仲景的原意，该派强调对《伤寒论》治法的研究；三是以张志聪和张锡驹为代表的“维护旧论派”，认为王叔和的编次和成无己的注解均未违仲景原旨，主张维护《伤寒论》的原貌，他们以《黄帝内经》六气标本中气的气化理论为立论依据，对《伤寒论》进行注释；四是以柯韵伯为主的辨证论治派，该派采用以方名证、以经类证的方法重新编次，以方证为分类的基本单位。

这四大流派的分法虽为学界所接受，但历代《伤寒论》研究者众多（笔者曾统计，自《伤寒论》成书至 2013 年的《伤寒论》研究书目，结果有 1215 种），如此繁多的著作，显然是四大流派所不能完全概括了的。试想，历代学中医者必学伤寒，临诊者必修仲景，而各人理解相左，角度迥异，观点不同，见仁见智，所以就有了“一家有一家之伤寒，一人有一人之仲景”的说法。那么，哪部《伤寒论》的研究著作更有参考价值，或者说什么样的研究方法才能揭示《伤寒论》的精髓呢？这就要看哪种研究方法更符合实际，哪种解释更有临床实践的指导意义。

《伤寒论》乃“众法之宗，群方之祖”，为中医临床之圭臬，学好《伤寒论》，就等于打开了中医临床的大门。但因其言简语拗，词蹇义幽，学习者不得门径。笔者自 1983 年从中医药院校毕业以来，一直服务于中医临床和教学一线，就读硕士和博士期间，又专攻《伤寒论》专业。在学习和工作中，通过反复的理论、实践、思考、理论、实践，深感中医临证核心在于辨识症状，明辨了症状后面的病机，则立法处方，得心应手，临床效果，桴鼓相应。概括而言就是，“辨主症，明病机，方机对应”。于是笔者联想到，如果以症为纲，以病机为目，系统整理《伤寒论》原文，不正是探求《伤寒论》临床实用价值的不二法门吗？鉴于此，遂将《伤寒论》398 条纵横分割，症机归类（共列出 35 个主症，550 条病机），症下有机，机下随法，法后附方，加以原文综述和典型案例，在《伤寒论》原文基础上进行提高和升华，以便使学习《伤寒论》者更好地理解和应用。

因本书是第一部以症机归类的《伤寒论》著作，在编写过程中，有些难以归类的，便以相近症状的“附”出现，有些症状是修饰某个症状的，如烦渴和烦痛的“烦”，未专门列出。

笔者拟定了本书的全部编写思路，并进行最后的统稿工作。具体章节撰稿人分别为：第一章、第二章、第三章第一、二节由谢忠礼撰写；第三章第三节、第四章至第九章由高卫平撰写；第十章、第十六章由王振亮撰写；第十一章至第十五章由段晓撰写；第十七章至第二十章由田瑞曼撰写；第二十一章至第二十四章由张楠撰写；第二十五章至第二十六章由苏玲撰写；第二十七章至第三十四章由张瓅方撰写；第三十五章由师润田撰写。

由于编者水平所限，加之又是团队共同著作，本书可能存在舛误之处，还望读者指正。

王振亮

2019 年 3 月 1 日

目　录

第一章　发热 / 1
第一节　身热 / 2
一、表症 / 2
（一）表寒 / 2
（二）表热 / 7
（三）其他表症 / 9
二、里症 / 10
（一）里实 / 10
（二）里虚 / 23
（三）虚实夹杂 / 25
三、表里同症 / 26
（一）表里俱实 / 26
（二）表实里虚 / 29
四、半表半里症 / 33
五、阳气来复症 / 37
（一）阳复太过 / 37
（二）阳复标志 / 37
第二节　潮热 / 39
第三节　寒热往来 / 44

第二章　恶风寒 / 47
第一节　恶寒 / 48
一、表症 / 48
表寒 / 48
二、里症 / 52
（一）里实 / 52
（二）里虚 / 55
三、表里同症 / 58
（一）表邪里实 / 58
（二）表邪里虚 / 63
（三）表虚里实 / 63
第二节　恶风 / 65
一、表症 / 65
二、里症 / 69
三、表里同症 / 69

第三章　汗出 / 72
第一节　全身汗出 / 73
一、表症 / 73
二、里症 / 75
（一）里实 / 75
（二）里虚 / 80
三、表里同症 / 82
四、病愈征象 / 87
第二节　盗汗 / 92
第三节　头汗 / 93
一、实症 / 93
二、虚症 / 97
三、虚实夹杂 / 98
第四节　手足汗 / 98
一、寒症 / 98
二、热症 / 99
附：无汗 / 100
一、表症 / 100
二、里症 / 101
（一）里实症 / 101
（二）里虚症 / 104
三、表里同症 / 106

第四章　气上冲 / 108
一、表症 / 108
二、里症 / 110

第五章　发黄 / 114
一、表症 / 114
二、里症 / 115
（一）里热症 / 115
（二）里寒症 / 116
三、表里症 / 117

第六章　振栗 / 120

第七章　身体疼痛 / 123
第一节　身痛 / 124
一、表症 / 124
二、里症 / 126
三、表里兼症 / 127
第二节　支节疼痛 / 129
一、表症 / 129
二、里症 / 131
三、表里兼症 / 133
第三节　项背强痛 / 134
一、表症 / 134
二、里症 / 135
三、表里同症 / 136

第八章　身重 / 139
一、表症 / 139
二、里症 / 140
三、表里兼症 / 144

第九章　筋肉瞤动 / 146
附：肿 / 148

第十章　奔豚 / 149

第十一章　皮肤瘙痒 / 152

第十二章　头痛 / 155
一、表症 / 156
二、里症 / 156
三、表里同症 / 161

第十三章　眩冒 / 164
一、虚症 / 165
二、实症 / 168
三、虚实夹杂症 / 170
四、其他 / 171

第十四章　衄血 / 173
一、表症 / 173
二、里症 / 173

第十五章　目、口、咽、耳、鼻症 / 175
第一节　目症 / 175
一、直视 / 175
二、目瞑 / 177
三、目赤 / 178
四、目出血 / 179
五、眼生花 / 179
六、目不了了 / 180
七、目黄 / 181
第二节　口症 / 182
一、口干渴 / 182
（一）表症 / 182
（二）里热症 / 183
（三）里实症 / 189
（四）里虚症 / 190
（五）里症（水热互结症） / 192
（六）里症（疾病向愈）/ 193
（七）表里兼症 / 194
（八）半表半里症 / 195
二、口苦 / 196
三、口不和 / 197
第三节　咽症 / 199
一、咽干 / 199
（一）实症 / 199
（二）虚症 / 200
二、咽痛咽烂 / 202
（一）实症 / 202
（二）虚症 / 204

第四节　耳不闻（附耳肿）/ 208
附：耳肿 / 209
第五节　鼻塞鼻干 / 210

第十六章　厥逆 / 212
一、寒症 / 213
（一）虚症 / 213
（二）虚实夹杂症 / 215
二、热症 / 220
三、实症 / 222

第十七章　拘急（痉、瘛疭）/ 225
一、虚症 / 226
（一）阴虚 / 226
（二）阳虚 / 228
（三）阴阳两虚 / 228
二、实症 / 230

第十八章　烦、躁、懊侬 / 233
第一节　烦 / 234
一、表症 / 234
二、里症 / 237
（一）里虚症 / 237
（二）里实症 / 241
（三）虚实夹杂症 / 249
三、半表半里症 / 253
四、阳复症 / 255
第二节　烦躁 / 256
一、表症 / 256
二、里症 / 257
（一）里虚症 / 257
（二）里实症 / 260
（三）虚实夹杂 / 261
第三节　躁 / 262
一、表症 / 262
二、里症 / 262
（一）寒症 / 262
（二）热症 / 263
第四节　懊侬 / 265

第十九章　失眠 / 269
一、虚症 / 269
二、实症 / 272
三、虚实夹杂 / 275
附：喜忘 / 275

第二十章　多眠睡 / 277
一、虚症 / 277
二、实症 / 278

第二十一章　惊悸 / 281
一、虚症 / 282
二、实症 / 286
三、虚实夹杂症 / 290

第二十二章　谵语 / 294
第一节　谵语 / 294
一、虚症 / 294
二、实症 / 295
三、虚实夹杂症 / 302
第二节　发狂 / 302
第三节　神志不清 / 305
附：郑声 / 306
附：喜忘 / 307

第二十三章　咳 / 309
一、里症 / 310
二、表里兼症 / 314

第二十四章　喘 / 316
一、表症 / 317
二、里症 / 318
（一）里实症 / 318
（二）里虚症 / 324
三、表里兼症 / 325

第二十五章　短气 / 327
一、表症 / 328

二、里症 / 329
（一）里虚症 / 329
（二）里实症 / 330

第二十六章　哕 / 335
一、虚症 / 335
二、实症 / 338
附：噫、噫气 / 339

第二十七章　呕吐 / 342
一、表症 / 342
二、里症 / 344
（一）里虚症 / 344
（二）里实症 / 349
（三）虚实夹杂症 / 360
三、表里同症 / 365
附：吐血 / 366
附：唾 / 368

第二十八章　不能食 / 369
一、虚症 / 369
二、实症 / 372
三、虚实夹杂症 / 377

第二十九章　下利 / 379
一、表症 / 380
二、里症 / 381
（一）虚症 / 381
（二）实症 / 390
（三）虚实夹杂症 / 395
三、表里同症 / 398
四、阳复 / 401
附：便溏 / 402
附：下重 / 404
附：便血 / 405
一、虚症 / 405
二、实症 / 406

第三十章　便秘 / 408
一、大便硬 / 409
（一）虚实夹杂症 / 409
（二）实症 / 410
二、不大便 / 412
（一）表症 / 412
（二）里症 / 412

第三十一章　小便不利 / 417
一、虚症 / 418
二、实症 / 424

第三十二章　遗尿 / 428
一、虚症 / 429
二、实症 / 429
附：小便数 / 430

第三十三章　胸胁满痛 / 432
第一节　胸满痛 / 432
一、虚症 / 432
二、实症 / 433
第二节　胁痛 / 438

第三十四章　腹满痛 / 442
第一节　腹满 / 442
一、腹胀满 / 442
（一）虚症 / 442
（二）实症 / 444
二、少腹满 / 450
第二节　腹痛 / 454
一、虚症 / 454
二、实症 / 456
三、虚实夹杂症 / 458

第三十五章　心下满 / 460
一、虚症 / 461
二、实症 / 462
三、虚实夹杂症 / 472

第一章 发热

发热是临床常见症状之一，在《伤寒论》中也最为常见，是众多疾病的主要临床表现。发热是指由多种原因引起的人体体温升高，或体温正常而患者自觉身热，由人体阴阳失调所致。发热一般分为外感发热和内伤发热，外感发热由机体感受外邪而引起，内伤发热是由气血阴精亏虚、脏腑功能失调所致。临床上，由于热势的轻重程度不同，患者的自觉症状不同，发热出现的时间和部位不同，可将发热分为身热、壮热、潮热、烦热、微热、骨蒸热、发热恶寒、往来寒热等。

有关发热的病因、临床表现及治疗原则，《黄帝内经》早就有记述。在病因上，发热除与外感邪气有关外，还和气候的变化有关。如《素问·脉要精微论篇》"风成为寒热"；《素问·风论篇》"风之伤人也，或为寒热"；《素问·平人气象论篇》"尺热曰病温"；《素问·玉机真藏论篇》"太过则令人身热而肤痛"；《素问·阳明脉解篇》"邪客之则热"；《素问·热论篇》"人之伤于寒也，则为病热"；《素问·阴阳别论篇》"三阳为病发寒热"；《素问·五常政大论篇》"其候炎暑，其令热"；《灵枢·五邪》"邪在肺，则病皮肤痛，寒热"；《灵枢·五变》"百疾之始期也，必生于风雨寒暑，循毫毛而入腠理，……或为寒热"；《灵枢·岁露论》"三月戌不温，民多寒热"。以上均说明外感六淫邪气是引起发热的主要原因。对于外感发热的治疗原则，《素问·热论篇》原则性地指出："其未满三日者，可汗而已；其满三日者，可泄而已。"《素问·至真要大论篇》也提出"治寒以热，治热以寒""寒者热之，热者寒之"的治法用药原则。

本章主要讨论《伤寒论》以发热为主要临床表现的辨治方法。

第一节 身热

一、表症

（一）表寒

风寒外袭，卫强营弱

【症状】发热。伴恶风寒，汗出，头痛，鼻塞，干呕等。

【病机】风寒外袭，卫气抗邪于外，邪正交争，故症见发热。卫气失于温煦，则见恶风寒。卫气抗邪于外，营阴失守于内，故伴见汗出。风寒上扰，太阳经气不利，则见头痛。风寒外束肌表，肺气失于宣降，则见鼻塞。肺气失于宣降而致胃气逆而不降，故见干呕。

【治法】解肌祛风，调和营卫。

【方药】桂枝汤。方中桂枝、生姜辛温主散，外散风寒之邪气；芍药酸寒主敛，内收营阴；大枣滋脾生津，炙甘草坐镇中焦，健脾益气。本方辛甘与酸甘相配，辛温与酸甘相合，既可外散风寒，又可内收营阴，还可调理中焦，于解表之中有敛汗之意，于和营之中有调卫之功，使外邪去、营卫和而发热退。

【原文综述】本症见于原文第2、12、13、30、74、95、134、143、208、244条。以上诸条所述发热均与外感邪气有关，见于外感表症阶段，发热的同时，多伴有汗出、恶风寒等表症。在太阳中风证中，如第2、12、74、95条所述；在太阳病中，如第13、134、208、244条所述；在妇女经期外感风寒中，如第143条所述。另外，发热还出现在某些疾病的过程中，如第30条“证象阳旦”“病形象桂枝”，阴阳两虚而兼外感风寒之人，虽有桂枝汤类似证，但更有阴阳两虚之体，而外感风邪为患，故曰“风则生微热”，并以桂枝加附子汤增桂而病未解出现中阳虚之厥证。第74条病变初起为中风发热，迁延六七日后邪入于里，出现五苓散证而表邪未解，但病初为中风发热。第143条为妇人经期外感，失治后热入血室。第244条为太阳病不解又误下后致痞证出现而表症仍在。以上诸条，尽管疾病的转归不同，但在疾病发展过程中均出现以发热为主的表症，病机上均有营卫失和，外邪袭表之机，故可用桂枝汤解肌祛风，调和营卫为治。若病情变化，水蓄下焦而膀胱气化失司者，用五苓散化气利水，兼以解表；若热入血室者，当随虚实审因而治；若见心下痞而又表症不解者，当以解表消痞为法，方随法出。从以上用桂枝汤治疗风寒外袭、卫强营弱的发热及发热的伴随症状可以看出，辨主症及其病机在外感发热的治疗中具有重要的意义。

【案例】于某，女，15 岁。1976年6月20日诊。因上月（1976年5月）患感冒，发热至38.5 ℃，经用解热镇痛和抗生素类药物，高烧虽退，但低热仍不减，体温仍在37.5 ℃左右，已20多天，经胸透、抗O试验、血常规、尿常规等检查，均未发现异常。某医投以清热解毒中药，服两剂仍无效。现症：时有头痛，微恶风，动则汗出，倦怠乏力，纳食不佳，二便正常；观其面容萎黄，精神颓靡；察其舌质淡红，苔薄白；诊其脉，寸现浮缓、尺脉微弱。此乃感冒之时，虽用解热消炎药物，高热已减，邪未尽解，邪热留恋肌腠，致使营卫不和而发热，治宜解肌退热法，投以张仲景桂枝汤治之。药用：桂枝10克，芍药15克，甘草10克，生姜6克，大枣3枚。水煎服两剂，服一剂后热退，两剂服完诸症悉除，追访未再复发。（柯利民. 低热的辨证施治. 中医药学报，1979.）

风寒外袭，卫闭营郁

【症状】发热。伴无汗，恶风寒，头痛，身疼痛，腰痛，关节疼痛，咳嗽喘息，脉浮紧。

【病机】风寒外袭肌表，卫气闭郁不通，营阴郁而滞塞，卫阳被遏，奋起抗邪，邪正交争于表，故见发热；卫阳闭郁，营阴内滞于脉，故身无汗；卫气抗邪，失于温煦肌表之功，故恶风寒；卫气失于宣畅，营阴郁滞不通，经络不和，太阳经气郁滞，故头痛，身疼痛，腰痛，关节疼痛；风寒外束肌表，肺气失于宣降，故咳嗽喘息；风寒外束，邪在肌表，脉应之浮紧。

【治法】辛温发汗，宣肺解表。

【方药】麻黄汤。方中主以麻黄辛温发汗，散邪外出；配以桂枝，辛温以助麻黄开表祛邪，宣通阳气；配以杏仁，与麻黄一升一降，升降相配，调肺气之宣发肃降，既可止咳平喘，又可利于风寒外解；炙甘草味甘，坐镇中焦，既可健脾益气以助中焦，又可缓和麻黄、桂枝外散之性，还可解杏仁之小毒。另外，甘草与麻黄相配，还有开肺止咳之功；与桂枝配伍，辛甘化阳以助卫阳外出祛邪。

【原文综述】本症见于原文第16、35、46、47条。以上诸条所述的发热与外感风寒之邪束闭肌表，卫阳失于宣泄，营阴郁滞不通有关。多见于外感风寒表症的初期，一般称之为太阳伤寒发热，多伴有恶寒无汗、脉浮紧、身疼痛等症状。一是本症的发热与风寒外束、邪正交争有关。二是本症的发热也与卫阳闭郁、肺卫失于宣泄有关。第16条仲景本为论述桂枝汤的临床使用禁忌，对照点出了太阳伤寒发热的脉症特点，即脉浮紧而发热汗不出。第35条为太阳伤寒病发热的典型症候，一有肺卫失宣的表现，即恶风无汗而喘；二有太阳经气郁滞而经脉不利的表现，即头痛、身疼痛、腰痛、骨节疼痛等。而第46条则讨论太阳伤寒发热迁延时间较长，症机未变，故治法与方药亦不变，但同时也讨论了服用麻黄汤以后患者的反应，一是发烦目瞑而病解，二是出现衄血而病解。而第47条则讨论了伤寒发热的特点与衄血的情况。以上诸条在讨论太阳伤寒证治的同时，也介绍了治疗太阳伤寒发热的具体方法。经典中医理论认为，足太阳膀胱主表，手太阴肺亦主表，故风寒外邪束表，太阳经气不利，表气郁闭而发热，肺气亦不能宣降，所以太阳伤寒发热之治，重在开表祛邪的同时，也要注重宣降肺卫之气，振奋太阳经气，方可收功。

【案例】邓某，冬月重感风邪，恶寒、高热，虽重衾叠被，犹啬啬不已。头痛、项强，腰脊酸痛，四肢骨节亦然。切诊：皮肤干热无汗，脉浮而紧，此冬月正伤寒也。以其体肥多湿，处麻黄汤加羌、芷与服，意其必一汗而解。怎料一剂不效，次日复诊，再剂仍不效。予觉药颇对证，然何以不效？因细询煎药之情，知不如法，察其病状如前，恶寒等之表症仍在，处以前方，令如法煎服，一剂而汗出即解。麻黄汤加羌活白芷方：生麻黄三钱，川桂枝三钱，杏仁泥四钱，炙甘草二钱，川羌活二钱五分，香白芷三钱，生姜三片。（余瀛鳌. 射水余无言医案. 江苏中医，1959.）

风寒外袭，正虚邪恋

【症状】阵发性发热。伴阵发性恶寒，发作次数不定，面微红，无汗，身痒。

【病机】风寒束表，邪正相持，正气不能驱邪外出，邪气亦不能深入机体，邪正反复交争，邪气胜则恶寒，正气胜则发热，故出现发热恶寒阵发性发作之证，但邪轻病浅，临床上多称之为表郁轻证。由于风寒之邪郁于肌表，不能外解而出，郁于面部则面微红，郁于肌腠则身痒。由于风寒束闭肌表，皮毛腠理不开，故身无汗。本症的特点是，正气相对不足，不能驱邪外出，邪气亦微，不能深入，微邪与弱阳反复交争于皮毛腠理而成。

【治法】辛温轻剂，小（微）发其汗。

【方药】桂枝麻黄各半汤，桂枝二麻黄一汤。此二方药物组成相同而剂量有别。桂枝麻黄各半汤以桂枝汤1/3量与麻黄汤1/3量1∶1组合而成，组成辛温轻剂、小汗之剂，用于正气相对较旺、邪气束闭肌表较重者。桂枝二麻黄一汤，方取麻黄汤2/9量，桂枝汤5/12量，但其药物剂量较桂枝麻黄各半汤更轻，发汗之力更微，组成辛温轻剂、微汗之剂，用于正气相对不足、邪气郁闭更轻者。

【原文综述】本症见于原文第23、25条。以上两条所述发热见于表郁轻证，呈阵发性发作，发无定时，伴有恶风寒，无汗，面色微红，同时有皮肤自觉发痒而难忍等症状。所不同者，第23条所述为太阳病失治以后的三种变化，同时亦论述了太阳病日久表邪未除，正气不足以驱邪外出而邪正持续交争于肌表，正气相对较旺，虽然发热恶寒呈阵发性发作，但总体上发热时间较长而恶寒时间较短，同时有无汗、面色红而身痒等症状。另外，有太阳病失治后病情转愈者，更有病情进一步加重而导致表里阳气俱虚者，临床不可一概而论。而第25条有使用桂枝汤治疗的经过，病情属于服用桂枝汤后，邪气复闭，出现了阵发性发热恶寒。与第23条之区别在于，本症病情更轻，邪正交争的程度较弱，发热与恶寒的发作次数相对较少。

【案例】

案1　桂枝麻黄各半汤案　女，47岁。1978年3月10日，主诉恶寒发热已9日，患者因三叉神经痛自服单方山茱萸汤，时痛已止而尚未停药，复于熟睡时受凉，症见每日午后3时许微恶寒，并发热，入夜体温达38.5 ℃左右，随后汗出热退，如是发作已9天，无其他症状，体检、血象、胸透均无异常，服用一般解表剂、APC（复方乙酰水杨酸片）及抗生素无效。苔白，脉弦细。证属太阳伤寒，因病初误服补敛之剂，有碍“太阳为开”，以致邪留不退。给予麻黄桂枝各半汤一剂，服后恶寒加重，并作寒噤，继而发热，遍体微汗，次日即未再发。（陆鸿滨. 对《伤寒论》六经气化学说的实践体会. 贵阳中医学院学报，1979.）

案2 桂枝麻黄各半汤案 刘某，女，30岁。患者产后感冒，迭经用中西药治疗无效，已延三十余日，一直发热不解，头痛恶风，厌油纳呆，精神倦怠，四肢乏力，每热退之前，面微汗，汗后热退身适。二便正常，夜寐较差，舌质淡，苔薄白，脉微而缓。此产后体虚外感延久失治，风邪拂郁于表不解之故，宜调和营卫，解肌祛邪为治，桂枝麻黄各半汤主之：桂枝一钱半，白芍一钱半，生姜一钱，炙甘草一钱，麻黄一钱，大枣4枚，杏仁一钱，水煎服。本方连进两剂，一剂后发热顿解，二剂后诸恙悉瘳。后未进补气补血之品，而起居饮食一如常人。（周文泉. 熊寥笙老中医临床经验. 重庆医药，1975.）

案3 桂枝二麻黄一汤案 李某，49岁。恶寒战栗，发热。热后汗出身凉，日发一次，已病3日。伴前头痛、肢楚、腰痛、咳嗽痰少、食欲减退。二便自调，脉浮紧，舌苔白厚而滑。治宜辛温解表轻剂，与桂枝二麻黄一汤。处方：桂枝、白芍各9克，杏仁、炙甘草、生姜各6克，麻黄4.5克，大枣3枚。3日后复诊，药后寒热已除，诸症悉减，现唯心悸气少，昨起腹中微痛而喜按，大便正常，脉转弦缓。此因外邪初解，营血不足，气滞使然。遂与小建中汤，一剂而安。（俞长荣. 伤寒论汇要分析. 福州：福建科学技术出版社，1985.）

卫失固外，时闭时开

【症状】发作性发热，伴自汗出。

【病机】卫失固外，时开时闭，营卫失调，卫阳开时，营阴外泄，故此时症见自汗出；卫阳闭时，阳气内郁，不能外展，故见发热。

【治法】调和营卫。

【方药】桂枝汤。尤在泾云：“桂枝汤，外证得之，解肌和营卫，内证得之，化气和阴阳。”故桂枝汤亦为外调营卫、内和阴阳之剂，可用于营卫失和之内伤发热证。

【原文综述】本症见于原文第54条：患者脏无他病，时发热自汗出而不愈者，此卫气不和也，先其时发汗则愈，宜桂枝汤。条文指出，本症使用桂枝汤的前提条件是患者脏无他病，即内脏安和。症候的表现主要为发热伴自汗出，不时而发，没有规律。此证多见于营卫失调，属于内科杂病发热汗出的范畴，当用桂枝汤外调营卫、内和脏腑阴阳取效。而使用桂枝汤的最佳时间为“先其时发汗”，即在发热汗出之前服药，使正气能借助药力祛邪从汗而解。此种服药方法，有因势利导之意，对临床有较大的指导意义。

【案例】

案1　夜间潮热症。赵某，男，35岁，农民。自觉夜间发热10余年，加重5个月。10余年来，每至夜晚10时许始感周身发热，体温不高，肌肤扪之微热，心烦不安，关节酸困不适，骨蒸烦热，彻夜难眠。寒冷之夜，床被稍厚即觉烦热加重，四肢伸出被外方感舒适。至凌晨4时左右，夜热缓解，肢体发凉，怕冷汗出，此时才可入睡。白天感头痛，头昏乏力。诊见面色黄白，舌质淡、苔薄白腻，脉浮缓而虚。曾多方求医，予以养阴透热，滋阴除湿，健脾除滞，清热利湿，凉血活血等法治疗，但终未能效。综观脉症，当属营卫不和所致，拟调和营卫，采用桂枝汤加减：桂枝、白芍各9克，生姜、甘草各6克，生龙骨、生牡蛎各20克，苍术10克，大枣3枚。服药6剂，夜间潮热缩短1～2小时，发热明显减轻，心烦好转，睡眠尚可。再进6剂，夜间发热基本治愈，无汗出恶风之感，守方10 余剂，症状消失，痼疾遂愈。（魏超. 桂枝汤治验3则. 陕西中医，1992.）

案2　营卫不和。李某某，女，53岁。患阵发性发热汗出一年余，每天发作两三次。前医按阴虚发热治疗，服药二十余剂无效。饮食、二便尚可，舌淡苔白，切其脉缓软无力。辨为营卫不和，卫不护营之证。当调和营卫阴阳，用发汗以止汗的方法，为疏桂枝汤：桂枝9克，白芍9克，生姜9克，炙甘草6克，大枣12枚，2剂。服药后，啜热稀粥，覆取微汗而病瘳。（陈明，刘燕华，李方. 刘渡舟临证验案精选. 北京：学苑出版社，1996. ）

（二）表热

外感温邪，正邪相争

【症状】发热。伴口渴，不恶寒，脉浮，无汗或少汗。

【病机】风热外袭，邪郁肌表，邪正交争，故见发热。风热为阳热之邪，阳热之邪外犯，邪热外达，故不恶寒。邪郁肌表，腠理暂闭，故无汗。风性开泄，邪郁肌表，腠理暂开，故可见少汗。邪犯卫表，故脉应之而浮。

【治法】辛凉清解，宣泄邪热。

【方药】《温病条辨》银翘散。方中荆芥穗、豆豉、薄荷辛温与辛凉并用，以开卫表，透热外出；金银花、连翘清解热邪，轻清上宣；竹叶、苇根清热生津，顾护津液；苦桔梗清热利咽，载药上行；牛蒡子疏风泄热。全方组成辛凉平剂、透热外达之剂，用于风热邪袭卫表发热之证。

【原文综述】本症见于原文第6条和第170条。第6条的发热病机为风热犯表，仲景称为温病，后世谓之太阳温病，原著无治法及方药。起病主要表现为发热，口渴，不恶寒。并列举了误用辛温发汗后及误用下法和火法后的种种变化，并告诫后学"一逆尚引日，再逆促命期"。可见发热误治的后果是非常严重的。第170条病初即发热，伴无汗，脉浮，是由于外邪袭表，肌表闭郁，腠理不开所致，邪有风寒与风热之不同，就表解后出现"渴欲饮水无表症"用白虎汤主之来看，当为风热初袭肌表，肌表闭郁为是，临证亦可选辛凉平剂银翘散疏风泄热。若表症已除而邪入气分，表现为气分邪热炽盛者，当用白虎汤以辛寒清透。

【案例】李君思澄之侄女懿娟，年甫12岁，农历正月初间，得春温证。先是进服表散温燥等方，大热大渴大汗。延诊时，见其热渴异常，脉浮大而芤，身无汗，舌无苔，鲜红多芒刺，心烦不寐，米食不入，证殊险恶。此证因误表而大热大渴大汗；身无汗则是阳明津液被灼告竭，不能濡润皮肤；脉芤心烦，舌无苔而鲜红多芒刺，则病邪已由卫而累及营矣。即书白虎汤去粳米，加西洋参、葳蕤、沙参、天花粉、生地黄、天门冬、麦门冬大剂，一日夜尽三剂，又守原方服二日，各证始十愈七八；嗣后减轻分量，再进甘寒养阴药饵，不犯一毫温燥，计三十余剂，始恙悉捐。唯如云之鬓发，手一抹而盈握，浅者纷纷堕也。皮肤飞屑如蛇蜕然，驯至手足爪甲亦次第脱尽，久而复生。可见温病误表，真杀人不用刀矣。（萧琢如．遯园医案．北京：中国中医药出版社，2017．）

（三）其他表症

水饮内停，营卫郁遏

【症状】翕翕发热。伴头项强痛，无汗，心下满微痛，小便不利。

【病机】脾虚水停，太阳经气不利。由于中焦脾虚，不能运化水湿，使水阻气机，三焦水道不利，膀胱气化不行，故见小便不利；水饮停于心下，水阻气机不利，故见心下满微痛；水入太阳经脉，太阳经气不利而营卫失和，故见翕翕发热；水阻太阳经脉，肌表不和，故见无汗而头痛项强。

【治法】健脾利水，调和营卫。

【方药】桂枝去桂加茯苓白术汤。方中茯苓淡渗利水，白术健脾燥湿，炙甘草顾护中焦。芍药酸寒利水，兼制诸温燥药物之性，且芍药配甘草酸甘合化，有生津之效。生姜、大枣调和营卫，宣散水气。

【原文综述】本症见于原文第28条："服桂枝汤，或下之，仍头项强痛，翕翕发热，无汗，心下满微痛，小便不利者，桂枝去桂加茯苓白术汤主之。"本症发热翕翕，为脾虚津伤，水气内停所致，见于水湿内阻经脉之发热，其发热特点为虽热而热势不高，且在病史中，有服用桂枝汤或者使用下法的治疗经过。故而本病中表邪已解，而汗下后津液受损，又有水气内停而内阻外犯，症候较为复杂，当以桂枝去桂加茯苓白术汤健脾利水，调和营卫。

【案例】刘某，女，53岁，患低热不退，徘徊于37.5 ℃左右，已两月余，兼见胃脘发满，项部拘急不适。切其脉弦，视其舌胖大，而苔则水滑欲滴。乃问其小便，自称短涩不利，而有不尽之感。余结合第28条精神，辨为水郁阳抑发热之证，于是不治热，而利其水，用桂枝去桂加茯苓白术汤（白芍、生姜、炙甘草、大枣、茯苓、白术）共服3剂，则小便通畅，低热等证随之而解。（刘渡舟. 伤寒论临证指要. 北京：学苑出版社，2003. ）

肝郁乘肺，毛窍闭塞

【症状】发热。伴恶寒，无汗，口大渴欲饮水，腹满，小便不利。

【病机】肝肺失调，肝气偏旺，肺气偏弱，肝气盛而反侮于肺，因肺主皮毛，肺病则毛窍闭塞，故见发热恶寒，无汗；肺主治节，通调水道，肺病则治节之令不行，水道不能通畅而下达膀胱，可见小便不利；同时水津不能输布，则口渴欲饮水；肺主气，肺病则气机不利，水入不化而阻于中焦，故见腹满。

【治法】刺期门以泄肝气。

【方药】期门穴，用刺法。期门为肝之募穴，刺之可泄肝气。本症可因肝气偏盛而反侮于肺，即所谓“横”。治病必求于本，本症由肝乘肺所致，故治肝为首务，肝气不盛，肺之功能得以恢复，即肝不侮肺而肺自健，故诸症可解。

【原文综述】本症发热见于原文第109条：“伤寒，发热，啬啬恶寒，大渴欲饮水，其腹必满。自汗出，小便利，其病欲解，此肝乘肺也，名曰横，刺期门。”本症发热恶寒无汗而似太阳伤寒，但又非伤寒。发热，腹满，口渴欲饮水而似阳明里热证，而又非阳明里热证。故本症所述有类似太阳病和阳明病的证象。本条以伤寒冠首，可能与外感有关，实则是肝乘肺而肝肺失调所致。从文中“自汗出，小便利，其病欲解”可知，无汗与小便不利为本症必有之证。而“自汗出，小便利”标志着肺的功能恢复，病有自愈之机。“此肝乘肺也，名曰横，刺期门”为后置文法，当接于“其腹必满”之后。

二、里症

（一）里实

胸中郁热

【症状】身热或烦热。伴心烦，胸中窒塞不通，甚则心中结痛。或伴下利清稀。

【病机】热郁胸膈。由于邪热留扰胸膈，故见身热而烦或烦热；邪热郁于胸膈，胸中气机不利，故轻则胸中窒塞不通，重则心中结痛。若邪热阻于胸膈而脾胃阳气受损，则可见下利清稀。

【治则】清宣郁热，温中散寒。

【方药】栀子豉汤、栀子干姜汤。栀子豉汤中豆豉味辛性寒，既能清解，又能发散胸膈之郁热，宣透邪气；栀子色赤，味苦入心，能导火热下行，清利三焦而除烦热，二药相合，为治热郁胸膈烦热之良方。若下后脾胃损伤者，出现中寒下利，热扰于上，寒滞于中者，则去豆豉加干姜清上温中。

【原文综述】本症见于原文第77、78、80条。上述3条中的发热均由邪热入里，郁于胸膈所致，治疗总以栀子豉汤清宣胸中郁热。所不同者，第77条所述有发汗或使用下法的病史，汗后或下后，余热不解，邪热郁阻胸膈，出现心烦、身热、胸中窒塞不通等表现。而第78条讨论的是伤寒五六日大下之后，有形之邪虽去，但下后外邪化热入里，郁于胸膈，故身热不去而又出现心中结痛。这两条均为邪热郁于胸膈，但在症状表现上有轻重之别。热郁胸膈，气机阻滞较轻者，则见胸中窒塞不通；重者出现心中结痛之变，故用栀子豉汤清宣郁热即可。而第80条则为伤寒使用丸药下后，一则外邪不解，郁于胸膈，出现身热心烦之症状；二则损伤中焦阳气，出现虚寒下利之症状，当用栀子干姜汤清上温中。

【案例】

案1　江应宿治都事靳相庄，患伤寒十余日，身热无汗，怫郁不得卧，非躁非烦，非寒非痛，时发一声，如叹息之状，医者不知何证，迎余诊视，曰："懊侬怫郁证也。"投以栀子豉汤一剂，十减二三，再以大柴胡汤，下燥屎，怫郁除而安卧，调理数日而起。（江瓘. 名医类案. 人民卫生出版社，2018. ）

案2　肖某，工人，正值壮年，体健。秋初患胃脘剧痛，先服中药无效，后住西医院，被诊断为急性胃炎，经注射镇静、镇痛药及针灸治疗，疼痛稍止，诊其脉象弦数有力，舌赤苔黄，心烦，口苦，时欲呕，脘中剧痛不可按，此火郁中脘，胃气失和，法当清降。拟方：栀仁、川楝子各五钱，炮姜一钱，水煎服。午后三时许进药，黄昏痛减，午夜痛全止。二剂获痊愈。（陈松筠. 加味栀子干姜汤治郁火胃痛的经验. 中医杂志，1966. ）

水热郁久，郁而化热

【症状】翕翕如有热状。病初食欲正常，大便调畅，伴小便不利，骨节疼。或见突然发狂、濈然汗出而病解等。

【病机】水湿之邪郁滞，邪郁肌表，故翕翕如有热状；水湿之邪渍于关节，则骨节疼；水湿内停，三焦所化失司，膀胱气化不利，则小便不利。因胃气尚和，故病初饮食如常，大便自调。突然发狂、汗出者，正能胜邪，正气奋起驱邪外出，故患者突然发狂，濈然汗出，则水湿之邪随汗而解。

【治法】化气利水，宣解水湿。

【方药】桂枝去桂加茯苓白术汤或五苓散。

【原文综述】本症见于原文第192条：“阳明病，初欲食，小便反不利，大便自调，其人骨节疼，翕翕如有热状，奄然发狂，濈然汗出而解者，此水不胜谷气，与汗共并，脉紧则愈。”本条翕翕如有热状，为水湿之邪郁滞所致。由于水湿之邪郁于肌表，肌表不和，则出现翕翕如有热状。条文所述“水不胜谷气”，乃是正能胜邪，而正气驱邪外出的表现为“奄然发狂，濈然汗出”，水湿邪气随汗出而解。另外，文中骨节疼，翕翕如有热状，与太阳表症相似，但太阳表症是外邪束于肌表，本症则是水湿郁阻肌表。脉紧则愈者，紧是绞结有力，为谷气胜的具体脉理，故准确理解《伤寒论》中的脉法与脉理，对学习《伤寒论》极有意义。另外，文中病属阳明而胃气尚和，故有自愈之机。但在临床上切不可坐以待“愈”，根据本症发热之病机，可选《伤寒论》中桂枝去桂加茯苓白术汤或五苓散化气利水，宣解水湿，则更有利于疾病向愈。

阳明热证，弥漫于外

【症状】身热，伴汗出，口燥渴，口干鼻燥，口苦，心烦，恶热或背微恶寒，腹满，喘促，身重，脉浮有力或浮紧有力。

【病机】阳明邪热炽盛，弥漫内外，津气耗伤。由于邪热已入阳明气分，阳明正气与邪相争，故身热；邪热迫津外泄，故汗出；汗出肌表空疏，故背微恶寒；邪热伤津，汗出亦致津伤，故见口燥渴或口干鼻燥；邪热扰心，则见心烦；阳明邪热充斥内外，故见恶热；邪热上蒸，胆气上犯，则可见口苦；邪热盛于阳明，阳明经气壅滞，则见腹满；阳明经气壅滞，肺气不降，则见喘促；邪热炽盛，阳明经脉不利，甚则阳明津气耗伤，故见身重；邪热炽盛，脉应之而浮盛有力或脉紧有力。

【治法】辛寒清热，益气生津。

【方药】白虎汤，白虎加人参汤。方中生石膏辛甘大寒，辛可透邪，寒可清热，清泄阳明气分无形弥漫之邪热；知母苦甘寒，清热生津，与石膏相须为用，为清泄阳明气分无形邪热之主药；炙甘草益气顾护中焦；粳米益气生津护胃，以资助气血生化之源。津气耗伤重者加人参益气养阴生津。

【原文综述】本症见于原文第169、182、185、221、227条。以上诸条所论及发热，均为阳明邪热炽盛，邪热浮盛于外所致。总以白虎汤为主，清解为要。所不同者，第169条所论邪热充斥，气津耗伤较重，由于汗出肌表空疏，故见背微恶寒，用白虎加人参汤清热益气生津则病可除。第182条论述邪入阳明气分的典型症候，即身汗、汗出、不恶寒反恶热，是邪入阳明，邪热弥漫的表现，轻则用栀子豉汤透解邪热，重则用白虎汤辛寒清气。第185条论述太阳病转属阳明的两种情况，一为太阳病发汗不彻，外邪化热入里；二为伤寒转属阳明。在症状上都有发热、汗出而热不解的表现，治疗当用清泄里热之法。第221条为阳明病里热证误用汗下温针法治疗后的表现。本条中，浮脉主热，紧脉主邪。由于阳明邪热炽盛，津气耗伤，故见脉浮而紧、咽燥口苦、腹满而喘、发热汗出、不恶寒反恶热、身重等表现，此时当用白虎汤辛寒清气泄热则病可解。若误以为脉浮紧而认作伤寒，用辛温发汗后，辛温之品一则助邪火，二则伤心液，故见烦躁、心愦愦、谵语；若用温针取汗，以温治热，汗出心阴耗伤，则火势更盛，热动心神，则必怵惕，烦躁不得眠。此二者，治疗可选后世《温病条辨》之清营汤清心凉营，或用牛黄清心丸等清心开窍为治。若用下法下其肠中积热，则下后胃肠空虚而邪热不除，邪热扰动胸膈则见心中懊憹，舌黄白偏厚苔垢，则宜栀子豉汤清宣膈热。第227条为阳明气分热盛，热迫血络，出现衄血。由于阳明邪热内盛，故脉应之而浮盛有力，邪热伤津而见口干鼻燥，胃热则消谷，故能食，热迫血络，故见衄血，治宜白虎汤加减，或用加减玉女煎清气泄热，凉血止血。

【案例】

案1　江应宿治岳母，（其岳母）年六十余，六月中旬，劳倦中暑，身热如火，口渴饮冷，头痛如破，脉虚豁，二三至一止，投人参白虎汤，日进三服，渴止热退，头痛用白萝卜汁吹入鼻中良愈。（江瓘. 名医类案. 北京：人民卫生出版社，2018. ）

案2　朱某，女，2岁。1957年6月24日初诊，其母代述：患儿本月上旬即身体发热，恶寒，咳嗽，曾注射青霉素，发热仍然不退。继而渴饮无度，小便频数而量多，又曾服中药无效。诊察：发育正常，营养尚可。面赤唇红，舌质干、被有微黄薄苔。头、胸、上肢濈濈然汗出，哭声洪亮，呼吸微促。体温39.2 ℃，指纹浮紫。据此见证，乃阳明燥热所引起的“热中”。治宜辛甘而凉，直清其热。药用白虎汤加人参汤加荷梗5克，蚕茧3克。每天1剂，嘱服5天。6月30日二诊：服药后热仍持续未退，但夜间则发热稍低，口渴减轻，尿量亦少，体温39 ℃，原方加竹叶2克，麦门冬3克。7月4日三诊：病情均见减轻，体温37.6 ℃，唯食纳不佳，予原方加鸡内金3克，炒薏米2克，嘱服5剂而愈。（郭振球. 小儿发热口渴尿多症50例临床观察. 上海中医药杂志，1959. ）

阳明燥实，热散于外

【症状】发热，或潮热，或日晡所发潮热，或蒸蒸发热，或时有微热，或身微热。伴汗出，不恶寒。大便微硬，或不大便，或大便硬而少，或大便乍难乍易，或大便难。独语如见鬼状，甚则不识人，循衣摸床，惕而不安，微喘，直视、目中不了了、睛不和，脉实等。

【病机】阳明腑气不通，燥实结聚于内，邪热外蒸。由于阳明大肠主传导，燥实结聚肠中，阳明腑气不通，胃气不能下降，邪热外发，则见发热；阳明经气旺于申酉之时，邪正交争剧烈，故可见热势如潮；邪热下无出路，外蒸肌腠，则可见蒸蒸发热；阳明燥结于里，邪热与有形燥屎结聚，邪热深伏于里，故可见时有微热，或身微热。阳明邪热迫津外出，故见汗出；阳明邪热结聚，故不恶寒；阳明腑气不通，燥实结聚，肠液受损，或热结旁流，故可见大便微硬，或不大便，或大便硬而少，或大便乍难乍易，或大便难；阳明腑气不通，邪热结聚肠间，邪热下无出路而热蒸于上，扰动心神，则可见独语如见鬼状，甚则不识人，循衣摸床，惕而不安；阳明腑气不通，肺气失于宣降，则可见微喘；邪热久羁阳明，伤及下焦肝肾真阴，则可见直视、目中不了了、睛不和等症。

【治法】下其燥结，攻其邪热。

【方药】调胃承气汤、大承气汤、小承气汤。三方中均以大黄为主药，本品苦寒性猛，具有斩关夺门之功，可夺土郁而通壅滞，定祸乱而致太平，可攻下阳明大肠燥结，导热外出；芒硝性寒而润，具有软坚润燥之力；枳实、厚朴理气机，消胀除满；炙甘草顾护中焦。所不同者，调胃承气汤以大黄、芒硝与甘草相配，重在软坚润燥，泻热和胃，以燥热为重者用之；小承气汤以大黄与枳实、厚朴相配，重在理气泻实，以腹胀痞满为主者用之；大承气汤症候较重，一般痞满燥实均较重者用之。

【原文综述】本症见于原文第70、209、212、240、242、248、252、253条。上述诸条均见发热，均为燥结里实，热壅大肠，阳明肠腑不通，里热外蒸所致，但每一条热型又有所不同，治法用方亦有小的差别，但总用承气汤下其燥结，攻其邪热为治。第70条重在辨汗后疾病的虚实转化，即汗后恶寒者，属阳气内虚；汗后不恶寒而症见发热属阳明里实者，可与调胃承气汤以泻阳明大肠而清泄邪热，此即以泻代清之法。第209条重在讨论大承气汤的使用要点和不大便的诊断与治疗，以及承气汤的使用禁忌，并讨论了阳明里实证的临床热型，即以潮热为主。原文指出，潮热、大便微硬者，予大承气汤；大便不硬者，一般不予大承气汤。

对于不大便一症，仲景指出，可以用小承气汤进行试探性诊断与治疗。具体方法是对于不大便的患者，少予小承气汤，汤入腹中后，要注意观察患者的反应。若药后病家矢气频频，此有燥屎内结之确证也，故仲景曰“乃可攻之”；如药后病家不转矢气，且大便为初头硬而后溏泄者，多为胃热脾虚，故仲景曰“不可攻之”；若攻之，则损伤脾胃，故可出现“胀满不能食”之候。若又出现发热，且大便复硬而少者，此为燥实结聚于肠，当以小承气汤和之以除其热。本条亦指出小承气汤为和下之剂，所谓和下者，即汤入腹中以泻大便，使便泻而无不适者，即为和下。第212条为阳明腑实重症的表现，临床亦应积极救治。本条所述主症为“不大便五六日，上至十余日，日晡所发潮热，不恶寒，独语如见鬼状”，并有外感伤寒，误用吐下之法的病史。若病重者，症见“不识人，循衣摸床，惕而不安，微喘直视”等，仲景对发热谵语者，主用大承气汤攻下邪热，荡涤燥结。仲景指出，阳明腑实重症的预后判断，即脉弦长者，病有一线生机，因为弦长者气液未竭；而脉短涩者，预后不佳，因为脉短涩者，表明患者气少阴竭，故预后更差，并指出大承气汤服用的注意事项，即“一服利，则止后服”。第240条之日晡所发热，且如疟状之具有发作性，若脉沉实有力，则属阳明燥结内阻，宜用大承气汤下之。另外，烦热汗出解后，又发热如疟状，若见脉浮虚者，当属表症未解，则宜用桂枝汤汗解。第242条则为时有微热，是因阳明燥结内阻，热结旁流，邪热深伏，故时有微热。因患者小便不利，津液可还入肠中，故见大便乍难乍易；因燥屎内结，腑气不通而致肺气不降，故见喘冒不能卧，用大承气汤下之则愈。第248条则论述太阳病，发汗不解，表邪化热入里，与肠中糟粕相合，邪热蒸腾，除蒸蒸发热之外，尚有不大便或大便干结之症，故仲景曰“属胃也”，指病属阳明，治宜调胃承气汤软坚润燥泻实。第252条与第253条为阳明急下之发热。所不同者，第252条病情深重，第253条病势较急。第252条所述伤寒六七日后，出现“目中不了了、睛不和”，为邪热耗伤肝肾真阴之表现。仲景言“无表里症”者，指“身微热”似在外之热不重，“大便难”似在里热结亦轻。实则不然，因邪热深重，已致肝肾真阴欲竭，故而出现“目中不了了、睛不和”之候，此实为极危之候，故仲景曰：“急下之，宜大承气汤。”第253条所述阳明病，见发热而汗多者，知病势发展较快，若治不及时，则阴津有消亡之虞，故用大承气汤急下之。此有“先安未受邪之地”之意，寓有治未病之思想。临证时亦可选用后世增液承气汤或新加黄龙汤等滋阴攻下或益气养阴攻下，则更稳妥。

【案例】

案1　倪某，男，30岁。患者身热，口渴，烦躁，面赤目红，小腹急迫，疼痛拒按，里急后重，便下赤垢，日夜登厕数十次，舌绛边紫，苔色黄燥，脉象实数。余拟通利涤热祛瘀，投以小承气汤，以大黄五钱，川朴、枳壳各三钱，加莱菔子四钱，一剂病减，三剂痢除痛止，获愈。（倪少恒．痢疾的表里寒热虚实治验．江西医药杂志，1965．）

案2　予尝诊江阴街肉庄吴姓妇人，病起已六七日，壮热，头汗出，脉大，便闭，七日未行，身不发黄，胸不结，腹不胀满，唯头剧痛，不言语，眼张，瞳神不能瞬，人过其前，亦不能辨，证颇危重。余曰：“目中不了了，睛不和，燥热上冲，此《阳明篇》三急下证之第一证也。不速治，病不可为矣。”遂书大承气汤方予之。大黄四钱，枳实三钱，川朴一钱，芒硝三钱。并嘱其家人速煎服之，竟一剂而愈。盖阳明燥气上冲巅顶，故头汗出，满头剧痛，神志不清，目不辨人，其势危在顷刻。今一剂而下，亦如釜底抽薪，泄去胃热，胃热一平，则上冲燥气因下无所继，随之俱下，故头目清明，病遂霍然。非若有宿食积滞，腹胀而痛，壮热谵语，必经数剂方能奏效，此缓急之所由分。是故无形之气与有形之积，宜加辨别，方不至临诊茫然也。（曹颖甫. 经方实验录. 上海：上海科学技术出版社，1979.）

湿热蕴滞，热邪弥漫

【症状】发热。伴面色红，身黄，小便不利，腹满，头汗出，身无汗，齐颈而还，口渴，舌红，苔黄腻，脉濡滑数。

【病机】湿热蕴滞，热邪弥漫于外。由于湿热阻于中焦，热处湿中，湿裹热外，湿热熏蒸，邪热弥漫于外，故见身热，面色赤；湿热郁蒸于上，故见头汗出，身无汗而齐颈而还；热盛中焦阳明，故见口渴；湿热中阻，三焦水道不利，水湿内阻膀胱，则见小便不利；小便不利，湿热不能下排而内蓄，汗出不畅，热不能外散而内郁，使湿热阻于中焦，影响肝胆疏泄，使胆汁外溢肌肤，故见身黄；湿热内阻，故可见舌红，苔黄腻，脉濡滑数等。

【治法】清热化湿，散邪退黄。

【方药】茵陈蒿汤、栀子柏皮汤、麻黄连翘赤小豆汤。茵陈蒿汤中茵陈清热利湿，疏利肝胆；栀子泄三焦郁热，导湿从小便而出；大黄清湿热，通肠胃，导滞祛邪从大便而出。三药相和，有清热利湿，除热退黄之功。栀子柏皮汤中栀子苦寒偏清上焦邪热；黄柏走下焦，主清下焦之热；甘草守中焦，可防栀柏苦寒伤胃。三味相合，既能清三焦之热，又不伤中，使热去湿退而黄自除。麻黄连翘赤小豆汤中以麻黄、杏仁解表发汗，宣开肺气，开皮毛；连翘辛苦微寒，既能透热达表，又能清解里热；赤小豆除湿利小便；梓白皮清热解表，退黄；生姜、大枣、甘草调中和胃。诸药相合，既能解表散邪，又能清热利湿，从而达除热退黄之目的。此种外散郁热、清利小便的方法，即《素问·汤液醪醴论》所谓的“开鬼门，洁净府”。

【原文综述】本症见于原文第206、236、261、262条。上述四条均为湿热阻于中焦，症见发热身黄之症，但所论有所区别。第206条重点讨论在发黄的形成过程中伴有发热，本症发生于阳明热证中，表现为发热、面红色赤、小便不利而身黄。第236条主要讨论阳明湿热发黄的形成和证治，即发热汗出而热能外出者，不能发黄。若汗出不畅或局部汗出，使热不能外散而内郁，小便不利而湿不能下排，湿热相合，郁阻中焦，影响肝胆疏泄，使胆液外泄肌肤而发黄，因郁热在里，故用茵陈蒿汤清热除湿导滞则热退黄除。第261条以身黄发热，属热重于湿，故用栀子柏皮汤清热为主，兼以除湿。第262条为湿热偏表之证，临证有身黄而发热恶寒等，治以麻黄连翘赤小豆汤散热除湿退黄。以上四条发热，均为湿热蕴滞，湿热之邪熏蒸弥漫而致，仲景根据湿热郁阻的部位和湿热偏重的不同而采用不同的治疗方药，充分体现了仲景《伤寒论》中辨主症、明病机、重病势的辨证施治原则，亦为后世湿热发黄的证治提供了典范。

【案例】沈某，一诊，湿热壅遏，身目俱黄，内热脘痞，脉弦数，舌白底红，当清湿疏浊，以化郁热：茵陈、茯苓皮、猪苓、川柏、黑栀皮、生薏米、豆卷、神曲、滑石、通草、平胃散、荷梗。二诊，湿热郁结，一身尽黄，小溲长而黄不退，脘闷气滞，再予疏中化热：茵陈、茅术、川朴、陈皮、茯苓皮、鸡内金、豆卷、连翘、黑山栀、泽泻、通草、麦芽。（柳宝诒. 柳宝诒医案. 北京：人民卫生出版社，1965.）

血热于内，弥漫于外

【症状】一身手足尽热，伴便血。

【病机】热入下焦血分，灼伤脉络，迫血外出，故症见便血；邪热入血，热邪弥漫于外，故一身手足尽热。

【治法】清热凉血。

【方药】犀角地黄汤合小蓟饮子或槐角丸。犀角地黄汤中犀角清热凉血，活血止血；生地黄清热凉血，养阴止血；赤芍凉血化瘀止血；牡丹皮清血中伏热，凉血去瘀。小蓟饮子主要用于热结下焦之尿血之证。方中小蓟、生地黄、当归清热凉血，养血活血；蒲黄、藕节凉血止血；滑石、木通、淡竹叶、山栀子清热利水通淋；甘草调和诸药。槐角丸可疏风清肠，凉血止血，用于肠风便血等症。方中槐角、当归、地榆清热凉血，养血止血；黄芩清泄里热；枳壳、防风理气疏风。

【原文综述】本症见于原文第293条："少阴病八九日，一身手足尽热者，以热在膀胱，必便血也。"为少阴病日久，邪气从阳化热，深入下焦血分，损伤脉络，迫血妄行而见身热便血之症。此便血有二：一是血从小便而出，则属尿血，治当清热凉血止血为法，可用犀角地黄汤合小蓟饮子清热凉血，止血通淋；二是大便下血，可用犀角地黄汤合槐角丸清热凉血，疏风清肠。

瘀热互结，热邪弥漫

【症状】发热。伴消谷善饥，不大便，脉浮数。

【病机】邪热与瘀血相结，内热熏蒸于外，故见发热；血分有热，胃腑受纳不受影响，故见消谷善饥；不大便者，有瘀血内阻也；脉浮数者，主热也，此邪热合于血分也。

【治法】攻下瘀热。

【方药】抵当汤。方中大黄苦寒入血分，可攻逐瘀热，导瘀热从大便而出；桃仁性凉，凉血活血祛瘀；水蛭、虻虫破瘀血，搜血络。全方为攻逐瘀热之峻剂。

【原文综述】本症见于原文第257条："患者无表里症，发热七八日，虽脉浮数者，可下之。假令已下，脉数不解，合热则消谷喜饥，至六七日不大便者，有瘀血，宜抵当汤。"本症所述发热七八日，又无明显恶寒之表症和潮热腹满疼痛之里症。从"可下之"知，症有不大便，故仲景曰"可下之"。但本症下后病不解，故邪不在阳明胃肠，故下后脉数不解、消谷喜饥、六七日不大便者，当是邪热与瘀血相合，阻于血分，治宜抵当汤攻下瘀热则愈。

【案例】焦某，七月间患壮热舌赤，少腹烦满，小便自利，目赤发狂，已30余日。初服解散，继则攻下，但得微汗，而病终不解。诊之，脉至沉微，重按疾急。夫表症仍在，脉沉微者，邪陷于阴也，重按疾急者，阴不胜真阳，则脉流搏疾，并乃狂矣。此随经瘀血，结于少腹也，宜服抵当汤。乃自制虻虫、水蛭，加桃仁、大黄煎服，服后下血无算，遂用熟地一味捣烂煎汁，时时饮之，以救阴液，候其通畅，用人参、附子、炙甘草渐渐服之，以固真元。共服熟地二斤余，

人参半斤，附子四两，渐得平复。（江瓘，魏之琇. 续名医类案. 北京：中国中医药出版社，1996. ）

邪热壅肺

【症状】身热。伴汗出而喘促，胸闷，黄痰难咯，舌红，苔黄，脉数。

【病机】邪热壅肺，肺失宣降。由于邪热壅于肺之气分，肺合皮毛，故见身热；邪热迫津外泄，故见汗出；邪热滞肺，肺气失于宣降，故见喘促，胸闷；邪热灼津为痰，故见黄痰难咯；热入气分，故舌红，苔黄，脉数。

【治法】清热宣肺。

【方药】麻黄杏仁甘草石膏汤。方中麻黄配石膏清热宣肺，透邪外出；麻黄配杏仁宣降肺气；炙甘草甘守中焦，调和药性。全方有清热宣肺之功，用于邪热壅肺之证。

【原文综述】本症见于原文第63和162条。两条病史不同，一为汗后外邪化热入里，二为下后外邪化入里。但汗下后的转归是相同的，即邪热入里，致肺气失于宣降，邪热壅滞于肺，故见本症。无大热者，谓之在外之热势不高，因邪热壅之于肺，又有汗出，故外在热势不重，此为肺热之临床特点。治当麻黄杏仁甘草石膏汤清热宣肺，透邪外出而解。临证时可加重清肺之品，若兼胸痛而痰黄者，可合用《千金方》中苇茎汤则疗效更佳。

【案例】

案1　邱某，患肺炎，高热不退，咳嗽频剧，呼吸喘促，胸膈疼痛，痰中有浅褐色血液，间有谵语如见鬼状。会诊察患者体温40 ℃，脉象洪大，我拟给予麻黄杏仁甘草石膏汤。方用石膏72克，麻黄9克，杏仁9克，甘草6克，水煎，分3次服，每隔1小时服1次，服完一剂后，症状减十之七八。后分别用蒌贝温胆汤（栝蒌实、川贝母、茯苓、法夏、稻香陈、枳实、竹茹、甘草）、生脉散合泻白散（潞党参、麦门冬、五味子、地骨皮、桑白皮、生甘草）两剂，恢复健康。（俞长荣. 伤寒论汇要分析. 福州：福建科学技术出版社，1985. ）

案2　陈某，男，7岁。发热、咳喘已3天，前天在保健站被诊为“麻疹”初期，服药后汗出很多，早晨面部即现红点。嗣因不慎受凉，致疹点忽隐不见，恶寒发抖，气喘，烦躁不安，热甚渴饮，谵语神昏，面及胸部疹点宛若瘙斑，疹色紫黯不泽，喘促鼻煽，颧赤，口干，舌质红，苔薄白燥而不润，唇绀，呛咳声嘶，喉有痰声。按之身热肢厥，体温41 ℃。此是正虚邪实，热毒内闭。急宜扶正驱邪，清泄热毒。处方：麻黄一钱五分，杏仁三钱，生石膏六钱，甘草一钱五分，苇茎五钱，玄参五钱，生地五钱。1日1剂，匀4次分服。次日复诊：喘逆已平，疹点渐现，色赤红活，以原方去杏仁，加银花、连翘各二钱。服后疹透脚底，病得转危为安，渐次痊愈。（陈玉铭．麻杏石甘温临床运用经验．福建中医药，1965．）

外邪入里，热结胃腑

【症状】发热。伴汗出而热不解，心中痞硬，呕吐而下利。

【病机】邪入少阳，胃腑失和，邪滞胃肠。由于邪热内阻，邪正交争，则症见发热；邪热逼津外出，故见汗出；邪不在表，故汗出而热不解；少阳胆气不疏，横逆犯胃，胃腑之气失和，胃气壅滞，故症见心中痞硬；少阳邪热迫于胃肠，胃肠升降失常，则症见呕吐而下利。

【治法】和解少阳，通泄里热。

【方药】大柴胡汤。方中柴胡、黄芩和解表里，清泄少阳；枳实、大黄通降里气；生姜、半夏和胃止呕；芍药敛阴和营；生姜、大枣外调营卫，内和胃气。本方解中有发，降中有升，可和解表里，通降里气，临证用于少阳枢机不利而阳明里气不通者。

【原文综述】本症见于原文第165条："伤寒发热，汗出不解，心中痞硬，呕吐而下利者，大柴胡汤主之。"证属大柴胡汤方证，本病的特点为病伤寒而发热，汗出而热不解，此属少阳阳明之热，故不为汗解，由于少阳胆气犯胃，气机痞塞，中焦失守，升降失常，故见心中痞硬，呕吐而下利。此当用大柴胡汤和解少阳，通泄里热为治则愈。《伤寒论》中言大柴胡汤组成"一方有大黄"。临证使用时可据具体病情而定，若热重胃滞甚者，用大黄清热导滞以和胃气；若热轻胃肠积滞轻者，可减量使用。

【案例】何某，女，56岁。右上腹反复疼痛40余年，复发10日。伴畏寒、高热、呕吐（西医诊断：慢性胆囊炎急性发作，胆石症），经西药保守治疗无效，急行手术，但在行硬膜外麻醉时，患者迅速出现急性循环衰竭。手术被迫中止。越二日高烧不退，腹痛加重，乃邀会诊。症见右胁绞痛，硬满拒按，乍寒乍热，口苦呕逆，大便秘结，舌红，苔黄厚粗糙，少津，脉滑数。为少阳郁热在里，而兼阳明之大柴胡汤证，法宜清胆泻胃，投大柴胡汤合金铃子散，一剂热退，痛减，便通，呕苦止。继以清胆和胃调理，旬日而愈。迄今患者年过八旬，尚能料理家务。（江尔逊. 运用仲景学说治疗疑难重证的体会. 新中医，1983.）

邪热入里，水热互结

【症状】发热而热势不高。伴头微汗出，脉寸浮关沉而紧，心下痛，按之硬。

【病机】邪热与水邪结于胸胁。邪热上蒸，则头微汗出；水热结于中上二焦，故脉应之寸浮关沉而紧；有形水邪阻于中焦心下，中焦气机不通，故心下痛，按之硬。

【治法】泻热逐水破结。

【方药】大陷胸汤。方中大黄苦寒攻逐水邪，芒硝软坚泻水，甘遂攻逐水饮。三药合用，为攻逐水邪之峻剂，用于水热结于中上二焦之有形实邪所致病证。

【原文综述】本症见于原文第136条："伤寒十余日，热结在里，复往来寒热者，与大柴胡汤；但结胸，无大热者，此为水结在胸胁也，但头微汗出者，大陷胸汤主之。"主要论述大陷胸汤证与大柴胡汤证的区别，同时论述了邪热入里，水热有形之邪结于中上二焦导致发热的治疗方法。另外，因大柴胡汤证病亦可出现于胸胁，故要注意与大陷胸汤证的区别。

【案例】沈家湾陈姓孩，年十四，独生子也。其母爱逾掌珠，一日忽得病，邀余出诊。脉洪大，大热，口干，自汗，右足不得伸屈。病属阳明，然口虽渴，终日不欲饮水，胸部如塞，按之似痛，不胀不硬，又类悬饮内痛。大便五日未通。上湿下燥，于此可见。且太阳之湿内入胸膈，与阳明内热同病。不攻其湿痰，燥热焉除？遂书大陷胸汤与之：制甘遂一钱五分，大黄三钱，芒硝二钱……

服后大便畅通，燥屎与痰涎先后俱下，今已安适矣。其余诸恙，均各霍然。乃复书一清热之方以肃清余邪。嗣后余屡用此方治愈胸膈有湿痰，肠胃有热结之证，上下双解，辄收奇效。语云，胆欲大而心欲小，于是益信古人之不予欺也！（曹颖甫. 经方实验录. 上海：上海科学技术出版社，1979.）

（二）里虚

虚阳外越

【症状】身大热或身有微热，或发热，或暴热来出而复去，或大汗出而热不去。伴欲得衣，恶寒，面少赤，昼日烦躁不得眠，夜而安静，或躁不得卧，手足厥冷，四肢拘急疼痛，内拘急，下利，不能食，或突然能食，或汗出不止，脉沉微，或脉沉而迟，或脉弱。

【病机】阴寒盛于内，虚阳越于外。由于阴寒内盛，格阳于外，虚阳在外，故见身大热或身无大热而有微热，或发热等。因汗出阳更伤，阴在内而阳不回纳，故大汗出而热不去。虚阳或强力与邪暴争，阳不胜邪，故可见暴热来出而复去。由于阴寒在内，虚阳在外，故身大热而欲得衣；阴寒内盛，阳气失于温煦，故恶寒；虚阳上越，故面少赤；昼日阳盛，虚阳与邪交争，故烦躁不得眠；夜间阴盛，阳气不足与邪争，故夜而安静；阳气脱于外，真气外亡，故躁不得卧；阳气虚肌肤四肢失于温养，故手足厥冷、四肢拘急疼痛、内拘急；阳气虚，中焦失于受纳，故不能食；阳气虚，不能温化水液，亦不能腐熟水谷，水湿谷物杂下，故见下利或下利清谷；残阳尽全力化谷，故见突然能食；虚阳外脱，不能固摄津液，故见汗出不止；阳气虚不能鼓动血脉，阴液不足不能填充脉道，故见脉沉微，或脉沉而迟，或脉弱。

【治法】回阳救逆，通达内外，宣通上下。

【方药】干姜附子汤、四逆汤。干姜附子汤为辛温纯阳之剂，干姜、附子为大辛大热之品，急回肾阳于欲脱。原方顿服一次，使药力集中，快速起效，而挽残阳于欲脱。四逆汤为干姜附子汤加炙甘草而成，炙甘草甘温性缓，顾护中焦，守阳留阴，可加强姜附之温阳作用。

【原文综述】本症见于原文第11、61、332、342、344、345、346、348、

353、366、377、388条。以上诸条发热均属虚阳之热，总由虚阳外越所致，但热型有所不同。第11条言："患者身大热，反欲得衣者，热在皮肤，寒在骨髓也。"出现身大热而热势较高，但反欲得衣，故仲景言其机理为"热在皮肤，寒在骨髓"，治当用四逆汤辛温回阳除热。第61条所论则热势较微，故仲景曰"身无大热"，但因为下后复汗，使阳气暴脱于外而见身微热，病势急，故用干姜附子汤急救回阳而除虚热。第332与342条均论述厥热进退之病机，其中发热与手足厥冷交互出现，为正气与阴寒之邪互有胜负所致。第332条述，若病本不能食而反能食者，且食后"暴热来出而复去"者，则为除中之证，为阳气暴脱于外的表现。而第342条所论厥多热少，为阴寒内盛而阳气内虚而热。第344、345和346条讨论发热见于危重症候，用四逆汤救治后，病情未减轻甚至更重，仲景谓之死证，见于厥阴病阴竭阳亡之时出现阳气外亡而发热，多为阴寒盛极，阳气外脱，回光返照之候。故第344条言："伤寒发热，下利厥逆，躁不得卧者，死。"第345条言："伤寒发热，下利至甚，厥不止者，死。"第346条言："伤寒六七日不利，便发热而利，其人汗出不止者，死，有阴无阳故也。"第348条："发热而厥，七日下利者，为难治。"临证当用四逆汤回阳救逆而施治。第353条"大汗出，热不去"用四逆汤主之者，因阴寒已盛，阳气已虚，故亦见"内拘急，四肢疼，又下利厥逆而恶寒"等症。第366条"面少赤，身有微热"为阴盛格阳于上，又见"下利，脉沉而迟，下利清谷，四肢微厥"等，故仲景曰："所以然者，其面戴阳，下虚故也。"可用白通汤破阴回阳，宣通上下为治。本症亦有患者"郁冒汗出而解"者，仲景曰"患者必微厥"，即阴寒较轻，阳气有来复之机者，可郁冒汗出而解。第377条身有微热，亦用四逆汤治者，因"呕而脉弱，小便复利，又见厥者"为阴寒内盛至极，回阳能否奏效，尚不可知，故仲景曰："见厥者难治。"第388条"吐利汗出，发热恶寒，四肢拘急，手足厥冷者，四逆汤主之"者，为霍乱致胃肠气机紊乱，气液大伤而阳气外脱所致，纵有恶寒之证，亦当用四逆汤急救回阳。

【案例】徐国桢，伤寒六七日，身热目赤，索水到前，复置不饮，异常大躁，将门牖洞启，身卧地上，辗转不快，更求入井。一医急以承气与服。喻诊其脉，洪大无伦，重按无力。乃曰，是为阳虚欲脱，外显假热，内有真寒，观其得水不欲咽，而尚可用大黄、芒硝乎？夫天气燫蒸，必有大雨，此证顷刻一身大汗，不可救矣。即以附子、干姜各五钱，人参三钱，甘草二钱，煎成冷服，服后寒战，嘎齿有声，以重绵和头复之，缩手不肯与诊，阳微之状始著，再与前药一剂，微汗，热退而安。（余震. 古今医案按. 北京：人民卫生出版社，2005. ）

（三）虚实夹杂

阴虚水热互结

【症状】发热。伴小便不利，口渴欲饮水，脉浮。

【病机】热盛阳明，阴津不足，水气不利。热盛阳明则发热；水热结于下焦，膀胱气化不利，故小便不利；邪热伤津则口渴欲饮水；阳明热盛，脉应之而浮。

【治法】清热利水，养阴润燥。

【方药】猪苓汤。方中猪苓、滑石、泽泻、茯苓清热利水，阿胶养阴润燥。全方清滋相合，既可利水湿，又可退邪热，还可养营阴，为治邪热与水邪结于下焦之良方。

【原文综述】本症见于原文第223条："若脉浮，发热，渴欲饮水，小便不利者，猪苓汤主之。"见于阳明热证误用下法后，邪热不解，阴津耗伤，水气不利，水热结于下焦。治宜猪苓汤清热利水，养阴润燥则愈。

【案例】

案1　丘某，男，38岁。因发热，尿频，尿急，尿短赤，头痛纳呆而入院。入院后检查：体温39 ℃，无阳性体征。中医所见：舌淡红，苔薄白，脉浮滑。尿常规检查：蛋白（++），白细胞（+++），红细胞（+），脓球（+++）。西医诊断为急性尿路感染。中医辨证：淋证（下焦湿热）。治法：清热凉血，利尿祛湿。方药：猪苓汤合导赤散（猪苓、茯苓、泽泻、滑石、阿胶、生地、木通、甘草）。服上方三剂后症状消失，第四天化验，尿常规正常。（谭慧航. 百色地区医院老中医经验整理小组. 肖宗馨医案选. 卫生简讯，1977. ）

案2　高某，女，干部。患慢性肾盂肾炎，因体质较弱，抗病能力减退，长期反复发作，经久治不愈。发作时有高热、头痛、腰酸、腰痛、食欲不振、尿意窘迫、排尿少。尿检查：混有脓球，上皮细胞，红、白细胞等；尿培养：有大肠杆菌。中医诊断：淋病。此为湿热侵及下焦，法宜清利下焦湿热，选张仲景《伤寒论》猪苓汤。因本方为治下焦湿热之专剂。淡能渗湿，寒能清热。茯苓甘淡，渗脾肾之湿；猪苓甘淡，泽泻咸寒，泄肾与膀胱之湿；滑石甘淡而寒，体重降火，气轻解肌，彻底清除上下表里之湿热；阿胶甘平滑润，既能通利水道，使热邪从小便下降，又能止血。即书原方予服：猪苓12克，茯苓12克，滑石12克，泽泻18克，阿胶9克（烊化兑服）。水煎服6剂后，诸症即消失。（岳美中. 岳美中医学文集. 北京：中国中医药出版社，2000.）

三、表里同症

（一）表里俱实

风寒外袭，内有寒饮

【症状】发热。伴恶寒，无汗，咳嗽或喘，干呕。或见口渴，下利，噎，小便不利，少腹满。

【病机】风寒外袭，水饮内停。风寒外袭，卫气抗邪于外，邪正交争，故见发热；卫失温煦，故见恶寒；卫阳闭郁，营阴郁滞，故无汗；卫表不开，肺气失于宣降，故见咳嗽或喘；卫表闭郁，肺失宣降，水饮内停，胃气失和，故见干呕；水饮内阻，津不上布，则见口渴；水饮下走大肠，则见下利；水饮阻滞气机，气道不利，则噎；卫表失和，水阻气机，太阳膀胱气化不利，故见小便不利而少腹满。

【治法】外散风寒，内化水饮。

【方药】小青龙汤。方中麻黄、桂枝、芍药发汗解表，调和营卫；干姜、半夏温化水饮，和胃止呕；五味子收敛肺气以止咳；细辛外配麻黄、桂枝以散风寒，内助干姜、半夏以化水饮；炙甘草护中焦，兼和药性，共同组成辛温甘酸之剂。全方共收外散风寒、内化水饮之效，为解表化饮之名方。

【原文综述】本症见于原文第40、41条。两条均为伤寒风寒表症不解，心下有水气内停所致。因水饮之邪，变动不居，可随人体气机之升降而升降，所到之处，皆可为患，故本症中兼症较多。对干呕、发热而咳者，主用小青龙汤治疗，风寒外散，水饮内化而发热诸症自解。若出现兼症者，临证当加减用药。

【案例】范某，干部。因不慎感寒，发冷微热咳嗽，面色苍白，脉象微紧，鼻塞无汗，咳嗽不舒，精神倦怠，遂拟小青龙汤与之。次日复诊病情转佳，脉带有浮紧，微热，咳有痰，改进华盖散一剂。第三日复诊病情更佳，自诉身体轻松，出有微汗，咳嗽亦觉畅达，经嘱服前方二剂，痊愈。（沙明. 小青龙汤、华盖散治疗流感. 福建中医药，1959. ）

风寒外袭，内有郁热

【症状】发热。伴恶寒，无汗，身疼痛，心烦，脉浮紧。

【病机】风寒外束，阳热内郁。风寒外袭，卫气抗邪于外，邪正交争，故发热；卫失温煦，故恶寒；卫阳闭郁，肌表不开，故无汗；风寒束闭较甚，太阳经气运行不利，营阴郁滞不通，故身疼痛；风寒外束，卫气不能宣散，内郁生热，热扰于心，则心烦；风寒外束，寒性收引，故脉应之浮紧。

【治法】辛温解表，兼清郁热。

【方药】桂枝二越婢一汤、大青龙汤。

【原文综述】本症见于原文第27、38条。发热均为风寒外束，阳热内郁所致。所不同者，第27条所述发热较重而恶寒较轻，在病机上，在外之风寒较少而在内之邪热较重，故用桂枝二越婢一汤外散风寒，兼清内热。第38条则风寒外束较重，太阳经气郁滞，致卫阳不开，营阴郁滞亦重，烦躁为卫气不能宣泄而内郁所致，故用大青龙汤重在外散风寒，少用石膏兼清郁热。

【案例】

案1 某女，76岁。主诉：发热，口渴。1991年8月17日晨，体温38 ℃，足冷，头痛，项强，轻度恶寒，但不咳嗽，伴口渴，汗出。8月17日上午来诊。查其颜面发红，舌质淡红，舌苔薄白，脉浮数，腹部柔软无异常。治疗经过：根据症状、舌脉及腹诊所见，投以麻黄3克，石膏3克，桂枝2.5克，白芍2.5克，甘草2.5克，大枣3枚，生姜1片。8月17日晚体暖汗出，诸症减轻，睡眠良好。8月18日晨测体温为36 ℃，头痛、口渴消失，感冒治愈。（森由雄. 桂枝二越婢一汤治疗伴有口渴感冒经验. 河南中医药学刊，1998.）

案2　程某，年近花甲。一日发热恶寒，体温39 ℃，遍身疼痛，无汗，烦躁，脉浮微数。属大青龙汤证，老人体质虚弱，若发汗太过，恐有虚脱之变，乃慎予一剂：麻黄9克，桂枝9克，杏仁9克，甘草6克，生石膏30克，生姜9克，红枣5枚。水煎分温三服，两小时一次。两服后周身微汗出，遂停药，而病者亦能起床矣。（张志民. 大青龙汤用法研究. 广东中医，1963.）

表邪未解，里有瘀热

【症状】发热。伴少腹满，小便利，脉沉涩。

【病机】邪热与瘀血结于下焦，兼表症未除。邪正交争，瘀热外发，故见发热；邪热与瘀血结于下焦，故少腹满；邪热与瘀血结于下焦血分，膀胱气化未受影响，故小便利；热瘀交结，阻于脉道，故见脉沉涩。

【治法】攻下瘀热，峻药缓图。

【方药】宜抵当丸。方中大黄、桃仁攻逐瘀血，水蛭、虻虫破血逐瘀。取丸者，峻药缓图，缓攻瘀血也。

【原文综述】本症见于原文第126条言伤寒有热者，表邪化热；少腹满，小便利者，瘀热阻于下焦之候，故用抵当丸攻逐瘀热则愈。

【案例】有人病伤寒七八日，脉微而沉，身黄，发狂，小腹胀满，脐下冷，小便利。予投以抵当丸，下黑血数升，狂止，得汗解。（许叔微. 普济本事方. 上海：上海科学技术出版社，1959.）

外邪内传，三阳并病

【症状】发热。伴恶寒，口苦，咽干，腹满微喘，脉浮而紧。

【病机】表邪未净，少阳枢机不利，阳明里气郁滞。表症未除，故见发热恶寒，脉浮而紧；少阳邪热上攻，则见口苦咽干；阳明里气郁滞，则腹满微喘。

【治法】和解少阳枢机，通下阳明里热。

【方药】大柴胡汤加减。

【原文综述】本症见于原文第189条。虽曰阳明中风，实则三阳合病。若误用下法攻其腹满而不顾太阳与少阳之邪，则出现“腹满，小便难”。本症发热原文未出治法，参考第165条“伤寒发热，汗出不解，心中痞硬，呕吐而下利者，大柴胡汤主之”，可选大柴胡汤加减，以和解攻下，则表里邪气尽解。

水蓄膀胱，兼有表邪

【症状】微热。伴脉浮，小便不利，口渴而饮水不解。

【病机】膀胱气化失常，兼太阳表邪未解。因表邪未解，故见微热。言微热者，表邪郁闭较轻也。因邪入太阳膀胱，膀胱气化失常，水蓄下焦膀胱，又兼表症未得尽除，故见脉浮而小便不利。因水蓄下焦，一则津液不布，二则水饮内拒，故见口渴而饮水不解，故曰“消渴”。

【治法】通阳化气利水，兼解表邪。

【方药】五苓散。方中泽泻、茯苓、猪苓淡渗利水；白术、茯苓健脾燥湿利水；桂枝通阳化气，兼解表邪。全方有利水渗湿，通阳解表之功，为太阳膀胱气化不利，水蓄下焦的治疗主方。

【原文综述】本症见于原文第71条。原文主要论述太阳病发汗后的不同转归与治疗方法。若邪入下焦膀胱，导致膀胱气化不利者，当用五苓散通阳化气利水，若兼表邪者则兼以解表。

【案例】患者，男，47岁。初诊：1957年6月11日，水泻3日，日夜各10余次，不欲饮食，泛泛欲吐，小便极少，饮入即从大便出，发热，有汗，头疼，全身倦重，腹隐痛时鸣，舌淡苔薄，脉浮数。此乃外感挟湿，宜五苓散加味：桂枝6克，猪苓12克，赤苓12克，泽泻10克，苍术、白术各10克，厚朴3克。服3剂痊愈。（张志民. 伤寒论方运用法. 杭州：浙江科学技术出版社，1984. ）

（二）表实里虚

阳气内虚，外感风寒

【症状】发热。伴无汗，头痛，身体疼痛，脉沉无力。

【病机】阳气不足，外感风寒。因风寒外束，虚阳与风寒之邪相争，则见发热；卫表闭郁，虚阳不能蒸汗祛邪，故无汗；风寒外束，少阴阳气不足，无以温养，太阳经气不通，故头痛，身体疼痛；少阴阳气不足，无力鼓动血脉，则脉沉而无力。

【治法】回阳救逆，温经解表。

【方药】少阴里虚甚者，用四逆汤；少阴里虚轻者，用麻黄细辛附子汤或麻黄附子甘草汤。四逆汤中生附子、干姜与炙甘草相伍，急回少阴阳气，破除阴寒。因少阴为太阳之根，两经相表里，少阴阳气来复，有利于太阳卫气驱邪外出。麻黄细辛附子汤和麻黄附子甘草汤中，麻黄外散风寒邪气，炮附子温少阴阳气。二者相配，外散内温，有利阳回邪散。细辛外助麻黄以散风寒，内助附子以温肾气，又可上疏头风以通经脉，可治头痛、身体疼痛等症。炙甘草调和内外，缓和药性。

【原文综述】本症见于原文第92、301和302条。第92条："病发热头痛，脉反沉，若不差，身体疼痛，当救其里。"方用四逆汤者，患者虽有表症未解，但脉反沉，则以少阴阳气内虚为重，故用四逆汤急急回阳为要，此为急当救里的原则。第301和302条均为少阴阳虚兼外感风寒，但少阴里虚症候不明显，故可用温经解表之法。所不同者，第301条病程短而第302条病程长，均可见脉沉、发热、无汗等症状。病程短者，急散其邪，故用麻黄细辛附子汤；病程长者，缓散其邪，故用麻黄附子甘草汤。上述三条，反映了仲景临证依病性、表里缓急、不同病程用药的思想，也反映了防微杜渐、步步顾护阳气的精神，值得临证学习。

【案例】

案1　唐某，男，75岁。冬月感寒，头痛发热，鼻流清涕，自服家存羚翘解毒丸，感觉精神甚疲，并且手足发凉。诊见患者精神萎靡不振，懒于言语，切脉未久，即侧头欲睡，握其两手，凉而不温。视其舌则淡嫩而白，切其脉不浮反沉。脉症所现，此为少阴伤寒之症候。肾阳已虚，老怕伤寒，如再进凉药，必拔肾根，恐生叵测。法当急温少阴，与四逆汤。附子12克，干姜10克，炙甘草10克。服一剂后，精神转佳。再剂，手足转温而愈。（陈明，刘燕华，李芳. 刘渡舟临证验案精选. 北京：学苑出版社，1996. ）

案2　宿某，男，86岁，1980年6月17日诊：病七八日，头疼身痛，但寒无热，流涕喷嚏，微咳不渴，纳谷不香，大便秘，小便清，曾服解热止痛片，汗虽出而症不减，查见舌质淡，脉沉细，体温39 ℃，诊为少阴表症。药用麻黄6克，制附子6克，细辛3克，一剂诸症悉平。（田仁德. 麻黄附子细辛汤证三则. 山东中医杂志，1984. ）

案3 张姓，男，1975年4月。感冒已一个多星期，仍恶寒发热，全身酸痛，鼻塞声重，舌淡苔薄白润，脉沉细两尺尤弱，且平素易患感冒。已按气虚外感风寒论治，服玉屏风散、参苏饮等方加减无效。遂再审其证，呵欠频频，精神萎靡，面色灰白不华，手足不温，显系少阴阳虚之象，与“少阴病……反发热，脉沉者”病机相符，虽病经时日，无下利清谷，四肢厥逆等里阳虚见症，则与“少阴病，得之二三日，麻黄附子甘草汤微发汗，以二三日无里症”更相吻合。故处方用：麻黄4.5克，熟附片6克（先煎），炙甘草9克。次日复诊，云诸症若失。改投玉屏风散加熟附片、炙甘草甘温益气助阳以善后。（肖德发. 麻黄附子甘草汤治太少两感证的体会. 江西中医药，1980. ）

表症未解，阳虚水泛

【症状】发热。伴心下悸，头眩，身瞤动，振振欲擗地。

【病机】阳虚水泛，兼表症未解。汗后表症未除，故见发热；汗后少阴肾阳内虚，水失所主，水气凌心，则心下悸；水气上犯，则头眩；水气浸渍肌肉，阳虚不能自持，则身瞤动，振振欲擗地。

【治法】温肾阳，利水气。

【方药】真武汤。方中附子温肾中之阳气，使水有所主；白术健脾燥湿，使水有所制；茯苓淡渗利水；生姜温散水气，又可辛温散表邪；芍药活血利水，又可制诸药之温燥。全方温肾阳利水气，可解阳虚水气不利又兼表邪发热者。

【原文综述】本症见于原文第82条属太阳病汗后表邪未得尽解，故仍见发热。同时汗后损伤少阴阳气，使心肾阳不足，水邪内生而成。故治疗重心在于温肾阳而利水气。

【案例】乡里市人姓京，鬻绳为业，谓之京城子。其子年近三十，初得病，身微汗，脉弱，恶风。医者误以麻黄汤汗之，汗遂不止，发热，心痛，多惊悸，夜间不得眠卧，谵语，不识人，筋惕肉瞤，振振动摇。医者以镇心惊风药治之。予视之曰，强汗之过也。仲景云，脉微弱，汗出恶风者，不可服青龙汤。服之则筋惕肉瞤，此为逆也。唯真武汤可收之。仲景云，太阳病发汗，汗出不解，其人仍发热，心下悸，身瞤动，振振欲擗地者，真武汤主之。予三投而大病除。次以清心丸、竹叶汤解余毒，数日瘥。（许叔微．伤寒九十论．商务印书馆，1956.）

中焦虚寒，风寒在表

【症状】发热。伴利下不止，心下痞硬。或伴头痛，身疼痛，恶寒，上吐下利。

【病机】中焦阳虚，升降反常，兼表邪未解。表邪未解，卫气抗邪于外，邪正交争，故见发热；肌表失于温煦，则恶寒；表邪不解，太阳经气不利，则头痛，身疼痛。中焦阳气不足，水湿下注大肠，则利下不止；中焦阳虚，浊邪内阻，升降逆乱，则上吐下利；中焦阳虚，寒湿中焦，气机不利，则心下痞硬。

【治法】温阳健脾，兼以解表；或通阳化气利水，兼以解表。

【方药】桂枝人参汤，理中丸或五苓散。

【原文综述】本症见于原文第163、383和386条。发热的原因有两个，一是中焦阳虚而表邪未除，由太阳病误下所致，发热主因为表未解；二为病霍乱而又感伤寒表症，发热主因亦为表症未解。第163条以桂枝人参汤温中解表。霍乱病兼有表邪未解者，斟酌应用五苓散或理中丸。

【案例】陈某，19岁。头疼身痛，发热恶寒，大便作泻，每日四五次，无红白黏液，腹中绵绵作痛，切其脉浮弦而缓，舌苔薄白而润。前医用“藿香正气散”未能取效。余辨为表里皆寒的“协热利”证，遂用桂枝人参汤，令其先煮理中汤，后下桂枝，日夜服之，两剂而愈。（刘渡舟．伤寒论十四讲．天津科学技术出版社，1982.）

四、半表半里症

表症未解，邪传少阳

【症状】发热，或身有微热，或往来寒热。伴微恶寒，胸胁苦满，默默不欲饮食，心烦喜呕，支节烦疼，微呕，心下支结。

【病机】太阳表邪未除，少阳枢机不利。邪在肌表不解，卫阳与邪相争，则发热，或身有微热；邪束肌表，太阳经气不通，则支节疼痛；邪入少阳，少阳正气奋起抗邪，邪正交争，正气偏胜则发热，邪气偏胜则恶寒，因邪正互有胜负，故见往来寒热；卫失温煦则微恶寒；邪入少阳，少阳气机不利，经脉不和，则胸胁苦满；少阳失于疏泄，则神情默默；少阳邪气犯胃，胃气失和，中焦气机不利，则不欲饮食而呕，甚或心下支结；少阳邪热扰心，则心烦。

【治法】外解太阳表邪，内疏少阳气机。

【方药】小柴胡汤，柴胡桂枝汤。小柴胡汤方义见前所述。而柴胡桂枝汤中，以小柴胡汤解少阳之邪，桂枝汤解太阳之邪。本方既可解少阳，又可调和营卫，较之小柴胡汤，太阳表症明显而又有少阳邪热者用之。

【原文综述】本症见于原文第96条和146条。既有太阳表邪未除，症见发热微恶寒，或身有微热等，又有少阳邪热已至，症见往来寒热等。所不同者，第96条为伤寒或中风迁延五六日后，邪入少阳，病变中可有太阳表邪未得尽解，但治以解少阳之邪为主，少阳之邪得解则三焦通畅而诸症自除。第146条为太阳少阳并病之证，既有明显的太阳表症未解，营卫不和之候，又有邪入少阳而致少阳枢机不利之证，故以柴胡桂枝汤调和营卫以解太阳表邪，和解少阳以调少阳气机，如此则热可除而病得解。

【案例】

案1　陈某，男，30岁。病已一周，微热，头微胀，肢倦，鼻塞流涕，脉浮苔白。处方：柴胡四钱，法夏三钱，黄芩三钱，生姜二钱，甘草钱半，葛根四钱，桔梗四钱，川芎钱半。服二剂即愈。（王挚峰. 运用小柴胡汤的经验体会. 新中医，1973. ）

案2　患者，女，44岁。发热5天，体温高达40.1 ℃。曾注射庆大霉素、安痛定等，并口服退烧药，药后虽汗出但高热不解。查白细胞12 000个/μL，血沉、尿常规、X线胸透均正常，体温40.1 ℃。诊其脉缓而弦，舌质红，苔薄白。综合病情：发热恶寒，头痛少汗，四肢关节疼而烦扰，恶心欲吐，二便调。证系太少两阳合病，以柴胡桂枝汤主之。药用：柴胡24克，半夏10克，党参10克，黄芩15克，桂枝10克，杭芍10克，甘草6克，生姜3片，大枣5枚。服一剂热退，再进两剂，余症悉除。查血象：白细胞降至正常。（李平．柴胡桂枝汤治验．天津中医，1989．）

邪入少阳，枢机不利

【症状】发热。伴脉弦细，头痛，干呕。

【病机】少阳枢机不利。邪入少阳，少阳正气抗邪，邪正交争，则发热；少阳风热上攻，则头痛；少阳胆热犯胃，胃失和降，则干呕；邪在少阳，邪热未盛，则脉应之不大不浮而弦细。

【治法】和解少阳。

【方药】小柴胡汤。

【原文综述】本症见于原文第265条和第379条，均为邪在少阳而出现的发热。所不同者，第265条为起病即见少阳病，而症见脉弦细，头痛发热，指出邪在少阳的治疗禁忌，即少阳不可发汗。若发汗，则汗后可能发生谵语、烦而悸的变证。而第379条为厥阴阳复太过而邪气外出少阳之证，故见呕而发热之候。由于此二者皆为邪在少阳，故用小柴胡汤解少阳之邪而热退证愈。此发热虽来路不同，但症机一致，故均可用小柴胡汤以解之。

【案例】陈某，女，38岁。两个月前右胁突然剧烈疼痛，痛引肩背，呕吐。经卫生院西医检查为急性胆囊炎，打针吃药后缓解。以后右胁胆区作胀，呈走窜性隐痛，矢气则舒，肩背不适，微有寒热往来，心烦欲呕，口苦咽干，头昏，纳食无味，服西药效果不显，故来我院就诊。望其舌边尖红，苔黄微腻。诊其脉弦细。问其小便黄，大便干易解，余症同前。依症分析，属肝胆气滞，病在半表半里，治宜理气清胆，和解表里。处方：柴胡18克，黄芩10克，甘草3克，香附12克，法夏15克，谷、麦芽各15克，厚朴12克，青皮10克。进药12剂，自觉症状消

失。（梁尚财. 运用小柴胡汤的点滴经验. 四川中医，1982. ）

经期感邪，热入血室

【症状】发热或寒热，发作有时。伴经水适来或适断，昼日明了，暮则谵语如见鬼状。

【病机】经期感受外邪，热入血室。妇女正值经期，血室空虚，外感邪气入于血室，发为本病。血室属于肝脉，外合少阳，邪气入于血室，正气与邪相争，邪正互有胜负，则见发热恶寒交替出现，发作有时。邪气入于血室，胞脉气血运行受阻，故经水来时又断。邪入血室，与血相结成瘀，暮属阴，血亦属阴，入暮则正邪交于阴分，则症见昼日明了，暮则谵语如见鬼状。

【治法】和解少阳，兼活血通脉。

【方药】小柴胡汤合桃红四物汤。小柴胡汤和解少阳枢机，祛邪退热；桃红四物汤活血通脉，凉血养血，两者合用更合病机。

【原文综述】本症见于原文第144和145条。妇女正值经水期而感邪气，由于经期血室空虚，外邪乘虚入于血室，与血相结而导致血室脉络闭塞不通，故出现经水适来又断。由于外邪与血相结，瘀热阻于血脉，神失所主，故临床可出现“昼日明了，暮则谵语如见鬼状”等症。由于外邪不解，血室隶属于肝脉，少阳内合肝胆，邪正相争，则可见发热或寒热如疟发作有时等症。对于本症的治疗，仲景原则性地指出“无犯胃气及上二焦”，并提出用小柴胡汤和解少阳枢机、助正达邪的方法，以解热入血室之发热或寒热。临证使用时，可以合用活血养血等法，如合用桃红四物汤等变化，则效果更佳。

【案例】

案1 吕某，女，44岁。1962年4月18日来诊。患者于一周前月经来潮时复受外感，随即经水亦断，头痛身痛，口苦咽干，胸胁满闷，少腹胀痛，寒热往来。因高热持续不退来诊，对青霉素、链霉素过敏，故请中医会诊。过去曾有白带过多、少腹痛病史。检查：体温39.6 ℃，发育正常，少腹胀大，有压痛，舌赤苔薄，脉弦数，其余未发现异常。血常规：红细胞350万，白细胞16 200个/μL，中性粒细胞87%，嗜酸性粒细胞2%，淋巴细胞8%，大单核细胞3%。尿常规：色黄，透明，蛋白微量，上皮细胞（+），其余阴性。证属热入血室。辨证分析：经水适来二日，复受外邪而经水断，症见少阳诸症，少腹胀满，提示热入血室，热与血搏结为患，血气与邪相争，故见寒热往来诸症。病属邪羁少阳，热入血室，血热互结之候。治法：当以和解，佐以活血化瘀。拟小柴胡汤加活血化瘀之品。处方：柴胡24克，黄芩15克，姜半夏10克，生地12克，丹参12克，香附10克，人参1.5克，甘草4.5克，赤芍10克，水煎服。服药二剂后，患者体温降至36.5℃，往来寒热诸症悉除，经水又行，所下多呈紫黑瘀块且量多。后以调经活血之法，服药4剂，于4月28日痊愈出院。（张太康. 热入血室一例治验. 山东医药，1979.）

案2　李某，女，25岁。月经来潮2日后，偶感风寒，时寒时热，月经突然中止，下腹胀证，按之痛剧，胸闷口苦，恶心欲呕，不思饮食，全身疲乏，腰酸腿胀，二便尚可。舌质稍红，舌苔薄白微黄，脉弦数。此为妇人热入血室之证，拟用小柴胡汤加丹参、赤芍、桃仁、香附。柴胡10克，黄芩10克，法夏10克，党参12克，桃仁10克，红花5克，丹参12克，赤芍10克，香附10克，生姜3片，甘草5克。3剂，水煎服，一日一剂。二诊：服药后，月事再行，经色红，无瘀块，余症均减，继以原方去桃仁、红花。3剂。三诊：诸症悉除，唯感全身乏力、饮食欠佳，诊脉和缓，舌色正常，给柴芍六君子汤以善后。（简丁山. 柴胡类方治验一得. 湖南中医学院学报，1984.）

伤寒瘥后，复感外邪

【症状】发热。或见口苦，咽干等。

【病机】瘥后复感外邪，邪入少阳。邪入少阳，邪正交争，则发热；邪热上攻，则可见口苦，咽干等。

【治法】和解退热，扶正达邪。

【方药】小柴胡汤。

【原文综述】本症见于原文第394条，主要讨论伤寒瘥后又感外邪出现发热的证治。由于伤寒大病初愈，正气尚弱，不足以抵御外邪，如若调护不慎，复感外邪，邪入少阳，则见发热或往来寒热；如若邪阻太阳，则见脉浮，发热恶风寒等；如若邪入阳明，与有形邪气结于肠腑，则可见潮热、腹胀疼痛、便秘等。由于邪气所在病位不同，病机有别，故对其治疗亦有所不同，所以仲景曰："伤寒瘥以后，更发热，小柴胡汤主之。脉浮者，以汗解之；脉沉实者，以下解之。"指出临床治疗发热的灵活性和原则性。

五、阳气来复症

（一）阳复太过

【症状】发热。伴痈脓或便脓血等。

【病机】阳复太过，血败肉腐成脓。由于阳气来复太过，气有余便是火，阳热化火成毒，故发热；火盛生疮痈，血败肉腐成脓，故可见身发痈脓或便脓血等症。

【治法】清热解毒排脓。

【方药】大黄牡丹皮汤，薏苡附子败酱散，五味消毒饮。

【原文综述】本症见于原文第332、341条，发热均为阳复太过所致，并伴有痈脓或便脓血等症，根据阳复太过的临床表现，当用清热解毒排脓等法，临证可用大黄牡丹皮汤、薏苡附子败酱散及五味消毒饮等随症选用。此二条主要讨论厥热胜复的病机变化和判断方法，仲景以发热与厥冷出现的时间长短来判断阳气来复与否。其中，发热时间与厥冷时间相等者，为阴阳平和而病愈；厥冷时间长于发热时间者，为阳气不足而阴寒内盛，为病情加重；发热时间长于厥冷时间者，一为阳气来复而病愈，若发热不退者，为阳复太过。至于第332条所述之除中证，则为胃气败绝之证，多见于患者临终之时。

（二）阳复标志

阳气来复

【症状】发热。伴口渴，下利又止，汗出，脉弱等。

【病机】阳气来复。

【原文综述】本症见于原文第331、332、334、336、341、360、361、365条。以上诸条所述之发热，见于伤寒病变过程中邪入少阴或厥阴，多属阴寒之邪偏盛，阳气内虚，一般较少出现发热。上述几条中的发热，则属于阳气来复的具体临床表现，多伴有阳气来复的其他症状，如口渴、利止等，故预后较好。所不同者，第331、334、341条为先厥而后发热而利，利止者，阳气来复，下利为阳气来复驱邪外出的表现。第334条和第341条中存在阳气来复太过而有喉痹和便脓血之变。第332条为厥热胜复之证，其中发热而病渐向愈者，亦为阳气来复而热。第336条发热为阳气来复之症，与厥相当，故阴阳和而病愈。第360条与第361条则表现为微热，说明阳气来复。

正气胜邪，与邪抗争

【症状】发热。伴蒸蒸而振，汗出；或吐利，手足不逆冷；或口渴，脉浮而弱。

【病机】邪正交争，正气胜邪。因邪入少阳，故用小柴胡汤助正达邪外出，正气得小柴胡汤之助，正气胜邪，驱邪外出，故蒸蒸而振而发热汗出病解。或邪入少阴，少阴阳气与邪相争，正能胜邪，故亦发热；阳气外达，则手足不逆冷；中焦升降反常，故上吐下利。或温邪犯表，邪正交争，正气较旺，则发热脉浮；温邪伤阴，则脉浮而弱。

【治法】和解枢机，达邪外出；或急救回阳；或辛凉解表。

【方药】小柴胡汤，四逆汤，银翘散。

【原文综述】本症见于原文第101、113、149、292条。其中第101条和第149条所述发热，为服用小柴胡汤后，正气得助，与邪相争而胜，故出现发热，并伴有蒸蒸而振、汗出而病解之候。第292条则为少阴病阳虚不甚，虽伴有吐利，但手足不逆冷，故仲景曰“反发热者，不死”。临证宜用四逆汤回阳气为要。而第113条则为温邪犯表为患，病有发热恶寒、头痛等，故仲景曰“形作伤寒”。但“脉不弦紧而弱”，为阴液不足之证，故又曰“弱者必渴”，所以为温热之邪为患。“弱者发热脉浮”者，是邪气有外出之机，故仲景曰“解之，当汗出愈”。临证可用辛凉解表法，如吴鞠通说：“温病亦喜发汗，发汗则宜辛凉解肌。”

第二节 潮热

阳明里实，燥屎内结

【症状】潮热。发作有时，日晡较甚，不恶寒，汗出，或手足濈然汗出，或手足漐漐汗出，身重，短气，不能食，腹满而喘，大便难，或大便微硬，或不大便，独语如见鬼状，甚则不识人，循衣摸床，惕而不安。脉浮而紧，或见脉迟有力。

【病机】阳明里实，燥屎内结，腑气不通。因阳明腑气不通，邪热下无出路，阳明经气旺于日晡时，正气抗邪有力，则见潮热，发作有时，日晡较甚，不恶寒；邪热迫津外出，则汗出，或手足濈然汗出，手足漐漐汗出；邪热消耗气津，则身重；阳明腑气不通，肺气不降，则短气，腹满而喘；阳明腑气不通，胃气不降，故不能食；阳明邪热阻于肠道，大肠传导失司，腑气不通，则大便难，或大便微硬，或不大便；阳明邪热下无出路，邪热上扰心神，则独语如见鬼状，甚则不识人，循衣摸床，惕而不安；阳明邪热炽盛，腑气不通，脉浮而紧，或见脉迟有力。

【治法】攻下热结，通降腑气。

【方药】大承气汤。方中生大黄苦寒下夺，攻下阳明腑实，芒硝软坚润燥泻实，枳实、厚朴理气除满，共为攻下阳明腑实之峻剂，为阳明腑实潮热之症的主治之方。

【原文综述】本症见于原文第201、208、209、212、215、220条。条文中均见潮热之症，均伴有阳明腑实之症，可以大承气汤下之以退潮。但第201条云："阳明病，脉浮而紧者，必潮热，发作有时，但浮者，必盗汗出。"本条仲景未出治法，唐容川提出脉紧属大肠中有燥屎结聚，故亦可用大承气汤攻逐实邪。

【案例】李某，女，25岁。产后8天，发热烦躁2天，于1983年3月某日邀余往诊。患者形体壮实，发热，呻吟不已，烦躁不安，口干引饮，口气臭秽，汗出而热不退，腹痛拒按。8天未解大便，无矢气，体温38.5 ℃，脐周可扪及条索状物，舌红、苔黄燥，脉弦滑数。诊为阳明腑实、邪热内盛之证，予大承气汤急下腑实。大黄10克（后下），玄明粉10克（另冲），厚朴10克，枳实10克，莱菔子15克。2剂。第二天家人喜告，连服2剂药后，大便2次，奇臭。是夜热退，安睡。再诊时，患者安静，诉腹部隐胀疼痛，口稍干苦，舌红、苔黄少津，脉细弦。改用四逆散加莱菔子疏肝行气止痛，3剂而愈。（陈仕梅．大承气汤治产后发热一得．湖南中医学院学报，1985．）

里热较盛，燥屎初结

【症状】潮热。伴谵语，脉滑而疾。

【病机】里热较盛，燥屎内结。阳明里热炽盛，大肠腑气不通，邪热下无出路，故发潮热。邪热上扰心神，故见谵语。阳明燥结不甚，阳明里气壅滞不甚，故脉应之急疾而滑利。

【治法】攻下腑实，理气除满。

【方药】小承气汤。方中大黄味苦性寒，攻下阳明腑实；枳实、厚朴理气除满。全方合用，可攻下阳明腑实之证而除潮热。

【原文综述】本症见于原文第214条。症见阳明病，谵语，发潮热，脉滑而疾，是腑实燥结证，又见阳盛之脉，脉滑而疾者，尚有热势散漫，大便结硬不甚之虞，故虽不大便而症见潮热、谵语者，不宜大承气汤峻攻，故仲景曰："阳明病，谵语，发潮热，脉滑而疾者，小承气汤主之。"如若不大便而症见潮热、谵语、脉沉实有力者，当选大承气汤攻之。

【案例】常某，女，67岁。腹痛，大便不通，无矢气4天，经当地医疗站诊治，给消炎镇痛西药，罔效，遂来我院诊治。检查：腹肌紧张，肠型明显，白细胞20 000/μL，中性粒细胞81%，淋巴细胞19%，X线透视可见数个液平面。以"肠梗阻"收入院，入院后给予保守疗法处理，观察一夜，症状仍不缓解，外科准备手术，但家属因虑其年迈体弱不愿手术，要求中医治疗。当日会诊：痛苦病容，时而烦躁，潮热，腹痛腹胀，舌苔黄厚而干，脉沉数。辨证：热结胃肠，腑气不通，治宜泻热通里。拟小承气汤加味：生大黄12克，厚朴9克，枳实9克，广木香6克，赤芍10克，桃仁10克，代赭石30克，生栀子12克，丹皮10克。服药后，疼痛仍不缓解，肠鸣音亢进，4小时后，解出羊粪样硬便，痛胀立减，呕吐止。翌日情况良好，又大便3次，舌苔转为薄黄，唯口渴、纳差。此乃余热未尽，改用竹叶石膏汤合益胃汤治之，调治1周后痊愈出院。（吴照平，王全德.加味小承气汤临床应用．陕西中医，1984.）

水热互结，兼有燥屎

【症状】潮热，日晡所加重。伴不大便，舌上燥而渴，从心下至少腹便满而痛不可近。

【病机】邪热与有形痰水结于胸膈胃脘，兼腑气不通。因邪热与痰水相结，兼燥屎内阻，邪热下无出路，故发潮热而日晡所加重，不大便，舌上燥而渴。痰水之邪阻于胸膈胃脘，波及少腹，故见从心下至少腹便满而痛不可近。

【治法】泻热、逐水、破结。

【方药】大陷胸汤。方中大黄攻逐水邪、通降腑气，芒硝软坚散结泻实，甘遂攻逐痰水。三药相合，为泻热逐水破结之峻剂。

【原文综述】本症见于原文第137条。大结胸证的发热特点为日晡所小有潮热，同时伴有不大便，舌燥口渴等见症，重则从心下至少腹便满而痛不可近，为邪热与水邪相结为患，临证可攻逐水邪，通腑泄热为治。

【案例】林某，男，27岁。1978年5月2日初诊。主诉：前两周开始发热伴有恶风，继之但热不休，午后热较高，咳嗽气紧痰涎稀而薄，胸部闷痛以右侧为甚，口中干苦，纳少无味，夜眠汗出，至颈而止，尿少且黄，大便3日未下，经治疗未效。体检：神志清晰，二颧红赤，唇红舌赤，苔黄津干，脉弦数。右肺下部可闻及摩擦音，叩诊浊音，体温38.9 ℃。血常规检查：白细胞13 800/μL，中性粒细胞72%，淋巴细胞28%。胸透：右下肺胸膜炎伴有积液。治则：清热逐饮。处方：大陷胸汤方加味。甘遂5克，芒硝6克，大黄10克，败酱草30克，柴胡10克，鱼腥草30克，3剂。二诊：药后大便畅下五行，体温38.2 ℃，咳嗽渐减，胸尚有痛，口干口苦，能思食，但不能多食，舌赤苔黄，脉弦数。原方再进3剂。三诊：上方迭进6剂，症状日渐好转，精神振作，纳食显增，热已趋降，体温37.6 ℃，胸部尚隐痛，舌稍赤，苔薄黄，脉弦缓。上方增薏苡仁、云苓各30克。前后服药47剂，症状消失。（邓启源．大陷胸汤加减的临床应用．浙江中

医学院学报，1985. ）

少阳未罢，阳明邪阻

【症状】潮热。伴胸胁满不去，大便溏，小便可。

【病机】少阳枢机不利，阳明邪热内阻，邪正交争，故见潮热。因邪阻少阳，少阳经气不利，故胸胁满不去。因邪阻阳明，腑实未甚，里气受阻，故大便溏。少阳、阳明同病，津液受伤不重，故小便可。

【治法】和解少阳枢机，通调三焦。

【方药】小柴胡汤。全方可通调三焦，使表里和，津液下，三焦通而潮热除。故可用于少阳未罢，阳明邪阻而症见潮热者。

【原文综述】本症见于原文第229条。仲景曰："阳明病，发潮热，大便溏，小便自可，胸胁满不去者，与小柴胡汤。"本症的特点主要是发潮热而大便不硬而反软，小便亦可，则知阳明里热未炽而热结大实未成，症又见胸胁满不去者，少阳邪阻较甚，故仲景以小柴胡汤和解表里，通调三焦为治。

邪聚少阳，兼有腑实

【症状】日晡所发潮热。伴胸胁满而呕，微利。

【病机】邪阻少阳，枢机不利，兼阳明里结。邪阻少阳，少阳气机不利，经脉郁阻，故胸胁满闷不舒。少阳胆热犯胃，胃失和降，上逆而呕。阳明里结，大肠传导受阻，故日晡所发潮热，微见下利。

【治法】和解少阳，兼润燥泻实。

【方药】先用小柴胡汤；病不解者，再用柴胡加芒硝汤。方中小柴胡汤和解表里，通调三焦，扶正祛邪。芒硝咸寒润燥，通腑泻实，攻下阳明邪热。

【原文综述】本症见于原文第104条。本条误用丸药攻下，之前为伤寒，多日不解，出现胸胁满而呕，日晡所发潮热，可用大柴胡汤和解少阳，攻下腑实即愈。但医者误用丸药攻下，丸药攻邪不力，又伤正气，致大肠传导失司，故见微利。因丸药下后邪热不除，病仍在少阳，阳明热结未除，大肠传导不畅，仲景先解少阳之邪，若病仍不解者，再用柴胡加芒硝汤和解扶正，润燥泻实。故仲景言："潮热者，实也。先宜服小柴胡汤以解外，后以柴胡加芒硝汤主之。"

【案例】陈某，女，65岁。1975年4月28日因慢性胆囊炎急性发作而住院。患者3日前右上腹部疼痛，日渐加剧，继而阵发性绞痛，向肩背部放射。伴有往来寒热，胸胁胀满，恶心呕逆，口苦而干，大便3日未解，曾用解热镇痛剂、抗生素治疗，无显效。查体：体温38.1 ℃，脉搏82次/min，血压150/90mmHg，急性病容，巩膜轻度黄染，右上腹压痛、反跳动明显，肝脾未扪及。舌质淡红，薄白黄苔，脉弦细。过去有同类病史，曾在某医院做胆囊造影检查，被诊断为"慢性胆囊炎""胆石症"。根据脉症，用柴胡加芒硝汤加减：柴胡10克，法半夏10克，黄芩10克，党参12克，川楝子10克，郁金10克，白芍15克，海金沙15克，甘草5克，玄明粉10克（冲服）。1剂，水煎服。第二日，大便得通，腹痛减轻，继用原方去玄明粉。3剂药后，体温正常，腹痛基本消失，余症减轻，仍照方服5剂，诸症消除。继以柴芍六君子汤调理，住院12日。（简丁山. 柴胡类方治验一得. 湖南中医学院学报，1984.）

三阳合病，阳明热郁

【症状】潮热。伴腹满，短气，胁下及心痛，久按之气不通，鼻干，不得汗，嗜卧，一身及目悉黄，小便难，时时哕，耳前后肿，脉弦浮大。

【病机】三阳合病，阳明热郁，少阳经气不利。因邪阻太阳，故见不得汗，脉浮。邪阻阳明，阳明经气受阻，故见潮热、腹满、短气、鼻干、久按之气不通、脉大。邪阻少阳，少阳气机不利，故见胁下及心痛，耳前后肿，脉弦。少阳胆气犯胃，阳明里气不降，故见时时哕。三阳邪热伤津耗气，津伤则小便难。气津不足，邪壅经脉则嗜卧。阳明里热不除，少阳胆气不利，影响肝胆疏泄，胆液外泄，则一身及目悉黄。

【治法】和解少阳，兼以刺法。

【方药】小柴胡汤。

【原文综述】本症见于原文第231条。仲景言："阳明中风，脉弦浮大而短气，腹都满，胁下及心痛，久按之气不通，鼻干，不得汗，嗜卧，一身及目悉黄，小便难，有潮热，时时哕，耳前后肿。刺之小差，外不解。病过十日，脉续浮者，与小柴胡汤。”本条所述潮热见于三阳合病，而以邪在少阳阳明为主。因少阳主枢，可外达太阳而内通阳明，所以三阳合病者，可和解少阳枢机，枢机通利，则太阳与阳明之邪也可尽解。本条除潮热外，邪郁少阳与郁阻阳明之证均较重，又有发黄之症，临证亦可用大柴胡汤合茵陈蒿汤和解攻邪，清热利湿退黄。

第三节 寒热往来

邪入少阳，正邪相争

【症状】往来寒热。伴寒热发作有时，或微热，胸胁苦满，甚则胁下痞硬或胁下硬满，默默不欲饮食，心烦喜呕或干呕不能食。或伴胸中烦而不呕，口渴，腹痛，心下悸、小便不利，咳嗽，脉沉紧或弦细。

【病机】少阳枢机不利，三焦失和。邪入少阳，邪正纷争，正邪互有胜负，则往来寒热，寒热发作有时。少阳经气不利，则胸胁苦满，甚则胁下痞硬或胁下硬满。少阳胆热上扰，则见心烦，或胸中烦。胆热伤津则口渴。少阳胆气犯胃，胃失和降，则症见喜呕或干呕不能食，或默默不欲饮食。少阳邪气横逆犯脾，脾络不和，则症见腹痛。少阳邪气犯肺，肺气失宣，则见咳嗽。少阳邪气内阻，三焦气化失司，水饮内停，则症见心下悸、小便不利。少阳气机不利，脉应之沉紧或弦细。

【治法】和解少阳，通达三焦。

【方药】小柴胡汤。

【原文综述】本症见于原文第96、97、266条。以上3条所不同者，第96条为太阳表邪不解，邪气传入少阳，导致少阳枢机不利，三焦失和，既见少阳邪热，经气不利，三焦失和，又有水气内停，故症情较复杂，或然症状较多。第97条论述少阳的生理病理特点，并讨论了往来寒热的发生原因和症状特点，同时讨论了邪在少阳和病在脾胃的关系，即“默默不欲饮食，脏腑相连，其痛必下，邪高痛下，故使呕也”。最后论述服柴胡汤后，邪入阳明而出现口渴的处理原则，即“服柴胡汤已渴者属阳明，以法治之”的辨证处理原则。第266条讨论了太阳病不解，转入少阳的临床表现和治疗方法。

以上3条虽然重在讨论邪在少阳的证治，但同样是邪入少阳，有来自伤寒中风者，则属风寒化热而来；有来自太阳病不解者，既可为风寒之邪不解化热，亦可为风热侵袭少阳；亦有少阳本经自病者。虽然来路不同，但证情一致，故用小柴胡汤和解表里，以除寒热，充分体现了仲景治病抓主症、明病机的根本思想。

【案例】唐某，女30岁。患慢性胆囊炎，反复发作已5 年。每次发作时，寒热往来，胸胁苦满，脘腹胀痛，有时痛感向右肩胛发散。恶心，口苦，厌油荤，默默不欲饮食，小便黄，神疲乏力。服药治疗，稍有缓解即停治，以致缠绵至今未愈。此次复发已3日，症状同前。脉弦数，舌苔黄腻，系湿热之邪，盘踞少阳。法当和解兼清利湿热，予小柴胡汤加减：柴胡15克，黄芩10克，法半夏10克，绵茵陈10克，田基黄10克，猪苓10克，泽泻10克，山楂10克，鸡内金10克，研末冲服。先后共服15 剂而愈。（禹新初. 柴胡汤在临床上的运用. 辽宁中医杂志，1980. ）

阳明少阳合病

【症状】往来寒热。伴口苦，咽干，心中痞硬，呕吐或下利，或便秘。

【病机】邪阻少阳，里气壅滞。因邪阻少阳，邪正交争，故见往来寒热。因邪阻少阳，胆火上攻，则见口苦、咽干。因少阳气机不利，胆气犯胃，中焦失和，再合邪阻阳明，里气壅滞，则见心中痞硬、呕吐、下利或便秘等。

【治法】和解少阳，通降里气。

【方药】大柴胡汤。

【原文综述】本症见于原文第136条。仲景重点讨论在治疗大结胸证时要注意和伤寒邪结少阳与阳明之大柴胡汤证鉴别，同时亦论述了往来寒热的证治方法。仲景言："伤寒十余日，热结在里，复往来寒热者，与大柴胡汤；但结胸，无大热者，此为水结在胸胁也，但头微汗出者，大陷胸汤主之。"即是说，少阳与阳明邪结，里气壅滞，症见往来寒热者，主以大柴胡汤和解泄热；无大热或热不明显，但头微汗出者，为水结胸胁，主以大陷胸汤泄热逐水破结。

【案例】马某，女，63岁。1975年11月18日初诊，诉间断高热1个月。初起为感冒恶寒发热，头痛流涕，几日后为午后或夜间高热（38.5~39 ℃），曾在某院两次查心、肺均正常，白细胞6 700个/μL。于11月18日转院。症见：每日午后或夜间高热，高热前先发冷，胸满纳少，口苦咽干，大便干，舌淡、苔黄稍腻，脉沉弦。诊断为病毒感染，辨证属少阳阳明同病，宜和解于少阳，清热于阳明。予大柴胡汤，服药2剂，4日后复诊，烧退，仍有口苦纳少，改服小柴胡汤2剂而愈。（张俊杰. 大柴胡汤治疗长期高热两例. 天津医药，1978.）

枢机不利，水饮内停

【症状】往来寒热。伴胸胁满微结，小便不利，渴而不呕，但头汗出，心烦。

【病机】少阳枢机不利，胆火内郁，水饮内停。因邪在少阳，邪正交争，正邪互有胜负，故症见往来寒热。邪结少阳，气机不利，故见胸胁满微结。少阳胆火上扰，则头汗出；神明不安，则心烦；火热伤津，则口渴。邪阻少阳，三焦气化失司，水饮内停，则小便不利。胆热未犯胃府，故不呕。

【治法】和解少阳，清泄胆火，兼化水饮。

【方药】柴胡桂枝干姜汤。方中柴胡、黄芩和解少阳郁热，运转枢机；栝楼根配牡蛎，软坚散结逐饮；桂枝、干姜、炙甘草通阳化饮。诸药相伍，少阳之邪热得解，则往来寒热、胸胁满、心烦、口渴等症自除；饮邪得化，则小便不利等症自愈。

【原文综述】本症见于原文第147条。条文主要论述伤寒汗下后，邪入少阳，气机不利，胆火内郁，水饮内停而出现往来寒热、小便不利等的证治。在病变机理上，本症既有少阳经气不通、胆火内郁的一面，又有三焦水道不畅、水饮内停的一面。证属寒热错杂，故用药以寒温并举。

【案例】患者，男，36岁。初诊见往来寒热，寒多热少，隔日而发，吐痰甚多，口苦，胸闷，心悸，泄泻，小便短少，脉弦细，舌苔薄白。此为寒疟，宜用柴胡桂枝干姜汤加味：柴胡10克、桂枝10克、干姜10克、黄芩10克、栝楼根12克、甘草10克、牡蛎30克、草果12克、槟榔10克、青陈皮10克、茯苓12克、白术12克、常山6克。服2剂。药后寒热已净，吐白涎多，心悸梦多，脉浮缓，苔白。为血不足而心阳虚弱，用桂枝加龙骨牡蛎汤加味。（张志民. 伤寒论方运用法. 杭州：浙江科学技术出版社，1984.）

第二章 恶风寒

恶风寒在临床中既可见于外感表症，亦可见于内伤杂病。在诸多外感表症中，最常见于感受风寒邪气所致的六经病证，尤以太阳表症最为常见，常与发热同时出现，是表症的特征性症状。若恶风寒与发热交替出现，一般见于邪阻少阳的半表半里症。恶风寒有恶风、恶寒及畏寒的不同，恶寒和恶风在外感病中都与感受风寒邪气有关，二者不能截然分开，均为卫阳失于温煦所致，只是程度有所区别。恶风尚有素体卫阳不足、肌腠疏松、不耐风邪的因素。畏寒指自觉怕冷、得温可缓的症状，在伤寒三阴病发病过程中较为多见，主要因患者阳气不足，阴寒内盛所致，可同时有表症存在。总之，恶风寒总由机体阳气出现异常所致，在表症中与外邪侵袭、卫气受损或与卫失温煦有关，在里症中与患者素体阳虚有关。

关于恶风寒的病因、临床表现及治疗原则，《黄帝内经》早已有论述。在病因方面，《黄帝内经》记载了恶风寒与外邪、地域环境、人的生活习惯等有关，如“因于露风，乃生寒热”（《素问·生气通天论》），“三月戌不温，民多寒热”（《灵枢·岁露论》），“风成为寒热”（《素问·脉要精微论》），“三阳为病发寒热”（《素问·阴阳别论》），“百疾之始期也，必生于风雨寒暑，循毫毛而入腠理……或为寒热”（《灵枢·五变》），“中央者，其地平以湿……故其病多痿厥寒热”（《素问·异法方宜论》）。由以上可见，外感因素是引起恶风寒的最常见原因。恶风寒的临床表现很多，既是疾病的症状，又是诊断疾病性质或判断预后的依据，意义十分重大。如“沉细数散者，寒热也”“阴气有余则多汗身寒，阴阳有余则无汗而寒”（《素问·脉要精微论》），“尺寒脉细，谓之后泄”（《素问·平人气象论》），“络气不足，经气有余者，脉口热而尺寒也”“帝曰：肠澼便血，何如？岐伯曰：身热则死，寒则生”（《素问·通评虚实论》），“肾病者，腹大胫肿，喘咳身重，浸汗出憎风”（《素问·脏气法时论》）。在恶风寒的治则方面，《素问·至真要大论》提出了“治寒以热，治热以寒”“寒者热之，热者寒之”的治法用药原则。

本章主要讨论《伤寒论》以恶风寒为主要临床表现的辨治方法。

第一节 恶寒

一、表症

表寒

风寒外袭，卫失温煦

【症状】恶寒。伴发热，头痛，项强，脉浮。

【病机】风寒袭表，营卫不和。因风寒侵袭肌表，卫气失和，温煦失司，故见恶寒；卫阳被外邪所郁，不得泄越，邪正剧烈交争，故而发热；太阳经脉上额，交巅，入络脑，还出别下项，外邪束表，太阳经脉受邪，经气不利，经脉循行部位不适，故头痛项强；外邪袭表，正气抗邪于外，气血充盛于表，故见浮脉。

【治法】辛温解表。

【方药】随证治之。太阳中风证可予桂枝汤类方；太阳伤寒证可予麻黄汤类方；表郁轻证可予桂枝麻黄各半汤，桂枝二麻黄一汤，桂枝二越婢一汤。

【原文综述】本症见于原文第1、7条。第1条："太阳之为病，脉浮，头项强痛而恶寒。"第7条："病有发热恶寒者，发于阳也；无热恶寒者，发于阴也。发于阳，七日愈；发于阴，六日愈。以阳数七，阴数六故也。"

以上两条均有提纲挈领的作用，所述恶寒均由风寒之邪侵袭肌表，卫气温分肉之功能失和所致，恶寒症状是外感表症的必有征象，在诊断表症时十分重要。第1条论述了太阳病的脉症提纲，恶寒、脉浮、头痛项强是太阳病表症的基本特征。在太阳病整个病程中，恶寒一般与发热同时出现，而在初起阶段，有时发热出现较晚。第7条根据恶寒的不同情况判断外感病阴阳属性和自然病程。病在三阳时，外邪较胜，正气不衰，邪正斗争有力，故恶寒和发热并见；病在三阴时，由于阳气不足，阴寒独胜，正气无力祛邪，故无热恶寒。阳证愈期以阳数七日为周期，阴证愈期以阴数六日为周期，这是经大量临床观察所得的结论，体现出外感病病程的节律性，临床疾病的愈期受多种因素影响，不可过于拘泥。以上两条以恶寒为主要症状，虽不提及具体方药应用，却为外感风寒表症提供了辨治方向。

风寒外袭，卫阳被遏

【症状】恶寒。伴发热，周身疼痛，呕逆，面赤，身痒，无汗，烦躁，脉浮紧等。

【病机】风寒外袭，卫阳被遏，郁热内生。因寒为阴邪，易伤阳气，寒邪袭表，卫阳温煦失司，故恶寒；正邪交争，故见发热；寒性收引凝涩，风寒伤于肌表，卫闭营郁，营卫气血凝滞，筋脉拘挛，故见周身疼痛；寒邪束表，正气趋表抗邪，而里失顾护，气机升降失常，故见呕逆；表有小邪，郁而不解，故见面赤、身痒；寒邪束表，卫气闭郁，故无汗；寒邪闭表，阳气不得外泄，阳郁化热，热扰心神，故见烦躁；寒邪袭表，正气抗邪于外，寒主收引，筋脉拘挛，故见脉浮紧。

【治法】辛温发汗，外散表邪，内清郁热。

【方药】麻黄汤，桂枝二越婢一汤，大青龙汤。麻黄汤为治疗太阳伤寒风寒束表之证治方，可用于太阳伤寒证。后两方为表里双解之剂，可外散表寒，内清郁热，两方剂所治病证相同，程度有别。桂枝二越婢一汤用于小寒闭表，轻度热郁者。大青龙汤用于外寒内热之表郁邪甚者。

【原文综述】本症见于原文第3、27、38条。以上3条所述恶寒均见于风寒束表，卫阳郁闭者。不同之处在于，第3条论述太阳伤寒证的脉症特点，诸症反映太阳伤寒证风寒袭表，卫闭营郁的病机。或已发热，即卫阳及时达表抗邪；或未发热，即感邪较重，卫阳郁遏，卫阳不能及时达表抗邪，但发热症状终会出现，如此方为太阳伤寒证。第27、38条是对外有风寒、阳郁化热不同程度辨治的论述，且与少阴阳虚证相鉴别。若脉微弱，汗出恶风，为肾阳已衰，表阳不固，温煦失司，属少阴虚寒证，法当回阳救逆，误汗则亡阳伤液而为逆。此外，以上两条症候本质相同，都会因风寒束表卫气闭郁而恶寒，也会因卫阳郁久化热内扰而烦躁，但证见烦躁，尚需鉴别是属太阳阳热内盛而烦还是少阴阳虚阴盛而躁，临床务必注意。

【案例】刘某，女，10岁。深秋感受寒凉之气，发热恶寒，每日发作好几次，拖延数月未愈。脉浮无力，舌质红，苔薄白。饮食及大小便基本正常。此乃风寒郁表，日久不解，寒将化热之轻证。治宜桂枝二越婢一汤：麻黄3克，桂枝5克，白芍5克，生姜3克，大枣4个，石膏6克，炙甘草3克，玉竹3克。共服2剂，得微汗出而解。（刘渡舟. 新编伤寒论类方. 太原：山西人民出版社，1984. ）

外有风寒，卫失温煦

【症状】恶风寒。伴发热，鼻鸣，干呕，汗出；或四肢骨节烦疼，微呕，心下支结。

【病机】风寒外束，卫失温煦，阴营外泄，少阳枢机不利。风寒侵袭，卫失温煦，故恶风寒。邪正相争，故见发热；肺主气，外合皮毛，开窍于鼻，外邪袭表，肺气不利，故鼻鸣；正气趋表抗邪，在里之气不足，气机升降失常，故见干呕；卫气抗邪，失于顾护，营阴外泄，故汗出。伤寒六七日，太阳表症未罢，故见四肢骨节烦疼等表症；邪入少阳，胆热犯胃，经气不利，故微呕、心下支结。

【治法】调和营卫，解肌祛风；和解少阳，调和营卫。

【方药】桂枝汤，柴胡桂枝汤。

【原文综述】本症见于原文第7、12、98、134、146条。以上诸条所述的恶寒均与风寒侵袭、卫阳失于温煦有关。第7条根据恶寒是否伴随发热来判断外感病阴阳属性和自然病程，即病在三阳时，恶寒和发热并见；病在三阴时，无热恶寒，体现出外感病发病的规律性。第12条论述太阳中风表虚证的症治。其中“啬啬恶寒”“淅淅恶风”为恶风寒之互文，为卫失温煦的表现。第98条论述表病里虚误下后变证和中虚停饮皆禁用小柴胡汤，其恶风寒时伴见脉迟浮弱、手足温等，实为太阴里虚兼表邪未解，可用温中解表之法。第134条论述太阳病误下而致结胸或发黄的变证，说明外感表症的辨证施治关系到疾病的预后、转归，准确辨证外感表症十分重要。第146条论述少阳兼太阳表症的证治，根据恶寒伴发热等症候确定表症未罢，太阳少阳并病可和解少阳，调和营卫而解。以上诸条说明，辨恶寒在外感病辨证中有重要的意义，在临证中要重视恶寒等症候表现，准确把握病机，药到病除，避免发生变证。

【案例】张某，女，59岁。患风湿性心脏病。初冬感冒，发热恶寒，头痛无汗，胸胁发满，心悸。时觉有气上冲于喉，此时则更觉烦悸不安，脉结。辨证：少阳不和，复感风寒，且夹冲气上逆。治法：两解少阳、太阳，兼平冲气。处方：用小柴胡汤与桂枝汤合方。服3剂则诸症则安。（刘渡舟．伤寒论十四讲．天津：天津科学技术出版社，1982．）

卫阳不足，兼有表邪

【症状】恶寒。伴发热，头痛，胸闷，脉微或脉微细。

【病机】表邪未解，卫阳不足，胸阳损伤，或表里阳气俱虚。风寒侵袭，表邪未解，故恶寒、发热、头痛；风寒袭表，卫阳既伤，复误下误汗，阳气愈虚，故恶寒；表症误用下法，损伤胸阳，胸阳不振，阳气不伸，故胸闷；表症误下伤阴，复汗伤阳，阴血亏虚，脉道失充，阳气虚损，鼓动无力，故脉微细。

【治法】解肌祛风，温复胸阳，回阳益阴。

【方药】桂枝去芍药加附子汤，四逆加人参汤。桂枝去芍药汤方中桂枝、生姜、甘草、大枣相合，辛温纯阳之品与甘味之品相伍，为辛甘化阳之方，温通心阳，驱邪出表；大枣、甘草补益中州，使气血生化有源；去芍药以避免其酸寒阴敛之性阻碍胸阳舒展；脉微恶寒，则为卫阳已虚，附子辛温大热，复阳温经。若阴阳气血不足而见脉微细者，可用四逆加人参汤回阳益阴。

【原文综述】本症见于原文第22、60条。以上两条所述的恶寒与风寒袭表、卫阳既损、复经误治、阳气虚弱有关，存在于表症误治卫气损伤而表症仍在的情况，故恶寒为主，伴随发热、头痛等症候，以及胸满、脉微等误治所致的阳气、阴血不足症候。所不同者，第22条论述表症误下不解，兼胸阳不足的证治；而第60条论述太阳病汗下后致阴阳表里俱虚的脉症特点。阴阳俱虚，治当阴阳双补，但须辨别阴阳之损伤孰轻孰重，而有所侧重，若两者之虚相对均衡，则以甘温和养为宜，临证可选四逆加人参汤回阳益阴为治。

【案例】王某，男，46岁，建筑工人。多年来胸中发闷，甚或疼痛，遇寒冷气候则甚，并伴有咳嗽气短等症。切其脉沉弦而缓，握其手则凉，询其溲则清长，视其舌质淡嫩、苔白略滑。证属心阳不振，阴霾布于胸中，气血为之不利，亦胸痹之证类也。治宜温补心阳，以解寒凝。用桂枝汤除姜、枣仅三味药，患者流露出疑惑之色。但一周后欣然来告，称连用6剂一次比一次见轻，多年之胸中闷痛得以解除。（刘渡舟. 桂枝汤加减方证的应用. 陕西中医，1981. ）

肝邪侮肺，毛窍闭塞

【症状】恶寒。伴发热，口大渴，欲饮水，腹满，小便不利，无汗。

【病机】肝肺失调，肝盛侮肺。

【治法】泄肝理气，调和肝肺。

【方药】针刺期门穴。或可用柴胡桂枝汤加味。因期门为肝经募穴，可疏肝理气，调节脏腑功能，治疗肝气郁结，失于疏泄导致的各种病证。由于肝邪侮肺，毛窍闭塞所致的恶寒，针刺期门疏泄肝邪为首务，肝气不盛，肺脏生理机能自可恢复，诸症解除。

【原文综述】本症见于原文第109条："伤寒发热，啬啬恶寒，大渴欲饮水，其腹必满。自汗出，小便利，其病欲解。此肝乘肺也，名曰横，刺期门。"本条以伤寒冠首，亦可能与外感有关，但恶寒主要由肝肺失调，肝气偏盛，肝邪侮肺，肺气宣发失常，不能宣散卫气于皮毛所致，伴随发热、口渴、无汗、小便不利等肺失宣降的症状。若自汗出，小便利，则肺脏功能恢复，肺气以行，营卫三焦之气已通，故病欲解。针刺肝经募穴可疏肝理气，调整肝气之盛，肝气疏泄如常，则肺气宣肃正常，诸症自除。本条讨论肝邪侮肺、毛窍闭塞所致的恶寒等症可适时借助针刺疗法的同时，也告诉人们在治疗伤寒恶寒证时，须审证求因。

二、里症

（一）里实

阳明初起，热邪未盛

【症状】恶寒。伴不发热，或恶寒止而发热或恶热。

【病机】邪入阳明，里热未盛，表气不和。阳明感邪之初，表气不和，卫阳温煦失司，故见恶寒；表寒未罢，里热未发，或阳郁不伸，燥热未著，故无发热。

【治法】辛凉清解。

【方药】银翘散。

【原文综述】本症见于原文第183、184条。以上两条所述恶寒与阳明初感邪气、卫阳被郁有关，见于阳明感邪之初，可伴见前额疼痛、缘缘面赤、目痛鼻干等症状。第183条论述阳明经初感外邪的见证和转归。阳明阳气主要部位在胃肠之里，故阳明邪气极易循经入里，从阳化热化燥，故恶寒短暂，自汗出、恶热等症接踵而来。第184条以五行学说为依据，阐释阳明病恶寒自罢的原因。阳明居中属土，与足太阴脾共同受纳、运化水谷，游溢精气而灌溉四旁，犹如土生万物；同样，病在六经皆有转属阳明的情况，犹万物归于土，此处阳明之邪即随胃土燥化之性，很快循经入里。从以上两条当知，六经病皆有恶寒，其中阳明表症热化最快，而初起仍可有短暂恶寒，可用银翘散治疗。

里热亢盛，格阴于外

【症状】恶寒。伴手足厥冷，寒战，壮热，面赤，气粗，烦躁等。

【病机】里热亢盛，格阴于外。

【治法】清泄里热或攻下邪热。

【方药】白虎汤类方或承气汤类方。随证而治之。

【原文综述】本症见于原文第11条。仲景言："身大寒反不欲近衣者，寒在皮肤，热在骨髓也。"本条论寒热真假的辨证。所述恶寒症状见于邪热内盛，格阴于外的真热假寒证，伴壮热、面赤、烦躁等邪热炽盛的症状。本条的喜恶，是辨证的关键，提示疾病的本质，因为表象的寒热可假，患者的喜恶属真，故临证要善于透过现象看本质。但临床辨证寒热真假过程中，患者的喜恶亦可为假，故临证必须结合全部脉症，仔细推敲，详细辨析，方可无误。

【案例】李某，女，3岁。1987年5月24日诊。患儿发热1日，咳嗽清涕，身热肢凉，烦躁口渴，食差倦怠，精神萎靡，大便未解，小便短涩而黄。诊前1小时，突发惊厥，意识丧失，眼球上翻，四肢阵挛性抽搐，呼吸暂停，面色发青，嘴唇发绀。急按人中穴，约1分钟惊厥停止，但昏睡。查体温39.4 ℃，舌质红绛而干，脉数，腹部拒按。白细胞4 700个，中性粒细胞0.46，淋巴细胞0.48，嗜酸性粒细胞0.06。西医诊断：上感、高热惊厥。中医诊断：风热外感、急惊风。亟拟加味小承气汤：青蒿、柴胡各8克，枳实、厚朴、蝉蜕、生大黄各5克。照上法服药1剂，腹泻3次，体温降至正常，惊厥被控制，未再发作。再拟银翘散调理治本而愈。（李寿彭．加味小承气汤治疗小儿高热惊厥．四川中医，1989．）

热迫汗出，肌腠空疏

【症状】背微恶寒。伴表无大热，口燥渴，大汗出，心烦，脉洪大等。

【病机】阳明里热炽盛，气津受伤，肌表空疏。阳明里热亢盛，迫津外泄，汗出肌疏，不胜风邪所袭，且大热耗气，又里热熏蒸，大量汗出，气随津伤，表气不固，故背微恶寒；里热炽盛，热极汗多，使肌腠之热得以宣散，故扪其皮肤，反觉无大热；里热炽盛，津液消灼，故口燥渴；热盛于里，上扰心神，故心烦；里热炽盛，鼓动气血，邪热内炽，津气已伤，故脉洪大，来盛去衰。

【治法】辛寒清热，益气生津。

【方药】白虎加人参汤。方中生石膏味辛甘寒，归肺、胃经，辛以解肌，甘以守中，寒以清热，清解表里内外之热，尤以治胃热弥漫见长；知母苦寒而润，与石膏配伍，既清阳明独胜之热，又可养护津液。炙甘草、粳米，甘温益气。知母寒凉太过，损伤脾胃阳气。诸药相合，即为辛寒清热之重剂，加人参益气生津，共奏辛寒清气、益气生津之功。

【原文综述】本症见于原文第169条。主要论述阳明里热亢盛，津气两伤的证治。仲景言："伤寒无大热，口燥渴，心烦，背微恶寒者，白虎加人参汤主之。"其恶寒表现为背微恶寒，比太阳恶寒、少阴背恶寒轻微，是由阳明热炽，热盛汗出，气耗肌疏所致，当用白虎加人参汤清热益气生津。白虎汤类方剂临床应用应特别注意，伤寒表症不解，不可服用，否则易冰伏寒邪而生他变。方后所言"立夏后，立秋前乃可服，立秋后不可服……"，体现了因时制宜的用药原则，但是秋冬寒冷季节，确有胃热弥漫症候者，仍当辨证用方，不可拘泥于时令。

（二）里虚

阴阳两虚

【症状】恶寒，伴发热恶寒如疟状，热多寒少，脉微或脉微细，脚挛急。

【病机】少阴阳虚，阴液不足。风寒袭表，卫阳损伤，表阳不足，失于温煦，故恶寒，汗后伤阳，故汗后恶寒加重；表郁日久，正伤邪微，邪正交正趋于平缓，而太阳抗邪之力占优势，正气欲抗邪外出，故恶寒发热并见，热多寒少，呈阵发性发作；邪气久稽，病情继续发展，正气不足，里阳亏虚，故脉微；发汗后阳虚阴损，阳虚无力鼓动血脉，阴虚不能充养盈脉道，故脉微细；阳虚不能温煦，阴虚不能濡养，故脚挛急。

【治法】扶阳益阴或温通阳气。

【方药】芍药甘草附子汤，理中汤，四逆汤。芍药甘草附子汤中芍药酸苦微寒，配伍炙甘草则酸甘化阴，养血滋阴，缓急解痉；附子之大辛大热，配伍炙甘草则辛甘化阳，温经复阳，扶助卫气。如是则阴血复而脚挛自除，卫阳充而恶寒自罢，三药共起阴阳双补之功。

【原文综述】本症见于原文第23、68、70条。以上3条所述恶寒症状皆与素体卫气不足，阳气亏虚有关。所不同者，第23条论述太阳病正虚邪微，日久不愈的三种转归和表郁轻证的证治，太阳日久的转归出现了脉微恶寒之症，是病情发展至表里阳气皆虚所致，条文中“阴阳俱虚”强调的是表阳里阳俱虚，治当扶阳助表，切不可汗吐下伤伐正气，临证可用四逆汤或理中汤温补中焦或温少阴阳气。第68条论太阳病发汗后阴阳两虚的证治，第70条论太阳病汗后虚、实两种不同转归。这两条恶寒症状均与太阳表症，素体阳虚，汗后更伤，阳伤不能温煦肌肤有关；不同者，第68条患者还存在阴津不足的矛盾。第70条论述了阳亢之体，汗出后阴液更伤，津伤化燥结实的转归。综合以上3条所述的恶寒，有自然演变者，有汗后转归者，但都与素体卫阳不足有关，而太阳病的种种演变，常常与患者阴阳之气的偏盛偏衰不同有关，故临证应随时注意寒热虚实的变化。

【案例】张某，男，40岁，1986年8月21日就诊。时值盛夏，而患者却厚衣加身，仍打寒战。自述因天热贪凉，夜宿树下，晨起即感恶寒头痛，身痛，鼻塞流涕，自认为是感冒，遂购感冒药服之，半小时后大汗淋漓，良久方止。自此，觉气短懒言，倦怠乏力，畏寒怕冷，蜷卧欲被，动则汗出，半月未愈。舌红苔白，脉迟无力。此乃大汗伤阳耗阴所致。治以扶阳益阴。方药：白芍12克，炙甘草10克，附子15克。服2剂，四肢转温，汗出停止，病愈体安。（随志化. 芍药甘草附子汤治愈大汗伤阳耗阴案. 河南中医，1988.）

少阴阳虚，阴寒内盛

【症状】恶寒。伴蜷卧，下利，手足逆冷。或手足温，利自止，时自烦。或脉不至，不烦而躁，大汗出，热不去，内拘急，四肢疼。

【病机】少阴阳气虚衰，阴寒内盛。少阴病阴盛阳衰，肌肤失于温煦，故恶寒蜷卧，手足逆冷；阳衰阴盛，火不暖土，故下利；若少阴阳气来复，病情转轻，由可见手足温，利自止，时自烦等；少阴真阳虚极，无力推动血脉，故脉不至；少阴病阳衰阴盛，阳气不复，神气将亡，故不烦而躁；少阴阴寒内盛，虚阳浮越于外，阴液失于阳气统摄，故大汗出，热不去；阳气衰微，阴寒内盛，外不能温煦四末，内不能温养脏腑，寒主收引凝滞，筋脉拘挛，故内则腹中拘急，外则四肢烦疼。

【治法】急救回阳。

【方药】四逆汤。方中附子大辛大热，生用长于破阴回阳，为治疗少阴虚寒证之主药；干姜辛温守中，温脾散寒，又助附子回阳破阴，正所谓“附子无干姜不热”；炙甘草健运中州，助姜附回阳，又佐治附子毒性。

【原文综述】本症见于原文第288、289、295、298、353、385条。均为少阴阳虚，阴寒内盛，阳气有绝脱之变，阴液有外亡之虞，是为重症。以上诸条所述恶寒均由少阴病阳虚寒盛所致，与少阴阳气虚衰，阴寒内盛，邪气从阴化寒，阴阳有绝脱之变有关。所不同者，第288和289条论少阴阳回可治的辨证，宜用四逆汤急救回阳；第295与298条论少阴正衰危重症的辨证，属危重症。上述四条亦说明少阴寒化证的预后，主要取决于阳气的存亡。一般来说，阳回则生，阳亡则死，而阳亡阴竭，阴阳离绝者亦死。第353条论述阳虚阴盛寒厥的证治。所述阴寒内盛，阳气衰微，虚阳浮越于外之寒厥重证，宜四逆汤重剂回阳救逆为治。第

385条论霍乱吐泻后亡阳脱液的证治，此处的霍乱是指以突然呕吐下利为主要临床表现的病证，包括了多种急性胃肠病变，所用的回阳救逆、益气生津的四逆加人参汤，本身也是治疗阴寒内盛脾肾阳衰所致吐泻的有效方剂。

【案例】苏某之妻，三十余岁。月经期中不慎冲水，夜间忽发寒战，继而沉沉而睡，人事不省，脉微细欲绝，手足厥逆。当即针人中及十宣穴出血，血色紫黯难以排出。针时能呼痛，并一度苏醒，但不久仍呼呼入睡。此因阴寒太盛，阳气大衰，气血凝滞。急当温经散寒挽扶阳气。拟大剂四逆汤一方：炮附子24克，北干姜12克，炙甘草12克，水煎，嘱分4次温服，每半小时灌服1次。服全剂未完，果然四肢转置，脉回，清醒如初。（俞长荣. 伤寒论汇要分析. 福州：福建科学技术出版社，1985. ）

少阴阳虚，寒湿阻遏

【症状】背恶寒。伴身体痛，骨节痛，手足寒，脉沉。

【病机】少阴阳虚，寒湿阻滞经脉。督脉循行背部而为阳脉之海，少阴阳衰，寒湿不化，故恶寒以背部为甚；少阴阳虚阴盛，寒湿不得温化，凝滞肌肉、关节，故身体痛，骨节痛；阳气虚衰，寒湿留滞，阳气不能充达四肢，故手足寒；阳虚阴盛，鼓动无力，加之寒湿阻滞，故脉沉而不起。

【治法】温经散寒，除湿止痛。

【方药】 附子汤。方中炮附子温经回阳，祛湿止痛；配人参温补元阳，扶正祛邪；配白术温补脾阳，化湿止痛；佐茯苓健脾利湿，佐芍药通络止痛，共奏补阳化湿、温经止痛之功。

【原文综述】本症见于原文第304条：“少阴病，得之一二日，口中和，其背恶寒者，当灸之，附子汤主之。”本条所述恶寒与少阴阳衰，寒湿阻滞，机体失于温煦有关，且以背恶寒为甚，伴随身痛。口中和，即口中不苦、不燥、不渴，主要为排除阳明热盛津气耗伤、气不固表和阳郁不达所致的背恶寒。治法上须灸、药并用，“灸之”去寒通阳，附子汤温阳化湿，如此则阳通湿化，背恶寒，身体痛自可痊愈。仲景的辨治方法启示我们，临证要详细审查，注意鉴别诊断；治疗除方药应用，还应善于结合灸法散寒通阳，以获良效。

【案例】陈某，男，30岁。初受外感，咳嗽，愈后但觉精神萎靡，食欲不振，微怕冷，偶感四肢腰背疼痛。自认为病后元气未复，未及时就医治疗。拖延十余日，天天如是，甚感不适，始来就诊。脉象沉细，面色苍白，舌滑无苔。此乃脾肾虚寒，中阳衰馁，治当温补中宫，振奋阳气，附子汤主之。处方：炮附子9克，白术12克，横纹路（野生潞党参）9克，杭芍6克（酒炒），茯苓9克。服1剂后，诸症略有瘥减，次日复诊，嘱按原方续服2剂。过数日，于途中遇见，患者愉快告云：前后服药3剂，诸症悉愈。（俞长荣. 伤寒论汇要分析. 福州：福建科学技术出版社，1985.）

三、表里同症

（一）表邪里实

风寒外袭，热入血室

【症状】恶寒。伴发热，或热除身凉，脉缓，胸胁下满，甚至疼痛，谵语，或寒热交替。

【病机】邪入血室，热与血结，气机不利。

【治法】随其实而取之。

【方药】针刺期门穴；或用小柴胡汤加味。期门为肝经募穴，是厥阴经气聚集之处，刺期门可疏利肝络，清泄郁热，使结于胞宫的血热之邪得以外泄而愈。少阳主枢，小柴胡汤是和解少阳的代表方剂，今热入血室，热与血相结纷争，寒热往来，是正气尚有抗邪于外的趋势，故以小柴胡汤畅气机，解郁结，散瘀热，助其枢转作用，血结散则寒热自除。

【原文综述】本症见于原文第143条和第144条。两条所述恶寒为热入血室，正邪交争所致。恶寒的特点是寒热往来，正盛则发热，邪盛则恶寒，恶寒与发热交替出现，发作有时，此有别于太阳病、少阳病、疟疾之恶寒。太阳病寒热并存，持续不解，少阳病寒热往来，发无定时，疟疾则寒热往来，先寒战后壮热，头痛如裂，继之汗出热退，定时发作。以上两条论述了热入血室的成因、证治，除了对恶寒特点的把握，还应明确治法的宜忌，因谵语与阳明胃实无关，且邪不在表，又不在胸膈，故不可用汗、吐下法。若经血未止，瘀热尚有出路，病有自愈之机；反之，针刺和汤药治疗均可酌情应用。

风寒外袭，邪传少阳

【症状】恶寒。伴发热，四肢骨节烦疼，微呕，心下支结。

【病机】太阳营卫不和，少阳气机不利。风寒外袭，损伤卫阳，故恶寒；邪正交争，故发热；风寒侵袭，太阳经气不利，故四肢骨节烦疼；太阳之邪传至少阳，胆热犯胃，经气不利，但邪气轻微，故微呕，心下支结。

【治法】和解少阳，调和营卫。

【方药】柴胡桂枝汤。本方为小柴胡汤、桂枝汤各取半量，合剂而成。其中桂枝汤解肌祛风，调和营卫；小柴胡汤和解少阳，扶正达邪。两方取半量而合剂，为太少双解之轻剂。

【原文综述】本症见于原文第146条："伤寒六七日，发热，微恶寒，支节烦疼，微呕，心下支结，外证未去者，柴胡桂枝汤主之。"本条恶寒与风寒侵袭肌表，卫阳损伤，卫失温煦有关。从条文中太阳表症"微恶寒"及其他伴随症状轻微的特点可以看出，辨主症及其内在病机在外感病恶寒的治疗中有重要的意义。仲景以桂枝汤和小柴胡汤合方减半而投之，正为少阳枢机不利，太阳营卫不和，恶寒轻微，两经邪气均不重而设。这充分体现了仲景对症候、论治把握的准确性和严谨性。

表邪未解，邪气微结

【症状】微恶寒。伴但头汗出，手足冷，心下满，口不欲食，大便硬，脉沉紧而细。

【病机】表邪未解，邪阻少阳，里气微结。伤寒五六日，表邪尚存，故微恶寒；伤寒五六日，表邪逐渐入里化热，热郁于内而不得外越，头为诸阳之会，邪热上蒸，故但头汗出；阳气内郁不达四末，故手足冷；热郁于里，气机不利，津液不下，胃肠失润，故心下满，口不欲食，大便硬；阳气内郁，气血运行失畅，脉道滞涩不利，故脉沉紧而细。

【治法】和解枢机。

【方药】小柴胡汤。

【原文综述】本症见于原文第148条，本条论述阳微结的脉症治法及与纯阴结的鉴别。其中微恶寒症状与表症未解有关，条文指出，“阳微结”既有未解之表症，又有尚未炽盛之里症。形成原因是表邪入里，阳明轻度郁结，即阳郁气滞，少阳枢机不利，三焦气血不畅，治疗当用小柴胡汤和解少阳，条达枢机。本方煎煮要求“去滓再煎”，如此可使诸药气味醇和，寒热同行，攻补并施。另外，临证要注意阳微结与纯阴结鉴别诊断。阳微结为阳郁气滞，少阳枢机不利，热结在里，大便秘结不通，性质为阳热，既有表症，又有里症，可用小柴胡汤和解枢机，使上焦得通，津液得下，胃气因和而愈；纯阴结属脾肾阳虚，阴寒内盛，大便凝结不通，性质为阴寒，纯系里虚寒证，外无表症，一般用温里攻下之法。

外有风寒，里热成痞

【症状】恶寒。伴发热，汗出，头痛，寸缓关浮尺弱，心下痞，心烦，口渴，舌红，苔黄等。

【病机】风寒束表，无形邪热阻于心下。

【治法】先辛温解表，后泄热消痞。

【方药】桂枝汤，大黄黄连泻心汤。桂枝汤辛甘酸而温，可调和营卫，解肌祛风以除在表之风寒，表解后用大黄黄连泻心汤泄热消痞。方中大黄、黄连均苦寒而走中焦，用麻沸汤泡之须臾，取其清轻之气而清泄中焦热邪，热泄则中焦气机得畅，痞证自消。

【原文综述】本症见于原文第164、244条。以上两条所述恶寒均与外感表症有关，虽经误下，表症仍在，故症见恶寒，同时可伴有太阳表症其他症候以及误下所致的心下痞塞不适等邪热壅滞中焦的痞证症候。所不同者，第164条论述热痞兼表的治疗原则，强调表里同病宜先解表后攻里的一般治则。而第244条论述太阳表虚证可能发生几种不同症候的辨证论治，本条辨证丰富，包括表症和里症之辨、误下成痞和未下邪传阳明之辨、承气证和脾约证之辨、胃燥口渴与停水口渴之辨，启示我们只有审证准确，才能论治精当，药到病除。其中所述痞证亦由表症误下所致，其人恶寒，提示表未解，故治疗原则与第164条所述相同。使用大黄黄连泻心汤泄热除痞需注意煎煮方法，因大黄、黄连气味俱厚，煎煮则药力走肠胃而泄下，故以麻沸汤浸渍须臾，绞汁而服，意在取其寒凉之气，清泄心下无形之热而消痞，薄其苦泄之味，防止直下肠胃。此外，从以上两条可以看出，外感恶寒虽为表症，邪轻病浅，但若失治或误治，则病情可发生进一步变化而使疾病复杂。因此临证要谨察病机，及时合理地救治。这充分蕴含了仲景既病防变，有病早治的治未病学术思想。

外有风寒，三阳同病

【症状】恶寒。伴发热，脉浮紧，口苦，咽干，腹满，微喘。

【病机】阳明中风，外兼表邪。表邪未解，故恶寒发热，脉浮紧；邪入少阳，胆火上炎，故口苦；灼伤津液，故咽干；阳明感受风热之邪，气机壅滞，故腹满；里热壅滞，肺气不降，故微喘。

【治法】里和少阳阳明，外散表邪。

【方药】小柴胡汤加减。

【原文综述】本症见于原文第189条："阳明中风，口苦咽干，腹满微喘，发热恶寒，脉浮而紧，若下之，则腹满小便难也。"本条所述恶寒与太阳表邪未解有关，伴随口苦咽干之少阳见症，又有腹满微喘等阳明见症，故虽冠以阳明中风，实属三阳合病之症。本条论阳明中风兼表邪未解，里未成实，禁用下法，否则表邪内陷，中气损伤，气机壅滞而腹满更剧，津液损伤而小便难。条文虽未明确提出具体论治，但三阳合病，里未成实，下法禁用，而汗法亦非宜，唯和解清热之法，内清里热，外解表邪，条达枢机，使三阳合病有望从少阳之枢外解，临证可用小柴胡汤加减。

外邪未解，邪传阳明

【症状】恶寒。伴微发热，汗多，腹满，不大便，脉迟。

【病机】邪传阳明，表邪未解。太阳表症未罢，邪正交争，故见恶寒微发热；卫表不固则汗多；阳明里气壅滞，气机不通，肠道传导失司，故腹满，不大便；阳明里气壅滞，气血运行受阻，故脉迟。

【治法】先宜调和营卫，后宜攻下阳明。

【方药】先服桂枝汤，后用承气汤。本症恶寒属营卫不和，表症未解，故以桂枝汤解肌祛风，调和营卫，先解表邪。表解后阳明里症未除者，则用承气汤攻下阳明邪热。

【原文综述】本症见于原文第208、234条。以上两条所述恶寒均与太阳表症未解有关。虽然邪传阳明，症见腹满、不大便等，而恶寒发热等表症仍在，故治疗不可径直攻里，以防表邪内陷发生变证。可以先表后里或表里同治的原则来治疗，仲景用桂枝汤先解太阳表邪。第208条论述阳明病可攻与不可攻及大小承气汤的证治要点，表症未解者不可攻里。第234条论述阳明病兼太阳表症的治疗，当先解表。两条都有恶寒见症，均体现了表里同病、先表后里的治疗原则，之所以用桂枝汤辛温解表，是因阳明里热不盛之故。

营卫失调，脾胃失常

【症状】恶寒。伴发热，头痛，身疼，吐利。

【病机】饮食不节、寒温失调、感受时邪等原因导致中焦气机失和，里气不和，营卫失调，故见恶寒、发热、头痛、身疼等表症症状；邪犯中焦，清浊相干，脾胃之气升降失常，清阳不升，浊阴不降，故下利、呕吐。邪犯中焦，兼外感风寒之邪，营卫失调，亦可导致恶寒、发热等表症症状。

【治法】温中散寒，或回阳救逆，或温阳化气、利水渗湿。

【方药】桂枝人参汤，四逆汤加味，五苓散。本条所述霍乱为寒湿霍乱，以损伤机体阳气为主，方随法出，以四逆辈（理中汤、四逆汤等）温中散寒为主。具体论治，脾阳中伤、寒湿中阻者，以理中汤温中散寒、健脾燥湿；吐利伤阳者，以四逆汤回阳救逆；吐利阳亡津伤者，以四逆加人参汤回阳救逆、益气生津；吐利太甚、阳亡阴竭者，以通脉四逆加猪胆汁汤回阳救逆、益阴和阳；水湿浸渍胃肠而表里症俱者，以五苓散外疏内利、化气和表。

【原文综述】本症见于原文第383条。讨论霍乱的临床表现及与伤寒病的区别。恶寒为表邪未解，营卫不和。同时又有在里之肠胃之气不和，故病始于中焦，病初即见吐利交作，是在里之邪影响肌表所致，故恶寒伴随发热、头身疼痛等症状，并且吐利为必见之主症，病势急，演变快。仲景曰："病发热头痛，身疼恶寒吐利者，此属何病？此名霍乱。霍乱自吐下，又利止，复更发热也。"治疗当参考使用桂枝人参汤，重则用四逆汤、四逆加人参汤、通脉四逆汤或五苓散等。

（二）表邪里虚

外有风寒，里气已虚

【症状】恶寒。伴发热，心下痞等。

【病机】风寒外束，里气不足。因风寒袭表，损伤卫阳，又汗不如法，阳随津泄，表症不解，故仍恶寒发热；误用下法，表邪内陷，中气损伤，气机痞塞，故见心下痞。

【治法】温阳解表。

【方药】桂枝人参汤。汗下后表症仍在，外邪入里，表里俱虚，故可选用桂枝人参汤温中解表。

【原文综述】本症见于原文第153条。仲景曰："太阳病，医发汗，遂发热恶寒，因复下之，心下痞，表里俱虚，阴阳气并竭。无阳则阴胜，复加烧针，因胸烦，面色青黄，肤瞤者，难治；今色微黄，手足温者，易愈。"为太阳病先汗后下而致表里阳气俱不足，而表邪又未得解，故症见发热恶寒，心下痞等，仲景未出治法，可参考使用桂枝人参汤温中解表。条文后半部分为烧针后的两种变化及预后，若胸烦、面色青黄、肤瞤者为难治之证；而色微黄，手足温者则易愈。

（三）表虚里实

卫阳不足，里热成痞

【症状】恶寒。伴汗出，心下痞。

【病机】无形邪热壅塞心下，兼卫阳不足。因卫阳不足，失于温煦，故恶寒；卫外不固，营阴外泄，故汗出；无形邪热壅塞心下，气机痞结中焦，故见心下痞。

【治法】泄热消痞，扶阳固表。

【方药】附子泻心汤。方中大黄、黄连、黄芩苦寒泄热消痞；附子辛热扶阳以固表。

【原文综述】本症见于原文第155条。仲景言："心下痞，而复恶寒汗出者，附子泻心汤主之。"症见恶寒而伴汗出，又见心下痞塞不适，为卫阳不足而兼无形邪热阻于心下，故以附子泻心汤以泄热消痞、扶阳固表为治。原著中本方的煎煮方法，尤怡有精辟论述："方以麻沸汤渍寒药，别煮附子取汁，合和于服，则寒热异其气，生熟异其性，药虽同行，而功则各奏，乃先圣之妙用也。"此煎煮方法重视药物性味所趋，使药物有效作用于所治部位，对临床实践有重要指导意义。

【案例】林某，男，48岁。近年来常畏寒肢冷，有时胃脘痞闷不适，至秋冬季节更甚。后经他人介绍可食"羊肉烧酒"（即边饮烧酒边吃羊肉）治疗，故其在住所附近某羊肉馆每天早上食"羊肉烧酒"，连食1个月，自觉畏寒肢冷之症基本消失，但胃中灼热，舌尖及牙龈肿痛，大便干燥难解，故在当地中医院求医，给服牛黄解毒丸，当晚即出现腹痛阵作，随之连续腹泻10余次，畏寒肢冷之症复发且加重。某医遂给予附桂理中丸治疗，服药后第3日泻止，复又出现大便干结，且舌尖及牙龈肿痛又现。刻诊：胃中灼热，口渴喜饮，轻度畏寒肢冷，大便干结，2日未解，小便黄赤，舌尖疼痛，右下磨牙处牙龈肿痛，舌尖红赤、苔黄，脉弦细数。证属素体阳虚、胃火上炎。治宜温肾助阳、清胃泻火。用附子泻心汤：炮附子15克，熟大黄6克，炒川连5克，炒黄芩10克。每日1剂。连服5剂后大便通畅，畏寒肢冷消失，舌尖及牙龈痛止，唯觉胃脘稍有痞胀，偶有恶心、嘈杂。遂用加味半夏泻心汤：党参30克，枳实、白术、姜半夏、红枣各15克，炙甘草、炒黄芩、淡干姜各10克，炒谷芽、炒麦芽各12克，炒川连、淡吴茱萸各3克。每日1剂。连服7剂后痊愈。（顾正标. 附子泻心汤治验一则. 实用中医药杂志，2005.）

第二节 恶风

一、表症

卫失固密，腠理空疏

【症状】恶风。伴发热，汗出，头痛，脉浮缓，鼻鸣，干呕，项背强几几。

【病机】风寒外袭，卫阳失固，经气不舒。风寒袭表，卫阳损伤，温煦失司，汗出玄府开张，肌腠疏松，不胜风邪，故恶风寒；风寒袭表，卫阳浮盛于外，与邪相争，故发热；风寒袭表，卫阳损伤，卫外失固，且风性开泄，易使腠理宣泄，故汗出；太阳经脉受邪，经气不利，故头痛；风寒侵袭，正气趋表抗邪外出，故脉应之而浮；汗出营阴不足，故脉缓；肺主气，外合皮毛，其气上通于鼻窍，外邪袭表，肺窍不利，故鼻鸣；风寒袭表，正气抗邪于表而不能顾护于里，里气升降失常，胃气上逆，故干呕；太阳经脉起于目内眦，上额交巅，循头下项，挟脊抵腰。风寒侵袭，太阳经气不利，津液输布障碍，筋脉失养，故项背拘急不舒。

【治法】解肌祛风，调和营卫；解肌祛风，升津舒筋。

【方药】桂枝汤，桂枝加葛根汤。桂枝加葛根汤以桂枝汤解肌祛风，调和营卫。加葛根，一是升阳解肌，助桂枝汤解表；二是舒筋通络，解经脉气血之凝滞；三是升津液，起阴气，使胃气敷布，诸闭自开。葛根长于解除外邪闭阻，经气不利，筋脉失养之经脉拘挛症候。

【原文综述】本症见于原文第2、12、13、14条。以上诸条所述恶风与风寒侵袭，营卫失和有关，多见于太阳中风证，且多伴有发热、汗出、脉缓等症状。本症的恶风，一是与卫阳被风邪所伤，失于温煦有关；二是与风性疏泄，使营阴外泄，不耐风袭有关。第2条论述太阳中风证典型症候表现，既有卫强的表现，即发热、恶风，又有营弱的表现，如汗出、脉缓。第12条论述太阳中风证的病因病机及证治。而第13条所述，进一步引申出桂枝汤的应用指征，扩大了桂枝汤的应用范围。冠以“太阳病”，当泛指一切表症，而营卫不和，卫强营弱，既可因于外感，也可因于内伤。柯韵伯谓：“此条是桂枝本症，辨证为主，合此证即用此汤，不必问其伤寒、中风、杂病也。”论述实为中肯。第14条论述太阳中风兼经气不利的证治，其项背强几几表明太阳邪阻较重，经气郁滞更甚，病变部位所述较广。从以上诸条用桂枝汤治疗风寒外袭，卫强营弱的恶风及恶风的伴随症状可以看出，辨主症及其病机在外感恶风的治疗中具有重要的现实意义。因足太阳膀胱主表，统摄营卫，执行卫外的作用，故外感初起，恶风多为营卫失和，卫气抗邪而温煦失司的表现。

【案例】刘某，男，41岁。患病已三月，项背强几几，顾盼俯仰不能自如，自汗出而恶风。问其大便则称稀溏，每日二三次，伴有脱肛与后重等症。切其脉浮，视其舌苔白润。辨为桂枝加葛根汤证，其大便溏薄，肛肠下坠后重，则为阳明受邪升清不利之象，为太阳阳明合病。处方：桂枝15克，白芍15克，葛根16克，生姜12克，炙甘草10克，大枣12枚。服药后，不须吸粥，连服7剂，诸症霍然。（陈明，刘燕华，李方. 刘渡舟临证验案精选. 北京：学苑出版社，1996. ）

风寒外束，卫阳闭遏

【症状】恶风。伴发热，无汗，项背强几几，头身疼痛，喘，脉浮紧。

【病机】风寒外束，卫阳闭遏，经气不舒。风寒束表，卫阳闭遏，温煦失司，故恶风，此处即恶风寒；风寒外束，阳气郁闭，正邪交争，故发热；风寒闭表，营阴郁滞，故无汗；风寒侵袭，太阳经脉不利，津液输布受阻，筋脉失养，故项背拘紧不适；风寒袭表，肌肤骨节筋脉拘挛，气血涩滞，故头身疼痛、腰痛、骨节疼痛；太阳主表，肺主气，外合皮毛，风寒袭表，毛窍闭塞，肺气宣降失常，故喘；风寒侵袭，正气抗邪于外，气血浮盛于表，故脉浮紧。

【治法】辛温发汗，宣肺平喘；发汗解表，升津舒筋。

【方药】麻黄汤，葛根汤。葛根汤由桂枝汤减少桂枝、芍药之量，加麻黄、葛根而成。方中以葛根为主药，其性味甘辛微凉而入脾胃，可升津液、舒筋脉，解肌发表，升发清阳，既解筋脉拘急，又助麻黄、桂枝解表发汗。桂枝汤减桂枝、芍药加麻黄，既调和营卫以利太阳经气运行，又发汗生津而无过汗之虞。

【原文综述】本症见于原文第31、35条。以上两条恶风，均为风寒束表、卫闭营郁。所述恶风与卫阳闭遏、温煦不足有关。不同之处在于，第35条论述太阳伤寒表实症的证治，除恶风，尚见表实而喘，以及寒邪伤表、气血涩滞、筋脉拘挛等诸痛症，如头痛项强、身痛、腰疼、关节疼痛等。而第31条论述太阳伤寒兼经脉不利的证治，除恶风表现，还可见到风寒侵袭而太阳经脉不利，津失输布所致的项背强痛，拘紧不舒，故在太阳表实症发汗解表的基础上，还应辅以升津舒筋之法。由以上两条可见，辨别太阳表实症恶风的同时，应把握寒邪束表、气血涩滞以及寒邪在经、经气不利的区别，辨治准确方能获得良好疗效。

【案例】刘某，男，4岁。患儿前日汗后受凉，昨日起发生肠鸣腹泻，大便清稀带风泡沫，日数次，伴见恶寒发热，无汗，鼻塞流涕，纳呆，舌淡红，苔薄白，脉浮数。证属外感风寒腹泻，拟解表散寒为治。用葛根汤原方：葛根12克，麻黄5克，桂枝6克，白芍10克，大枣3个，生姜2片，炙甘草3克。药进1剂腹泻减，表症除，再剂则泻止而瘥。（石宜明．葛根汤治疗小儿外感腹泻．四川中医，1987．）

表邪未解，卫阳不足

【症状】恶风。伴发热，汗出，小便不利，四肢拘急。

【病机】表邪未解，卫阳不足，营阴亦伤。表邪未尽，过汗伤阳，卫失温煦，不耐风袭，故恶风；风寒袭表，邪正相争，故发热；风寒侵袭，损伤卫阳，过汗伤阳，卫阳不固，营阴外泄，故汗出；汗出过多，伤阳损阴，津液不足，阳气损伤，气化失司，故小便不利；过汗伤阴损阳，阳虚温煦不足，阴虚失于濡养，故四肢拘急，难以屈伸。

【治法】调和营卫，扶阳固表。

【方药】桂枝加附子汤。本方以桂枝汤调和营卫，解肌祛风，加炮附子温经散寒，固表止汗，邪去阳旺，阴敛津复，诸症而愈。

【原文综述】本症见于原文第20条。条文主要讨论太阳病发汗不当而汗出过多致损阴伤阳而表症未解的证治。条文所述恶风由风寒侵袭，复经误汗所致，由于卫阳不足，表阳虚弱，不耐风袭，故而恶风。伴见汗出及因过汗伤阳损阴所致的小便难、四肢微急等症，治疗宜解肌祛风、扶阳固表。桂枝加附子汤中只有芍药、甘草、大枣可收酸甘化阴之效，虽未添加养阴之品，但本症的重点是阳虚不固，因此助阳解表自可固表摄阴，且有形之液不能速生，无形之气所当急固，津伤而阳不亡者，其津自可再生。条文体现出仲景重视顾护阳气的学术思想。

【案例】王某，男，29岁。患者因慢性骨髓炎住院二月余。一日下午感觉冷、头痛，医者给予非那西丁0.2克、匹拉米酮0.2克，一次服下，约半小时，大汗不止、恶风、尿急而无尿液，急邀中医会诊。查体：形体消瘦，面色萎黄，表情惶恐，全身大汗淋漓，四肢拘急，坐卧不安，状甚危笃，脉沉弱微数。诊断：大汗亡阳。处方：桂枝10克，甘草6克，白芍10克，附子10克，生姜1片，大枣3枚。当即配药煎服，服1剂汗止而愈。（于鹄忱．大汗亡阳．山东中医学院学报，1979．）

风湿在表，营卫不畅

【症状】恶风。伴骨节疼痛剧烈，不得屈伸，汗出，气短，小便不利，身微肿。

【病机】风湿在表，营卫不和。因风湿在表，营卫不和，腠理不固，不胜风邪，故恶风；风寒湿相合，阻于经脉，经脉气血凝滞，筋脉拘挛，邪气留注关节，故骨节疼痛剧烈，不得屈伸；风邪袭表，卫阳不固，营阴外泄，故见汗出；湿邪阻滞，三焦气化不利，故见气短，小便不利；湿邪犯溢肌肤，故见身微肿。

【治法】温阳散寒，除湿止痛。

【方药】甘草附子汤。方中附子辛热，温经散寒，除湿镇痛；白术苦温健脾燥湿，助附子逐湿宣痹；桂枝辛温，与白术、附子配伍，既可通阳化气，固表止汗，又能祛风除湿，温经通络；甘草补益中焦，并甘以缓之，使偏于里之风寒湿邪缓攻而去。

【原文综述】本症见于原文第175条。本条恶风由风寒湿袭表所致，与腠理疏松，卫阳不足，不盛风邪有关，伴随骨节剧痛、小便不利等寒湿留着、气化不利的症状，故应以甘草附子汤温阳散寒，除湿止痛。症见关节疼痛剧烈、屈伸困难、触摸更剧，然方中附子仅用2枚，这是由于本条内外俱病而病势偏于里，风寒湿难以速去，故以适量附子缓攻，并配伍甘缓之甘草，使全方共收缓攻之效。

【案例】郑某，男，50岁。发热35日，经输液、抗菌、解热及中药等治疗未效。现诊：体温持续于37.5～38.5 ℃，恶风寒，肢体疼痛，渴而不欲饮，短气汗出，周身困乏，小便短少。平素嗜酒，酒后周身舒畅。察其舌淡苔腻，脉沉而细。此属风湿相搏证。方用：附片、桂枝各10克，白术、甘草各8克，茯苓15克。3剂药后，病获痊愈。（李一立. 甘草附子汤的临床应用. 吉林中医药，1986. ）

二、里症

阳气亏虚，卫外不固

【症状】恶风。伴汗出，脉微弱。

【病机】少阴阳虚，卫外不固。少阴阳虚不足，卫表阳气亦虚，卫表不固，不胜风寒，故见恶风、汗出；阳气衰微，无力鼓动气血，故脉微弱。

【治法】急救回阳。

【方药】四逆汤。

【原文综述】本症见于原文第38条。原文主要论述表闭兼内热的证治及大青龙汤的使用禁忌，提出风寒束表，卫闭营遏，阳郁化热时，宜用大青龙汤发散风寒，清解郁热。若出现少阴阳虚不足、卫表阳气亦虚，可出现恶风、汗出、脉微弱等症，此时宜以温里回阳为要，不可误予大青龙汤发汗解表，否则汗多而阳亡，筋惕肉瞤。临证可用四逆汤急回阳气为要。故仲景曰：“太阳中风，脉浮紧，发热恶寒，身疼痛，不汗出而烦躁者，大青龙汤主之。若脉微弱，汗出恶风者，不可服之。服之则厥逆，筋惕肉瞤，此为逆也。”

三、表里同症

表邪未解，传入少阳

【症状】恶风。伴身热，手足温而渴，胁下满，颈项强。

【病机】外感风寒，太阳表症未罢，故恶风、身热；阳明主四肢，外邪由表入里，阳明里热渐盛，津液灼伤，故手足温而渴；邪传少阳，枢机不利，故见胁下满；足太阳经循头下项行身之侧，足阳明经从大迎前，下人迎，循喉咙，入缺盆，足少阳经行于侧颈部，三阳同病，经气不利，故颈项拘谨。

【治法】和解少阳。

【方药】小柴胡汤。方中柴胡味苦气清，可疏少阳之郁，解在表之邪；黄芩苦寒，气味较重，能内泄少阳胆腑郁热。柴芩合用，外透内泄，和解表里。方中半夏、生姜之辛，能利能汗，通行表里之中，辛以散之，以助疏通少阳气郁。人参、炙甘草、大枣甘温益气和中，扶正祛邪。诸药配伍，寒温并用，升降协调，攻补兼施，可使少阳枢机运转，上下内外气机条达，上焦得通，津液得下，胃气因和，身濈然汗出而解。

【原文综述】本症见于原文第99条："伤寒四五日，身热恶风，颈项强，胁下满，手足温而渴者，小柴胡汤主之。"本条所述恶风提示太阳表症未除，伴见胁下满，手足温而渴，说明属三阳同病，则应从少阳而治。少阳主枢，小柴胡汤为和解少阳的代表方，故能内调阳明，外达太阳，枢机运转则内外通达，太阳之邪从外而解，阳明之热从里而消，三阳同病自少阳而解。

【案例】徐某，女，34岁。恶寒发热2日，体温在38.5～39.5℃，住院作发热待查，对症治疗3日，西药曾用过安乃近、青霉素、氯霉素和激素等，寒热未解。中医会诊时，患者寒热交作，口苦恶心，欲吐不出，不思纳谷，心烦苔白，脉弦而数。此乃外感邪郁少阳之候，当予和解法。处方：柴胡20克，黄芩、半夏、党参、生姜各10克，甘草6克，大枣10枚。服2剂后，诸恙悉退而愈。（张子惠. 漫谈小柴胡汤及其临床运用. 江苏中医杂志，1984. ）

肌表空疏，里热亢盛

【症状】恶风。伴大渴，舌上干燥而烦，欲饮水数升。

【病机】阳明邪热炽盛，津气两伤。阳明里热炽盛，汗出肌疏，不胜风邪，故见恶风；阳明里热伤津，故见大渴，舌上干燥而烦，欲饮水数升。

【治法】辛寒清气，益气生津。

【方药】白虎加人参汤。

【原文综述】本症见于原文第168条。主要论述伤寒吐下后热结在里，表里俱热的证治。本症恶风由邪热迫津外泄，气随津伤，汗出肌表空疏，不胜风邪所致。除恶风外，还伴口渴、舌干燥而饮水多、心烦等里热征象，故以白虎加人参汤泄热存津，益气养阴。

第三章　汗出

汗出是指由于阴阳失调，腠理不固，而致津液外泄的病证，也是临床常见的症状之一。正常生理条件下，汗出为人体的正常现象，是营卫调和的表现。一般在天气炎热、穿衣过厚、饮用热汤、情绪激动、劳动奔走之时，出汗量增加，此属正常之汗。《灵枢·五癃津液别》中说："天暑衣厚则腠理开，故汗出。"汗液为人体津液的一种，并与血液有密切关系，正所谓血汗同源。《素问·阴阳别论》云"阳加于阴，谓之汗"，对汗出的生理和病理进行了总的概括。《素问·经脉别论》中"饮食饱甚，汗出于胃；惊而夺精，汗出于心；持重远行，汗出于肾；疾走恐惧，汗出于肝；摇体劳苦，汗出于脾"，论述了汗出与五脏有关。《素问·藏气法时论》中有"肾病者，……寝汗出，憎风"等论述，为汗出症的脏腑辨证治疗提供了依据。

《伤寒杂病论》中对汗出异常的诊疗已形成了完整的理论体系，关于汗症的条文有一百多条，涉及的病机有营卫不和、阳虚漏汗、阳明热盛、阳明热结、湿热互结、水气互结、少阳枢机不利、虚阳外脱等。外感病邪在表，需要发汗以解表，如感受表邪时，通过出汗可以驱除外邪，故汗法是中医学祛邪的重要治法手段，但汗为心之液，由精气所化，临证既不可过泄，亦不可汗出不畅，过汗则变证蜂起，汗出不畅则有化热入里之变。《伤寒论》中，从汗出的部位看，有全身汗出和局部汗出；从汗出的性质和症候看，有热症、寒症、虚症、实症、表症、里症；从汗出的形式看，有自汗、盗汗、战汗、烦汗、漏汗、脱汗等。

本章主要讨论《伤寒论》中以汗出为主要症状的疾病的辨证论治。

第一节 全身汗出

一、表症

风寒外袭，卫失固密

【症状】自汗。伴发热，恶风寒，头痛，干呕，鼻塞，脉浮缓。

【病机】风寒袭表，卫气亢盛于外，营阴失守于内，即仲景所说“卫强营弱”。正常情况下，营行脉中，卫行脉外，卫阳为营阴之使，营阴为卫阳之守，营卫调和，人体机能方能正常运转。风寒之邪侵袭肌表，卫气外出抗邪，浮盛于肌表，与邪相争，则见发热、脉浮；卫气亢盛于外，失于固密，营阴失守于内，则汗出、脉缓。因卫失温煦，太阳经气不利，里气不和，故见恶风寒、头痛、干呕、鼻塞等症。

【治法】解肌祛风，调和营卫。

【方药】桂枝汤。本方解肌祛风、调和营卫，无汗可出，有汗可止。方有执指出其“固表敛液，无出桂枝之右”。

【原文综述】本症见于原文第2、12、13、14、95条。以上诸条均见汗出，且与感受外邪致营卫不和有关。太阳统摄营卫，人体感受风寒之际，卫气浮于肌表，与邪气相争，不能顾护营阴，使营阴外泄，故脉缓而自汗绵绵。第2、12、13、95条均指太阳中风证而言，第14条属太阳中风兼太阳经输不利，故用桂枝汤调和营卫，又加葛根疏通经络，使阴津上达。

【案例】冀某，男，38岁。嗜酒成癖。3年前，酒后当风淋雨，遂感头痛发热，微汗出，畏寒恶风，身困乏力。曾服感冒药后发热等症消失，唯汗出不减，1年来，汗出愈来愈重，反复发作，且以左半身明显，夜间睡觉醒后左半身汗湿淋漓，中西药治疗无效。平素体质差，身困乏力，动辄汗出，肢体发凉，面色灰白，舌质淡、苔薄白，脉虚浮无力。证属营卫不和，投桂枝汤化裁：桂枝、白芍各9克，煅龙骨、煅牡蛎、浮小麦各30克，大枣3枚，炙甘草6克，生姜3克。5剂药后，半身汗出明显减轻，发作次数减少，周身舒适，精神转佳，效不更方，守进10剂，汗症基本消失。（魏超. 桂枝汤治验3则. 陕西中医，1992. ）

外感温热，迫津外泄

【症状】自汗。伴发热，口渴，不恶寒，身重，嗜睡，鼻鼾。

【病机】外感温热，热迫津液外泄，所以汗出。热邪伤阴，故口渴；外感温热之邪，热势较盛故不恶寒；热邪壅滞经络，故身重；邪热扰动心神，则嗜睡。邪热犯肺，肺气不利则见鼻鼾、呼吸粗重之症。

【治法】辛凉解表，滋阴清热。

【方药】银翘散。

【原文综述】本症见于原文第6条。仲景主要论述太阳温病的临床表现及误治后的变化。汗出见于太阳温病误用辛温发汗之后，为热迫津泄之症。太阳温病的症候特点是“发热而渴，不恶寒”。太阳温病属于外感温热之邪，“自汗出”属误用辛温发汗之助热伤津，热势更盛，邪热逼迫津液外泄。治疗当用辛凉解表、甘寒生津清热之法，使邪热去则汗自止。临证可用银翘散化裁。

【案例】王幼，发热八日，汗泄不畅，咳嗽痰多，烦躁懊侬，泛泛呕恶，且抽搐有如惊风之状。腑行溏薄，四末微冷，舌苔薄腻而黄，脉滑数不扬，此乃风温伏邪，蕴袭肺胃，蓄于经络，不能泄越于外，势有内陷之象。肺邪不解，反移大肠则便溏；阳明之邪不达，阳不通行则肢冷，今种种病机恐有痧疹内忧也。亟拟疏透。荆芥穗4.5克，粉葛根6克，蝉衣2.4克，薄荷2.4克，苦桔梗2.4克，淡豆豉9克，银花9克，连翘4.5克，赤苓9克，枳实炭4.5克，炒竹茹4.5克，藿香梗4.5克。二诊：服疏透之剂得汗甚多，烦躁泛恶悉减，面额项颈之间，有红点隐隐。咳嗽痰多，身热不退，舌质红，苔薄腻而黄，脉滑数。伏温之邪有外达之机，肺胃之气不宣。仍从辛凉清解，宣肺化痰。原方去豆豉加紫背浮萍。（丁甘仁. 丁甘仁医案. 上海：上海科学技术出版社，1960. ）

营卫失和

【症状】自汗。伴时发热。

【病机】营卫失和。本症“自汗”虽属营卫失和，但矛盾主在于卫气。诚如仲景所述“荣气和者，外不谐，以卫气不共荣气谐和故而”及“此卫气不和也”。卫气既病，则外不能顾护体表，内不能守护营阴，故而常自汗。

【治法】调和营卫。

【方药】桂枝汤。

【原文综述】本症见于原文第53、54条。以上两条均有自汗症状的出现。第53条论述营卫不和所致“常自汗出”的病理特点与治疗方法。第54条论述因卫气不和而“时发热自汗出”的治法。此两条提示桂枝汤不仅仅用于外感病太阳中风证，还可用于内伤杂病。可见，桂枝汤不仅能解肌祛风，更能调和营卫，因此可用于多种营卫失和引起的病症。

【案例】李某，女，53岁。患阵发性发热汗出已经一年多，每天发作2~3次，饮食及大、小便基本正常。曾经按阴虚性发热治疗，服药二十多剂无效。脉缓而软，舌质淡苔白。《伤寒论》中说：“患者脏无他病，时发热自汗出而不愈者。此卫气不和也。先其时发汗则愈，宜桂枝汤。”处方：桂枝9克，白芍9克，生姜9克，大枣12枚，炙甘草6克。2剂，服药后啜热稀粥，得微汗出而愈。（刘渡舟. 经方临证指南. 天津：天津科学技术出版社，1993.）

二、里症

（一）里实

阳明里热，迫津外泄

【症状】汗出。伴发热，不恶寒而反恶热，脉洪大；或伴见身重，短气，腹满而喘，潮热，大便硬。

【病机】阳明无形邪热炽盛，或阳明有形热结，迫津外泄。因邪热充斥内外，以里热为主，热势蒸腾于外，以致表里俱热，故壮热而不恶寒，或见潮热；胃热津伤，故烦渴引饮；里热逼津外泄，则汗出；脉洪大有力为热盛于经的表现。因热盛阳明，里热壅滞阳明，经气不利，故身重，短气，腹满而喘；阳明燥热内结，故大便硬。

【治法】辛寒清热或苦寒攻下。

【方药】白虎汤或大承气汤。白虎汤清热生津，清解阳明里热。方中生石膏辛甘大寒，入肺胃二经，功善清解，透热出表，以除阳明气分之热；知母苦寒质润，一助石膏清肺胃热，二能滋阴润燥。粳米、炙甘草益胃生津。诸药合用则内热得清，津液得复，汗出自止。大承气汤荡涤阳明燥结，攻下邪热。方中大黄苦寒下夺，攻热于下，芒硝软坚润燥泻实，枳实、厚朴除其痞满。

【原文综述】本症见于原文第48、182、183、185、188、208、219、224、236、245条。以上诸条均有汗出症状，其汗出之病机均为阳明无形或有形邪热蒸腾，迫津液外泄，但各条论述又有侧重。第48条主要论述了二阳并病的成因、临床特征及治疗禁忌，指出疾病转属阳明者，症见微汗出，不恶寒。第182条论述了阳明病的症候特点，即汗出不恶寒，反恶热，揭示了阳明病的辨证要点。第183条论述了阳明病恶寒症状的转归及其特点，即自汗出而恶热者，病属阳明也。第185条论述了太阳病转属阳明的成因和症状表现，即反汗出濈濈然者，病入阳明也。第188条主要论述了伤寒邪传阳明的另一表现即濈然微汗出者，病入阳明也。第208条将白虎汤证与大小承气汤证进行鉴别，指出了阳明病里热成实的标志和治法，即大便硬、潮热、手足濈然汗出者，用大承气汤，反之可用小承气汤。热不结者，可以参考使用白虎汤清解。第219条论述了三阳合病，邪热偏重于阳明的症治和禁忌。第224条指出了阳明病“汗多出”兼“渴”时的治疗禁忌，提示对阳明病“渴”的病因进行鉴别。第236条论述了阳明热盛又不得汗出或汗出不畅而致瘀热发黄的病机和治疗，指出阳明病，发热汗出者，不能发黄，临证当用白虎汤清解阳明。第245条论述了阳明热盛汗出过多，而致津伤、大便硬的情况。

【案例】孙某，女，3岁。出麻疹后，高热不退，周身出汗，一身未了，又出一身，随拭随出。患儿口渴唇焦，饮水不辍，视其舌苔薄黄，切其脉滑数流利。辨为阳明气分热盛充斥内外，治急当清热生津，以防动风痉厥之变。处方：生石膏30克，知母6克，炙甘草6克，粳米一大撮。服1剂即热退身凉，汗止而愈。（陈明，刘燕华，李方. 刘渡舟临证验案精选. 北京：学苑出版社，1996. ）

阳明热炽，迫津外泄

【症状】汗出。伴发热，大烦渴不解，脉洪大。

【病机】阳明热炽，津气两伤。由于邪传阳明，化热迅速，而致阳明热炽，津气两伤，故大烦渴不解；里热蒸腾，气血鼓动，故脉洪大。但由于气阴不足，故脉虽洪大但按之较软。

【治法】清邪热，益气津。

【方药】白虎加人参汤。方中石膏辛寒质重，善清透气热；知母苦寒滑润，善泻火滋阴。二药合用，既清且透，滋液润燥，为治阳明无形热邪之要药。甘草、粳米益气和中，使泻火而不伤脾胃，加人参益气生津。

【原文综述】本症见于原文第26条。仲景云："服桂枝汤，大汗出后，大烦渴不解，脉洪大者，白虎加人参汤主之。"讨论误用桂枝汤后，使汗出太过，而致津气两伤，其主要症状特点为大汗出后，而见大烦渴不解，脉象洪大，为辛温助热、津气耗伤所见之候。

【案例】杨某，男，32岁。患者体质较好，发病已3日。发热，体温39.8℃，大汗，口渴饮冷，皮肤湿润灼热，口干舌燥。主诉烦热，有轻度恶风，脉见滑数兼芤，心下痞，予白虎加人参汤，次日体温正常，但仍头痛口渴，续服前方2日，数日后随访，言服药2日后已复常。（雷声．白虎汤及白虎加人参汤临床运用体会．中医杂志，1964．）

阳明燥实，迫津外出

【症状】汗出。伴大便硬结，潮热，烦躁，谵语，腹胀满，脉沉实有力。

【病机】阳明燥实，热结津亏。阳明里热与肠中糟粕相结，邪热炽盛，迫津外泄则汗出；汗出则津液耗伤，肠液损伤，故大便硬结；大便不通，腑气壅滞，则腹胀满而痛；浊热上扰心神则发谵语、烦躁。阳明里结，阻滞气机，故脉沉实有力。

【治法】通腑泄热。

【方药】小承气汤，大承气汤。

【原文综述】本症见于原文第213、217、233、253条。以上诸条均涉及阳明病汗出之症。所不同者，第213条主要论述肠燥便硬而致谵语的形成和治疗，病症的核心是阳明邪热所致汗出多而津伤肠燥便结，故主以小承气汤下其邪热为治。第217条论述了表虚里实的证治，强调了里实兼表症未罢者，不可过早使用下法。汗出谵语属阳明燥结所致者，当用大承气汤攻下热结。第233条本为阳明汗多之病，当用白虎汤清解阳明里热为治，若用发汗之法，则导致肠中津亏，若兼小便自利者，属津液内竭，当用外导之法。而第253条则论述阳明病汗出过多，而致阳明里实，病势较急，当用大承气汤急下存阴。

水饮外泛，影响营卫

【症状】时有汗出。伴胸胁满痛，心下痞硬，干呕短气，下利，头痛等。

【病机】饮停胸胁。饮停胸胁，阻碍气机，气机升降不利，以致心下痞硬满，引胁下痛，为主症。水饮之邪阻碍胸中气机，肺气不利，则短气。水饮逆于胃，胃失和降，则见呕逆；水饮下走肠间则见下利；水饮上干清阳之位，则见头痛；水饮外泛肌肤，影响营卫，则见微微汗出，发作有时。见症虽多，病源相同，均属有形水饮停聚胸胁，上下走窜，内外充斥所致。

【治法】攻逐水饮。

【方药】十枣汤。十枣汤为逐水之剂。方中甘遂善行经隧水湿；大戟善泄脏腑水湿，主蛊毒十二水，腹满急痛；芫花善消胸胁伏饮痰癖，消胸中痰水。三药峻下泻水，使水饮从二便而消。但苦寒有毒，药性峻烈，故用肥大枣十枚煎汤调服，以补中扶正，缓和诸药之烈，使邪去而不伤正。方以大枣为名，有强调顾护胃气之意。

【原文综述】本症见于原文第152条。文中所述“太阳中风，下利呕逆，表解者，乃可攻之”，属外邪引动内饮之患，为表里同病，治当先表后里，切不可先后失序，致生变证。而“其人漐漐汗出，发作有时”以后，为饮停上焦所致的症候，诸症为水阻气机所致，仲景用十枣汤攻下水饮为治。

热邪外蒸，上迫于肺

【症状】汗出。伴身热，咳喘，胸闷，口渴。

【病机】邪热壅肺。肺主气而司呼吸，邪热壅肺，宣降失司，故见咳喘、胸闷；肺合皮毛，热壅于肺，热迫津泄，则汗出；里热壅盛，故口渴。

【治法】清热宣肺，降气平喘。

【方药】麻黄杏仁甘草石膏汤。方用麻黄宣肺而泄邪热，是“火郁发之”之义。石膏辛甘大寒，用量倍于麻黄，使宣肺而不助热，清肺而不留邪，肺气肃降有权，喘急可平，是相制为用。杏仁降肺气，助麻黄、石膏清肺平喘。炙甘草既能益气和中，又能与石膏合而生津止渴，更能和于寒温宣降之间。药虽四味，配伍严谨，用量亦经斟酌，治肺热而用麻黄配石膏，是深得配伍变通灵活之妙。

【原文综述】本症见于原文第63、162条。此两条一源二流，指出了汗下之后，若表症已去，仍“汗出而喘，无大热”者，属肺热壅盛而见汗出而喘，身无大热的症治，当用麻黄杏仁甘草石膏汤清热宣肺。

阳复太过，热势外蒸

【症状】汗出。伴咽痛，或伴便脓血。

【病机】阳复太过，化热阻咽。阴症治疗当用温药，但若阳复太过，则易伤阴而转为热症。邪热内迫，壅遏气血，阳升较甚，则出现汗出、咽痛等；若邪热偏在血分，壅聚于内，血败肉腐化脓，则出现便脓血等。

【治法】清热利咽或清热解毒。

【方药】银翘散、清咽栀豉汤或白头翁汤。

【原文综述】本症见于原文第334条。仲景言：“伤寒先厥后发热，下利必自止，而反汗出，咽中痛者，其喉为痹。发热无汗，而利必自止，若不止，必便脓血，便脓血者，其喉不痹。”伤寒阳复太过而化热成热症者，若热盛阻于经脉，而见汗出咽痛者，则为喉痹。仲景未出方药，可根据病机，选后世银翘散或清咽栀豉汤等清解咽部邪热。或热盛阻于血脉，而见发热便脓血者，则为血败肉腐化脓，临证可用白头翁汤清热解毒。

枢机不利，阳明腑实

【症状】汗出。伴发热，呕吐，下利，心下急或痞硬。

【病机】少阳枢机不利，阳明腑实已成。汗出热不解，是邪已化热，内传阳明之症；少阳邪热内迫阳明，里热壅盛、胃肠升降失司，故呕吐与下利并见，心中痞硬。

【治法】和解少阳，通下里实。

【方药】大柴胡汤。方中柴胡配黄芩和解清热，以除少阳之邪；轻用大黄配枳实以内泻阳明热结，行气消痞。芍药柔肝缓急止痛，与大黄相配可治腹中实痛，与枳实相伍可以理气和血，以除心下满痛；半夏配生姜，和胃降逆，以治呕逆不止。大枣与生姜相配，能和营卫而行津液，并调和脾胃。

【原文综述】本症见于原文第165条。仲景言："伤寒发热，汗出不解，心中痞硬，呕吐而下利者，大柴胡汤主之。"汗出而热不解是本症的特点。同时兼有少阳病不解而兼阳明里实的症状，治当和解清热、通下里实则病解。

【案例】乡里豪子，得伤寒。身热，目疼，鼻干不眠，大便不通，尺寸俱大，已数日矣。自昨夕汗大出。予曰：速以大柴胡下之。众医骇然：阳明自汗，津液已竭，当用蜜兑，何故用大柴胡药？予曰：此仲景不传妙处，诸公安知之？予力争，竟用大柴胡，两服而愈。（许叔微．伤寒九十论．上海：商务印书馆，1956.）

（二）里虚

少阴阳衰，阳气外亡

【症状】冷汗自出。伴呕吐，下利清谷，肤冷肢厥，咽痛等。

【病机】少阴阳衰，阳气外越。少阴阳衰，阳虚不能固外而汗从外脱，故见冷汗自出；少阴虚阳循经上越，郁于咽嗌，则咽痛；阴盛于内，少阴阳虚，中阳不守，则上吐下利；阳气无力外达，温煦肌肤四肢，则肤冷肢厥。

【治法】回阳救逆固脱，或兼苦寒反佐。

【方药】四逆汤、通脉四逆汤、通脉四逆加猪胆汁汤。方中附子辛甘大热，能温肾阳以祛寒救逆，并能通行十二经，振奋一身之阳，生用则逐阴回阳之功更捷；干姜辛温，与附子相配，增强回阳之功；甘草味甘和中缓急，使药效和缓而持久。三药合用，功专效宏，可奏回阳救逆之效。若吐下止，汗出而厥，四肢拘急不解，脉微欲绝者，是真阴真阳大虚欲脱之危象，可加苦寒之胆汁，既防寒邪拒药，又引虚阳复归于阴中，亦是反佐之妙用。

【原文综述】本症见于原文第283、300、346、353、354、370、390条。以上诸条均涉及少阴阳虚而汗出之症，但诸条又稍有不同。第283条为少阴亡阳的脉症，既脉阴阳俱沉紧无力而汗出。第300条则是少阴病失治致阴阳离决之汗出、自利、烦躁不得卧寐的死证。第346条则为发热而利，汗出不止之有阴无阳的死证。第353、354条则为阳虚阴盛之汗出拘急、下利厥逆之四逆汤证。第370条为大吐所致真寒假热、阳气外亡而致汗出而厥的治法。第390条论述了霍乱阳亡阴竭的证治。

【案例】罗某，女，30岁。自述两日前因在水沟长时间劳动，回家后即感全身不适，继则恶寒、身痛等症。服解热止痛药后，出汗较多，但更感全身发冷，手足发凉，肢体关节冷痛，乏力欲睡，时而神志模糊。舌淡苔白，脉微细而沉。此乃阳虚阴盛，阴阳之气不相顺接所致的寒厥证。急用四逆汤以回阳救逆，即炙甘草27克，干姜21克，附片（先煎）24克。日尽1剂。药后自觉全身痛减，2剂则手足转温，脉回神复而愈。（张荣川，邱德文. 四逆汤的临床应用与作用机理. 贵州医药，1979. ）

阳虚气逆，卫外不固

【症状】汗出。伴下利，呕吐，脉微而涩。

【病机】阳虚血少，阴盛气逆。阳虚不能固表则汗出；阳虚不能鼓动血脉，则脉微；阴血亏不能充盈脉道，则脉涩；阳虚气陷，故大便次数多；阴血虚损，故大便量反少；阳虚阴寒，中焦升降反常，则症见呕吐。

【治法】温阳举陷，生津养血。

【治法】灸法选百会穴，配用关元、气海等穴。方药可选补中益气汤或升陷汤。

【原文综述】本症见于原文第325条。仲景云：“少阴病，下利，脉微涩，呕而汗出，必数更衣，反少者，当温其上，灸之。”因阳回利止则阴血可保，阳气充盛则阴血化生。本症汗出为阳气不足，不能固摄所致，伴见下利而脉微涩等症，仲景用灸法。临证可用灸百会穴配关元、气海等穴以升阳举陷。方药可用后世补中益气汤或升陷汤等升举阳气。

吐利亡阳，火不温土

【症状】汗出。伴吐利，发热恶寒，四肢拘急，手足厥冷。或大汗出，小便利，内热外寒。

【病机】吐利亡阳，火不暖土。由于霍乱吐利交作，轻者仅伤脾阳，甚者可伤及肾中阳气。阳伤不敛，欲脱于外，使肌表不固，腠理开泄，故见汗出。阳虚则寒，故症见恶寒而手足厥冷。阳虚阴盛，阴盛格阳于外，故又见发热。此证不仅损其阳，亦内耗其阴，阴阳为之两虚，则筋脉失于温养柔润，故见四肢挛急。阳虚不能外固汗，亦不能内摄津液，故可见大汗出、小便利等。

【治法】回阳救逆固脱。

【方药】四逆汤。

【原文综述】本症见于原文第388、389条。两条均为霍乱吐利、汗出亡阳、里寒外热之阴伤阳亡之证，当用四逆汤急急回阳为要。

三、表里同症

表邪不解，膀胱蓄水

【症状】汗出。伴口渴，小便不利，小腹硬满或胀满，或兼发热。

【病机】表症未除，气化不利。本症由太阳表邪不解，致膀胱气化不利，而成太阳经腑同病。太阳表邪未解，故微热汗出；膀胱气化失司，故小便不利；水蓄不化，停于下焦，故小腹硬满或胀满；气不化津，津不上承，故渴欲饮水。

【治法】化气利水，外散表邪。

【方药】五苓散。方中泽泻、茯苓、猪苓甘淡，直达肾与膀胱，利水渗湿。白术、茯苓健脾运化水湿。《素问·灵兰秘典论》谓：“膀胱者，州都之官，津液藏焉，气化则能出矣。”膀胱气化有赖于阳气蒸腾，方中以桂枝温阳化气，解表散邪。原方药后当饮暖水，以助温散利水，使营卫和则邪从汗而解。

【原文综述】本症见于原文第73条。原文讨论水蓄下焦与水停中焦的症状治疗方药，汗出而渴，水蓄下焦者，用五苓散化气利水；汗出不渴，水停中焦者，用茯苓甘草汤温中阳而散水。同时论述了汗出口渴的证治方法，即水蓄下焦者，用五苓散化气利水则愈。正如仲景云："伤寒，汗出而渴者，五苓散主之。不渴者，茯苓甘草汤主之。"

【案例】王某，男，25岁。自1978年患胸膜炎之后，便开始出汗，经过抗结核治疗1年后，胸膜炎已痊愈。但出汗症状却有增无减，白天动则汗出，夜晚寐则汗出，以后渐次增多，甚则身如洗浴，神疲乏力，极易感冒，饮食不佳，大便不爽。服中药达数十剂，有从阳虚治疗，用益气温阳，固表敛汗，服药后反增烦热；有从阴虚治疗，滋阴降火，固阴止汗，则汗出愈甚。余诊其舌苔白腻，脉缓无力，辨证属湿阻中州，脾阳不振，中阳不得外达。治宜温阳化气，健脾除湿。方用：白术10克，泽泻10克，猪苓6克，云苓6克，桂枝5克。两剂。汗出十愈八九，再服2剂，3年之顽疾竟获痊愈。随访1年未见复发。（王殿威．五苓散的临床应用．中医药学报，1986．）

太阳表虚，阳明里寒

【症状】汗出。伴微恶寒，脉迟。

【病机】太阳表虚，阳明里寒，中焦阳气不足，鼓动无力，故见脉迟；太阳表虚，营卫不和，故汗出多而微恶寒。

【治法】解肌祛风，调和营卫。

【方药】桂枝汤。

【原文综述】本症见于原文第234条。阳明里寒而见汗出，伴见脉迟而微恶寒之症，为阳明里寒兼太阳表虚，当用桂枝汤外调营卫，内和脾胃为治。故仲景云："阳明病，脉迟，汗出多，微恶寒者，表未解也，可发汗，宜桂枝汤。"

【案例】骆某，男，50岁。时届盛暑仍着棉衣棉裤，据云，极畏风寒，自汗时时，越出汗越畏风，脱去棉衣即感风吹透骨，遍身冷汗，因而虽盛暑亦不敢脱去棉衣，深以为苦。其人平素纳食少，乏力倦怠。我诊为正气虚弱，营卫失调。予桂枝汤5剂。5天后来诊，已不畏风，能骑自行车来，且已脱去棉衣改穿夹衣，汗也减少，嘱再服3剂，痊愈。（祝谌予．若干古方之今用．中级医刊，1979．）

太阳表虚，里热成痞

【症状】汗出。伴发热，恶寒，心下痞，脉缓弱。

【病机】太阳表虚，里热成痞。

【治法】先解表，再攻痞。

【方药】先予桂枝汤，再予大黄黄连泻心汤。据《伤寒论》第164条“当先解表，表解乃可攻痞。解表宜桂枝汤，攻痞宜大黄黄连泻心汤”之论，本症当先表后里。以桂枝汤解表散邪，大黄黄连泻心汤泄热消痞。大黄黄连泻心汤中用大黄、黄连之苦寒，以泄心下之无形邪热。论中以麻沸汤渍服，取其气薄而泄其无形邪热。

【原文综述】本症见于原文第244条。条文论述太阳表虚症下后出现心下痞证，既有汗出发热恶寒而脉见寸缓关浮尺弱之桂枝汤证，又有下后心下痞塞不通之泻心汤证。治疗可用桂枝汤先解其表，而后用大黄黄连泻心汤泄热消痞。并讨论了太阳表虚症的不同转归和辨证治疗。正如仲景所云：“太阳病，寸缓关浮尺弱，其人发热汗出，复恶寒，不呕，但心下痞者，此以医下之也。如其不下者，病人不恶寒而渴者，此转属阳明也。小便数者，大便必硬，不更衣十日，无所苦也。渴欲饮水，少少与之，但以法救之；渴者，宜五苓散。”

表里俱虚

【症状】汗出。伴发热，恶风寒，身疼痛，脉微弱。

【病机】表里俱虚。由于卫阳不足，不能固摄肌表，故见汗出；卫阳不能温煦肌表，故见恶风寒；里阳不足，不能鼓动血脉，则见脉微弱；因表里阳气俱不足，经脉失养，故见身疼痛。

【治法】益气和营，调和营卫。

【方药】桂枝新加汤。方以桂枝汤调和营卫，重用芍药滋养营血，重用生姜宣通阳气，加人参益气补虚。

【原文综述】本症见于原文第38条。本条主要讨论大青龙汤的证治，并指出大青龙汤的使用禁忌，即“脉微弱，汗出恶风”者，属表里阳气俱不足，临证不可使用大青龙汤，否则，可出现厥逆、筋惕肉瞤之变。对于汗出恶风，脉微弱者，仲景未出治法，据《伤寒论》所论，可选桂枝新加汤益气和营，调和营卫为治。

表症未解，热迫大肠

【症状】汗出。伴身热而喘，下利不止，肛门灼热，小便黄赤，脉促，兼发热恶寒。

【病机】热迫大肠，表症未解。因表症未解，故可见发热恶寒；因里热已炽，上蒸于肺则作喘，外蒸肌表则汗出，内迫大肠则下利臭秽，肛门灼热。因表邪入里，正气奋起抗邪，则脉应之而促。

【治法】清热止利，兼以解表。

【方药】葛根黄芩黄连汤。方中葛根辛甘而凉，既能解表退热，又能升提脾胃清阳之气而治下利。黄连、黄芩清热燥湿、厚肠止利；甘草守中焦，固护中气。

【原文综述】本症见于原文第34条。仲景论述桂枝证误下后，热迫大肠的临床表现和治疗，症见汗出而喘、下利等，以葛根黄芩黄连汤清热止利。

【案例】邹某，男，43岁。患者3个月前偶因感冒，恶寒发热，咳嗽头胀，胸闷气促，服以杏仁薏苡汤，上症已解，唯见晚间夜寐汗出，湿透铺垫。服当归六黄汤、六味地黄丸等，仍汗出如初。诊时得知患者肛门灼热痒痛，大便涩滞，舌苔黄腻，脉濡数。因外感时令之湿与内蕴水谷之湿，相互传结，内陷中土，蕴蒸郁遏而为湿热，上蒸于肺，下迫于肠。而湿为阴邪，旺于阴分，郁蒸津液，故夜寐盗汗独多。方用葛根黄芩黄连汤解肌透热，辅以甘草培中土而调营卫，使湿开热透，营卫和谐。服药2剂，盗汗即止，肛门舒适。（邵章祥．葛根黄芩黄连汤的运用．四川中医，1989．）

三阳合病，阳明为主

【症状】汗出。伴发热，咽干口苦，腹满而喘，不恶寒，反恶热，身重，脉浮而紧。

【病机】三阳合病，阳明热炽。因阳明邪热充斥内外，迫津外出，故见发热汗出，不恶寒，反恶热；阳明邪热灼伤津液，则咽干；苦为火之味，阳明邪火上炎，故口苦；热壅于里，气机壅滞则腹满，身重而喘；阳明邪热炽盛，邪热鼓动血脉，脉应之浮而紧。

【治法】辛寒清热生津。

【方药】白虎汤。

【原文综述】本症见于原文第221条。条文主要论述阳明邪热炽盛之证误用汗、下、温针的变证和救治方法。同时论及阳明邪热炽盛而见汗出的临床表现，可用白虎汤辛寒清解阳明邪热。至于下后邪热扰动胸膈者，则用栀子豉汤清宣郁热。

【案例】某女，患腹痛，身体重，不能转侧，小便遗失。或作中湿治。予曰：非是也，三阳合病症。仲景云：见阳明篇第十证。三阳合病，腹满身重难转侧，口不仁、面垢、谵语、遗尿。不可汗，汗则谵语，下则额上汗出，手足逆冷，乃三投白虎汤而愈。（许叔微. 伤寒九十论. 上海：商务印书馆，1956. ）

卫阳损伤，卫外不固

【症状】汗出不止。伴发热恶风寒，四肢拘急，难以屈伸，小便不利。

【病机】阳气受损，卫外不固，阴亦不足。因表邪未解，过汗损阴伤阳，致腠理不固，不耐风袭，故恶风寒；卫表不固，阴营外泄，见汗漏不止；阴液耗伤，无津下输膀胱，则小便不利。阳虚不能温煦，阴伤失于濡润，则筋脉失养，故见四肢微急，难以屈伸。

【治法】扶阳解表。

【方药】桂枝加附子汤。

【原文综述】本症见于原文第20条。主要论述太阳病发汗太过，导致阳虚漏汗的证治，症状以汗出不止为特征，谓之漏汗。究其原因，则为发汗太过而致卫气不能固护阴津所致，故治疗以扶阳固表为急务。

【案例】某男，40岁。感冒发热后，因多汗形寒不退前来就诊。询知头不痛，不咳嗽，四肢不酸楚，但觉疲软无力。向来大便不实，已有十余年。诊其脉沉细无力，舌苔薄白而滑。有人因自诉感冒，且有形寒现象，拟用参苏饮。我认为参苏饮乃治体虚而有外邪兼挟痰饮的方剂，今患者绝无外感症状，尤其是发热后多汗形寒，系属卫气虚弱，再予紫苏温散，势必汗更不止而恶寒加剧。改用桂枝加附子汤，因久泻中气不足，酌加黄芪，并以炮姜易生姜，两剂即见效。（秦伯未. 谦斋医学讲稿. 上海：上海科学技术出版社，1964.）

外有表邪，阴阳两虚

【症状】自汗。伴心烦，小便数，微恶寒，下肢拘急，脉浮。

【病机】表邪未解，阴阳俱虚。因表邪未解，阳虚失固，则见脉浮、自汗、微恶寒，小便数；阴液不足，虚火上扰，则心烦；阴阳俱不足，下肢失于温煦濡养，则见下肢拘急不适。

【治法】扶阳益阴。

【方药】先予甘草干姜汤温阳气，再予芍药甘草汤养阴缓急。甘草干姜汤中甘草味甘而补中气，干姜味辛而温中阳，二药辛甘化阳，以复中焦阳气。芍药甘草汤中芍药养阴敛营，柔筋止痛，甘草甘缓补中，二药酸甘化阴，滋阴养血，缓急止痛。

【原文综述】本症见于原文第29条。主要论述阴阳两虚兼表邪未解而误用桂枝汤发汗后的变证，并讨论了随证救误的治疗原则。其中亦说明了阴阳两虚兼表邪未解而见出汗的治疗注意事项。对于阴阳俱虚而见表症未解有汗者，或可先扶其阳，再复其阴。亦可用扶阳固表之法以扶阳生津而止汗，方如桂枝加附子汤。

四、病愈征象

太阳表郁，正气胜邪，表气自和

【症状】自汗，或战汗，或烦汗。

【病机】正胜邪却，阴阳自和。正气来复，驱邪外出，或自汗出，或战汗，或烦热汗出，属阴阳自和，营卫调和之象，即叶天士“邪与汗并，热达腠开，邪从汗泄”。

【原文综述】本症见于原文第93、94、116、240条。以上诸条均论及正气来复，汗出病解的表现。所不同者，第93条论述太阳病汗下后，因表里俱虚，清阳之气不能上达而致冒，因冒家汗出表和而自愈。第94条论述战汗作解及汗、下作解的不同脉症。第116条论述阴虚内热和表症未解误用灸法后出现的变证和自愈的转机，即烦乃有汗而解，病属火逆证自愈之候。而第240条论述患者烦热汗出而解之后的转属，有病归阳明与太阳的不同，临证当依证论治。

邪在少阳，正胜邪却

【症状】汗出。伴蒸蒸而振，发热，恶心干呕等。

【病机】邪在少阳，正胜邪却。少阳正气来复，驱邪外出，邪正交争剧烈，故见蒸蒸而振；正气胜邪，则见发热汗出病解；少阳胆气犯胃，胃失和降，则恶心干呕。

【治法】和解少阳。

【方药】小柴胡汤。

【原文综述】本症见于原文第101、149条。两条论述之汗出，见于柴胡证下后而柴胡症候未变，服用小柴胡汤后，见战汗驱邪外出之征。两条除了论述服柴胡汤后患者出现蒸蒸而振，发热汗出而解的症状之外，第101条还论述了柴胡证的临床辨证原则："伤寒中风，有柴胡证，但见一证便是，不必悉具。凡柴胡汤病证而下之，若柴胡证不罢者，复予柴胡汤，必蒸蒸而振，却复发热汗出而解。"而第149条则讨论了柴胡证下后的3种不同转归和相应治法。

水湿郁滞，正气胜邪

【症状】汗出。伴小便不利，大便自调，发热，骨节疼，饮食尚可，或见突然发狂，脉紧。

【病机】水湿郁滞，正气胜邪。因水湿之邪浸渍关节，故见骨节疼；邪郁肌表，故翕翕如有热状；水湿停滞，故小便不利；胃气尚和，故食欲如常，大便自调；因正气奋起驱邪外出，故突然出现狂躁不安，继则濈然汗出。脉紧为邪正交争之表现，因正胜邪却，水湿之邪随汗而解。

【原文综述】本症见于原文第192条。主要讨论阳明病胃气不虚，正气驱邪外出的表现和机理。病初有小便不利、骨节疼、翕翕如有热状之水湿郁于表分的表现。但若患者突然狂躁不安，乃正气奋起驱邪的表现，而后濈然汗出，则正胜邪却，水湿之邪随汗而解。其中，胃气不虚是本症有自愈转归的主要条件。

邪在阳明，三焦通畅，正胜邪却

【症状】汗出。或伴不大便，呕吐，胁下硬满，苔白而厚。

【病机】本症汗出为邪在阳明，三焦通畅，正胜邪却的表现。病初虽有不大便，然硬满不在腹，而在胁下，舌苔不黄燥，而为白色，乃为阳明燥热尚轻，腑实未成，不大便乃邪阻少阳，三焦不利，津液不布，胃肠失润所致。更见胁下硬满而呕等少阳病主症，虽说为阳明病，但以邪在少阳为主。本症汗出者，为服用小柴胡汤后，三焦通畅，营卫调和之表现。

【治法】和解少阳，疏利三焦。

【方药】小柴胡汤。小柴胡汤有疏利三焦、通达上下、宣通内外、调畅气机的作用。上焦气机宣通，则胁下硬满可去；津液布达，胃肠得以润泽，则大便自调；胃气和降，则呕逆自除。三焦通畅，营卫津液运行无阻，则汗出而解。

【原文综述】本症见于原文第230条。原文主要论述了阳明病症见胁下硬满、不大便而呕、舌上白苔的治法，并讨论了服用小柴胡汤后三焦通畅，汗出病解的机理。

【案例】李某，男，45岁。数日前因发热恶寒，身痛，自服感冒清、板蓝根冲剂后，寒热消失，但精神尚差，头晕，不尽饮食，时欲呕吐，大便4日未解而腹无所苦，舌质淡红，苔薄白而润，脉弦滑。予小柴胡汤3剂，便通呕止，汗出而愈。（王成钢. 略谈小柴胡汤的临床运用. 江西中医药，1988. ）

热入血室，正胜邪却

【症状】汗出。或伴头汗出，下血，谵语。

【病机】热入血室，正胜邪却而汗出。阳明邪热侵入血室，邪热迫血妄行，故下血；血热上扰神明则见谵语；邪热上蒸，则但头汗出。本症汗出者，为治疗后正气驱邪外出，营卫调和的表现。

【治法】调和血脉，通达气机。

【方药】随其实而泻之或刺期门。热入血室的总的治疗原则，当辨证论治。一般来讲，血室即胞宫，隶属于肝脉，故刺期门可泻肝实。另外，期门为肝之募穴，针刺此穴能使气机通达，血脉调和，汗出邪达而病愈。濈然汗出是气机通调而向愈的标志。

【原文综述】本症见于原文第216条。主要论述阳明病热入血室的证治。临证可辨证施治，仲景出一刺期门之法以泄肝经血脉之邪热，使邪祛正安，血脉调和，营卫畅达而汗出病解。

阳气来复

【症状】汗出。伴下利，微热；或兼脉数，或兼面微赤。

【病机】肾阳虚衰，阳气来复。本为虚寒下利而见脉数，数脉主热，此为阳气来复之象；微热汗出为示阳气来复，驱邪外出之征；微热者，表明阳复适度，故可自愈。身热，面赤乃虚阳外浮之象，此即戴阳证，面微赤为戴阳轻证。如若阳气能与阴邪相争，正胜祛邪从肌表而出，则有郁冒汗出而解之转机。

【治法】温补肾阳。

【方药】四逆汤或白通汤。

【原文综述】本症见于原文第361、366条。第361条讨论虚寒下利而阳复自愈的表现，即微热汗出者自愈；第366条则讨论戴阳轻症的证治及自愈的转机，为下焦阳气不足而虚阳上越，病轻者有自愈之机转。临证不可坐以待“愈”，当用四逆汤或白通汤温复阳气，交通上下为治。

正虚表郁，津液自和

【症状】自汗出。或伴身重，心悸，脉微。

【病机】正虚表郁，津液自和。因表症误下，致里气不足，故见身重、心悸、尺中脉微。清阳之气不能充身，表邪困阻，故身重；阳虚心神不能自主，故心悸；尺以候里，微为阳虚之主脉，则为里阳不足之证。自汗出者，表里阳气来复，津液自和，营卫调和之象。

【治法】扶正解表。

【方药】桂枝新加汤加减。若正气来复，可自汗出而愈。临证可补其虚，待正气来复，气血充沛，津液自和，则往往自汗出而愈，此不汗而汗解之法。用方可参考桂枝新加汤益气和营解表之法。

【原文综述】本症见于原文第49条。主要论述了表邪未解，里气已虚的表现，以及表里阳气来复，津液自和，营卫调畅而自汗出病解的机理。

肺气恢复，毛窍通畅

【症状】自汗出。伴小便利，发热，恶寒，大渴欲饮，腹满。

【病机】肺气恢复，毛窍通畅。本症因肝肺失调，肝气偏盛，肺气偏弱，肝气盛而乘肺，肺主皮毛，肺病则毛窍闭塞，所以发热恶寒；肺司治节，肺病则治节之令不行，水道不能通调，津液不能正常输布，则渴欲饮水；水入于内，停贮不化，气机郁滞，因而腹满。若见到“自汗出，小便利”，标志着肺的功能恢复，则有自愈的可能。

【治法】泄肝平木。

【方药】刺期门。本症由肝乘肺所致，治病求本，以治肝为首务，所以刺期门以泄肝。肝气不盛，肺的功能得到恢复，诸症即可解除。

【原文综述】本症自汗出见于原文第109条：“伤寒发热，啬啬恶寒，大渴欲饮水，其腹必满，自汗出，小便利，其病欲解，此肝乘肺也，名曰横，刺期门。”本条以伤寒冠首，可能与外感有关，实则是肝乘肺而肝肺失调所致。从文中“自汗出，小便利，其病欲解”可知，“自汗出，小便利”标志着肺的功能恢复，病有自愈之机。

第二节 盗汗

表邪未解，营卫不和

【症状】微盗汗。伴头痛，发热，恶寒，脉浮而动数。

【病机】表邪未解，营卫不和。因表邪有寒温之分，因太阳表邪未解，故见脉浮而动数，即脉象浮数躁动，是邪在太阳之表而将内传之象。浮主风邪在表，数指邪热为患。头痛、发热属于表症未解；邪热迫津外出，则盗汗。

【治法】辛凉解肌，调和营卫。

【方药】银翘散或柴葛解肌汤。

【原文综述】本症盗汗见于原文第134条。文中盗汗出为表邪未解而邪热迫津所致，为风热表邪未解又有内传之象，故脉象浮数躁动。仲景未出治法，据证，当用辛凉解肌之法为妥，临证可选用银翘散或柴葛解肌汤加减。若用下法，则外邪入里，与有形痰水结于胸膈心下者，则为大结胸证，当用大陷胸汤攻逐水邪。若下后不结胸而见发黄者，当参考阳明发黄证以泻热退黄为法，可用茵陈蒿汤等加减使用。

阳明热盛，迫津外泄

【症状】盗汗。伴不大便或大便难，潮热，发作有时，脉浮而紧，或脉但浮。

【病机】阳明热盛，迫津外泄。因阳明里热炽盛，故见潮热，发作有时；阳明里结，则见不大便；热盛则浮，邪结则紧，故见脉浮而紧；若但见脉浮，则有热无结；阳明邪热迫津外出，故见盗汗。

【治法】辛寒清热或苦寒攻下。

【方药】白虎汤或调胃承气汤。

【原文综述】本症盗汗见于原文第201条。条文论述了阳明病潮热盗汗的机理和脉症特点，但未出治法，据本症的临床特点，若属阳明无形邪热炽盛者，用白虎汤辛寒清解里热；若属阳明有形邪热内结者，当用调胃承气汤苦寒攻下邪热。

三阳合病，热迫液泄

【症状】盗汗。伴发热，但欲眠睡，脉浮大弦长。

【病机】三阳合病，热迫津泄。热盛太阳，则脉应之浮；热盛阳明，则脉应之而大；热盛少阳，则脉应之弦长。三阳邪热上扰，则见但欲眠睡；邪热迫津外出，则盗汗；热盛三阳，则可见发热。

【治法】和解少阳，或疏风泄热，或辛寒清热。

【方药】小柴胡汤，银翘散，白虎汤。因小柴胡汤可通利三焦，使上焦得通，津液得下，胃气因和，有汗出热解之效，故本症首用小柴胡汤和解少阳枢机。若太阳表热偏盛者，用银翘散辛凉清解，疏风泄热。若病偏阳明，里热较盛者，用白虎汤辛寒清解邪热。

【原文综述】本症盗汗见于原文第268条："三阳合病，脉浮大，上关上，但欲眠睡，目合则汗。"症属三阳合病之候，原文未出治法，但病属三阳邪热，临床据症，可用解三阳邪气之法。或用柴胡汤，或用银翘散，或用白虎汤，或三法并用，当临证灵活裁决。

第三节 头汗

一、实症

湿热内蕴，热邪上蒸

【症状】但头汗出。身体发黄如橘子色，小便不利。

【病机】湿热内蕴，阻滞气机，热邪不得外散而上蒸则但头汗出；湿热内阻，肝胆疏泄失常，胆汁外溢则身体发黄；湿热内蕴，膀胱气化失常则小便不利。

【治法】清热利湿。

【方药】茵陈蒿汤。方中茵陈蒿清热利湿为君；栀子清热除烦，引湿热从小便而去；大黄泄热通便，导湿热从大便而去。诸药合用，使湿热从二便分消，湿热得消，热邪外透，则头汗自止。

【原文综述】本症见于原文第134、200、236条。三条所述头汗，均是湿热内蕴，热邪上蒸所致。仲景治法清热利湿，用茵陈蒿汤从二便分消湿热。头汗出为湿热病的兼见症状，治疗的主要方向是祛湿，湿去则热孤，热邪外散则头汗自止。

【案例】谢某，女，56岁，农民，1984年2月25日诊。患者严冬之时，头面蒸蒸，额上汗出如珠，白昼如是，夜寐方休，项下全身无汗，形体壮实，面红耳赤，身目不黄，便干如羊粪，5～6日大便1次，小便艰涩热痛，心烦，口渴不甚欲饮。上症至今已三月。前医投固表敛汗之剂，罔效。邀余诊之：脉洪滑，苔黄厚而滑。此乃湿邪与瘀热蕴结中焦，循经上越而致头汗出，予茵陈蒿汤和栀子豉汤加味：茵陈、滑石各30克，制大黄（后下）、厚朴、栀子、淡豆豉、木通各10克，生甘草6克。服药3剂后头汗减少，大便2次，小便也较前通畅，苔黄而滑。去大黄加茯苓，6剂而病瘥。次年随访未作。（许明余．“但头汗出”治验．安徽中医学院学报，1988．）

水热互结，蒸腾于上

【症状】但头微汗出。心下痛，按之石硬。

【病机】水热互结心下，气血闭阻不通则心下痛，按之石硬；水热互结，阳气内郁，气机不畅，热邪不得外达而上炎，则头微汗出。

【治法】泄热逐水破结。

【方药】大陷胸汤。方中甘遂峻逐水饮，泄热破结；配大黄苦寒泄热荡实，导水下行；配芒硝咸寒软坚散结以通腑，诸药合用共奏泄热逐水破结之功效。

【原文综述】本症见于原文第136条。本条所述头微汗出，为水热互结胸胁心下胃脘，气机阻滞，热邪不得外达而上蒸所致。仲景本着治病求本的治疗原则，用大陷胸汤泄热逐水破结，水热得泄，气机得通，热邪外散，则头汗自消。

枢机不利，阳郁不宣，邪热上蒸

【症状】但头汗出。胸胁满微结，往来寒热，口渴，心烦，小便不利。

【病机】少阳枢机不利，气机郁滞则胸胁满微结；枢机不利，正邪相争，互有胜负则往来寒热；枢机不利，胆火上炎则心烦、口渴；少阳三焦不畅，水液代谢失常则小便不利；水饮与郁阳互结，胆火不得外展，上蒸于头，则但头汗出。

【治法】和解少阳，温阳化饮。

【方药】柴胡桂枝干姜汤。方中柴胡、黄芩和解少阳枢机，清胆内郁火，桂枝、干姜温阳化饮，四药合用解除水饮与郁阳互结之势，天花粉清热生津止渴，生牡蛎软坚散结，炙甘草调和诸药。

【原文综述】本症见于原文第147条。柴胡桂枝干姜汤主要治疗少阳枢机不利，水饮内停之证，水饮与内郁之胆火互结，气机郁滞，热邪不得外散，其性上炎，逼迫头部津液外泄，则但头汗出。

【案例】患者，女，23岁。初诊：1961年1月20日。停经5个月，多白带，无妊娠现象。近7日来觉口苦，胸胁苦满，不思饮食，前日先感周身痛楚，腰痛，继来月经，色鲜红、气腥、量少，小便不利，便时尿道刺痛，唇干燥，口微渴，喜热饮，心烦，夜间头部汗出，腰酸腹痛，舌淡苔薄，脉弦数。

此素体血少，近则少阳受邪，拟柴胡桂枝干姜汤以和少阳，加四物汤养血：北柴胡15克，桂枝10克，干姜6克，天花粉12克，黄芩10克，炙甘草6克，生牡蛎12克（先煎），白芍10克，川芎3克，当归10克。二诊：1月21日。口苦，腰酸腹痛大减，白带亦少，胸闷，心烦，口渴等症均除，经仍未净，续服两剂，经净带止而愈。（李培生. 高等中医院校教学参考丛书. 伤寒论. 北京：人民卫生出版社，1987. ）

阳气微结，郁热上蒸

【症状】头汗出。微恶寒，手足冷，心下满，口不欲食，大便硬，脉细。

【病机】枢机不利，阳郁不伸，郁热上蒸则头汗出；邪未完全入里，尚有表症，则恶寒；阳气内郁，不能温煦四肢，则手足冷；胆气内郁，横逆犯胃，津液不布则心下满、口不欲食，大便硬；阳气内郁，气机不利，脉道不畅则脉细。

【治法】和解少阳枢机。

【方药】小柴胡汤。

【原文综述】本症见于原文第148条。"阳微结"的病机为邪入少阳，枢机不利，气机郁滞，阳气通行不畅。阳气郁而化热，郁热上蒸则见头汗出，治疗当畅达气机，郁热得散，则头汗自除。

【案例】酒家朱三者，得伤寒六七日，自颈以下无汗，手足厥冷，心下满，大便秘结。或者见其逆冷，又汗出满闷，以为阴证。予诊其脉沉而紧，曰：此证诚可疑，然大便结者为虚结也，安得为阴？脉虽沉紧，为少阴证，然少阴证多矣，是自利未有秘结。予谓此半在表，半在里也。投以小柴胡汤，大便得通而愈。（许叔微．许叔微伤寒论著三种．伤寒九十论．上海：商务印书馆，1956．）

热入血室，内热蒸腾

【症状】头汗出。下血，谵语。

【病机】阳明邪热内陷血室，邪热破血妄行则下血；血热循经上扰神明则谵语；血热互结，气机不利，热邪内郁，上蒸于头则头汗出。

【治法】刺期门。

【方药】血室隶属肝经，刺期门以泻实邪，使邪热从肝经外泄，气机通畅，则头汗自解。

【原文综述】本症见于原文第216条。原文曰："阳明病，下血谵语者，此为热入血室，但头汗出者，刺期门，随其实而泻之，濈然汗出则愈。"本条为血热互结于下焦，气机不畅，血热熏蒸于上，则见头汗出。

胸中郁热，蒸腾于上

【症状】头汗出。手足温，外有热，心中懊憹，饥不欲食。

【病机】阳明邪热内陷胸膈，无形邪热弥散则手足温而外有热；邪热内郁，上扰心神则心中懊憹，饥不欲食；邪热蒸腾于上则头部汗出。

【治法】清宣郁热。

【方药】栀子豉汤。方中栀子苦寒清热除烦，豆豉辛温宣散，透热外出，二者一清一宣，共奏清宣郁热之功。

【原文综述】本症见于原文第228条，为阳明病下之过早，致使邪热内陷胸膈，郁热上蒸，则见但头汗出。

【案例】袁某，男，24岁。患伤寒恶寒、发热、头痛、无汗，予麻黄汤1剂，不增减药味，服后汗出即瘥。历大半日许，患者即感心烦，渐渐增剧，自言心中似有万虑纠缠，意难摒弃，有时闷乱不堪，神若无主，辗转床褥，不得安眠，其妻仓皇，恐生恶变，乃复迎余，同往诊视。见其神情急躁，面容怫郁。脉微浮带数，两寸尤显，舌尖红，苔白，身无寒热，以手按其胸腹，柔软而无所苦，询其病情，曰："心乱如麻，言难表述。"余曰无妨，此余热扰乱心神之候。乃书栀子豉汤一剂：栀子9克，淡豆豉9克。先煎栀子，后纳豆豉。一服烦稍安，再服病若失。（湖北省卫生厅．湖北中医医案选集（第一辑）．湖北：湖北卫生厅出版社，1978．）

二、虚症

阴竭于下，阳越于上

【症状】额上生汗。手足逆冷。

【病机】阳明热证误用下法，阴液下夺，阳失所附则额上汗出；阳气亏虚，不能温煦四肢则手足逆冷。

【治法】回阳救逆，益气生津。

【方药】四逆加人参汤。方中生附子大辛、大热，回阳救逆，以挽浮越之阳气；干姜辛温，助附子回阳救逆；人参益气生津；甘草补益中焦，缓和附子峻烈之性，诸药合用，共奏回阳救逆、益气生津之功效。

【原文综述】本症见于原文第219条。本条之额上出汗，为阳明经热症误下，导致阴液被劫，阳无所附而脱于上所致，属于误治的范畴。此为阴阳离决之象，治疗当回阳救逆。

三、虚实夹杂

营血亏虚，阳热上蒸

【症状】但头汗出，腹满微喘，口干咽烂，或不大便。

【病机】太阳中风，火劫发汗，邪热伤津则口干咽烂；损伤营阴，阴不制阳，阳热上扰于肺则微喘；肺失宣降，大肠传导失常则腹胀，或不大便；阳热上蒸则头汗出。

【治法】滋阴降火，益气生津。

【方药】麦门冬汤。方中麦门冬滋阴降火，润燥生津，半夏和胃降逆，人参益气生津；甘草、粳米和大枣健脾和胃，补益后天之本，滋补营血之源。

【原文综述】本症见于原文第111条。本条之但头汗出，为太阳中风证误下，导致营阴亏虚，阴不制阳，阳热上蒸所致，属于误治的范畴。根据其病机，可以选择滋阴降火的麦门冬汤治疗。

第四节 手足汗

一、寒症

胃中寒冷，津液外泄

【症状】手足汗出。不能食，小便不利，大便初硬后溏。

【病机】胃中虚寒，受纳腐熟无权，则不能食；水谷不别，寒邪与水谷结聚，故大便初硬后溏；虚寒内盛，阳气不足，膀胱气化不利则小便不利；中焦虚寒，清阳不能实四肢，阳不摄阴，则手足濈然汗出。

【治法】温胃散寒。

【方药】吴茱萸汤。方中吴茱萸温胃散寒，生姜散寒和胃，人参、大枣健脾和胃，恢复中焦腐熟运化之权。

【原文综述】本症见于原文第191条。本条手足汗出之症状，为中焦虚寒，水谷不别，肠胃间寒邪和水谷结聚，脾胃不能温煦四肢，阳不摄阴，津液外泄所致。本症的病机是胃中寒冷，治疗当温胃散寒，选用吴茱萸汤。

【案例】有人病伤寒数日，自汗，咽喉肿痛，上吐下利。医作伏气。予诊之曰：此证可疑，似是而非，乃少阴也，其脉三部俱紧，安得谓之伏气？伏气脉必浮弱，谓非时寒冷，着人肌肤，咽喉先痛，次下利者是也。近虽有寒冷不时，然以脉症为主，若误用药，其毙可待。予先以吴茱萸汤救之，次调之诸药而愈。（许叔微．许叔微伤寒论著三种．伤寒九十论［M］．上海：商务印书馆，1956．）

二、热症

燥屎内结，迫津外泄

【症状】手足汗出。潮热，大便难，谵语。

【病机】阳明腑实证。表明燥热已经完全化燥成实，燥屎已成，所以大便干燥而难；邪热被燥屎阻碍不能外达，则为潮热；胃肠中的浊热上攻，心神被扰则谵语；燥热内盛，迫津外泄，但因津液损伤，无力供全身汗出，但见手足濈然汗出。

【治法】荡涤燥结，通腑泄热。

【方药】大承气汤。

【原文综述】本症见于原文第208、220条。大承气汤证所引起的汗出，为燥屎内结，邪热内盛，迫津外邪所致。但由于此时津液消耗过多，无力供全身出汗，多表现为手足局部汗出。正如成无己解释所言：“四肢为诸阳之本，津液为热熏之，则周身汗出，津液不足，为热熏之，其手足濈然汗出。”

【案例】予尝诊江阴街肉庄吴姓妇人，病起已六七日，壮热，头汗出，脉大，便闭，七日未行，身不发黄，胸不结，腹不胀满，唯满头剧痛，不言语，眼胀，瞳神不能瞬，人过其前，亦不能辨，症颇危重。余曰：目中不了了，睛不和。燥热上冲，此《阳明篇》三急下证之第一证也。不速治，病不可为矣。于是，遂书大承气汤方与之。大黄12克，枳实9克，川朴3克，芒硝9克。并嘱其家人速煎服之。竟一剂而愈。（曹颖甫．经方实验录．上海：上海科学技术出版社，1979.）

附：无汗

一、表症

寒邪束表，卫阳闭遏

【症状】无汗。恶寒，头痛，发热，身痛，腰疼，骨节疼痛，喘，脉浮紧。

【病机】寒邪束表，卫阳郁闭，营阴郁滞，腠理凝滞闭塞则无汗；寒邪闭表，伤及阳气，卫失温煦则恶寒；寒邪袭表，正邪交争则发热；寒邪侵犯太阳经脉，卫闭营郁，经脉气血凝滞不利则头痛、腰痛、骨节疼痛；寒邪束表，肺主皮毛，肺气郁闭则喘；寒凝血脉，则脉浮紧。

【治法】辛温发汗。

【方药】麻黄汤。

【原文综述】该病机引起的无汗症状，《伤寒论》中所述为第16、31、35、46、47、170、185、235等8条，散见于《辨太阳病脉证并治》《辨阳明病脉证并治》篇，多因寒邪侵袭体表，导致卫阳郁闭、营阴郁滞而发。仲景以辛温发汗解表为法，且据病情灵活遣方用药。若太阳经输不利较重，出现项背强几几者，可以使用葛根汤治疗；因寒邪郁闭较重，出现阳郁化热者，使用大青龙汤治疗等。

【案例】刘某，男，50岁。隆冬季节，因公出差，途中不慎感受风寒之邪，当晚即高热，体温达39.8 ℃，恶寒甚重，虽覆两床棉被，仍感恶寒，发抖，周身关节无一不痛，无汗，皮肤滚烫而咳嗽不止。视其舌苔薄白，切其脉浮紧有力，此乃太阳伤寒表实之证。治宜辛温发汗，解表散寒。用麻黄汤：麻黄9克，桂枝6克，杏仁12克，炙甘草3克，1剂。服药后，温覆衣被，须臾，通身汗出而解。（陈明，刘燕华，李方. 刘渡舟临证验案精选. 北京：学苑出版社，1996.）

微邪郁表，不得汗越

【症状】无汗。发热恶寒，热多寒少，身痒，面色发红。

【病机】病邪日久，邪微郁表，正气不足，欲抗邪于外而不得汗解故无汗；

正虚邪微，相互交争，互有胜负，故发热恶寒，热多寒少；外邪郁表日久不愈，阳气怫郁则面色发红；邪微日久，稽留肌表不去则身痒。

【治法】辛温小汗。

【方药】桂枝麻黄各半汤。本方为桂枝汤和麻黄汤以1∶1比例合方，或取两方各三分之一量合煎而成。两方均为小剂组合，调和营卫而不滞邪，解表发汗又不伤正。

【原文综述】本症见于原文第23条。由于外邪郁闭日久，而正气不足，正虚邪微，正气欲抗邪于外而不得解，故不得小汗出。

【案例】孙某，女，45岁，1982年7月20日初诊。恶寒发热，全身起大片风团已20余日。发病前曾汗出冒雨，过一日后，即发现全身起大片风团，每日发作五六次，痒甚，心烦。曾注射钙剂，口服扑尔敏、维生素C等无效。面色苍白，皮肤划痕试验阳性，全身散在大片风团，胸部较多。舌淡苔白，脉弦。辨证：风寒束表，不得宣泄。治则：辛温透表，疏风止痒。处方：桂枝5克，白芍3克，生姜3克，炙甘草3克，麻黄3克，大枣4个，炒杏仁3克。服6剂，临床治愈，随访3个月未复发。（刘景祺. 经方验. 呼和浩特：内蒙古人民出版社，1987.）

二、里症

（一）里实症

治法失当，热不得泄

【症状】无汗。烦躁，清血。

【病机】太阳表症，以火熏发汗，逼热内入，损伤阴液，阳不得阴，汗液化生无源，故无汗；热邪内入，阴虚阳躁，上扰心神则烦躁；热邪内盛，破血妄行则清血。

【治法】滋阴降火解表。

【方药】加减葳蕤汤。

【原文综述】本症见于原文第114条。本条开始为太阳病，使用了火熏的发汗方法，但是表邪不但没有解除，反而导致邪热内陷，伤及阴液，阴虚化汗无源，加之表邪郁闭，故不见汗出。治疗当滋阴解表，可以酌情选择加减葳蕤汤治疗。

湿热内郁，不得外泄

【症状】无汗。小便不利，心中懊憹，身黄。

【病机】阳明病里热蒸腾，热邪不得外泄，故无汗；郁热上扰胸膈则心中懊憹；水湿之邪内停，不得外泄则小便不利；里热和湿邪相合，湿热郁蒸，肝胆疏泄失常则身黄。

【治法】清热利湿退黄。

【方药】茵陈蒿汤。方中茵陈蒿清热利湿退黄为君，栀子清热除烦，引湿热从小便而去，大黄苦寒清热祛湿，通腑泄热，导湿热从大便而去。诸药合用，共奏清热利湿退黄之功。

【原文综述】本症见于原文第199条。主要讨论湿热发黄的病因病机。阳明病里热内盛，容易迫津外泄而汗出，今无汗，则是热邪不得外泄；其病乃湿邪内停，阻碍了气机，导致津液外出不畅，故无汗。内热和水湿相合，湿热郁蒸则发黄，治疗当用清热利湿退黄的茵陈蒿汤。

阳气上逆，不能下达

【症状】腰以下不得汗。烦躁谵语，欲小便不得，反呕，欲失溲，足下恶风，大便硬。

【病机】太阳病证，使用火法发汗，表邪虽解，但是热邪内入阳明，导致阳明热盛于上，不能下达，格阴于下的阴阳格拒的状态。热盛于上，胃中热盛则呕吐，上扰心神则烦躁谵语，阳明热盛，伤津耗气，燥屎内结则大便硬；格阴于下，阳不加阴则腰以下无汗；下焦阳虚，温煦失司则足下恶风，气化无权则欲小便不得，欲失溲。

【治法】清胃泻火，通腑扶阳。

【方药】附子泻心汤。方中黄连、黄芩清胃泻火，大黄泄热通腑，以解中上焦之火热，附子温补肾阳，以温下焦之虚阳。诸药合用，清上温下，以解除上下寒热格拒之势。

【原文综述】本症见于原文第110条。本方之腰以下无汗，为太阳病使用火劫发汗治法，导致邪热入里，阳明热盛，格阴于下，形成了上热下寒的格拒之势，下焦阳虚，阳不加阴则腰以下不得汗。可以酌情选择清上温下的附子泻心汤治疗。

【案例】宋某，男，48岁，患者腰以上汗出而心烦，但腰以下无汗而发凉。伴遗精，阴部发冷，阴茎回缩，大便稀溏，每日1次。舌质暗红，脉沉滑。此属阴阳不和，上下水火不相交济，治宜清上温下，交通心肾阴阳水火。处方：制附子10克（水煎煮），大黄、黄连、黄芩各6克（沸水泡渍）。上药和汁兑服，二剂。服药后大便每日二三次，但不稀溏，下肢已由凉转温，汗出心烦止，梦遗阴缩消，只有阴部仍然有凉冷的感觉。舌边尖红，脉沉。这是属于火热邪气已清，但阳气尚未遍达周身之象，再投以四逆散原方3剂而愈。

【按语】本案临床表现寒热错杂，热为真热，寒亦是真寒，临床上辨证治疗均比较困难。一般来说，上焦郁热极容易导致下寒，这是因为人体内的阴阳是处在一个相对平衡的状态，如果在下的阳气被郁而不能下达，则必然导致下焦的阳气不足而生内寒。所以，用附子泻心汤，专煎附子以温下寒，另渍三黄以清上热，这样一来，寒热之药异其气而生熟之品异其性，药虽同行而功则各奏，使阴阳调和，水火交济，则诸症自愈。附子泻心汤由大黄黄连泻心汤加炮附子而成，《伤寒论》中用来治疗“心下痞，而复恶寒，汗出者”，其病机特点是火热邪气内盛而人体真阳又虚。从表面看来，这是一种不相协调的矛盾对立关系，阳盛则热，阳虚则寒，为什么阳虚能与热邪同存于一体之中？如果从上下水火阴阳既济系统来看，中焦气机不能斡旋于上下，固然能产生上热下寒的格局。但是，如果从阳气与邪火的关系上来理解附子泻心汤证，似乎更能触及病变的本质。《素问·阴阳应象大论》说：“壮火之气衰，少火之气壮。壮火食气，气食少火；壮火散气，少火生气。”这段话为我们理解邪气与阳气的关系提供了理论依据。“少火”（即生命活动之火）是周身阳气产生的根源，是维持人体正常生理活动的基本保证，所以说“少火生气”。而“壮火”（即“邪火”）则是“少火”的克星，它不但能“食气”，而且能“散气”。在邪火内盛的病理情况下，如果它不断地蚕食人体的“少火”，就能逐渐导致阳气虚衰。阳愈衰则火愈盛，火愈盛则阳愈衰，形成了一个不良的循环体，而在这个循环体中，邪火旺盛是最为关键的因素。所以，要想打破这个循环体，恢复人体的阳气，单用扶阳的方法显然是达不到目的的，只有在消除邪火的同时，采用温补阳气的方法，双管齐下，才能收到良好的效果。也就是说，只有在“壮火之气衰”的前提下，才能使“少火之气壮”，这也正是附子泻心汤一方面用三黄清热泻火，另一方面用附子温补真阳的主导思想。用这种观点来认识附子泻心汤证的病机形成原理以及附子泻心汤的组方原则，对于在临床上更好地把握本方的运用无疑是有益的。

津液不足，不能化汗

【症状】无汗。身如虫行皮中状。

【病机】阳明病日久，耗伤胃津，津液亏虚，化源不足，故无汗；胃主肌肉，津液亏虚，营阴失去对肌肤的濡养，则身如虫行皮中状。

【治法】益气生津，调和营卫。

【方药】黄芪建中汤。方中黄芪益气生津，小建中汤既可以补益中焦的阴阳，以增气血生化之源，又可以调和营卫，濡养肌肤，对于气血亏虚引起的无汗身痒证，尤为适宜。

【原文综述】本症见于原文第196条。原文言：“阳明病，法多汗，反无汗，其身如虫行皮中状者，此以久虚故也。”阳明病多气多血，外邪侵袭，容易化燥化热，热邪内盛则法多汗，今反无汗，多见于阳明病后期，津液亏虚，化源不足所致。

（二）里虚症

中焦阳虚，兼有饮邪

【症状】无汗。呕吐，咳嗽，手足厥冷，头痛。

【病机】阳明中寒，阳虚无力蒸腾津液，故无汗；中焦阳虚，寒饮内停，胃气上逆则呕；寒饮射肺则咳；寒饮阻遏，阳失温煦，清阳不能实四肢则手足厥冷；寒饮上犯清窍则头痛。

【治法】温胃散寒。

【方药】吴茱萸汤。

【原文综述】本症见于原文第197条。虽然阳明病多热症、实症，但临床上也可见虚症与寒症，本条为胃中虚寒，兼水饮内停证。所谓“阳加于阴谓之汗”，中焦为气血生化之源，今中焦虚寒，津液生成不足，阳虚又无力蒸腾津液，故不见汗出。

【案例】李某，男，59岁，1973年5月4日初诊。患者年近60岁，身体颇健，素有吐清涎史。若逢气候变迁，头痛骤发，而以巅顶为甚。前医投以温药，稍有验。近年来因家事烦劳过度，是以头痛日益加剧，并经常咳嗽、吐痰涎、畏寒恶风，经中西药治疗未效。邀余诊治。症见精神困倦、胃纳欠佳、舌苔滑润、脉象细滑。根据头痛吐涎、畏寒等症状辨证，是阳气不振，浊阴之邪引动肝气上逆所致。……治以温中补虚，降逆行痰，主以吴茱萸汤。处方：党参30克，吴茱萸9克，生姜15克，大枣8枚。连服4剂，头痛渐减，吐涎亦少，且小便也略有清长。此乃寒降阳升，脾胃得以运化之机。前方既效，乃再守原方，继进5剂，诸症痊愈。（柳并耕. 头痛治验二则. 新中医，1977.）

阳气衰微，不能蒸腾

【症状】无汗。手足逆冷。

【病机】少阴阴盛阳衰，阳虚蒸腾无力则无汗；阳衰不能温煦四肢，故手足厥冷。

【治法】回阳救逆。

【方药】四逆汤。

【原文综述】本症见于原文第294条。少阴病阶段，气血阴阳俱虚，阳气亏虚则厥；津液亏虚，阳气蒸腾又无力则无汗。此时如果强发汗，不但伤阳，亦能伤阴，扰动营血，导致血液不循常道，从上窍而出，形成阳衰于下、阴竭于上的下厥上竭证。

【案例】一妇人，得伤寒数日，咽干，烦渴，脉弦细，医者汗之，其始衄血，继而脐中出血，医者惊骇而遁。予曰：少阴强汗之所致也。盖少阴不当发汗。仲景云：少阴强发汗，必动其血，未知从何道而出，或从口鼻，或从目出者，是名下厥上竭，为难治。予投以姜附汤数服，血止，后微汗愈。（许叔微. 普济本事方. 上海：上海科学技术出版社，1963.）

三、表里同症

风寒束表，热郁于里

【症状】无汗。发热恶寒，身疼痛，烦躁，脉浮紧。

【病机】风寒束表，正气抗邪则发热，卫阳被遏，温煦失司则恶寒；寒邪闭表，卫闭营郁，则无汗，经脉不输则身疼痛；寒邪闭表，阻遏卫阳，阳不外散，郁而化热，上扰心神则烦躁；寒主凝滞收引，其脉多为浮紧之象。

【治法】外解表寒，内清郁热。

【方药】大青龙汤。

【原文综述】本症见于原文第38条。本症为寒邪束表，卫阳郁闭，营阴郁滞，故无汗；阳气郁闭过重，阳郁化热则烦躁。其寒邪闭表的程度比麻黄汤还要重，采用辛温发汗、清热除烦的大青龙汤治疗，其临床辨证要点为“不汗出而烦躁”。本方用于治疗表里俱实症，对于正气不足之人，要禁用，否则就会导致“厥逆，筋惕肉瞤”等亡阳之症。

【案例】黄某，男，28岁。隆冬感受寒气，症见高热，体温39.5℃，恶寒，头身肢节皆痛，无汗，心烦，口不渴。病已3日，曾用柴胡注射液，服APC及桂枝加葛根汤无效，舌红苔白，脉浮紧有力。此寒郁化热，治当发汗。处方：麻黄10克，桂枝6克，杏仁10克，生石膏15克，大枣10枚，生姜10克，炙甘草6克。初服无汗，复服后汗出遍体，浸渍衣裤，发热等症随汗出而解。（刘渡舟. 经方临证指南. 北京：人民卫生出版社，2013.）

水饮阻遏，营卫不畅

【症状】无汗。头项强痛，翕翕发热，心下满微痛，小便不利。

【病机】水饮内停，郁遏阳气，太阳经气不利，营卫不和则头项强痛，翕翕发热，无汗；水饮内停，阻滞中焦，气机不畅，气血失和，则心下满微痛；饮邪下注膀胱，气化失常则小便不利。

【治法】利水通阳。

【方药】桂枝去桂加茯苓白术汤。方中茯苓、白术健脾利水；芍药苦寒泄水、利三焦；生姜辛温散水；大枣、甘草健脾益胃，补益中焦。全方重在健脾气、利小便。

【原文综述】本症见于原文第28条。本症之无汗，为水饮内停，阻碍阳气的运行，导致体表营卫运行不畅，太阳经气不利所致。其治疗的关键在于祛除郁遏阳气的水饮之邪，正所谓，“通阳不在温，而在利小便”。

【案例】嘉庆戊辰，吏部谢芝田先生会亲，患头项强痛，身疼心下满，小便不利。服表药无汗，反烦，六脉洪数。初诊疑为太阳阳明合病。谛思良久，曰：前病在无形之太阳，今病在有形之太阳。但使有形之太阳小便一利，则所有病气俱随无形之经气而汗解矣。用桂枝去桂加茯苓白术汤，一服遂瘥。（陈修园．长沙方歌括．上海：上海科学技术出版社，1980．）

三阳合病，表气闭塞

【症状】无汗。短气，腹满，胁下及心痛，鼻干，嗜卧，一身及目悉黄，小便难，有潮热，时时哕，耳前后肿，脉浮弦大。

【病机】此为三阳合病，邪热内闭之证。邪热内郁，气机不畅则短气、腹满。少阳受邪，枢机不利，气机不畅则胁下及心痛；胆气犯胃，胃失和降则时时哕。邪热郁闭阳明则嗜卧。少阳三焦气机不畅，水道失调，湿热内停，与郁热相合，湿热郁蒸则身目发黄；湿性黏腻重浊，阻遏气机则嗜卧；湿热相合，如油入面，热不得外泄，湿不得外泄，故见不得汗、小便难、潮热。脉浮弦大为三阳合病之脉象。

【治法】和解枢机。

【方药】小柴胡汤。

【原文综述】本症见于原文第231条。本条之无汗，主要是邪热内闭，湿热阻滞，热不得外泄所致，治疗先选用针刺，以疏通经脉，排泄浊热。如果针后外邪未解，可选用小柴胡汤，和解枢机，调畅气血。

第四章　气上冲

气上冲是以气机上逆为病机特点的一类病症。气上冲为症状名，《素问·至真要大论》曰："岁少阴在泉……民病腹中常鸣，气上冲胸，喘不能久立……"指腹内逆气上冲胸脘部，或吞咽有气团阻塞感的表现。见于奔豚证、厥阴病及肝气逆证。张仲景在《伤寒论》中把气上冲的病机分为四类：一是正气抗邪外出的表现。二是脏腑气机上逆的表现，如肝郁化火，热邪上冲的乌梅丸证；痰饮阻滞，肺气上逆的瓜蒂散证。三是心阳不足，不能下温肾水，引起的寒水或者寒气上冲的奔豚证。四是精血亏虚，毒热上冲证。

一、表症

邪在肌表，正气抗邪

【症状】气上冲。恶风，汗出。

【病机】风邪侵袭肌表，卫气抗邪于外，温煦失司则恶风；卫外不固，营阴外泄则汗出。此时误用下法，邪气欲内陷胸中，幸而正气未大伤，太阳经气仍能向上冲抗邪气，故见气上冲。

【治法】调和营卫。

【方药】桂枝汤。

【原文综述】本症见于原文第15条。本条之其气上冲有两种解释：一为自觉症状，为胸中有气逆之感觉；二为病机描述，即太阳经气上冲以抗邪。日本学者丹波元简所言"太阳经气上冲，为头项强痛等症"，比较符合临床。

【案例】某叟，70岁。因女暴亡，悲哀过甚，先呕吐，继又发作性腹痛一年余，小腹瘕块作痛，块渐增大，痛亦渐剧，气从小腹上冲心下，苦闷欲死，继而冲气渐降，痛渐减，病为奔豚。予桂枝汤，共16剂，奔豚大为减轻。（秦伯未.

谦斋医学讲稿. 上海：上海科学技术出版社，1978. ）

肝郁化火，邪热上逆

【症状】气上撞心。心中疼热，消渴，饥而不欲食，食则吐蛔。

【病机】肝郁化火，热炽津伤则消渴，肝气横逆则气上撞心，肝火犯胃则心中疼热，胃中嘈杂。肝木乘脾，脾失运化，则饥而不欲食；脾虚肠寒，食入难消，胃气上逆则呕吐；如果素有蛔虫，因其喜温避寒，闻食臭而动之特性，故可见食则吐蛔。

【治法】清肝胃郁火，温脾肠虚寒。

【方药】乌梅丸。方中乌梅酸敛泻肝，黄连、黄柏清泄肝胃郁热，干姜、细辛、附子、肉桂和蜀椒温脾散寒，人参和当归补益气血，全方清上火，温下寒。

【原文综述】本症见于原文第326条，为厥阴病的提纲证，厥阴为风木之脏，内寄相火，喜条达而主疏泄，木能疏土，与脾的运化功能关系密切。邪入厥阴则肝郁化火，疏泄失常，脾失健运，形成上热下寒的症候。病机为上有肝胃郁热、下有脾虚肠寒。其气上撞心的病机为肝郁化火，肝气横逆犯胃，肝胃郁火上冲所致。

【案例】刘某，男，61岁，医生。1964年4月25日诊治。患者于20岁时，因惊恐而有晨泻史。1963年秋，患者两目满眼胬肉攀睛，流泪不止，不酸不涩，不疼不痒，内觉胸胁支满，气上撞心，食少便溏，小便频数。初服祛风养血剂无效，后服逍遥散加减30余剂，胁满气逆稍减，而满眼胬肉不消，故来求治。患者面色红润，体胖，目下微有浮肿，满目胬肉，声音重浊，脉沉弦无力，治以乌梅丸作汤。处方：乌梅肉12克，细辛2.4克，桂枝3克，干姜4.5克，黄连4.5克，潞参3克，蜀椒壳1克，当归4.5克，黄柏4.5克，附子3克，苦酒引。1964年3月15日患者来信说：返家后，日服1剂，连服15剂，胁下支满与气逆消失，饮食增加，二便正常，胬肉开始消散。后改汤为丸剂，如梧桐子大，日服2次，每次12丸，至1964年秋改为7丸，至1965年3月，胬肉全消。（李英绍. 梁琴声运用乌梅丸的经验. 河南中医，1982. ）

二、里症

中阳不足，水气上逆

【症状】气上冲胸。心下逆满，起则头眩，脉沉紧。

【病机】脾阳不足，运化无力，水饮内停，水停心下，气机不利，则心下逆满；水饮上冲则气上冲胸；饮邪上犯清窍而失养则起则头眩；脾阳不足，鼓动无力，水寒之气阻滞脉道则脉沉而紧。

【治法】温阳健脾，利水平冲。

【方药】茯苓桂枝白术甘草汤。方中茯苓健脾利水为君药；桂枝温阳化气，平冲降逆；白术配茯苓健脾燥湿利水；炙甘草健脾益气，配合桂枝辛甘化阳，通阳健脾。诸药合用，共奏温阳健脾、利水平冲之功。

【原文综述】本症见于原文第67、160条。这两条的气上冲症状皆为表症误用下法，损伤脾阳，导致水饮内停，水寒之气上冲所致，治疗的关键在于恢复脾阳的健运功能。

【案例】陆某，男，42岁。形体肥胖，因冠心病而住院，抢治两月有余，未见功效。现症：心胸疼痛，心悸气短，多在夜晚发作。每当发作之时，自觉有气上冲咽喉，顿感气息窒塞，有时憋气而周身出冷汗，有死亡来临之感。颈旁之血脉又随气上冲，心悸而胀痛不休。视其舌水滑欲滴，切其脉沉弦，偶见结象。辨为水气凌心，心阳受阻，血脉不利之“水心病”。处方：茯苓30克，桂枝12克，白术10克，炙甘草10克。此方服3剂，气冲得平，心神得安，诸症明显减轻。但脉仍带结，犹显露出畏寒肢冷等阳虚见症。乃于上方加附子9克，肉桂6克，以复心肾阳气。服3剂手足转温而不恶寒，然心悸气短犹未全瘳，再与上方中加党参、五味子各10克，以补心肺脉络之气。连服6剂，诸症皆瘥。（陈明，刘燕华，李方. 刘渡舟临证验案精选. 北京：学苑出版社，1996.）

心阳亏虚，寒气上逆

【症状】气从少腹上冲心者。

【病机】烧针强发汗，汗出损伤心阳，不能下温肾水，导致下焦寒水之气上逆心胸。

【治法】温通心阳，平冲降逆。

【方药】桂枝加桂汤。方中重用桂枝，配以甘草，佐以姜、枣，辛甘化阳，温补心阳，平冲降逆；芍药、甘草酸甘化阴，养阴缓急。共奏温补心阳、平冲降逆之功。

【原文综述】本症见于原文第117条。本条奔豚为症候名，以小猪奔跑的状态，形容患者自觉有气从少腹上冲心胸的病证。其病因为心阳损伤，不能下温肾水，下焦的寒水之气上逆于胸，故现奔豚之证。治疗的重点在于温补心阳，心阳得复，肾水得温，寒气自降。

【案例】周右，住上海。初诊，气从少腹上冲心，一日四五度发，发则白津出，此作奔豚论。肉桂心一钱，川桂枝三钱，大白芍三钱，炙甘草二钱，生姜三片，大红枣八枚。二诊，投桂枝加桂汤后，气上冲减为日二三度发，白津之出亦渐稀。下得矢气，此为邪之去路，佳。肉桂心一钱半，川桂枝三钱，大白芍三钱，炙甘草三钱，生姜三片，红枣十枚，厚朴一钱半，半夏三钱。三诊，气上冲，白津出，悉渐除，盖矢气得畅行故也。今图其本，宜厚朴生姜甘草半夏人参汤加桂。厚朴三钱，生姜四钱，半夏四钱，甘草三钱，党参三钱，桂心一钱，桂枝二钱。（曹颖甫. 经方实验录. 上海：上海科学技术出版社，1979. ）

津亏气损，热上冲胸

【症状】热上冲胸。身体重，少气，少腹里急或引阴中拘挛，头重不欲举，眼中生花，膝胫拘急。

【病机】热病初愈，余邪未尽，触犯房事，耗伤精气，则见身重，少气，头重不欲举，眼中生花等症状；阴精大伤，筋脉失养，则见少腹里急，阴中拘挛，膝胫拘急等症状；邪气由阴传入，精血耗伤，毒热乘虚上冲则热上冲胸。

【治法】导邪外出。

【方药】烧裈散。

【原文综述】本症见于原文第392条。条文言："伤寒阴阳易之为病，其人身体重，少气，少腹里急或引阴中拘挛，热上冲胸，头重不欲举，眼中生花，膝胫拘急者，烧裈散主之。”后世医家对“阴阳易”的认识不统一，概括起来主要有两种观点：一是“阴阳”作男女解，“易”作传染解。即大病初愈，精血耗伤，余邪未尽之际，因房事互相传染所致。二是“阴阳”作房事解，“易”作变化解。在大病初愈之际，因房事而使病情复发且有所变化者，此即女劳复。

对于阴阳易的治疗，医家有谓单服烧裈散者，亦有辨证选方调服烧裈散者。如肝肾精血亏虚者，选用六味地黄丸、杞菊地黄丸或左归丸调服烧裈散；肾阳虚者，选用金匮肾气丸、右归丸调服烧裈散；阴寒内盛选用当归四逆汤调服烧裈散。

【案例】张某，女，28岁。1970年12月会诊。患者面色苍白，汗出多，恶寒甚，被上加盖皮大衣，身仍抖动不止，每间隔两三分钟即发出一声恐惧凄惨的尖叫。询言以阴中拘引，每拘阴时即感有一股热气直冲心下，此刻即自感欲死而发叫，两腿酸困，苦莫名状，项软头重不欲举，气短不续，双目紧闭，开则眼中冒花而眩甚，小便三日未解，但言阴中时流出霉腐样黏液。望苔薄舌淡，诊脉弦细稍数。病情怪异，但神志清醒。复询问其爱人，乃实告曰：三日前爱人感冒初愈，同房后即感身困不适，至天明病重不起，急送医院。查体温、血压、血象均正常，但对其临床症状急迫，西医师用西药治疗三日症状有增无减。患者邀余会诊。余思此与仲师瘥后劳复病机症状吻合，乃令其爱人如法调服烧裈散，并嘱不要将所服药物告知她，药后约半小时，阴中拘引感消失，心神渐安而酣然入睡。睡约两小时，醒后于病室内畅尿一次，尿后病症若失，面露笑容，但言身乏。患者因症状若失，于再次排便时，坚持去室外雪地排便，返回病室时，诸症复发如前。因忆烧裈散服法有小便利即效，予五苓散加木通，岂知药一下咽，症状博剧，惨叫声声相接。急令再调服烧裈散，药后病症又若失。坚持服烧裈散三天，病情稳定，未再复发。只言身乏软，予以归脾汤、桂附地黄丸调理而康复。（何复东. 烧裈散验案三例. 陕西中医学院学报，1983.）

痰实壅塞，气机逆上

【症状】气上冲咽喉。胸中痞硬，不得息。

【病机】痰饮阻塞上焦胸膈，气机不利则胸中痞硬；痰随气逆，肺气不得肃降，故见气上冲咽喉，呼吸困难。

【治法】涌吐痰实。

【方药】瓜蒂散。瓜蒂味极苦性升，涌吐力很强，以祛除上焦痰实之邪；赤小豆酸苦，有利水消肿之功。两药合用，具有酸苦涌泄之效。豆豉清轻宣泄，载药上行，而助涌吐之功。

【原文综述】本症见于原文第166条。本方证之"气上冲咽喉"为痰邪壅滞上焦，阻滞气机，气机上逆所致。根据《黄帝内经》"其上者，引而越之"的治疗原则，采用酸苦涌泄的瓜蒂散治疗。本方为涌吐峻剂，易伤脾胃，体虚之人当慎用。

【案例】一男子，年二十岁，晚饭后半时许，卒然腹痛，入于阴囊，阴囊挺胀，其痛如剜，身为之不能屈伸，轃轃闷乱，叫喊振伏。诊之，其脉弦，三动一止，或五动一止。四肢微冷，腹热如燔，囊大如瓜，按之石硬。病者昏愦中，愀然告曰：心下有物，如欲上冲咽喉。先生闻之，乃释然抚掌谓之曰：汝言极当。以瓜蒂散一钱，涌出寒痰一升余。次与紫圆三分，泻五六行，及其夜半，熟睡达天明，前日之病顿忘。（汤本求真．皇汉医学．北京：人民卫生出版社，1956．）

第五章 发黄

发黄是指由各种原因引起的皮肤或巩膜黄染的症状，多见于黄疸病证，《黄帝内经》对此有所记载，《素问·平人气象论》曰："目黄者曰黄疸。""溺黄赤，安卧者黄疸。"《素问·六元正纪大论》曰："湿热相薄，……民病黄疸。"《伤寒论》第236条亦云："此为瘀热在里，身必发黄。"以上主要论述了湿热黄疸的症状和病机。除此之外，仲景还论述了寒湿黄疸的病机，而且把火热内盛，伤及营血，肌肤失养的火热发黄证；瘀血内停，阻滞经脉，气血运行不畅，肌肤失养所引起的蓄血发黄证；枢机不利，气机郁滞，郁而化热，胆汁外溢的气郁发黄证，皆归于发黄的范畴，现论述于下。

一、表症

热邪熏蒸，伤及血分

【症状】身黄。惊痫，瘛疭，衄，小便难。

【病机】热邪内盛，伤及血分，肌肤失养则发黄；热邪上扰心神则惊痫；热邪熏蒸，伤津耗血则小便难；筋脉失养则瘛疭；迫血妄行则衄。

【治法】清热凉血，滋阴养营。

【方药】犀角地黄汤。

【原文综述】本症见于原文第6、111条。两条都是误用了火疗的治疗方法，导致邪热内盛、伤及营血、肌肤失养则发黄。火疗法是我国汉代常用的一种物理疗法，包括温针、艾灸、火针、熏蒸等治疗方法，有辛温发汗、散寒止痛的作用，主要用于寒邪引起的疼痛性疾病。

二、里症

（一）里热症

湿热郁蒸

【症状】身黄如橘子色。发热，但头汗出，小便不利，腹微满。

【病机】湿热内蕴，熏蒸肝胆，胆汁外溢则身黄如橘子色；湿热郁蒸于外则发热；上蒸于头则但头汗出；湿热胶结不解，湿邪不得下泄则小便不利；湿热壅滞腹部气机则腹微满。

【治法】清热利湿退黄。

【方药】茵陈蒿汤。方中茵陈蒿清热利湿为君；栀子清热除烦，引湿热从小便而去；大黄泄热通便，导湿热从大便而去。诸药合用，使湿热从二便分消，湿邪得消，热邪外透，则身黄自除。

【原文综述】本症见于原文第134、199、200、206、236、260、261条。其中第134、199、200、206条主要讲湿热发黄的病理机制，湿邪内停，热邪不得外达，则湿与热合，郁热在里，身体容易发黄。第236、260条主要论述湿热并重的发黄证，采用茵陈蒿汤治疗。第261条“伤寒身黄发热，栀子柏皮汤主之”，主要论述热重湿轻的发黄证。临床上对于湿重热轻的发黄证，一般采用茵陈五苓散治疗。

【案例】刘某，男，14岁。春节期间，饱食肥甘，又感时邪因而发病。初起寒热似感风寒，不久则一身面目悉黄而成黄疸。发热38.5℃，恶心欲吐，口苦体疲，周身懒惰，而不欲动，小便赤而大便不爽，切其脉弦而数，视其舌苔黄腻，辨为湿热黄疸，肝胆皆病之证。此病宜疏不宜补，若因体疲误补而邪结难愈。为疏柴胡茵陈蒿汤，服3剂黄退热解，病愈大半，后以他方调治而安。（刘渡舟，程昭寰. 肝病证治概要. 北京：人民卫生出版社，2013.）

瘀热在里

【症状】身黄。少腹硬，脉沉结，其人如狂。

【病机】瘀热互结于下焦，气血运行不畅则少腹硬；肌肤失养则身黄。心主血脉，邪热循经上扰心神则其人如狂，脉沉结亦为瘀血内阻之象。

【治法】泄热破血逐瘀。

【方药】抵当汤。方中水蛭、虻虫，破血逐瘀，直入血分，桃仁活血化瘀，大黄泄热逐瘀，共奏破血逐瘀泄热之功。

【原文综述】本症见于原文第125条。条文言："太阳病，身黄，脉沉结，少腹硬，小便不利者，为无血也；小便自利，其人如狂者，血证谛也，抵当汤主之。"本方证之身黄，为瘀热内阻，气血运行不畅，旧血不去，新血不生，肌肤失养所致，属于瘀血发黄的范畴。治疗以活血化瘀为主。

【案例】余尝诊一周姓少女，住小南门，年十八九，经事三月未行，面色萎黄，少腹微胀，证似干血劳初起。因嘱其吞服大黄䗪虫丸，每服三钱，日三次，尽月可愈。自是之后，遂不复来，意其瘥矣。越三月，忽一中年妇女扶一女子来请医。顾视此女，面颊以下几瘦不成人，背驼腹胀，两手自按，呻吟不绝。余怪而问之，病已至此，何不早治？妇泣而告曰：此吾女也，三月之前，曾就诊于先生，先生令服丸药，今腹胀加，四肢日削，背骨突出，经仍不行，故再求诊！余闻而骇然，深悔前药之误。然病已奄奄，尤不能不一尽心力。第察其情状，皮骨仅存，少腹胀硬，重按痛益甚。此瘀积内结，不攻其瘀，病焉能除？又虑其元气已伤，恐不胜攻，思先补之。然补能恋邪，尤为不可。于是决以抵当汤予之。虻虫一钱，水蛭一钱，大黄五钱，桃仁五十粒。明日母女复偕来，知女下黑瘀甚多，胀减痛平。唯脉虚甚，不宜再下，乃以生地黄、陈皮、茺蔚子活血行气，导其瘀积。一剂之后，遂不复来。后六年，值于途，已生子，年四五岁矣。（曹颖甫. 经方实验录. 上海：上海科学技术出版社，1979. ）

（二）里寒症

中虚失运，寒湿蕴阻

【症状】身黄。手足自温，小便不利。

【病机】中焦虚寒，寒湿内阻，肝胆疏泄失常则身黄；脾主四肢，中阳尚能温煦则四肢自温；寒湿内停，膀胱气化不利则小便不利。

【治法】温中散寒，燥湿退黄。

【方药】茵陈四逆汤或茵陈理中汤。

【原文综述】本症见于原文第187、259、278条。皆为太阴虚寒，运化失司，寒湿内停，阻滞肝胆气机，胆汁外溢则发黄。治疗当温中散寒、除湿退黄。

【案例】庞某，男，45岁，服务员。自诉罹黄疸病已年余，初病时面黄鲜亮，近2个月来，精神萎靡，面色暗淡熏黄，自觉病势转重，短时难以康复。中西药杂治，未见好转，来中医院求治。症见面容晦滞、两目浑黄、右胁痛、胃纳呆、脘闷腹胀、大便溏薄、小便淡黄、舌不红、苔白润、六脉沉细。辨为中阳不振，湿蕴中焦，脾失健运，证为阴黄。治以温中健脾，利湿化滞。方用茵陈四逆汤加味：茵陈15克，熟附片12克（先煎1小时），干姜9克，炙甘草3克，焦白术12克，白茯苓15克，川厚朴6克，陈皮6克，苍术6克，6剂。二诊：连进6剂后，胃纳转佳，大便成形，脘腹胀减，面目熏黄色淡，六脉亦较有力。继进茵陈理中汤调理一月而安，熏黄退尽。（熊廖笙. 黄疸证治津要. 杏林学刊，1985.）

三、表里症

寒邪束表，湿热内蕴

【症状】身黄。小便不利，发热，恶寒，无汗。

【病机】表症未解，卫闭营郁，则发热、恶寒、无汗。湿热内蕴，熏蒸肝胆则身黄；湿热阻滞三焦，津液不得下行则小便不利。

【治法】清热利湿退黄，兼以解表。

【方药】麻黄连翘赤小豆汤。方中麻黄、杏仁、生姜辛温宣散，发汗解表，同时利肺气，调水道，利水祛湿。连翘、生梓白皮苦寒清热。赤小豆酸平祛湿。炙甘草、大枣甘平和中。诸药共用，发挥清热利湿、解表退黄之功。

【原文综述】本症见于原文第262条。条文言：“伤寒瘀热在里，身必黄，麻黄连翘赤小豆汤主之。”此证为湿热内蕴兼表症，其身发黄的病机亦为湿热内蕴，熏蒸肝胆，胆汁外溢。

【案例】叶某，男，40岁，工人，1982年5月6日初诊。病者以往有肝炎病史。近因工作劳累后，自感四肢倦怠，食纳减少，腹胀气滞，大便稀软，自服“神曲茶”等后腹胀减轻。随之诸身不适，恶寒身倦，恶心厌油，小便短黄，巩膜黄染。实验室检查：尿三胆强阳性，谷丙转氨酶215 U/L。舌苔薄白微黄而腻，脉浮弦软。处方麻黄连翘赤小豆汤，即：麻黄10克，连翘10克，桑白皮15克，郁金10克，法半夏10克，炒谷、麦芽各15克，厚朴10克，茵陈20克，赤小豆30克，芦根15克。嘱服5剂，每日1剂，水煎，分2次服。二诊：服前方后，精神较前好转，巩膜黄染稍退，身形倦怠减，食欲增进，恶心止，小便仍黄，舌苔薄黄而白微腻，脉弦缓有力。守方减麻黄为6克，加生薏苡仁15克，嘱继续服10剂，以后再酌。三诊：服药后精神好转，食纳恢复到病前状态，巩膜黄染消退，尿三胆阴性，小便清长，舌苔薄润，脉缓不弦紧，转氨酶109 U/L（正常值0~40 U/L），其他基本正常。拟以疏肝健脾法巩固，方以小柴胡汤加减，即：柴胡10克，党参10克，法半夏10克，黄芩10克，茵陈15克，藿香10克，佩兰10克，郁金10克，炒谷、麦芽各10克，六一散20克。嘱服10剂，每日1剂，水煎分2次服，并嘱饮食清淡，忌辛辣油腻。四诊：病者告谓，无任何不适，饮食睡眠均正常，大便稀软，小便清长，脉缓有力，舌淡红而润。嘱其再进前方10剂，隔日煎1剂，分2次服。随后复查肝功能已正常，无其他不适症状，临床痊愈。随访半年，未见反复。（陈瑞春. 伤寒实践论. 北京：人民卫生出版社，2003. ）

三阳合病，阳热内郁

【症状】身黄。无汗，目黄，胁下及心痛，时时哕，小便难，耳前后肿，潮热，腹满，鼻干，嗜卧。

【病机】此为三阳合病，表症未解，卫气郁闭则无汗。少阳枢机不利，肝胆相火内郁，气机郁滞则胁下及心痛；少阳三焦津液代谢失常则小便难、耳前后肿；胆热犯胃则时时哕；肝胆疏泄失常，胆汁外溢则身黄、目黄。阳明热盛，热邪伤津则鼻干；热邪与糟粕相结则发潮热，实邪内阻，腹部气机不利则腹满；阳热内郁，邪热上扰心神则嗜卧。

【治法】疏肝解郁，通腑泄热，利湿退黄。

【方药】大柴胡汤合茵陈蒿汤。用大柴胡汤疏肝解郁，通腑泄热，以解除阳热内郁之病机。茵陈蒿汤清热利水退黄，使湿热从二便分消，则黄疸自除。

【原文综述】本症见于原文第231条。本条文既有无汗的表症。亦有少阳枢机不利，肝胆疏泄失常引起的胁下及心痛、一身及目悉黄、小便难、耳前后肿的少阳证。还有潮热、腹满、鼻干的阳明证。根据三阳合病、治在少阳的治疗原则，并且本条文太阳病比较轻，所以治疗可以选用大柴胡汤和解少阳枢机，通腑泄热，配以茵陈蒿汤清热利水退黄。

中虚兼表，寒湿内阻

【症状】身黄。恶风寒，颈项强，不能食，胁下满痛，目黄，小便难。

【病机】表症未解，营卫不和，卫阳温煦失司则恶风寒；太阳经脉气血运行不利则颈项强。中焦阳虚，运化无力，寒湿内阻，气机郁滞，肝胆疏泄失常则胁下满痛；胆汁外溢则面目及身黄；寒湿内阻，中阳不足，膀胱气化失常则小便难。

【治法】温中解表，健脾利湿退黄。

【方药】桂枝人参汤加茵陈。用理中汤以温中散寒、健脾利湿为主，配桂枝解表散寒，解除肌表的风寒之邪，配茵陈利湿退黄。

【原文综述】本症见于原文第98条。条文的面目及身黄为表症误下，损伤脾阳，运化失司，寒湿内盛，阻滞气机，肝胆疏泄失常，胆汁外溢所致。属于寒湿发黄的范畴，治疗当温中散寒，健脾燥湿以退黄。因表症未解，可以选用温中解表的桂枝人参汤以治其本，配以茵陈利湿退黄治其标。

第六章　振栗

振栗，症候名，是以身体畏寒而颤抖为主症的一类病症。首见《素问·至真要大论》：“心痛郁冒不知人，乃洒淅恶寒，振栗谵妄。”《素问·六元正纪大论》：“阳明司天之政……民病咳，嗌塞，寒热发暴，振栗癃闭。”张志聪注曰：“民病嗌塞、振栗诸症，皆悉燥热之气而为病也。”可见《黄帝内经》把振栗的病因归为虚寒和郁热。

仲景在《伤寒论》中把振栗的病机分为两类。一类是筋脉失养所致，如水饮之邪浸淫，或者气血亏虚，不能濡养筋脉。另一类是正气抗邪的表现，其病机正如《伤寒广要》卷三所言：“振近战也，而轻者为战矣。战为正与邪争，争则为鼓栗而战；振但虚而不至争，故止耸动而振也。下后复发汗振寒者，谓其表里俱虚也。亡血家发汗，则寒栗而振者，谓其血气俱虚也。”本章主要论述《伤寒论》中振栗的病机及其辨治。

阳虚失养，寒饮浸渍

【症状】振栗。心下悸，头眩，身瞤动，振振欲擗地。

【病机】阳气亏虚，寒饮内停，水饮犯胃则心下悸；水饮上犯清窍则头眩；水饮外犯肌肤，筋脉失养则身瞤动，振振欲擗地，即振栗的表现。

【治法】温阳利水。

【方药】真武汤。

【原文综述】本症见于原文第67、82条。第67条原本是饮停于脾的病证，由于误用发汗的治疗方法，损伤了经脉之气，导致寒饮浸淫筋脉，筋脉失养则身为振振摇。此时已经属于阳虚水泛的病证范畴。第82条则属于阳虚水泛证，筋脉的主要作用是束筋骨而利关节，若寒饮外浸筋脉，筋脉失养，则身瞤动、振振欲擗地。治疗选用温阳利水的真武汤。

【案例】孙兆治一人，患伤寒，发热，汗出多，惊悸，目眩，身战掉欲倒地。众医有欲发汗者，有作风治者，有欲以冷药解者，皆不除，召孙至曰：太阳经病得汗早欲解不解者，因太阳病欲解，必复作汗，肾气不足，汗不得，故心悸目眩身战。遂与真武汤，三服，微自汗出，即解。盖真武附子、白术和其肾气，肾气得来，故汗得来。仲景说："尺脉弱者，营气不足，不可发汗。"以此知肾气怯则难汗也。（江瓘．名医类案·卷一·伤寒门．北京：人民卫生出版社，1983．）

气血虚微，筋脉失养

【症状】寒栗而振。

【病机】气血亏虚之人，感受外邪，不可只用汗法，因汗法既可伤阴，又可伤阳。如虚人外感，误用汗法，致气血更加亏虚，筋脉失去阳气的温煦、阴精的濡养，则致恶寒颤抖的变证。

【治法】温阳舒筋。

【方药】芍药甘草附子汤。方中附子，温经扶阳；芍药、甘草，酸甘化阴，柔筋缓急。

【原文综述】本症见于原文第87条。条文言："亡血家，不可发汗，发汗则寒栗而振。"本条身体颤抖的病因为虚人外感，误用辛温发汗之法，折阳损阴，温煦濡养功能失常，故有寒栗而振之变。治疗当以温阳为主。正如丹波元简所言："汗后寒栗而振，非余药可议，宜芍药甘草附子汤、人参四逆汤之属。"

正气抗邪，驱邪外出

【症状】振栗。

【病机】正气蓄积全身力量，抗邪外出，正邪相争则身体颤抖。

【治法】顺势利导，扶正祛邪。

【方药】外邪郁闭体表，阳郁不伸，则汗之而解；若实邪内闭，气机郁闭，则用调胃承气汤。

【原文综述】本症见于原文第94、110条。第94条之振栗为正气蓄积力量，先屈而后伸，郁极乃发，抗邪外出时所致，往往振栗寒战过后，继则发热而解。第110条之振栗为阳明热证日久，邪热渐衰，津液得复，阳气能达，正气有抗邪外出之势，故有振栗、自下利而解的可能，这是正胜邪退、阴阳自合、疾病将愈的征兆。

药助正气，正胜邪却

【症状】蒸蒸而振。

【病机】人体正气得药力相助，聚集全身力量抗邪，邪正斗争激烈，则蒸蒸而振。

【治法】和解少阳，扶正祛邪。

【方药】小柴胡汤。

【原文综述】本症见于原文第101、149条。两条的蒸蒸而振的病因，都是因少阳病误用下法，但邪气还未离开少阳经，仍可以用柴胡剂治疗，但误下毕竟损伤了正气，此时正气得药力相助，抗邪外出，正邪斗争激烈，则表现为蒸蒸而振，正胜邪却则发热汗出而解。

第七章 身体疼痛

身体疼痛指以躯干和四肢的肌肉、筋脉、关节疼痛不适为临床表现的一类病证。中医对疼痛病因之认识，首见于《黄帝内经》，如“痛者寒气多也”“风为百病之长”“其热者……故为痹热”，明确提出寒、风、热为临床上最常见、最主要的致痛病因。以后历代医家虽然对疼痛的病因各有发挥，但均以《黄帝内经》理论为基础。在《黄帝内经》疼痛学术理论的基础上，后世医家随着经验的积累和知识的深入，使疼痛病因理论渐趋完善。至今已提出的致痛病因有：外寒、外风、外热、外湿、病气、七情、饮食不节、外伤、劳倦损伤和内风、内热、内寒、内燥、内湿等诸多方面。具体而言，金元时期的医家李东垣首次提出“痛则不通”的病机理论学说，并确立“痛随利减，当通其经络，则疼痛去矣”的以通止痛的原则。清代叶天士在《临证指南医案》中提出“久痛入络”之病机理论。王清任的《医林改错》、唐容川的《血证论》，均进一步阐述了瘀血致痛之病机。后世医家又根据疼痛病机包括虚、实两个方面，确立了实症疼痛之病机为“不通则痛”，虚症疼痛之病机为“不荣而痛”。

综观历代医家对疼痛病因病机的认识，是在大量临床观察基础上逐步完善的，它既是历代医家治疗痛症的经验总结，又是中医疼痛理论之精华，是治疗疼痛的理论依据，具有一定的指导意义。张仲景在《伤寒论》中主要从外感和内伤两方面阐述了疼痛的病因病机、症状、治则和方药，现论述如下。

第一节 身痛

一、表症

风寒外束，营卫不畅

【症状】体痛。身疼腰痛，骨节疼痛，身疼痛，无汗，喘。

【病机】寒邪主凝滞收引，风寒束表，卫阳被遏，营阴郁滞，经脉不通，气血运行不畅，筋脉肌肉失养则周身疼痛；寒邪束表，卫闭营郁，则无汗；肺气不利则喘。

【治法】发汗解表，宣肺平喘。

【方药】麻黄汤。

【原文综述】本症见于原文第3、35、46、50条。此4条所述身痛均为风寒束表，卫阳被遏，营阴郁滞，营卫运行不畅所致。正所谓“不通则痛”，仲景治以发散风寒，方用麻黄汤，使风寒得散，卫阳得疏，营阴得行，营卫运行畅通则身痛自愈。

【案例】刘某，男，50岁。隆冬季节，因工作需要出差外行，途中不慎感受风寒之邪，当晚即发高热，体温达39.8 ℃，恶寒甚重，虽覆两床棉被，仍洒晰恶寒，发抖，周身关节无一不痛，无汗，皮肤滚烫而咳嗽不止。视其舌苔薄白，切其脉浮紧有力，此乃太阳伤寒表实之证。治宜辛温发汗，解表散寒。用麻黄汤，麻黄9克，桂枝6克，杏仁12克，炙甘草3克，1剂服药后，温覆衣被，须臾，通身汗出而解。（陈明，刘燕华．刘渡舟临证验案精选．北京：学苑出版社，1996．）

霍乱里和，表气未解

【症状】身痛不休。

【病机】吐利止，表邪未解，营卫失调，气血运行不畅，肌肉筋脉失养。

【治法】调和营卫。

【方药】桂枝汤。

【原文综述】本症见于原文第387条。条文言："吐利止，而身痛不休者，当消息和解其外，宜桂枝汤小和之。"此条论述霍乱里已愈，但表气未和，气血运行不畅，故身痛不休，用桂枝汤微发汗，表和则愈。

【案例】吴某，女，63岁，于1987年11月21日因晨起外出跑步锻炼，汗出去衣，至晚觉头痛头晕，鼻塞流涕，咳嗽喉痒，身酸楚，肢节不舒，动则身汗欲出而不达，颜面不红，口唇红润，舌淡红，咽不赤，苔薄白而润，尺肤微热，脉沉缓无力。病发于小雪前两日，为运气正值终之气运，为顺化之季，候反温，其病温，治宜咸补，以甘泻之，以酸收之。故投以桂枝15克，入营而作汗，不是取其祛风之力；辅以芍药10克，能合营息风，亦不独取其止汗之功；甘草5克，和中败毒；生姜3片，大枣3枚，安中扶正祛邪。相辅为用，故桂枝得芍药，于发汗中取敛液之力；芍药得桂枝，益血于内以收化气之功；桂枝凭借生姜之力，攘之于外，以引外邪出路；芍药得甘草、大枣之助，安之于内，以断外邪入路；诸药合用，再告其患者，服药后啜热粥以助发药效，故患者服一剂而痊。（任继学. 桂枝汤临床一得. 江西中医药，1988.）

气营不足，营卫失和，经脉失养

【症状】身疼痛。脉沉迟。

【病机】太阳病过汗，营阴不足，筋脉失养则身疼痛；表邪入里则脉沉，营阴不足，脉道不充则脉迟。

【治法】益气和营。

【方药】桂枝新加汤。本方为在桂枝汤中加大芍药、生姜用量，再加人参而成。故其治在桂枝汤调和营卫的基础上，重用芍药以滋养营血，加人参以气阴双补。妙在加重生姜一味，乃借其辛散之力，引营血之气达于体表，以濡养筋脉。

【原文综述】本症见于原文第62条。条文言："发汗后，身疼痛，脉沉迟者，桂枝加芍药生姜各一两人参三两新加汤主之。"发汗过度，营阴受损，筋脉失养，不荣则痛。

【案例】樊某，女。产后半月许，忽然身体疼痛，脉来沉迟无感冒可言。有学员辨为气血两虚，用十全大补汤治疗，虽有小效但不彻底。改用桂枝加芍药、生姜各一两，人参三两新加汤治疗，服药3剂后，疼痛消除。桂枝9克，白芍12克，生姜12克，大枣12枚，炙甘草6克，党参12克。本方用于发汗后，或妇女产后，或流产后，或行经后，血虚而营气不足，不能充养肢体而出现的身体疼痛，脉沉涩而无力。方中用桂枝汤调补营卫；加重白芍剂量以养营血；另加人参以补卫虚。本方最妙之处在于加重生姜的剂量，借其辛散之力而走于外，使全方的益气养血作用达于体表，补而不滞，专治营卫气血不足所引起的身体疼痛。《金匮要略·血痹虚劳病篇》中的黄芪桂枝五物汤，也重用了生姜，与本方之义同。（刘渡舟．经方临证指南．北京：人民卫生出版社，2013.）

二、里症

阳虚寒凝，水湿浸渍

【症状】身体痛。手足寒，骨节痛。

【病机】肾阳虚弱，不能温煦四肢，故见手足寒；阳虚水停，寒湿内盛，阻滞经脉骨节，则身体痛、骨节痛。

【治法】温经散寒，除湿止痛。

【方药】附子汤。由炮附子、茯苓、人参、白术、芍药组成。重用炮附子，温经祛湿止痛；与人参相伍，温补以壮元阳；与白术、茯苓相伍，健脾以除寒湿。芍药“除血痹”“利小便”，能够泄孙络之水湿，通经脉之血痹，从而加强除湿止痛之效果。

【原文综述】本症见于原文第305条。条文言：“少阴病，身体痛，手足寒，骨节痛，脉沉者，附子汤主之。”此条论述少阴阳虚寒湿身痛。阳气虚弱，不能温养筋骨肌肉，寒湿之气，留滞肌肉关节之间，故见身体痛，骨节痛。

【案例】刘某，男，62岁，2001年11月26日初诊。于本月（2001年11月）20日午后下河捕鱼1小时余，当晚睡中即感全身疼痛，四肢关节酸痛，辗转不宁。次日即去镇卫生院治疗，被诊为外感风寒，给予正柴胡饮颗粒冲剂治疗5日不效。全身肌肉骨节酸痛，四肢厥冷，腰冷如冰，食欲减退，大便略溏，小便清长，舌质淡，苔白腻，脉沉细。证属阳气虚衰，寒湿内侵。治宜温经扶阳，祛寒除湿。用附子汤：炮附子30克（开水先煎1小时），茯苓、党参、白芍各30克，白术40克。每日1剂。连服7剂后，全身肌肉及骨节酸痛基本消失，四肢转温，腰已不冷，食欲增进，大便成形，舌质淡红，苔薄白，脉缓。方证合拍，病趋痊愈，续服前方5剂以巩固疗效而收全功。（顾勇刚，顾文忠. 附子汤异病同治验案二则. 实用中医药杂志，2005.）

三、表里兼症

风寒外闭，里有热郁

【症状】身疼痛。发热，恶寒，不汗出而烦躁，脉浮紧。

【病机】风寒外闭肌表，凝滞筋脉，故身疼痛；正邪相争则发热；寒邪侵袭，卫气抗邪，温煦失司，则恶寒；表闭阳郁，郁而化热，上扰心神则无汗而烦躁。

【治法】外解表寒，内清郁热。

【方药】大青龙汤。

【原文综述】本症见于原文第38条。条文言："太阳中风，脉浮紧，发热恶寒，身疼痛，不汗出而烦躁者，大青龙汤主之。若脉微弱，汗出恶风者，不可服之。服之则厥逆，筋惕肉瞤，此为逆也。"太阳表实症，卫阳被遏，营阴郁滞，营卫郁滞不通，故身疼痛。郁而化热，热扰心神，故生烦躁。

【案例】邓某，男。身体素壮，时值夏令酷热，晚间当门而卧，迎风纳凉，午夜梦酣，渐转凉爽，夜深觉寒而醒，入室裹毯再寝。偶尔寒热大作，热多寒少，头痛如劈，百节如被杖，壮热无汗，渐至烦躁不安，目赤，口干，气急而喘。脉洪大而浮紧。此夏气伤寒已化烦躁之大青龙证，予大青龙方治之：生麻黄12克，川桂枝12克，生石膏120克，甘草9克，生姜9克，鲜竹叶15克。服昨方，汗出甚畅，湿及衣被。约半小时，渐渐汗少，高热已退，诸症爽然若失。又为处一清理余邪之方，兼通大便，其病果瘥。（余瀛鳌医案，转自陈明，张印生. 伤寒名医验案精选. 北京：学苑出版社，1998.）

风寒外郁，内有血虚

【症状】身疼痛。

【病机】气血亏虚，不能濡养肌肉筋脉，风寒外郁，气血运行不畅，故身疼痛。

【治法】益气和营，扶正祛邪。

【方药】桂枝加芍药、生姜各一两，人参三两新加汤。

【原文综述】本症见于原文第85条。条文言："疮家虽身疼痛，不可发汗，汗出则痓。"久患疮疡的人，由于脓血过多，气血暗耗，多见气血两虚。营血不足，无以濡养肌肉筋骨则见身体疼痛。此条以疮家为例，提示气血两虚者，虽有表症，禁单纯使用汗法治疗，可以使用桂枝加芍药、生姜各一两，人参三两新加汤治之。

里阳亏虚，兼有表邪

【症状】身疼痛。下利，腹胀满。

【病机】脾肾阳虚，清阳不升，浊阴中阻，故下利、腹胀满；表邪未尽，营卫不和，气血运行不畅则身疼痛。

【治法】先温振阳气，后发散表邪。

【方药】四逆汤，桂枝汤。

【原文综述】本症见于原文第91、92、372条。此三条均是在里阳受损或亏虚的情况下，表症未解，故而身疼痛，所以治疗要分步进行。依据"急则治其标，缓则治其本"的治疗大法，先用四逆汤回阳救逆，待药后大便正常，里阳已复；若身疼痛仍在，为表症未罢，当用桂枝汤解表散邪。

脾胃升降失常，邪客于表

【症状】身疼。恶寒，头痛，发热，吐利。

【病机】表里之邪内外相干，胃肠功能逆乱，故吐利；外邪客表，经脉不利，故头痛、身疼；正邪相争于表，故恶寒、发热。

【治法】内调脾胃，外调营卫，微发其汗。

【方药】桂枝汤。桂枝汤外证得之解肌调营卫，内证得之化气和阴阳。

【原文综述】本症见于原文第383、386条。霍乱兼表症与太阳伤寒时有相似。但病位不同，霍乱病在脾胃，但亦有因感受外邪而发者，故吐利与表症兼有。太阳伤寒，当邪气内传，影响里气不和，亦可见吐利与表症同现。且霍乱初病即见吐利，而病势急暴，虽兼见表症，但与伤寒有别。

【案例】一妇人患下利数年，不进食，形体羸瘦，肌肤甲错，不能起卧，医时以参、附、诃、罂之类治之。先生诊之曰：百合篇所谓见于阴者，以阳法拯之者也。乃予大剂之桂枝汤，使覆而取汗，下利止。更与百合知母汤，以谷食调理之，渐渐复原。（汤本求真. 皇汉医学. 北京：人民卫生出版社，1956. ）

第二节　支节疼痛

一、表症

风寒束表，营卫不畅

【症状】骨节疼痛。身疼，腰痛，头痛，发热，恶风，无汗而喘。

【病机】风寒束表，卫阳被遏，营阴郁滞。风寒袭于太阳经，表闭而阳郁，卫阳被遏，正邪交争，故见发热、恶风；无汗为寒邪束表、腠理闭郁之特征表现；寒为阴邪，其性收引，感受寒邪则营阴郁滞，经气运行不利，故见头痛、身疼、腰痛、骨节疼痛；肺主气而外合皮毛，风寒袭表则毛窍闭塞，肺失宣降故见气喘。

【治法】辛温散寒，发汗解表。

【方药】麻黄汤。

【原文综述】本症见于原文第35条。条文言：“太阳病，头痛发热，身疼腰痛，骨节疼痛，恶风，无汗而喘者，麻黄汤主之。”本症之身痛，为寒邪凝滞经脉，气血运行痹阻，不通则痛。

【案例】丁某，男，26岁，1986年4月28日初诊。月余前外出淋雨，回家后即发热恶寒，头身疼痛，腹部胀满，恶心欲吐，呃逆。他医以感冒治疗，予桑菊感冒片等，除呃逆如故外，余症悉减。又治呃1个月，呃逆反有加剧之势。患者表情痛苦，面㿠神疲，呃逆频频，声音响亮，胃内食物常因呃逆而涌出，脘腹时痛，厚衣裹体，身困头昏，舌淡、苔薄白，脉浮稍紧。此乃太阳表寒未解，郁闭肺卫，经输不利使然。治宜发汗解表，宣肺止呃法。麻黄汤加味：麻黄12克，桂枝10克，杏仁15克，炙甘草6克，柿蒂50克。1剂，水煎服。药后周身出汗少许，厚衣尽去，呃逆有减。原方再进1剂，呃逆几除，他症亦减。减麻黄量至6克，坚持服完3剂，呃逆痊愈。（王星田，赵国祥. 麻黄汤临床新用举隅. 河南中医，1992. ）

风湿相搏，留着肌肤

【症状】身体疼烦。骨节疼烦，掣痛不得屈伸。

【病机】风为湿郁，两相搏结，留着肌肤，气血不畅则身体烦疼、不得屈伸；风湿稽留关节，关节屈伸不利，则骨节疼烦，掣痛不得屈伸。

【治法】内温寒湿，外散风邪。

【方药】桂枝附子汤，去桂加白术汤，或甘草附子汤。桂枝附子汤为风湿在表，故用附子温经散寒除湿，桂枝辛温通络化湿；去桂加白术汤为湿邪偏里之证，故去掉解表通络的桂枝，加健脾燥湿的白术；甘草附子汤为寒湿痹阻关节筋骨的重症，方中附子、白术、桂枝同用，既能通阳化气，固表止汗，又能祛风除湿，温经散寒通络，甘草调和诸药，扶正祛邪。

【原文综述】本症见于原文第174、175条。这两条是关于风湿病的条文，是伤寒的类证，属杂病范围。此病之身疼痛为风寒湿邪稽留肌肉、关节、筋骨所致，属于不通则痛的范畴，随着风湿所在位置变化，疼痛程度也迥然不同。

【案例】黄某，女，24岁。下肢关节疼痛已年余，曾经中西医治疗，效果不显。现病情仍重，尤以右膝关节疼痛为甚，伸屈痛剧，行走困难，遇阴雨天则疼痛难忍，胃纳尚好，大便时结时烂，面色㿠白，苔白润滑，脉弦紧，重按无力，诊为寒湿痹证。处方：桂枝尖一两，炮附子八钱，生姜六钱，炙甘草四钱，大枣四枚，三剂。复诊：服药后痛减半，精神食欲转佳。处方：桂枝尖一两，炮附子一两，生姜八钱，炙甘草六钱，大枣六枚。连服十剂，疼痛完全消失。（毛海云. 程祖培医案. 广东医学，1964. ）

二、里症

阳虚寒凝，水湿浸渍

【症状】骨节痛。身体痛，手足寒，脉沉。

【病机】阳气虚弱，寒湿弥漫。由于阳气不足，鼓动无力，加之湿性重浊，所以其脉沉；四肢为诸阳之本，一则寒湿之气弥漫阻滞，二则虚弱之阳难以温煦，故手足寒；阳气虚衰，不能温养筋骨肌肉，寒湿之气，留滞肌肉关节之间，故见身体痛，骨节痛。

【治法】温经驱寒，除湿止痛。

【方药】附子汤。由炮附子、茯苓、人参、白术、芍药组成。重用炮附子，温经胜湿，驱寒镇痛；与人参相伍，温补以壮元阳；与白术、茯苓相伍，健脾以除寒湿；芍药“除血痹”“利小便”，能够泄孙络之水湿，通经脉之血痹，从而加强止痛效果。

【原文综述】本症见于原文第305条。条文言：“少阴病，身体痛，手足寒，骨节痛，脉沉者，附子汤主之。”第304条提出阳虚寒湿证的辨证要点与治疗方法。背为督脉循行之部位，阳虚而寒湿凝滞，督脉先受影响，故背恶寒。此症可作为第305条“身体痛，手足寒，骨节疼，脉沉者”的补充。在服附子汤的同时，还可兼用灸法，一般认为可灸大椎、关元、气海等穴。灸法与汤药并进，可以增加疗效。

阳气不足，阴津亏损，筋经失养

【症状】四肢疼。内拘急，下利，厥逆，恶寒。

【病机】太阳病发汗太过，致表邪不尽，阳气外亡，邪热不去而恶寒；发汗太过，伤阳损阴，筋脉失养则四肢疼痛，腹内拘急；肾阳大亏，不能腐熟水谷，则下利；阴盛阳衰，温煦失司则四肢厥逆。

【治法】回阳救逆。

【方药】四逆汤。

【原文综述】本症见于原文第353条。条文言：“大汗出，热不去，内拘急，四肢疼，又下利厥逆而恶寒者，四逆汤主之。”此处之四肢疼为发汗太过，伤阳损阴，阳虚不能温煦筋脉，阴虚不能濡养筋脉所致。本条虽表里兼病，急当救里，此时阴阳两虚，厥逆已见，阳亡在即，故急以四逆汤温阳救逆。

【案例】陈某，50岁，住大西门。陡然腹痛，吐泻大作。其子业医，投以藿香正气散，入口即吐，又进丁香、砂仁、柿蒂之属，亦无效。至黄昏时，四肢厥逆，两脚拘急，冷汗淋漓，气息低微，人事昏沉，病热危急，举家仓皇，求治于余。及至，患者面色苍白，两目下陷，皮肤干瘪，气息低弱，观所泻之物如米泔水，无腐秽气，只带腥气，切其脉，细微欲绝。余曰：此阴寒也。真阳欲脱，阴气霾漫，阳光将熄，势已危笃。宜回阳救急，以挽残阳。投大剂四逆汤，当晚连进两剂，冷服。次早复诊：吐痢止，厥回，脉细，改用理中汤加附子而康。（湖南省中医药研究所. 湖南省老中医医案选. 长沙：湖南科学技术出版社，1980. ）

水湿郁滞，邪渍关节

【症状】骨节疼。小便不利，翕翕如有热状。

【病机】水湿停留关节，经络郁滞不通故骨节痛；水湿之邪影响膀胱气化之功，则小便不利；正气抗邪，邪正交争则翕翕如有热状。

【治法】温经通络祛湿。

【方药】甘草附子汤。

【原文综述】本症见于原文第192条。条文言：“阳明病，初欲食，小便反不利，大便自调，其人骨节疼，翕翕如有热状，奄然发狂，濈然汗出而解者，此水不胜谷气，与汗共并，脉紧则愈。”此时的骨节疼为水湿之邪留滞关节所致。如果正气来复，抗邪有力，水湿之邪不胜谷气，则可能出现翕翕发热、奄然发狂、濈然汗出而解的自愈情况；如果正不胜邪，就需要用甘草附子汤，温经散寒除湿，扶正祛邪。

【案例】杨某，男，42岁。患关节炎已3年，最近加剧，骨节烦疼，手不可近，并伴有心慌气短、胸中发闷，每到夜晚则尤重。切其脉缓弱无力，视其舌胖而嫩。辨为心肾阳虚，寒湿留于关节之证。为疏：附子15克，白术15克，桂枝10克，炙甘草6克，茯苓皮10克。服3剂而痛减其半，心慌等证亦减轻，转方用桂枝去芍药加附子汤，又服3剂，则病减其七。乃书丸药方而治其顽痹获愈。（刘渡舟．新编伤寒论类方．山西：山西人民卫生出版社，1984．）

三、表里兼症

邪犯少阳，表邪未解

【症状】支节烦疼。发热恶寒，微呕，心下支结。

【病机】太阳病不解转入少阳。太阳病未解，营卫不和，故发热，恶寒；风寒之邪稽留四肢，则支节烦疼。邪入少阳，少阳枢机不利，胆气犯胃则微呕，肝气乘脾则心下支结。

【治法】调和营卫，和解枢机。

【方药】柴胡桂枝汤。

【原文综述】本症见于原文第146条。此处的支节烦疼为风寒之邪不解，留滞四肢关节所致。本条文用两个“微”字，说明属于太阳与少阳同病的轻证，所以取桂枝汤的1/2量和小柴胡汤的1/2量，组成的柴胡桂枝汤进行治疗，体现了经典方剂的“量效关系”。

【案例】于某，男，43岁。1993年11月29日初诊。左侧肩背疼痛，腹胀，左臂不能抬举，身体不能转侧，痛甚之时难以行走，服西药“强痛定”可止痛片刻，旋即痛又发作，查心电图无异常，某医院诊为“肩周炎”，患者异常痛苦。刘老会诊时，患者自诉胸胁发满，口苦，时叹息，纳谷不香，有时汗出，背部发紧，二便尚调，舌质淡。不通则痛也，治当并去太少两经之邪，和少阳，调营卫，方选柴胡桂枝汤加片姜黄：柴胡16克，黄芩10克，半夏10克，生姜10克，党参8克，炙甘草8克，桂枝12克，白芍12克，大枣12枚，片姜黄12克。服3剂，背痛大减，手举自如，身转灵活，胸胁舒畅。续服3剂，诸症霍然而愈。（陈明，刘燕华．刘渡舟临证验案精选．北京：学苑出版社，2007．）

脾阳不足，感受外邪

【症状】四肢烦疼。

【病机】中阳不足，气血亏虚，感受外邪，营卫不和。

【治法】健脾和胃，调和营卫。

【方药】桂枝汤。方中桂枝辛温，助卫解表，白芍酸，略寒，敛阴和营，二药合用调和营卫。生姜、大枣、炙甘草，三药合用，甘温补中，健脾和胃，扶正祛邪。

【原文综述】本症见于原文第274条。条文言："太阴中风，四肢烦疼，阳微阴涩而长者，为欲愈。"本条为太阴虚寒之人感受外邪，本身中焦脾虚不能温阳四肢，四肢关节气血亏虚，加之外邪袭表，进一步影响了四肢气血的运行，故见四肢烦疼。

第三节 项背强痛

一、表症

风寒外束，太阳经气不利

【症状】项背强痛。恶寒，脉浮。

【病机】太阳经主表，为六经之藩篱，风寒之邪侵袭，太阳经首当其冲，太阳经气血运行不畅，则项背僵硬疼痛；卫气抗邪，温煦失司则恶风寒；正气抗邪于表则脉浮。

【治法】发散风寒，升津舒络。

【方药】桂枝加葛根汤，或葛根汤。桂枝加葛根汤为桂枝汤原方加葛根，方用桂枝汤调和营卫，加葛根以生津舒筋。葛根汤为桂枝汤加麻黄、葛根，桂枝汤中减轻了桂枝、芍药的用量，以防止发汗太过，同时方中的芍药、甘草、大枣益阴养营，以资汗源，通达经络，缓急止痛。

【原文综述】本症见于原文第1、14、31条。以上3条出现头、项、背僵硬疼痛，皆为风寒之邪侵袭太阳经脉，气血运行不畅，筋脉失养所致。但是病因有所侧重，第14条的"项背强几几"，主要病因是风邪侵袭太阳经，太阳经气不利。但风性开泄，故见汗出恶风。第31条的"项背强几几"，主因是寒邪侵袭肌表，太阳经输不利。寒邪凝滞，卫闭营郁则见无汗而恶风。

【案例】李某，男，38岁。患顽固性偏头痛两年，久治不愈。主诉：右侧头痛，常连及前额及眉棱骨。伴无汗恶寒，鼻流清涕，心烦，面赤，头目眩晕，睡眠不佳。诊察之时，见患者颈项转动不利，问之，乃答曰：颈项及后背经常有拘急感，头痛甚时拘急感更重。舌淡苔白，脉浮略数。遂辨为寒邪客于太阳经脉，经气不利之候。治当发汗祛邪，通太阳之气，为疏葛根汤：麻黄4克，葛根18克，桂枝12克，白芍12克，炙甘草6克，生姜12克，大枣12枚。麻黄、葛根两药先煎，去上沫，服药后覆取微汗，避风寒。3剂药后，脊背有热感，继而身有小汗出，头痛、项急随之而减。原方再服，至15剂，头痛、项急诸症皆愈。（陈明，刘燕华. 刘渡舟临证验案精选. 北京：学苑出版社，1996.）

二、里症

水饮内停，太阳经气不利

【症状】头项强痛。翕翕发热，无汗，心下满微痛，小便不利。

【病机】水气内停，郁遏阳气，太阳经气不利，因致头项强痛、翕翕发热、无汗；水气内停，气机郁滞，里气不和，故见心下满微痛、小便不利。

【治法】利水通阳。

【方药】桂枝去桂加茯苓白术汤。即桂枝汤去桂枝加茯苓、白术而成。方中茯苓、白术健脾行水；芍药苦泄利水；生姜辛温散水；大枣、甘草补益脾胃。合方重在运脾气，利小便，俾小便利则阳气自通。

【原文综述】本症见于原文第28条。条文言：“服桂枝场，或下之，仍头项强痛，翕翕发热，无汗，心下满微痛，小便不利者，桂枝去桂加茯苓白术汤主之。”本条论述因水气内结出现太阳疑似证的辨治。文中用一个“仍”字，概述了治疗前后的症状特征。何以治疗时会“服桂枝汤，或下之”而一误再误，主要与治疗前见“头项强痛，翕翕发热，无汗”及“心下满微痛”等症状有关。因“头项强痛，翕翕发热，无汗”颇似表邪不解，前症依然存在。此时辨证应抓住“小便不利”这个关键，抓住此证就抓住了“水气”的病机。水气内停，郁遏阳气，太阳经气不利，因而头项强痛。

水热互结，经气不利

【症状】项强。

【病机】水热结于胸膈，病位偏高，病势偏上，致颈项部气血不通，筋脉肌肉失养，故项强。

【治法】泻热逐水，峻药缓图。

【方药】大陷胸丸。大陷胸丸即大陷胸汤加葶苈子、杏仁、白蜜而成。方中甘遂、大黄、芒硝三味泻热荡实，逐水开结；葶苈子善泻高位之肺水，杏仁苦泄肃降，助葶苈子行气以泄水。以白蜜煮丸，取其甘缓，与丸剂相合，有治上者制宜缓之意。

【原文综述】本症见于原文第131条。本条讨论结胸病位偏上的证治。既言“结胸者”，当有“心下痛，按之石硬”等结胸证的一般症状。“项亦强，如柔痉状”则是本症的临床特点。究其病机，病在上治宜缓，用大陷胸丸泻热逐水，力缓而下。

【案例】罗某，素有茶癖，每日把壶长饮，习以为常。身体硕胖，面目光亮，每以身健而自豪。冬季感受风寒后，自服青宁丸与救苦丹，病不效而胸中硬疼，呼吸不利，项背拘急，俯仰为难。经人介绍，乃请余诊。其脉弦而有力，舌苔白厚而腻，辨为伏饮居于胸膈，而风寒之邪又化热入里，热与水结于上，乃大陷胸丸证。为疏：大黄6克，芒硝6克，葶苈子、杏仁各9克，用水两碗、蜜半碗，煎成大半碗，后下甘遂末1克。服1剂，大便泻下2次，而胸中顿爽。又服1剂，泻下4次。从此病告愈，而饮茶之嗜亦淡。（刘渡舟. 新编伤寒论类方. 太原：山西人民出版社，1984. ）

三、表里同症

太阴里虚，兼有表症

【症状】颈项强。胁下满痛，面目及身黄，小便难。

【病机】由于误下或者中虚，脾阳受损，寒湿内生。脾失健运，受纳无权，则不能食；土壅木郁，经气不利，则胁下满痛；寒湿内郁，脾色外现，则面目及身黄；脾失转输，水饮内停，则小便难；表症未解，邪郁经脉，故颈项强。

【治法】温中散寒，解表除湿退黄。

【方药】桂枝人参汤加茵陈。用人参、白术、甘草、干姜温中散寒，健脾祛湿，配以桂枝解表祛风，加茵陈利湿退黄。

【原文综述】本症见于原文第98条。本条开始为太阴虚寒兼表症，误用下法，导致寒湿内阻，气机不畅，肝胆疏泄失常，故见胁痛、身黄。但其颈项强，为太阳表症未解，属经输不利之候。

三阳合病，邪郁太阳不解

【症状】颈项强。身热恶风，胁下满，手足温而渴。

【病机】太阳表邪未罢，故身热恶风，颈项强。邪入少阳，枢机不利，故胁下满。邪郁化热，内入阳明，故手足温而渴。

【治法】和解少阳。

【方药】小柴胡汤。

【原文综述】本症见于原文第99条。条文言："伤寒四五日，身热恶风，颈项强，胁下满，手足温而渴者，小柴胡汤主之。"本条的"颈项强"，为太阳表症未解，经输不利所致。此处的"手足温而渴"，是阳明里热逐渐炽盛的表现。手足温在《伤寒论》中可以见于两种病：一是太阴病；二是阳明病。太阴病的手足温是与少阴病的四肢厥冷相对而言的，也就是说，太阴病患者的手足并不冷，还是温暖的，表明阳气损伤不大，所以不渴；而阳明病患者的手足温，此处所表达的含义是手足发热，伴随着里热越来越重，手足发热的程度也越来越重，因为热盛伤津，所以这种手足温往往伴有口渴，这是阳明病的特点。

【案例】苏某，女，46岁，1985年8月23日就诊。症见：项背强痛，转侧不灵，伴寒热往来，每日一发，寒轻热重，热来大饮不解其渴，不欲饮食已4日。某医院治以葛根汤，患者连服3剂，汗出甚多，寒热往来未除，项背强痛益增，而求治。查问病史，去年（1984年）患胆石症曾到福建医学院附属一院进行手术，素体虚衰，月经行期色淡，白带多而清稀，面色无华，脉弦而细，舌质淡，苔薄黄，症属少阳热重伤津，治宜和解。方用小柴胡汤治之：柴胡、黄芩各12克，半夏、党参各9克，炙甘草6克，生姜3片，红枣6粒（剖）。1剂而寒热解，3剂尽，项背强痛除。（吴光烈. 临床应用小柴胡汤一得. 福建中医药，1987. ）

太少并病，太阳经输不利

【症状】头项强痛。心下痞硬，眩冒。

【病机】太阳、少阳并病，太阳表症不解，经输不利则头项强痛。少阳枢机不利，胆气犯胃，肝木乘脾，中焦气机紊乱则心下痞硬；气机郁滞，清阳不升则眩冒。

【治法】解表散邪，调畅气机。

【方药】柴胡桂枝汤，或针刺大椎、肺俞和肝俞。

【原文综述】本症见于原文第142、171条。这两条内容有头项强痛，为太阳表症未解，经输不利所致。对于本症的治疗，仲景采用针刺的办法，针刺大椎，疏散太阳经邪气；针刺肺俞和肝俞，调畅气机，和解少阳，如此则表里双解。

第八章 身重

身重，症候名。临床以自觉身体沉重，活动不便的一类病证。《素问·气交变大论》言：“民病腹满，身重，濡泄。”多因风湿、寒湿、湿热困脾所致。《医钞类编·身痛门》论及风湿、热湿、寒湿身重的治法时曾说：夏月中风湿，身重如山，不能转侧，宜除风胜湿去热之药治之；湿热身重而痛，用羌活胜湿汤；寒湿身重，用五积散；肾著身重，用甘姜苓术汤。《伤寒论》论述的身重病因主要分为两大类：一类是阴阳精血亏虚，肌肉筋脉失养所致；另一类是实邪阻滞，气机运行不畅所致。现详细论述如下。

一、表症

温热外袭，热盛伤气，机体失养

【**症状**】身重。自汗出，多眠睡，鼻鼾。

【**病机**】温热病邪，伤津耗气。热盛耗气伤津，肌肉筋脉失养则身重；迫津外泄，则自汗出；热邪伤津耗气，心神失养，则多眠睡；壅滞于肺，呼吸不利，则鼻息必鼾。

【**治法**】清透热邪。

【**方药**】白虎汤。

【**原文综述**】本症见于原文第6条。温为阳邪，治当用辛凉解表法，禁用辛温发汗，若误用之，则必致热盛津伤，导致“风温”变证的发生。若仍不积极清热救阴，而反用火法治之，则无异于抱薪救火，必致火毒剧烈，熏灼肝胆，轻则全身发黄，重则肝风内动，发为惊痫，或出现阵发性四肢抽搐，肤色暗晦如火熏等危候。若一误再误，则患者命悬一线。故戒之曰：“一逆尚引日，再逆促命期。”

【案例】有市人李九妻，患腹痛，身体重，不能转侧，小便遗失。或作中湿治。予曰：非是也，三阳合病证。仲景云：见阳明篇第十证。三阳合病，腹满身重难转侧，口不仁，面垢，谵语，遗尿。不可汗，汗则谵语，下则额上汗出，手足逆冷，乃三投白虎汤而愈。（许叔微．许叔微伤寒论著三种·伤寒九十论．上海：商务印书馆，1956．）

二、里症

阳气亏虚，机体失养

【症状】身重。心悸。

【病机】清阳之气不能温养肢体，故身体困重；阳虚而心神无所主，故见心悸。

【治法】温中补虚，调和阴阳。

【方药】小建中汤。小建中汤是由桂枝汤倍芍药、加饴糖组成。然其理法与桂枝汤有别，桂枝汤以桂枝为君，具有解肌发表、调和营卫之功，主治外感风寒表虚、营卫不和证。小建中汤以饴糖为君，意在温中补虚，缓急止痛，主治中焦虚寒、虚劳里急证。

【原文综述】本症见于原文第49条。此条提示表症应发汗治疗，若误用下法，损伤正气，机体失养则身重，对于里虚兼表症，应采用和表实里之法，使表里气血充实，津液调和，诸症自愈。

三焦不通，经气壅滞

【症状】一身尽重。胸满烦惊，小便不利，谵语。

【病机】伤寒误下，邪气内陷少阳之半表半里，三焦气机壅滞，经脉气机不利，则一身尽重、胸满；邪入少阳，枢机不运，三焦决渎失职，膀胱气化不利，则小便不利；少阳枢机不畅，郁热内生，热扰心神，轻则心烦，重则谵语。

【方药】柴胡加龙骨牡蛎汤。柴胡加龙骨牡蛎汤是由小柴胡汤去甘草，加龙骨、牡蛎、桂枝、茯苓、铅丹、大黄而成。因邪入少阳，故以小柴胡汤以和解少阳，宣畅枢机；加桂枝温阳化气，通达郁阳；加大黄泻热和胃；加龙骨、牡蛎、铅丹重镇安魂；加茯苓淡渗利水，宁心安神；去甘草，免其甘缓留邪。诸药相合，寒温同用，攻补兼施，肝胆调和，热祛魂安。

【原文综述】本症见于原文第107条："伤寒八九日，下之，胸满烦惊，小便不利，谵语，一身尽重，不可转侧者，柴胡加龙骨牡蛎汤主之。"误用下法，邪气内陷，阳气郁于少阳，三焦气机郁滞，气血运行不畅，肌肤失养则一身尽重，不可转侧。

【案例】姜某，男，42岁，1982年11月2日初诊。半年前在田间劳动，突闻其子车祸，遂抱往医院抢救。途中适逢下雨，加之衣着单薄，心情急愦，浑身汗出。翌日即感肌体违和，周身困重，时而寒热，语言迟缓，腹胀纳少。继而筋惕肉瞤，手不能做细活，走路慌张，全身痿软无力，肢体麻冷。到某地医院检查为"帕金森病（震颤麻痹）"，予服安坦、左旋多巴等药治疗，上述症状一度缓解，后又复发。近半个月诸症加剧，卧床不起，转请中医治疗。诊其脉弦滑，舌红、苔黄厚、根腻，口黏发苦，大便干结，小便色黄。患者平素禀性沉默，寡言少语，今既失之惊恐内伤，又复加风雨外袭，以致内外相客引而为病。且久病失调，忧虑日增，致肝气郁结，横犯脾土。治以疏肝理脾，解郁安神，清热镇惊。处方：柴胡12克，黄芩10克，龙骨15克，牡蛎15克，桂枝6克，茯苓10克，半夏10克，党参12克，大黄6克，丹参15克，百合12克，生姜3片，大枣6枚，水煎服。服药5剂，症状大减，自觉浑身松动，肌肉震颤偶发。宗原方去大黄、茯苓加焦三仙各10克，莱菔子10克，继服5剂。后以逍遥丸调理月余，1年后随访未再复发。已能参加正常劳动。（朱东奇. 柴胡加龙骨牡蛎汤临床治验举隅. 吉林中医药，1989. ）

阳明热结，经气不通

【症状】身重。短气，腹满而喘，潮热。

【病机】阳明燥结，阻塞肠道，气机不通则身重；阳明热结，腑气不通则腹满；肺与大肠相表里，腑气不通，肺气不得肃降则喘；肺气不利则短气；阳明经气日晡偏盛，此时抗邪有力，故多见日晡潮热。

【治法】急下存阴，荡涤热结。

【方药】大承气汤。

【原文综述】本症见于原文第208条。阳明热证，兼见汗出不恶寒、身重短气、腹胀满、潮热及手足濈然汗出等症，为阳明燥结已成，故当“可攻里也”。

【案例】一人伤寒，八九日以来，口不能言，目不能视，体不能动，四肢俱冷，咸谓阴证。诊之六脉皆无，以手按腹，两手护之，眉皱作楚，按其趺阳，大而有力，乃知腹有燥屎也。欲与大承气汤，病家惶惧不敢进。李曰：君郡能辨是证者，唯施笠泽耳，延诊之，若合符节遂下之。得燥屎六七枚，口能言，体能动矣。故按手不及足者，何以救垂厥之证耶。（魏之琇. 续名医类案. 北京：人民卫生出版社，2000.）

阳明热盛，经脉壅滞

【症状】身重。咽燥口苦，腹满而喘，发热汗出。

【病机】阳明热盛，蒸腾于外则发热汗出；热阻气机，经脉壅滞则身重。里热上灼津液，故咽燥口苦；热邪阻滞腹部气机则腹满；热邪犯肺，肺气失宣则喘。

【治法】辛寒清热。

【方药】白虎汤。

【原文综述】本症见于原文第221条。此处之身重，为阳明热盛，壅滞气机，伤津耗气，肌肉筋脉失养所致。本条阳明病脉浮紧与太阳伤寒脉象虽同，但主症不同，机制有别。若将脉浮紧、发热、汗出等误认为伤寒表症，妄用辛温发汗，则津液愈伤，里热愈盛。热扰心神，则躁、心中愦愦然、烦乱不安、谵语。若误用温针，是以火济热，心神受扰，故有怵惕、烦躁不得眠等变症。若以腹满为腑实而误用下法，则胃中空虚，邪热乘虚郁于胸膈之间，出现心中懊憹不安，当用栀子豉汤以清宣胸膈郁热。

少阴阳虚，水湿浸渍

【症状】四肢沉重。身痛，腹痛，下利，小便不利。

【病机】肾阳亏虚，不能蒸腾化气，水饮内停，泛滥为溢。水泛肌肤，浸淫机体，则见四肢沉重疼痛；水泛中焦，寒饮凝滞脾络，故见腹痛；水饮下趋大肠则下利；水停下焦，津不化气，则见小便不利。

【治法】温阳利水。

【方药】真武汤。

【原文综述】本症见于原文第316条。本条文中身体沉重之病因为水饮侵犯筋脉，肌肉筋脉失养所致。第82条也用到了真武汤，虽同用一方，但两者却有区别。本条真武汤证，病程长，阳气久虚，水饮停滞，泛滥成灾。第82条是太阳病过汗，阳虚轻，病程短，为有形之水气凌心。

【案例】赵某，女，40岁，于1984年4月3日初诊。初患病时，因头面四肢肿，恶寒发热，服西药治疗周余，未见疗效而用中药治疗3周仍未见效，病日加重而来就诊。察颜面苍白，舌质淡胖，苔薄白而滑润，面浮身肿，腰以下为甚，按之凹陷不起，胸闷气短，腰冷痛酸重，四肢不温，畏寒神疲，溺清白而少，口渴不欲饮，脉沉细无力。此乃真阳衰极、土不制水所致。药用：附子25克，白术25克，茯苓25克，白芍20克，干姜20克，肉桂7.5克，水煎300毫升，每次100毫升，分3次服。上药连服3剂，浮肿消退大半，查其舌体渐小，四肢微温，溺量增多，脉虽沉较前有力。此乃虚焰渐退，正气渐复之佳象。按上方去附子、肉桂，加干姜15克，连服6剂而愈。（吕大用．运用真武汤一得．中医函授通讯，1987．）

精气受损，机体失养

【症状】身体重。少气，少腹里急，或引阴中拘挛，头重不欲举，眼中生花，膝胫拘急。

【病机】精气不足，不能濡养。阴精被伤，精气不足，机体得不到濡养，故身重，少气，头重不欲举，眼中生花等症状；阴精大伤，筋脉失养，则见少腹里急，阴中拘挛，膝胫拘急等症状。

【治法】通散导邪外出。

【方药】烧裈散。

【原文综述】本症见于原文第392条。第392条言："伤寒阴阳易之为病，其人身体重，少气，少腹里急，或引阴中拘挛，热上冲胸，头重不欲举，眼中生花，膝胫拘急者，烧裈散主之。"历代医家对阴阳易属于何种病证，烧挥散方是否有效多持有异议。对阴阳易病的认识，一般认为是伤寒病后由房事致使男女交互染易，另有两种观点：一者认为是女劳复，是伤寒新瘥，因犯房劳而使病情复发；一者认为是伤寒的一种变证。对于阴阳易相当于现代医学何种疾病，亦有不同观点：有人认为属于男女生殖器官炎症、某些性传播疾病；有人认为属性神经官能症。

三、表里兼症

风寒外束，里热伤气

【症状】身重。

【病机】外寒束缚，郁遏阳气，化生内热，里热伤气，故身重。

【治法】外解表寒，内清郁热。

【方药】大青龙汤。

【原文综述】本症见于原文第39条。此条为大青龙汤的非典型脉症。患者体质强弱、感邪轻重及邪气性质不同，临床表现也不同。感邪较轻，故脉不紧而缓，身不疼但重，且乍有轻时。

【案例】某女，32岁。患者两手臂肿胀，沉重疼痛，难以抬举。经过询问得知，冬天用冷水洗衣物后，自觉寒气刺骨，从此手臂便肿痛，沉重酸楚无力，诊脉时颇觉费力。但其人形体盛壮，脉来浮弦，舌质红绛，苔白。此乃水寒之邪郁遏阳气，以致津液不得流畅，形成气滞水凝的"溢饮"证。虽然经过多次治疗，但始终没有用发汗之法，所以缠绵而不愈。处方：麻黄10克，桂枝6克，生石膏6克，杏仁10克，生姜10克，大枣10枚，炙甘草6克。服药1剂，得汗出而解。（刘渡舟．经方临证指南．北京：人民卫生出版社，2013．）

三阳合病，热盛伤气

【症状】身重。难以转侧，腹满，面垢，谵语，遗尿，自汗出，口不仁。

【病机】阳明热盛，气滞于腹则腹满；伤津耗气，热蒸肌肉，则身重、难以转侧；阳明经脉绕口，胃热炽盛，浊热上攻，则口不仁；足阳明胃经布面，热邪循经上熏，故面垢；热上扰心神，则谵语；热盛神昏，膀胱失约，则遗尿；里热迫津外泄，则自汗出。

【治法】辛寒清热。

【方药】白虎汤。

【原文综述】本症见于原文第219条。本条论三阳合病以阳明燥热亢盛为主的证治及治禁。言三阳合病者，当太阳、阳明、少阳三经同时发病。然从症状表现看，实以阳明热盛为主。其中的身重之症，其病因主要是热邪内盛，伤津耗气。故治当以白虎汤辛寒清热，透邪外出。

邪热壅滞，气血不畅，兼有外邪

【症状】腰下困重。

【病机】表症误用火灸，实以虚治，火气内攻，表气郁闭，阳热内郁于上，壅遏气机，而上下不达，致使腰以下无阳气可温，则腰以下困重疼痛。

【治法】大青龙汤。

【方药】解表清热。

【原文综述】本症见于原文第116条："微数之脉，慎不可灸，因火为邪，则为烦逆，追虚逐实，血散脉中，火气虽微，内攻有力，焦骨伤筋，血难复也。脉浮，宜以汗解，用火灸之，邪无从出，因火而盛，病从腰以下，必重而痹，名火逆也。欲自解者，必当先烦，烦乃有汗而解。何以知之？脉浮，故知汗出解。"此条文之腰以下困重，因表症误用火灸之法，不但表邪未解，反而郁闭加重，火气内攻，阳郁化热，壅滞气机，不得下达，故腰以下肢体沉重而麻痹。

第九章　筋肉瞤动

筋肉瞤动指以肌肉、筋脉不自主地掣动为临床表现的一类病症，首见于《伤寒论》，张仲景主要论述了阴阳气血亏虚或者阳虚水泛，导致肌肉筋脉失养，从而引起的肌肉、筋脉掣动不安。具体分述如下。

亡阳损阴，筋脉失养

【症状】筋惕肉瞤。厥逆。

【病机】太阳中风或素体阳虚，误用峻汗之剂，亡阳损阴，阴虚不能濡养筋肉，阳虚不能温煦筋肉，则筋肉跳动；阳虚不能温养四肢则厥逆。

【治法】急救回阳。

【方药】干姜附子汤。附子、干姜大辛大热，急救回阳，药力精专，具单刀直入之势。

【原文综述】本症见于原文第38条。大青龙汤为发汗峻剂，若患者为太阳中风表虚症，或者素体阳虚，再误用大青龙汤，势必损伤阳气，阳虚不能柔养筋肉，则筋肉跳动，同时伴有厥逆。

少阴阳虚，水邪泛滥

【症状】身瞤动。心下悸，头眩。

【病机】素体肾阳虚衰，阳虚水泛。水湿浸渍，筋脉肌肉失养，故身瞤动；水气上凌于心，故心下悸；上犯清阳则头眩。

【治法】温阳利水。

【方药】真武汤。

【原文综述】本症见于原文第82条。该条文言："太阳病发汗，汗出不解，其人仍发热，心下悸，头眩，身瞤动，阵阵欲擗（一作僻）地者，真武汤主之。”太阳与少阴互为表里，太阳病发汗太过，损伤肾阳而致水气泛滥。

土虚木乘，肌肤失养

【症状】肤瞤。胸烦，面色青黄。

【病机】表症误治，损伤脾土，后天之本亏虚，肌肤失养则肤瞤；土虚木则乘之，则面色青黄。此时误用火法，火气内攻，上扰心神则胸烦。

【治法】健脾益气，抑木扶土。

【方药】小建中汤。方中生姜、大枣、炙甘草、饴糖，甘缓和中，益气健脾，补益后天之本。倍用芍药，缓肝急而补营血；桂枝辛温发散，引药达表。

【原文综述】本症见于原文第153条。本条文之肤瞤，为表症发汗太过，又误用下发，损伤中焦脾胃之气，气血亏虚，不能温养肌肤所致。治疗可采用阴阳双补，健脾和胃的小建中汤。

阳虚失养，饮邪侵袭

【症状】经脉动惕。心下痞硬，胁下痛，气上冲咽喉，眩冒。

【病机】阳气受损，阳虚不能化津，筋脉失养，故出现经脉动惕；水停中焦，气机升降紊乱则心下痞硬；水饮侵犯胸胁，气机不利则胁痛；水饮上冲则气上冲咽喉，水饮内停，清阳不升则眩冒。

【治法】温阳健脾利水。

【方药】苓桂术甘汤。

【原文综述】本症见于原文第160条。本条和第67条均为太阳伤寒误治出现的变证，误治后脾阳受损，水饮停滞，水湿浸渍筋脉肌肉，筋脉失于正常濡养，故经脉动惕。如果再误发汗，则更伤阳气，津液匮乏，则久而成痿。临床治疗时可以考虑用苓桂术甘汤。

【案例】一女子，患痿躄，诸治无效，先生诊之，体肉瞤动，上气殊甚，作苓桂术甘汤使饮之，须臾，坐尿二十四次，忽然起居如常。（汤本求真. 皇汉医学. 北京：人民卫生出版社，1956. ）

附：肿

风湿外袭，滞于肌表

【症状】身肿。骨节烦疼，掣痛不得屈伸。

【病机】风伤肌表，湿流关节。湿盛水气不行，湿气外薄，则身肿。寒湿相搏，经脉不通，气血运行不畅，故骨节烦疼，掣痛不得屈伸。

【治法】温经散寒，祛湿止痛。

【方药】甘草附子汤。方中桂枝、甘草辛甘，发散风邪而固卫；附子、白术之辛甘，解湿气而温经。共奏温经散寒，祛湿止痛之效。

【原文综述】本症见于原文第175条。为风湿重症，疼痛剧烈，病位较深，病程缠绵。用甘草附子汤，温脾胃而通经络，则风湿尽泄而病自瘥。

第十章 奔豚

奔豚气是以“气从少腹上冲咽喉，发作欲死，复还止”，阵发性发作，自行缓解为特征的一种疾病。奔豚气作为病名，首先出自《灵枢·邪气藏府病形》篇：“肾脉急甚为骨癫疾；微急为沉厥奔豚。”《难经》也将奔豚列为五积之一，属肾之积。但奔豚气病与肾积奔豚、冲疝等不同，后两者虽然也有气从少腹上冲的症状，但分别属于积聚和疝痛范畴。

张仲景在《金匮要略》中较为系统地阐述了奔豚气病的病因病机及其证治。从病因病机言，与情志变化密切关系，且有在肝、在肾和属寒、属热之别。奔豚气的气上冲与冲脉有关，因冲脉起于下焦，上循咽喉，当肝肾之疾引动冲气。则发生奔豚气。但《伤寒论》中的奔豚，则主要与心阳虚关系密切。

心阳亏虚，水气欲逆

【症状】脐下悸动，小便不利，舌苔白滑，脉滑或弦。

【病机】心阳虚不能制水，下焦水寒之气欲动，故脐下悸动；阳虚不能正常化气行水，故小便不利。舌脉皆为水气内停之候。

【治法】温通心阳，化气行水。

【方药】茯苓桂枝甘草大枣汤。方中重用茯苓利水宁心，以治水邪上逆；桂枝助心阳而降冲逆；炙甘草温中补虚；大枣健脾补中。煎药用甘澜水，取其去水寒之性而不助水邪之义。

【原文综述】本症见于原文第65条。正常情况下，心阳下汲于肾，使肾水不寒；肾水上滋于心，令心火不亢；此即所谓水火既济，心肾相交。若发汗过多，损伤心阳，心火衰则无力制在下之水，水寒之气上冲，重则见气从少腹上冲胸咽之奔豚，轻则如本条所谓脐下有跳动之感，此为奔豚发作之先兆，故曰“欲作奔豚”。其因总为心阳虚衰，水气上乘所为，故治以茯苓桂枝甘草大枣汤温通阳气，化水平冲。

【案例】张某，女，65岁。多年失眠，久治无效。近证：头晕，心悸，有时感觉气往上冲，冲则心烦，口干不思饮，舌苔白，脉缓。此属寒饮上扰心神，治以温阳降逆，佐以安神，予茯苓桂枝甘草大枣汤加味：茯苓24克，桂枝12克，大枣5枚，炙甘草6克，酸枣仁15克，远志6克。上药服3剂，睡眠稍安，头晕，心悸，气上冲亦减，前方加生龙牡15克，继服6剂，除睡眠多梦外无他不适。（陈亦人. 伤寒论译释. 上海：上海科学技术出版社，1995. ）

心阳损伤，水气上逆

【症状】气从少腹上冲心，时止时发，舌苔白滑，脉沉迟。

【病机】心阳虚，不能制水，水寒之气上凌心阳，则见气从少腹上冲心；冲气时发时停，故见气冲时发时止；阳虚化水障碍，故见苔白而滑；阳虚鼓动无力，则脉见沉迟。

【治法】调和阴阳，平冲降逆。

【方药】桂枝加桂汤。方中重用桂枝通心阳而平冲逆，配以甘草，更佐生姜、大枣辛甘合化，温通心阳，强壮心火，以镇下焦水寒之气而降冲逆。芍药酸甘化阴，调和阴阳；且芍药又可以滋阴利水，在驱除水寒之邪之时，还能防桂枝温燥之弊。

【原文综述】本症见于原文117条，该条文言："烧针令其汗，针处被寒，核起而赤者，必发奔豚，气从少腹上冲心者，灸其核上各一壮，与桂枝加桂汤，更加桂二两也。"烧针强发其汗，汗出腠理开，邪气乘虚从针处侵入，寒闭阳郁，气血凝滞，故"核起而赤"。迫劫发汗，损伤心阳，心阳虚难于制约肾水，水寒之气上犯心胸，故作奔豚。心阳虚是疾病的主因，肾水逆是症状的缘由。患者感觉气从少腹上冲心胸，犹如小猪奔突之状。其治当求心阳虚之本。可用艾炷灸针处之赤核上各一壮，以温阳散寒，这是治标之法。而用桂枝加桂汤内服以温通心阳，平冲降逆，才是治疗奔豚之方。

【案例】娄某的爱人，年七十，患呕吐、腹痛1年余，于1973年4月1日远道来京就诊。询其病状，云腹痛有发作性，先呕吐，即于小腹结成瘕块而作痛，块渐大，痛亦渐剧，同时气从小腹上冲至心下，苦闷欲死。既而冲气渐降，痛渐减，块亦渐小，终至痛止块消如常人。此中医之奔豚气。患者因其女暴亡，悲哀过甚，情志经久不舒而得此证，予仲景桂枝加桂汤：桂枝15克，白芍9克，炙甘草6克，生姜9克，大枣4枚，水煎温服，每日1剂。共服上方14剂，奔豚气大为减轻，腹中作响，仍有一次呕吐。依原方加半夏9克、茯苓9克，以和胃蠲饮，嘱服10剂。药后，时有心下微作冲痛，头亦痛，大便涩，左关脉弦，与理中汤加肉桂、吴茱萸，数剂而愈。（陈可冀. 岳美中医学文集. 北京：中国中医药出版社，2001. ）

脾肾阳虚，水气上逆

【症状】脐下跳动，腹部冷痛，喜温喜按，下利，或呕吐，舌淡有齿痕，苔白或白腻，脉缓弱。

【病机】脾阳亏虚，寒湿内阻。寒邪凝滞，则腹部冷痛，喜温喜按；脾失运化，水湿下趋肠道，则泄利；中焦失职，升降失司，则有下利呕吐；肾阳不足，水气上冲，则脐下跳动；舌脉也皆脾虚湿停之象。

【治法】温中健脾，温肾降浊。

【方药】理中去白术加桂枝汤。方中人参、炙甘草健脾益气，干姜温中散寒，桂枝温肾降浊，通阳化气。

【原文综述】该条见于第386条理中丸的方后注："若脐上筑者，肾气动也，去术，加桂四两。"是在脾阳亏虚基础上，又出现肾虚水气上冲之象，故在理中丸基础上，去掉壅补之白术，加温肾降冲之桂枝以治之。实为脾肾双补，补土治水之法。

第十一章　皮肤瘙痒

皮肤瘙痒是一种仅有皮肤瘙痒症状而无原发性皮肤损害的皮肤病。痒，是皮肤的异常不适，是机体卫外功能的反应，是某些疾病的外在信号。痒可发生于机体皮肤的各个部位，常见于各种急、慢性皮肤病。

《素问·至真要大论》曰："诸痛痒疮，皆属于心。"《灵枢·刺节真邪》曰："'或痒，或痹，或不仁，变化无穷，其故何也?'岐伯曰：'此皆邪气之所生也。'"又曰："气往来行，则为痒。"《金匮要略》曰："身体为痒，痒为泄风。"《集韵·养韵》曰："痒，肤欲搔也。"《尔雅·释古上》曰："痒，病也。"上述文献阐释了什么是"痒"及"痒"是如何产生的。

《外科大成》曰："风盛则痒。"阐明了痒的病理特点，指出主要病机是风邪外客于皮肤、气血不和。有学者提出痒乃"气血不和"，进一步指出了痒发生的病理基础。痒的病理可概括为内、外两个方面。一是以风为主的六淫外邪侵袭人体，客于肌肤，郁于经脉，不得宣通而致痒。二是脏腑气血失和致痒，多是由于阳气外虚，卫外失固；或因久病体虚；或因年老，气血虚少，不荣肌肤，成为血虚生风致痒；或年老肾阴不足，阴虚不能滋养肌肤，发为阴虚致痒。

本章主要论述《伤寒论》中有关皮肤痒的病机及其辨治。

表邪久郁，不能透达

【症状】皮肤痒，面色发红，微恶寒发热，无汗。

【病机】邪郁肌表，不能随汗外泄，则身痒；正邪交争，则面色发红；肌表有邪气，故发热恶寒；邪郁肌表，不能外泄，则无汗。

【治法】辛温小汗。

【方药】桂枝麻黄各半汤。以桂枝汤调和营卫，益汗液之源，麻黄汤解表散邪以除郁滞，两方合用能散表邪、调营卫、祛邪而不伤正，使腠理开阖，恢复机体平衡。

【原文综述】本症见于原文第23条："太阳病，得之八九日，如疟状，发热恶寒，热多寒少，其人不呕，清便欲自可，一日二三度发……面色反有热色者，未欲解也，以其不能得小汗出，身必痒，宜桂枝麻黄各半汤。"肌表有邪气，故发热恶寒，邪气较轻，故一日发热只有两三次，正邪交争，则面色发红，邪郁肌表，不能随汗外泄，则身痒。

【案例】王某，男，24岁，1986年7月16日横渡长江，当晚8时许，发热，恶寒，体温38.7 ℃，服强力银翘片后，半夜虽汗出而热未解，且周身酸痛难支。次日，突然身起红疹，奇痒莫可名状。胸透提示：双肺纹理增粗。用非那根、青霉素等治疗3日无效。7月20日由人搀扶来诊。其时体温38.9 ℃，衣着数倍于常人仍觉寒，颈项、前胸及双上肢均见淡红色荨麻疹；口不苦、不呕，二便如常。血常规：白细胞7 200/μL，中性粒细胞80%，嗜酸性粒细胞3%，淋巴细胞17%。苔薄白，脉浮数。辨为桂麻各半证。处方：麻黄、杏仁、桂枝、白芍、炙甘草各10克，生姜6片，大枣10枚。服2剂后，周身汗出，热退身凉，疹痒俱消，乃处以桂枝汤2剂，以善其后。（沈霖，杨艳萍．桂枝麻黄各半汤与桂枝二麻黄一汤的临床应用．河南中医，1988．）

正虚津亏，不能化汗达邪

【症状】皮肤痒，如虫行皮中，兼有恶心或呕吐，手足厥冷。

【病机】阳明中寒，阳明气虚，气血不足，不能作汗透出肌表，故皮中有如虫子爬行的感觉。胃寒气逆，则恶心呕吐。阳明胃气不足，阳气不达四末，则手足厥冷。

【治法】温中散寒。

【方药】吴茱萸汤。方中吴茱萸味辛苦而性热，既能温胃暖肝祛寒，又能和胃降逆止呕；生姜温胃散寒，降逆止呕；人参益气健脾；大枣甘平，合人参益脾气。

【原文综述】本症见于原文第196条："阳明病，法多汗，反无汗，其身如虫行皮中状者，此以久虚故也。"胃为水谷之海，是津液化生之源。阳明气盛，蒸腾津液外越，必见汗出。因阳明气虚，水谷无以化生津液，则无以作汗。“皮中”，即皮下之肌肉部分。阳明之气主肌肉，阳明气虚，气血不足，不能作汗透出肌表，故皮中有如虫子爬行的感觉。因中气虚并非短期形成，故曰“此以久虚故也”。无汗在太阳为实，在阳明为虚。

第十二章 头痛

头痛是指由于外感与内伤，致使脉络拘急或失养、清窍不利进而引起的以头部疼痛为主要临床特征的疾病。头痛既是一种常见病证，也是一个常见症状，可以发生于多种急、慢性疾病过程中，有时亦是某些相关疾病加重或恶化的先兆。

我国医学对头痛的认识很早，在殷商时期就有“疾首”的记载，《内经》称本病为“脑风”“首风”，《素问·风论》认为其病因乃外在风邪寒气犯于头脑而致。《素问·五脏生成论》提出，其病机为“下虚上实”。《伤寒论》在太阳病、阳明病、少阳病、厥阴病篇中较详细地论述了头痛的辨证论治。《诸病源候论》已认识到“风痰相结，上冲于头”可致头痛。《三因极一病证方论》对内伤头痛有较充分的认识，认为“有气血食厥而疼者，有五脏气郁厥而疼者”。金元以后，人们对头痛的认识日臻完善。《东垣十书》指出，外感与内伤均可引起头痛，据病因和症状不同而有伤寒头痛、湿热头痛、偏头痛、真头痛、气虚头痛、血虚头痛、气血俱虚头痛、厥逆头痛等，还补充了太阴头痛和少阴头痛，从而为头痛分经用药创造了条件。《丹溪心法》认为头痛多因痰与火。《普济方》认为：“气血俱虚，风邪伤于阳经，入于脑中，则令人头痛。”明代《古今医统大全·头痛大法分内外之因》对头痛进行了总结：“头痛自内而致者，气血痰饮、五脏气郁之病，东垣论气虚、血虚、痰厥头痛之类是也；自外而致者，风寒暑湿之病，仲景伤寒、东垣六经之类是也。”另外，文献有头风之名，实际仍属头痛。正如《证治准绳·头痛》所说：“医书多分头痛、头风为二门，然一病也，但有新久去留之分耳。浅而近者名头痛，其痛卒然而至，易于解散速安也；深而远者为头风，其痛作止不常，愈后遇触复发也。皆当验其邪所从来而治之。”

本章主要论述《伤寒论》中有关头痛的病机及其辨治。

一、表症

风寒外束，太阳经气不利

【症状】头痛，恶寒，发热。

【病机】风寒束表，太阳经气不利，气血运行受阻，故而出现头痛。风寒外束，卫阳失于温煦，则恶寒。正气抗邪，正邪交争则发热。

【治法】发汗解表，或调和营卫。

【方药】风寒表实症用麻黄汤，风寒表虚症用桂枝汤。

【原文综述】本症见于原文第1、13、35、56、134条。总由外邪侵袭，太阳经气不利所致，治疗当根据邪之轻重，正气强弱，以及有汗无汗等，分别使用桂枝汤和麻黄汤。

【案例】某中年女士，深秋上午于野外劳动，汗出当风脱衣，旋即头痛恶寒，全身关节疼痛，发热、无汗，自服西药阿司匹林微汗出后，头痛稍减，至午后头痛加重，恶寒发热转甚，随即鼻流血盅许，则诸症略减，后又流血两次，量同前。家人邀诊，观其脉症，显然系外感风寒症，拟麻黄汤方。麻黄8克，桂枝6克，甘草3克，杏仁6克。嘱麻黄先煮，去上沫，再下余药煎服。服后约半时许，患者心烦欲去衣，目合不欲睁，头痛面赤，随即又鼻流血，量较前为多，流血后头痛面赤略减，但仍无汗，家人来诉服药之状。因思，所现症候乃一派邪郁在表之象，由于感邪太甚，经初服麻黄汤及数次衄血不能尽解其邪，故嘱其家人仍服前汤，药后覆被。服后半时许，汗出从头部始，继则遍及全身，随即诸症悉除。（范天福．麻黄汤在临床上的运用．吉林中医药，1981．）

二、里症

水饮阻滞，太阳经气不利

【症状】头痛，发热，无汗，心下满微痛，小便不利。

【病机】水饮阻滞，太阳经气不利，故头痛、发热、无汗；水饮停于心下故心下满微痛；水饮阻滞，气化不利则小便不利。

【治法】健脾利水，宣通气化。

【方药】桂枝去桂加茯苓白术汤。桂枝汤疏利太阳经气，宣通气化，茯苓、白术健脾利水。

【原文综述】本症见于原文第28条。此条症似太阳表症，实非太阳表症；似阳明里症，又非阳明里症。故汗下两法皆非所宜。此证实为脾虚水停，阳郁不伸所致，故用桂枝去桂加茯苓白术汤健脾行水通阳，水去经气畅通，则头痛自愈。

燥实内结，浊热上冲

【症状】头痛，便秘，小便黄赤。

【病机】燥实内结，阳明里热上熏于头，则头痛，其小便必黄赤，燥实内结则便秘。

【治法】峻下热实，荡涤燥结。

【方药】大承气汤。

【原文综述】本症见于原文第56条。本条言伤寒不大便六七日，头痛，发热，既可见于太阳表寒，也可见于阳明里热，辨别要点在于其小便清否。若小便清白，则是邪气在表，内无里热。因表气郁闭，肺失宣肃，大肠传导失常，故亦可见不大便之症。其头痛发热，为邪郁太阳，正邪交争的表现，治以桂枝汤解肌祛风，发散表邪，表解而里自和。反之，若患者小便黄赤短少，自是阳明实热症证的依据。阳明燥实，腑气不通，故以不大便为主症；浊热上冲，故头痛有热，治当以承气汤类通腑泄热。

【案例】文某，男，43岁，1994年7月11日初诊。患者自诉：前额头痛间歇发作已半年，无鼻塞流涕。发时服镇静止痛药有所缓解。西医曾诊断为神经性头痛。头痛日久，患者猜测头痛或与便秘有关。便秘即可使头隐隐作痛，大便排出，头痛渐渐好转。平常便秘三四日一行。近日头胀痛、灼热，有股热气上冲，面赤气粗，口渴口臭，腹胀，恶心干呕，小便短赤，大便一周未行，舌红苔黄，舌根黄厚、少津，脉滑数，自服止痛药未效，就诊于中医。本例患者，头痛部位在前额，为阳明之处。虽则头痛，然痛本实在阳明胃经。腹胀便秘为阳明热结之象，热结阻碍大肠气机，使之腑气不通，清阳不升，浊阴不降，秽浊之气上干清窍而致头痛，口渴口臭乃热伤津液。治当峻下热结，上病下取，釜底抽薪。处方：大黄12克（后下），芒硝10克（冲），枳实10克，厚朴10克。水煎1剂，便通、痛止。二诊拟小承气汤3剂以巩固疗效。（蒋玉珍. 大承气汤在痛证中的应用. 江西中医药，1995. ）

邪热内陷，热扰清窍

【症状】头痛，发热，脉数。

【病机】邪热内陷，热扰清窍则头痛；邪热充斥则发热、脉数。

【治法】清泻热邪。

【方药】可用麻杏石甘汤。

【原文综述】本症见于原文第140条：“太阳病，下之，其脉促（一作纵），不结胸者，此为欲解也；脉浮者，必结胸；脉紧者，必咽痛；脉弦者，必两胁拘急；脉细数者，头痛未止；脉沉紧者，必欲呕；脉沉滑者，协热利；脉浮滑者，必下血。”其头痛为邪热内陷，热扰清空所致，治当清热泻火。

阳气趋下，不养清窍

【症状】头痛，足心热等。

【病机】阳气从上而骤下，头为诸阳之会，阳气下降，头中阳虚，常可发生短暂的不适应现象，即“大便已，头卓然而痛”。津液与阳气并行不悖，当津液下达，大便通行时，阳气也得以下达，阳明胃气下降，由原来足下恶风转为足心发热。

【治法】益气升举，充养清窍。

【方药】可选用当归补血汤。方中大剂量黄芪益气升举，当归养血和营，俾阳生阴长，气血两旺，清窍充养，头痛自愈。

【原文综述】本症见于原文第110条，其头痛乃郁遏之阳气骤然下达，而致头上阳气一时乍虚所致，故见症为“头卓然而痛”。若头痛不时自愈，则不必服药；若仍有头痛不适，可选用后世之当归补血汤加减。

阳明中寒，饮邪上逆

【症状】头痛，以巅顶头痛为主，呕吐，手足厥冷，可有下利。

【病机】阳明中寒，饮邪上蒙清阳则头痛，胃气上逆则作呕，胃气不能敷布于四肢则手足厥冷。

【治法】温胃散寒，降逆止呕。

【方药】吴茱萸汤。

【原文综述】本症见于原文第197条，论阳明中寒寒饮上逆之证。本条有与第196条无汗对比之意，阐释阳明病无汗的又一种病因。阳明病，本汗多，若反无汗，上条是由于津气久虚而无作汗之源，本条则属于阳明中寒，中阳不运，寒饮内停，水气不布，故反无汗。寒饮犯胃，胃失和降则呕，寒饮上逆犯肺则咳；中阳不足，四末失于温养，且寒饮中阻，阴阳气不相顺接，则手足厥冷。中焦寒饮上逆，直犯清阳，必会头痛。寒饮停于中焦，下焦气化功能正常，故小便利。反之，若不咳、不呕、手足不厥者，则仅为胃阳虚衰，中焦寒饮不甚，寒饮未上逆，就不会出现头痛。

【案例】冬某，男，43岁，干部。1957年9月14日初诊。平素头痛，发作时以巅顶为甚，天气变化时较重，喜热恶冷，嗳气吞酸，干呕清涎。舌润，脉细弱。处方：吴茱萸9克，党参12克，大枣7枚，生姜9克，当归12克，白芍15克。服6剂痛止。（李瑞玉. 吴茱萸汤临床应用. 河北中医，1990. ）

水饮上干清阳

【症状】头痛，心下痞硬满，咳唾引胁下痛，干呕，短气。

【病机】水停胸胁，水饮上犯清窍则头痛，逆于心则心下痞硬满，射于肺则咳唾、短气，停于胁下则引胁下痛，水饮逆于胃则见干呕。

【治法】峻逐水饮。

【方药】十枣汤。甘遂、大戟、芫花峻下水饮，大枣顾护脾胃。

【原文综述】本症见于原文第152条，论述胁下悬饮的证治。水饮注于下则见下利。水饮逆于上，则见呕逆。在表邪尽解后方可议攻，以免因攻伐水邪损伤正气，而招致表邪的内陷。故“表解者，乃可攻之”。由于水饮之邪变动不居，故或见之症多。汗出为水邪外走肌肤，影响营卫失和所致。头痛为水气上逆，冒蔽清阳所致。头虽痛而不恶寒，故又与太阳中风证不同。心下痞，硬满为水结胁下，影响中焦气机不利所致，类似结胸。引胁下痛则为本病之主症，不仅指心下痞硬满牵引胁下疼痛，而且转侧身动，甚或咳嗽、呼吸、说话等，都可引起胁下作痛。此乃因水之巢位于胁下，使局部气血壅滞、筋脉不和所致。干呕为水饮犯胃，胃气上逆；短气为水饮迫肺，肺气不利。若当其时而见汗出不恶寒，是为表邪已解，仅是里有水饮。

【案例】邱某，男，45岁。1968年8月诊。自诉大便难解，六七日一行，每次解出不多，且燥结如羊屎，肠鸣液流，腹胀一年多。前医有宗阳明腑实用大承气汤攻下，亦有作冷积久留不化，用温脾汤泻下冷积者，更有作体虚热结旁流用扶正攻下之黄龙汤加味治之，均未收效。余诊时，症状同前，且苦头晕痛，食欲尚可，口不渴，小便自利，舌质淡、苔白厚腻，其脉沉弦有力。此病属实证无疑，为何用上法无效？静思良久，患者肠鸣辘辘，似与仲景“水走肠间，沥沥有声”之痰饮相符，大便秘结，乃水饮停留不去，聚而成痰，结而不通所致。遂用十枣汤峻逐饮邪。取芫花、甘遂、大戟各7克研末，大枣一两煎汤兑服，每日早晚各1次，每次1克。患者服药一次后，解燥结大便一次，再服后，肠鸣增加，大便中泻出大量浓鼻涕样物。第二天继服两次，大便六七次，浓鼻涕样物量少，水粪混杂，肠鸣及腹胀闷消失。饮去便通，停服上方，免伤胃气，改用补脾益气法善后。数月后追访，上症未见复发，大便一直正常。（刘明军. 十枣汤治愈顽固性便秘. 四川中医，1991. ）

厥阴肝寒，上逆清窍

【症状】头痛，干呕，吐涎沫，或有下利。

【病机】厥阴肝寒循经上逆清窍，故见头痛且以巅顶部为甚。

【治法】暖肝温胃，降逆止呕。

【方药】吴茱萸汤。

【原文综述】本症见于原文第378条，论述肝寒犯胃的证治。厥阴肝脉，夹胃属肝，上贯膈，布胁肋，连目系，上出与督脉会于巅顶。寒伤厥阴，下焦浊阴之气循经上犯于胃，致使胃寒气逆，水饮不化，而见“干呕，吐涎沫”，即口中频频地吐出清涎冷沫。厥阴肝寒循经上逆，故见头痛且以巅顶部为甚。其治当以吴茱萸汤暖肝、温胃、降浊，以散水饮。

三、表里同症

阳气内虚，外感风寒

【症状】头痛，恶寒，发热，下利，四肢厥逆，脉微或沉。

【病机】外感风寒故有发热、头痛等太阳表症；反见沉脉，属太阳与少阴两感为病；下利，四肢厥逆，脉微或沉则是少阴阳虚的表现。

【治法】温阳散寒或回阳救逆。

【方药】温阳散寒用麻黄附子汤，回阳救逆用四逆汤。

【原文综述】本症见于原文第92条。第92条言：“病发热，头痛，脉反沉，若不瘥，身体疼痛，当救其里，宜四逆汤。”发热头痛是太阳表症。表症当见浮脉，今反见沉脉，沉以候里、沉主水为少阴之脉。本症属太阳与少阴两感为病，可用麻黄附子细辛汤或麻黄附子甘草汤温经散寒， 即内温少阴之阳，外散太阳之寒。但是服汤后“若不瘥”，即表里症不解，身体疼痛仍在，说明少阴阳气十分虚衰，此时则以里症为急，故当以四逆汤温阳固本为宜，而不能再用辛温解表之品。

【案例】陈某，女，51岁，农民。1996年7月6日上午就诊。患者于7 日前受凉后，出现发热、头痛、咳嗽症状。经当地卫生院静脉滴注青霉素，口服辛凉解表中药后，发热、咳嗽症状消失，但头痛症状加剧，呈持续性剧痛，巅顶痛如锥刺，患者遂用布棉裹头部，撞击墙壁以求减轻疼痛。自觉怕风、汗出、形寒，蜷卧呻吟不止。就诊时患者神疲欲寐，语声低微，面色㿠白无华，四肢厥冷，全身汗出，舌淡苔白，脉沉微细。诊断：头痛。辨证：阳虚寒盛型。治以温阳散寒止痛，用四逆汤加味治疗。处方：熟附片10克（先煎），干姜10克，炙甘草10克，细辛3克，白芷10克，水煎服。一日分两次口服。服1剂后痛减其半，汗止，四肢转温。效不更方，再服上方2剂，头痛诸症悉除。（王尚均．四逆汤加味治疗阳

虚寒盛型头痛34例临床观察. 海南医学，2006. ）

太少并病，经气不利

【**症状**】头痛，胸胁苦满，口干口苦，恶寒，发热。

【**病机**】太少并病，经气不利。

【**治法**】和解少阳，兼外散表邪。

【**方药**】柴胡桂枝汤。

【**原文综述**】本症见于原文第142条。论述太少并病类似结胸的证治。因为是太少并病，治疗可以刺大椎、肺俞两穴以解太阳之邪；刺肝俞以解少阳之邪，也可以用柴胡桂枝汤治之。

邪犯少阳，胆火上扰，清窍不利

【**症状**】头痛，胸胁苦满，口干口苦，纳差。

【**病机**】邪犯少阳，胆火上扰，清窍不利，故见头痛；邪犯少阳，郁滞气机，则胸胁满；胆火上扰于口，则口干苦；胆火犯胃，则纳差。

【**治法**】和解少阳。

【**方药**】小柴胡汤。

【**原文综述**】本症见于原文第265条："伤寒，脉弦细，头痛发热者，属少阳。少阳不可发汗，发汗则谵语，此属胃，胃和则愈；胃不和，烦而悸。"本属太阳病证，如果脉浮，则属太阳病无疑。今见脉弦细而不浮，说明病不在太阳，而在少阳，故曰"属少阳"。病在表者当发汗，少阳为病邪在半表半里，故曰"不可发汗"。如果误发少阳之汗，必伤胃中津液而成燥，燥热上扰则见谵语。此证或津液能以自复，则胃燥得润或少与调胃承气汤微和胃气，使"胃和则愈"。如果津液不能恢复，燥热不解，将耗伤阴血。阴血伤则心失所养，故见心烦、心悸之症。

【**案例**】张某，女，46岁，中学教师。主诉：头痛时烦躁不安，眩晕如坐舟船状，睡眠差，症见：面红目赤，烦躁易怒，纳差，眠差，口苦咽干，舌质红、苔薄黄，脉弦数。证属肝阳上亢所致。治宜：平肝潜阳。药用：柴胡9克，黄芩

9克，党参12克，半夏6克，天麻15克，钩藤15克，龙胆草12克，山栀子12克，夏枯草12克，泽泻15克，木通15克，大枣5枚，川芎12克，甘草6克，以上方加减，每日1剂，水煎服，共服15剂，病痊愈。随访1年，病未复发。（张惠元. 小柴胡汤治疗顽固性头痛. 内蒙古中医药，2012. ）

中焦升降失司，兼有表邪

【症状】头痛，呕吐，下利，恶寒，发热。

【病机】霍乱，兼有表邪则恶寒，发热，头痛；中焦升降失司则呕吐，下利。

【治法】化气行水。

【方药】五苓散，里症明显者先用五苓散，继而用理中丸或汤。

【原文综述】本症见于原文第383、386条。两条均叙述霍乱证治，若出现头痛，病机属于气化不利，水饮内停，上干清窍所致者，可以用五苓散进行治疗。

第十三章 眩冒

眩冒即眩晕，是由于情志、饮食内伤、体虚久病、失血劳倦，以及外伤、手术等，引起风、火、痰、瘀上扰清窍或精亏血少，清窍失养所致，以头晕、眼花为主要临床表现。其轻者闭目可止，重者有坐车船感，旋转不定，不能站立，或伴有恶心、呕吐、汗出、面色苍白等症状。

眩晕为临床常见病症，多见于中老年人，本病可反复发作，妨碍正常工作及生活，严重者可发展为中风、厥证或脱证而危及生命。本症历代医籍记载颇多。《内经》对其涉及脏腑、病性归属方面均有记述，如《素问·至真要大论》认为："诸风掉眩，皆属于肝"，指出眩晕与肝关系密切。《灵枢·卫气》认为"上虚则眩"，《灵枢·口问》曰："上气不足，脑为之不满，耳为之苦鸣，头为之苦倾，目为之眩"，《灵枢·海论》认为"脑为髓海"，而"髓海不足，则脑转耳鸣"，认为眩晕一病以虚为主。汉代张仲景认为痰饮是眩晕发病的原因之一，为后世"无痰不作眩"的论述提供了理论基础，并且用泽泻汤及小半夏加茯苓汤治疗眩晕。宋代以后，人们进一步丰富了对眩晕的认识。严用和《重订严氏济生方·眩晕门》中指出："所谓眩晕者，眼花屋转，起则眩倒是也，由此观之，六淫外感，七情内伤，皆能导致。"第一次提出外感六淫和七情内伤致眩说，补前人之未备。元代朱丹溪倡导痰火致眩学说，《丹溪心法·头眩》："头眩，痰挟气虚并火，治痰为主，挟补气药及降火药。无痰不作眩，痰因火动，又有湿痰者，有火痰者。"明代张景岳在《黄帝内经》"上虚则眩"的理论基础上，对下虚致眩做了详尽论述，《景岳全书·眩晕》认为："头眩虽属上虚，然不能无涉于下。盖上虚者，阳中之阳虚也；下虚者，阴中之阳虚也。阳中之阳虚者，宜治其气，如四君子汤……归脾汤、补中益气汤……。阴中之阳虚者，宜补其精，如……左归饮、右归饮、四物汤之类是也。然伐下者必枯其上，滋苗者必灌其根。所以凡治上虚者，犹当以兼补气血为最，如大补元煎、十全大补汤诸补阴补阳等剂，俱当酌宜用之。”张氏从阴阳互根及人体是一有机整体的观点，认识与治疗眩晕，实是难能可贵，并认为眩晕的病因病机“虚者居其八九，而兼火兼痰者，不过十中一二耳”。详细论述了劳倦过度、饥饱失宜、呕吐伤上、泄泻伤下、大汗亡阳、眴目惊心、焦思不释、被殴被辱气夺等皆伤阳中之阳，吐血、衄血、便血、纵欲、崩淋等皆伤阴中之阳而致眩晕。秦景明在《症因脉治·眩晕总论》中认为阳气虚是本病发病的主要病理环节。徐春甫在《古今医统·眩晕宜审三虚》中认为：“肥人眩运，气虚有痰；瘦人眩运，血虚有火；伤寒吐下后，必是阳虚。”龚廷贤的《寿世保元·眩晕》集前贤之大成，对眩晕的病因、脉象都有详细论述，并分证论治眩晕，如半夏白术汤证（痰涎致眩）、补中益气汤证（劳役致眩）、清离滋饮汤证（虚火致眩）、十全大补汤证（气血两虚致眩）等，至今仍值得临床借鉴。

本章主要论述《伤寒论》中所有眩冒症状的病机及其辨治。

一、虚症

正气亏虚，表邪未解，邪扰清阳

【症状】眩冒，汗出，微恶寒，发热。

【病机】正气亏虚，表邪未解，邪扰清阳则眩冒；气虚不固则汗出；表邪未解则微恶寒、发热。

【治法】温补脾阳，兼外散表邪。

【方药】可选用桂枝人参汤。

【原文综述】本症见于原文第93条：“太阳病，先下之而不愈，因复发汗，以此表里俱虚，其人因致冒。冒家汗出自愈。所以然者，汗出表和故也。里未和，然后复下之。”太阳病本当发汗，却先用泻下，故而不愈。接着又行发汗，如此汗下颠倒，违背了治疗的常法。先下伤里，复汗伤表，汗下失序，以致营卫气血皆伤。由于在汗下之后，邪气虽微，正气也被伤挫，清阳之气不能升达头目，所以冒。其证属正虚邪微，故不能再发汗。可待其正气自行恢复，阴阳调和而汗出自愈。因为汗出表示阳气已复，已能蒸化津液出于表，而外邪亦可随其势而外解。如果眩晕愈后，又出现了大便秘结、心烦、蒸蒸发热等阳明胃气不和的见症，可再用调胃承气汤泻下以和胃气。

【案例】李某，女，60岁，2012年2月15日初诊。主诉：大便秘结，排便困难4年余。患者5年前因高血压于当地中医院门诊求治，自诉眩晕、心悸时作，头目胀痛，心烦易怒，难入眠，二便尚正常。当地医生多数予以龙胆泻肝汤加减，用药后上述症状渐减，但血压仍未稳定，继用苦寒泻火之品治疗，患者食欲渐减，口淡不渴，气短，心悸，大便日趋困难，质稍硬难排，渐至每周1行，故转入我院治疗。就诊时症见：面色㿠白，气短，倦怠，心悸，眩晕，口淡，腹胀满而痛，时有肠鸣，大便不畅，努责仍难下，已3日未解，小便清长，肢冷，舌淡暗、苔白润，脉沉弱。诊断为便秘，辨证为虚秘。投以桂枝人参汤加减，处方：桂枝10克，党参15克，干姜10克，白术15克，炙甘草6克，肉苁蓉15克，小茴香4克，炙黄芪18克。3剂，水煎服。二诊：患者喜笑颜开，精神转佳，气短、肢冷减，大便通畅，但仍量少，夜尿多。说明药已对症，守上方，加当归10克，巴戟天10克，进15剂。三诊：诸症消失，因患者要外出务工，不方便服用汤剂，故用桂附地黄丸温补肾阳善后，随访至今，症状未再反复，血压也较平稳。（熊燕．桂枝人参汤临床运用举隅．实用中西医结合临床，2014．）

阳虚饮停，清阳不升

【症状】眩冒，心下痞硬，胁下痛，气上冲咽喉。

【病机】阳虚饮停，清阳不升而致头目眩晕；阳不制水，水邪为患，或逆于心下成心下痞硬；或留于胁下使胁下作痛；或上冲咽喉而使咽喉有梗塞之感。

【治法】调和脾胃，温阳化饮。

【方药】苓桂术甘汤。

【原文综述】本症见于原文第160条："伤寒吐下后，发汗，虚烦，脉甚微，八九日心下痞硬，胁下痛，气上冲咽喉，眩冒，经脉动惕者，久而成痿。"伤寒吐下后，复发其汗，治其误矣，故令阳气阴液两虚也。阴津虚，故虚烦，阳气虚，故脉微。时过八九日，正气未复，阳气益虚。阳不制水则水邪上泛。水邪为患，或逆于心下成心下痞硬；或留于胁下使胁下作痛；或上冲咽喉而使咽喉有梗塞之感；或上蒙清阳而致头目眩晕。阳虚不能化生津液以濡养筋脉，而水饮之邪又滞于其中，故发生筋惕肉瞤之症。阳气不复则津液不生而皮、肉、筋、骨、脉失其润濡，久而久之，则肢体痿废而不用。

中焦阳虚，清阳不升

【症状】眩晕，呕吐，纳差，可有下利。

【病机】中焦阳虚，清阳不升则眩晕；中焦阳虚，胃不受纳则呕吐、纳差；阳虚清气下陷则可有下利。

【治法】温胃散寒，降逆止呕。

【方药】吴茱萸汤。

【原文综述】本症见于原文第195条：“阳明病，脉迟，食难用饱，饱则微烦头眩，必小便难，此欲作谷疸。虽下之，腹满如故。所以然者，脉迟故也。”迟主寒，为阳明中寒之象。阳明中寒本不能食。此虽能食，但不能饱食，即所谓“食难用饱”，说明胃气虚寒，腐熟无权。强求饱食，则虚弱的胃气被谷气所羁縻，胃气郁遏，影响气机升降，胃脘气郁，则微微发烦；清阳不能上荣头目，则头眩；下焦之气不行，水道不通，必小便难。谷气郁滞不化，自可发生黄疸之变，故谓“此欲作谷疸”。若因其微烦或有腹满等症，而妄用泻下，则不仅不能祛邪，反更伤脾胃，使脾胃更虚，故曰“虽下之，腹满如故”。不仅言其脉象，更重要的是以脉象概括病机，借以申明寒湿发黄不可下的道理。

阴竭于下，阳脱于上

【症状】眩晕，下利或利无可利，四肢厥逆，脉微欲绝。

【病机】阳脱于上则眩晕；阴竭于下则利无可利；阳虚不温四末则四肢厥逆，不充脉道则脉微欲绝。

【治法】回阳救逆，兼益气养阴。

【方药】四逆加人参汤。

【原文综述】本症见于原文第297条。头眩，时时自冒，此乃阴精竭于下，阳气脱于上，阴阳欲离之兆。少阴病下利止，有两种转归。一为阳回利止，一为阴竭利止。若利止邪去，阳气复者，其人精神爽朗、饮食有味、手足温和，病情向愈。此即所谓阳回者生。若利止而阴盛，迫阳欲脱者，其人手足厥逆、头眩、时时自冒，此即所谓阴竭阳脱者死。

二、实症

太少并病，胆火上炎

【症状】眩冒，头痛，胸胁苦满，口干口苦，恶寒，发热。

【病机】太少并病，胆火上炎，上扰清窍则眩冒；恶寒，发热为太阳表症；胸胁苦满，口干口苦为少阳之证。

【治法】和解少阳，兼外散表邪；或刺大椎、肺俞、肝俞。

【方药】柴胡桂枝汤。

【原文综述】本症见于原文第142、171条。第142条论述太少并病类似结胸的证治。先病太阳，后病少阳，太少俱病而有先后次第之分，谓之太少并病。头项强痛，是属太阳表症。头目眩冒则为少阳病变，少阳之气疏泄不利，故心下痞塞硬满，有时郁结较甚者，还可发生疼痛，则犹如结胸之状。属太少并病，当刺大椎、肺俞两穴以解太阳之邪；刺肝俞以解少阳之邪。切勿仅以头项强痛而用发汗之法，因少阳有禁汗之制，若误汗，则既伤胃中津液，又使少阳之邪热乘于胃。胃燥不和，故发生谵语。“脉弦”，为少阳之脉，病经五六日，又见谵语者，是见阳明症候。但因脉弦反映少阳之邪仍未解，故虽有阳明里症，亦不可下，因少阳也有禁下之制，所以治用刺期门之法，以泻肝胆之热，少阳热除，则胃热多能透达，而谵语自止，此亦为治病求本之法。第171条所说“颈项强”，是太阳经邪不解。心下硬，而眩，是少阳之气不和。前条云，不可发汗，发汗则谵语。是发汗攻太阳之邪，少阳之邪，益甚于胃，以发谵语，此云慎勿下之。攻少阳之邪，太阳之邪，乘虚入里，必作结胸，经曰：太阳少阳并病，而反下之，成结胸，刺大椎肺俞，以泻太阳之邪，刺肝俞，以泻少阳之邪。

枢机不利，胆火上扰

【症状】目眩，胸胁苦满，口干口苦，默默不欲饮食，心烦喜呕。

【病机】胆火上扰于目，则目眩，少阳气机郁滞，则胸胁苦满、默默，胆热及口则口干口苦，胆木犯胃则不欲饮食、喜呕，胆热扰心则心烦。

【治法】疏肝理气，和解少阳。

【方药】小柴胡汤。

【原文综述】本症见于原文第263条。口苦虽是少阳病的特异症状，但少阳胆毕竟依附于肝，且又与脾胃相通，因此厥阴肝病、阳明胃热也常见胆汁上溢之口苦。枢机不利，胆火上扰于目，则目眩，少阳气机郁滞，则胸胁苦满、默默，胆热及口则口干口苦，胆木犯胃则不欲饮食、喜呕，胆热扰心则心烦等症。

阳明热邪，上干清阳

【症状】眩晕，烦躁，口鼻干燥，不恶寒反恶热。

【病机】阳明热邪，上干清阳。阳明热邪盛则口鼻干燥，不恶寒反恶热，热扰心神则烦躁，热邪上干清阳则眩晕。

【治法】清泻热邪。

【方药】白虎汤。

【原文综述】本症见于原文第198条："阳明病，但头眩，不恶寒，故能食而咳，其人咽必痛；若不咳者，咽不痛。"阳明热邪盛则口鼻干燥，不恶寒反恶热，热扰心神则烦躁，热邪上干清阳则眩晕。

燥实内结，火气上逆

【症状】喘冒不能卧，小便不利，大便乍难乍易，时有微热。

【病机】燥实内结，火气上逆。燥热内盛，灼伤津液，津液内乏，则可见小便不利。既有燥屎内结，又有热结旁流，则大便乍难乍易。燥屎内结，邪热深伏于里，故外见发热反微。

【治法】通便泻热。

【方药】大承气汤。

【原文综述】本症见于原文第242条，论述燥屎内结，而症见大便乍难乍易的辨识方法。肠中有燥屎，燥热逼迫津液偏渗于膀胱，则小便当数多。但若燥热内盛，灼伤津液，津液内乏，则可见小便不利。大便乍难乍易，即大便时通时不通。说明既有燥屎内结，又有热结旁流，结者难下，旁流者时下，故形成大便乍难乍易的特点。燥屎内结，邪热深伏于里，故外见发热反微。肺与大肠相表里，今燥屎内结，腑气不通，影响肺气不降，则作喘；燥热上攻，清阳不升，所以眩晕，喘冒不能卧，乃言喘、冒之甚。

三、虚实夹杂症

阳虚水泛，清阳不升

【症状】头眩，心下悸，身瞤动，可有身重水肿。

【病机】清阳不升则头眩，阳虚则心下悸，水饮晃动则身瞤动，水气泛滥则身重水肿。

【治法】温阳利水。

【方药】真武汤。

【原文综述】本症见于原文第82条。太阳病当发汗，发汗目的在汗出病解。如果汗出而病不解，则仍会发热。发汗损伤阳气，阳虚水泛，清阳不升则头眩，阳虚则心下悸。

【案例】患者，女，40岁。头晕、恶心1日就诊。患者有美尼尔综合征病史，既往有类似发作，需要输液治疗数日才能缓解。此次发作眩晕，视物旋转，不敢睁眼，伴恶心呕吐，泛吐清水，要求中药治疗。追问病史，素体阳虚，畏寒喜暖，神倦纳差，大便偏溏。舌淡、苔薄白，脉沉细。辨证为阳虚饮泛，拟温阳化饮。疏方：附子、当归、半夏各9克，白术、茯苓、白芍、生姜各15克，泽泻12克，葛根30克。3剂。复诊诸症已缓解，予金匮肾气丸调理善后。（余锟．真武汤临床应用举隅．浙江中医杂志，2009．）

中阳不足，水饮上扰

【症状】眩晕，心下逆满，气上冲胸，起则头眩。

【病机】心脾阳虚，清阳之气不足以上养清窍，故而头眩；水气上冲则气上冲胸；胃脘部因气上逆而感觉心下胀满。

【治法】健脾利水。

【方药】苓桂术甘汤。

【原文综述】本症见于原文第67条。其中的“起则头眩”，是指患者头晕很厉害，只能静卧而不敢起动。造成眩晕的原因有两个：一是心脾阳虚，清阳之气不足以上养清窍；一是水气上冲，阴来搏阳，清阳被水寒之气所冒蔽所致。

【案例】刘某，女，44岁，干部。1981年4月9日诊。因工作劳累，昨日（4月8日）下午突感头目眩晕，自感天旋地转，不能睁眼，伴胸脘满闷，恶心呕吐，不能进饮食。舌红苔白，脉沉弦。诊为美尼尔综合征。中医辨证属痰饮阻中。治当温化痰饮。宜苓桂术甘汤合小半夏汤加减：炒白术25克，茯苓30克，桂枝10克，半夏10克，干姜6克，代赭石15克，砂仁6克，甘草6克。8剂而愈。继以饮食调理。（石占城. 苓桂术甘汤临床应用举隅. 河北中医，1989. ）

四、其他

药驱水邪，正邪相争

【症状】眩冒，其人身如痹。

【病机】附子、白术并走皮内，正邪相争，药驱水邪，逐水气未得除，使其人眩冒、身如痹。

【治法】温经通阳，散寒止痛。

【方药】去桂加白术汤。白术为脾家之主药，擅去湿痹而行津液，故既可止泻，又可利便。附子去寒邪而温阳气。白术协附子并走皮内，以搜逐在表之寒湿。姜、枣调营卫促使药力行于肌表。

【原文综述】 本症见于原文第174条。本条论述伤寒类证风湿伤于肌表的证治，以及寒湿痹证的治法。伤寒八九日，言病日久而不愈。其原因可从两方面加以考虑，或因其人正气不足，不能及时抗邪于外，或因邪气杂糅而纠缠难解。风寒与湿邪相搏，痹着于体表，影响营卫之调和，阻碍气血之运行，故见身体疼痛以致到了难以转侧的程度。不呕为无少阳证，不渴为无阳明证，由此可知里和而无病。脉浮为风寒湿在表，虚主卫气不足，涩主寒湿之邪不解。风、寒、湿三气杂合而为痹，患者卫阳复虚，邪盛而正衰，故使病证缠绵日久而留连不愈。湿痹之候多大便溏，小便不利，溏为湿侵袭，不利为湿潴留，今反硬，反自利，硬为湿凝滞，自利乃湿为患，湿重困脾，脾运不健，津液不能还于胃中。故亦当于桂枝附子汤中去桂枝以免走散津液，加白术燥湿健脾引津液还于胃中。故与前方去桂枝之辛散，加白术之苦燥。

第十四章 衄血

衄，意为出血，或渗于肌肤，或出于鼻腔，或溢于齿间。《伤寒论》中所言“衄”者，多指鼻腔出血。本章主要论述《伤寒论》中所有衄血症状的病机及其辨治。

一、表症

阳气郁佛，损伤阳络

【**症状**】鼻衄，无汗，发热，身疼痛，脉浮紧。

【**病机**】阳气郁佛，损伤阳络，阳络损伤则鼻衄，“无汗，发热，身疼痛，脉浮紧”皆为表症。

【**治法**】养阴止血。

【**方药**】可参考使用流鼻血方。方中生地黄、熟地黄养阴，当归身（炭）理血止血，荷叶升阳。全方共用，以达养阴止血之效。

【**原文综述**】本症见于原文第46、47、55、56条。条文不同，但总有阳气郁佛，损伤阳络所致，治当以养阴止血为法，灵活遣方用药。

二、里症

表症火逆，损伤阳络

【**症状**】鼻衄，可兼有表症恶寒，发热。

【**病机**】表症火逆，损伤阳络则鼻衄；表症未完全解除则可兼有表症恶寒、发热。

【**治法**】辛凉解表，凉血止衄。

【方药】可选用竹叶石膏汤。

【原文综述】本症见于原文第111条。该条文："太阳病中风，以火劫发汗。邪风被火热，血气流溢，失其常度。"风为阳邪，火亦属阳，太阳中风用火劫发汗，必致阳热更盛，而使气血流溢，失其运行之常度。阳热亢盛，伤于阴络，则见鼻衄；可以用竹叶石膏汤辛凉解表，凉血止血。

阳明热甚，迫血妄行

【症状】鼻衄，口燥，但欲漱水，不欲咽。

【病机】阳明热甚，迫血妄行则鼻衄，灼伤津液则口燥，热入血分，蒸腾血中津液，口腔得润，故口燥欲漱水而不欲咽。

【治法】清热，凉血止血。

【方药】白虎汤加减。

【原文综述】本症见于原文第202、227条。均为阳明经热伤血络而致出血。足阳明胃之经脉，起于鼻旁、环口，循于面部，阳明热邪亢盛，不得外泄，波及血分，迫血妄行，可致鼻衄。

【案例】马某，男，6岁，1987年5月15日初诊。患儿父亲代述：患儿因过食香燥动火之品，昨日（5月14日）鼻衄如注，经某医院五官科鼻腔填塞及给止血剂仍未能止住，反复出血，而求中医药治疗。症见：右侧鼻黏膜用凡士林纱布条填塞，左侧鼻黏膜充血有血迹，口臭口干，舌质红，苔薄黄，脉滑数。证属肺胃热盛之实火鼻衄。治宜清热泻火，凉血止血。用白虎止衄汤加味：生石膏150克（先煎），知母10克，粳米30克（先煎），炒黄芩10克，炒栀子10克，炒荆芥10克，桑白皮10克，地骨皮20克，白茅根30克，藕节20克，生地黄15克，牡丹皮15克，白艾15克，生侧柏叶20克，甘草10克。二剂。嘱忌食辛燥动火之品，保持安定情绪。1987年5月17日复诊：自述服第1剂后鼻衄明显减少，服第2剂后未再出血。症见：双侧鼻孔黏膜颜色转淡，未见血迹，舌质淡红，苔薄白，脉略数。继上方2剂巩固疗效。一个月后追访未复发。（范德斌. 白虎汤临床运用一得. 云南中医学院学报，1989. ）

第十五章 目、口、咽、耳、鼻症

中医理论中，五官分别与五脏相对应，鼻、目、口唇、舌、耳为五脏之外候，在生理和病理上两者之间有密切的关系，而咽喉为肺胃之门户，其病变与内脏也密切相关。正如《灵枢·五阅五使》所言："鼻者，肺之官也；目者，肝之官也；口唇者，脾之官也；舌者，心之官也；耳者，肾之官也。""五官者，五脏之阅也。"本章主要论述《伤寒论》中所有目、口、咽、耳、鼻症状的病机及其辨治。

第一节 目症

一、直视

热炽津伤，不充清窍

【症状】直视，失溲，小便不利。

【病机】热炽津伤，不充清窍则直视，津液不足则小便不利，阳气不足则失溲。

【治法】清热，益气，生津。

【方药】白虎加人参汤。

【原文综述】本症见于原文第6条。本条重点指出温病的脉症特点为"发热而渴，不恶寒"。这是因为温病所感受的是温邪，温邪最易伤阴，故初起即发热、口渴而不恶寒。它与伤寒不同，伤寒所感受的是寒邪，寒邪易伤阳，故初期口不渴而恶寒。温病初起，法当辛凉解表，应忌汗、忌下、忌火攻等法。犯了这些禁忌，就会劫阴助热变成坏证，若误用辛温发汗，不但劫阴而又助长温邪化热化火，形成风温坏证。热炽津伤，不充清窍，则直视，津液不足则小便不利，阳气不足则失溲。

重伤阴血，目窍失养

【症状】直视不能眴，额上陷，脉急紧，不得眠。

【病机】重伤阴血，目窍失养。阴血不足，目精失养，故直视不能眴。额上陷，脉急紧，是因发汗后无阴血充养滋润。不得眠是因阴血虚不能敛阳，阳不能入于阴所致。

【治法】清热，益阴，养血。

【方药】可选用加减复脉汤。方中干地黄、白芍、麦门冬、阿胶滋阴养血，生津润燥；炙甘草补益心气，调中和胃；麻仁润肠通便。全方合用，可达养血敛阴生津功效。

【原文综述】本症见于原文第86条："衄家，不可发汗，汗出必额上陷脉急紧，直视不能眴，不得眠。"衄多因阳经有热而动血所致，衄久又必致阴血亏虚。故衄家虽有表邪也不可发汗。强发其汗，势必更加损伤阴血而助阳热。额上陷，脉急紧，一因发汗后无阴血充养滋润，二因辛温发汗助其阳热，邪热燔灼，致使血脉俱急而紧。直视不能眴，即指两目直视、呆滞而不能活动的情态。"诸脉者皆属于目"，由于血脉俱急，又加之阴血不足，目精失养，故"直视不能眴"。不得眠是因阴血虚不能敛阳，阳不能入于阴所致。

阳热亢盛，阴津告竭

【症状】直视，谵语，喘满。

【病机】阳热盛极，下及肝肾之阴，阴精竭乏不能上注于目，则目直视。邪热盛实，扰于心神则谵语。上迫于肺，肺气不利则喘而胸满。

【治法】清泻热邪，开窍醒神。

【方药】安宫牛黄丸。

【原文综述】本症见于原文第210条。阳明燥热盛极，下及肝肾之阴，阴精竭乏不能上注于目，则目直视不能眴。见此症者，多属邪盛正衰的危候，故主死，治疗可用安宫牛黄丸，冀望于挽狂澜之既倒。

阳明燥实，热极津枯

【症状】直视，日晡所发潮热，不恶寒，独语如见鬼状，不识人，或循衣摸床，惕而不安。

【病机】阳明燥实，热极津枯不能睏睛则直视；不恶寒者表已罢；日晡潮热者腑实已成；独语如见鬼状，乃热邪过盛，上扰神明所致。

【治法】攻下阳明燥实。

【方药】大承气汤。

【原文综述】本症见于原文第212条。“直视”乃阳明燥实内结甚实，灼竭肝肾之阴所致。本条说明，阳明燥热不解，必然耗竭阴液；而阴液之存亡又关系到患者的生死转归，因此釜底抽薪，急下存液就有着极为重要的意义。伤寒治以下法，既不可下之太早，也不可当下不下而坐失时机。下之太早，有伤正邪陷之弊；当下不下，又有耗阴竭液之虞。

【案例】李某，女，45岁，河北省大厂县农民。就诊日期：1993年8月30日。主诉：昼夜不眠20日，烦躁不寐，表情呆滞，两目直视，喃喃自语，夜间外出奔走，曾一日2次肌注安定，每次10毫克，口服氯丙嗪2片/日，无效。后来到我门诊治疗。查：面红、口臭、舌红苔腻、脉弦滑，大便五六日1次，诊断为精神失常。先给大承气汤2剂。服药后大便每日1次，夜里能睡1~2小时，神情安定，仍两目发直，面有微笑，舌红苔黄腻，脉细数，再以养阴清热、疏肝理气、安神定志之剂，调理20日，愈。随访6个月无反复。（杨淑珲. 大承气汤临床应用举例. 河北中医学院学报，1995. ）

二、目瞑

服药瞑眩，表症欲解

【症状】目瞑，可有轻微脉浮紧，无汗，发热，身疼痛。

【病机】服药瞑眩，表症欲解；表症未除则可有轻微脉浮紧，无汗，发热，身疼痛。

【治法】发散风寒。

【方药】麻黄汤。

【原文综述】本症见于原文第46条："太阳病，脉浮紧，无汗，发热，身疼痛，八九日不解，表症仍在，此当发其汗。服药已微除，其人发烦目瞑，剧者必衄，衄乃解。所以然者，阳气重故也。麻黄汤主之。"太阳病，见脉浮紧、无汗、发热、身疼痛是典型的太阳伤寒表实症。今"服药已，微除"，症候稍减，但不彻底。在衄解之前，因阳气发动，欲驱邪外出，正邪相争，患者常可出现烦热、两目畏光而欲闭目，或头晕等先兆症候。而一经衄血，如出血痛快，则使营分之寒邪随之而去，诸症随之而消。

三、目赤

邪入少阳，胆火上炎

【症状】目赤，两耳无所闻，胸中满而烦。

【病机】邪入少阳，胆火上炎，风火上扰，壅滞清窍，故目赤，耳聋；邪客少阳经，经气不利，则胸中满而烦。

【治法】清泻少阳胆火。

【方药】小柴胡汤。

【原文综述】本症见于原文第264条，论述少阳病经证的治禁及误治变证。少阳胆经起于目锐眦，上头角，下耳后，入耳中，下贯胸膈。少阳经脉感受风邪，风为阳邪，其性上行。少阳风火上扰，壅滞清窍，故耳聋，目赤；邪客少阳经，经气不利，则胸中满而烦。少阳病位在半表半里，非上非下，又无痰、食等有形之实邪，故"不可吐下"。误用吐、下，不但对少阳之邪起不到治疗作用，反而会伤人的正气。若误认胸满而烦为胃肠实邪，而用吐下之法，则即伤气血又逆少阳之机，则心虚而悸，胆虚而惊。

【案例】魏某，男，34岁，4日前右眼外眦发红疼痛。西医诊断为急性巩膜炎，外用氯霉素眼药水及强的松眼药水后，疼痛不减，反而加重，遂来求诊。舌淡红，苔薄白，脉弦。方用小柴胡汤加减：柴胡24克，半夏12克，桂枝9克，甘草9克，黄芩9克，生牡蛎12克，生姜9克。水煎分2次服，3剂。停用眼药水，服1

剂后，右眼发红疼痛减轻，继服2剂后其症全消。（孙富有．小柴胡汤临床运用举隅．内蒙古中医药，2013．）

四、目出血

阳衰于下，虚阳浮躁，血随上逆

【症状】目出血，手足厥逆。

【病机】阳衰于下，虚阳浮躁，血随上逆则目出血，阳虚则手足厥逆。

【治法】回阳救逆，补气摄血。

【方药】四逆加人参汤。

【原文综述】本症见于原文第294条，论述少阴病下厥上竭的难治之证。少阴病，但厥无汗是阳气衰微，不能温煦四末，蒸化津液所致。医不知无汗为阳虚而强发其人之汗，汗出则不但伤其阳，又复内竭其阴。阳气大伤不能统摄阴血，而发生出血之变。至于血从何窍而出，势难断定。据少阴之脉循喉咙、挟舌本、连目系之理，可推测血从口鼻或从目出，此时阳气亡于下而厥，阴血出于上而致竭，形成“下厥上竭”之证。前人认为厥从下起，故称下厥；血从上出，故称上竭。阳虚于下，阴竭于上，阴阳气血俱伤，有上下离决之势。此时欲治下厥，非温药不可，则有碍于上；欲治上竭，非凉药不效，则有碍于下，故曰“难治”。

五、眼生花

精血不足，邪毒上攻

【症状】眼中生花，膝胫拘急，其人身体重，少气，少腹里急，或引阴中拘挛，热上冲胸，头重不欲举。

【病机】因房劳耗精动气，邪毒从阴部而入，下虚不胜邪，邪毒上攻则眼中生花、头重不欲举；毒热上奔迫胸，故热上冲胸；气精两伤，故见身体重，少气；精气两亏，筋脉失养，故膝胫拘急，少腹里急，或引阴中拘挛。

【治法】导邪外出。

【方药】烧裈散。

【原文综述】本症见于原文第392条。本条论述阴阳易证治。阴阳易是大病新瘥，余邪未尽之人性交，染易邪毒而致的一种病。因房劳耗精动气，气精两伤，故发病即见“身体重，少气”。精气有柔润筋脉之功，今精气两亏，筋脉失养，故膝胫拘急，少腹里急，或引阴中拘挛。邪毒从阴部而入，下虚不胜邪，毒热必上奔迫胸，故“热上冲胸，头重不欲举，眼中生花”，可见气精两虚，毒热上攻为本病之根。烧裈散方取内裤近隐处（即裤裆处）的那一部分，烧作灰用。男女裤裆，浊败之物也，烧灰用者，取其洁净而又有同气相求导邪外出之义。服后或汗出，或便利则愈。阴头微肿者，是所易之毒从阴窍而出，故肿也。

六、目不了了

燥实内盛，灼伤真阴

【症状】目不了了，大便难，身微热。

【病机】阳明燥实内盛，燥热下劫肝肾之阴，肝阴被劫，不能上注于目，故目不了了，视物不清；阳明里热深伏而腑气不通，则大便难。

【治法】急下存阴。

【方药】大承气汤。

【原文综述】本症见于原文第252条，论述阳明燥热下劫肝肾之阴的症候及急下存阴的意义。发病过程已久，肝肾之阴被燥热劫夺。“目中不了了”，即视物不分明，此为患者自觉症状。“睛不和”，即两目呆滞，瞳子不能转动，乃为他觉症状。由于肝开窍于目，得血而能视，肝阴被劫，不能上注于目，故视物不清，瞳子为肾所主，肾水不足，不能上注于睛，故致睛不调和。“大便难”，身又有微热，说明里热深伏而腑气不通，故曰“此为实也”。此时虽然只见大便难、身微热，而不见典型的阳明里症和外证，所以叫“无表里症”。但是“目中不了了，睛不和”的真阴欲竭之象已见。说明真阴危亡立待，症情危重，法当急下以存阴，而不能徘徊犹豫。《伤寒论》总的治疗法则是“保胃气，存津液”。其中“存津液”有两个方面的含义：一是发汗、吐、下是驱邪外出的方法，但在使用过程中，一定要注意祛邪而不伤正。二是用大承气汤急下存阴，也是保存津液的一个方面。燥热太甚，必然下劫肝肾之阴，要想保阴，必须急下，把肠中燥热驱逐体外，才能保住下焦阴水不涸。用大承气汤攻下燥屎，犹如釜底抽薪，既能驱除邪气，又能保护阴液，这就是急下存阴的意义。

七、目黄

中阳不足，寒湿凝滞

【症状】面目及身黄，或有呕吐，下利，饮食欠佳。

【病机】中阳不足，寒湿凝滞。

【治法】温阳，利湿，退黄。

【方药】可用理中汤加茵陈等。

【原文综述】本症见于原文第98、259条。两条均论述了脾虚不运中阳不足，寒湿凝滞发黄的阴黄证，治当温中散寒除湿。

三阳合病，热邪郁闭

【症状】目黄，一身及目悉黄，小便难，有潮热，时时哕，耳前后肿，腹部满，胁下及心痛，兼表症。

【病机】三阳合病，热邪郁闭。少阳受邪，经气不畅则胁下及心痛，水道不利，湿热内蕴，则嗜卧及一身悉黄。潮热，时时哕为少阳枢机不利，胃气不降，阳明郁热之候。腹满是阳明腑热郁闭的表现。

【治法】先用刺法，以泄其郁热，后予小柴胡汤。

【方药】小柴胡汤。

【原文综述】本症见于原文第231条，论述太阳阳明少阳同病，湿热发黄的证治。阳明中风为阳明经被风邪所伤。脉弦浮大为少阳、阳明两经受邪之脉。短气、腹满是阳明腑热郁闭的表现。少阳之脉布胁肋，少阳受邪，经气不畅则胁下及心痛。久按之气不通为少阳经邪热壅聚不退。阳明之经挟鼻而行，出大迎，循颊车，行于耳前；少阳之脉抵头循角，下入耳后。今两经受邪，则鼻干、耳前后肿。阳明、少阳之邪，外不得汗出，下不得外泄，势必三焦不畅，水道不利，湿热内蕴，则嗜卧及一身悉黄。潮热，时时哕为少阳枢机不利，胃气不降，阳明郁热之候。本条脉症错杂，合而言之，可谓阳明中风，经表受邪，腑气不和，经腑同病，兼少阳受邪之证。两阳受邪，经腑合病，汗之不可，下之不能，先用刺法，以泄其郁热。"外不解"，指用刺法后，少阳经证及阳明经表之证不解。病过十日，脉续浮说明病态未变，邪仍在经，未传入里，故治疗只有和解一法，表里同治，可予小柴胡汤。

【案例】陈某，男，11岁，1988年10月3日初诊。患儿身目发黄，发热三日，伴纳食不振，胸胁胀痛，时泛恶欲吐，小便色黄如浓茶色，大便稀软。查体温38.2 ℃，巩膜黄染，肝剑突下、肋下肝区压痛及叩击痛（+），舌红苔黄腻，脉弦数。诊断为急性黄疸型肝炎。给予小柴胡汤加减：柴胡10克，黄芩10克，制半夏10克，党参10克，茵陈20克，赤芍10克，郁金20克，鸡内金10克，车前子（包）10克。服9剂，黄疸消退，精神好转，纳食增加。续服8剂，另予云芝肝泰巩固半月，复查肝功能正常。（姜润林. 柴胡汤加减治疗小儿急性黄疸型肝炎62例. 国医论坛，1989. ）

第二节 口症

一、口干渴

（一）表症

温热外袭，热邪伤津

【症状】口渴，发热，不恶寒，脉不弦紧而弱。

【病机】温热外袭，温邪最易伤津，故初起即口渴、发热而不恶寒；津液不足不能充脉则脉弱。

【治法】辛凉解表。

【方药】银翘散。

【原文综述】本症见于原文第6、113条。第6条言："太阳病，发热而渴，不恶寒者，为温病。”本条重点指出温病的脉症特点为“发热而渴，不恶寒”。这是因为温病所感受的是温邪，温邪最易伤阴，故初起即发热、口渴而不恶寒。第113条言：“形作伤寒，其脉不弦紧而弱，弱者必渴，被火必谵语，弱者发热，脉浮，解之当汗出愈。”形作伤寒，其脉不弦紧而弱指其症候类似伤寒，但病实非伤寒。因其脉不弦紧而弱。脉弱则气血不足，津液不够，必渴。若津液不足再被火劫，必谵语。脉浮知病在表，汗出则愈。

表症误治，表阳郁遏

【症状】意欲饮水，反不渴，心烦，肉上粟起。

【病机】因寒凝热闭，太阳的体表水液得不到宣通，则热与水结于太阳之表，因尚未入里， 故口渴但又不愿喝水。由于在表之阳热被冷水闭郁，皮毛腠理收敛，寒凝于外，热郁于内，故内则增烦，外则肌肤上起如粟粒状的“鸡皮疙瘩”。

【治法】清在表阳郁之热，行皮下水结之邪。

【方药】文蛤散。

【原文综述】本症见于原文第141条。本条通过水结于表与水结于里的结胸证相对比，寒实结胸与热实结胸相对比，以体现水结有表、里、寒、热不同的证型。病在阳，谓表未罢，热未除也。当用汗法解之。反以冷水潠，喷之也。灌，溉之也。由于阳热被冷水闭郁，皮毛腠理收敛，寒凝于外，热郁于内，故内则增烦，外则肌肤上起如粟粒状的“鸡皮疙瘩”。因寒凝热闭，太阳的体表水液得不到宣通，则热与水结于太阳之表，因尚未入里， 故虽口渴但又不愿喝水。治用文蛤散，既可清在表的阳郁之热，又能行皮下之水结。若服药后病不愈，而又见烦渴、小便不利等蓄水证，则当用五苓散解表以利水。

（二）里热症

表症入里，津气两伤

【症状】口干舌燥，口渴饮水，心烦，汗出。

【病机】表症入里，热盛津伤，胃中干燥，故其人大渴；热由里向外蒸腾，逼迫津液向外发泄，故见汗出；热扰心神则心烦。

【治法】清热泄火，益气生津。

【方药】白虎加人参汤。

【原文综述】本症见于原文第26、168、169、170、222条。这5条虽病因各异，但总由阳明热甚，气津两伤所致，治疗自当辛凉清热，益气生津。

【案例】李某，男，33 岁，铁路工人。2005年1月20日，因高热曾在某医院住院7日，住院时各项理化检查均未见异常，且疗效不佳，一气之下不治回家。患者兄是本人中学时同学，找到本人治疗：患者高热，体温41.2 ℃，时汗出，喘息，面色白，心烦，燥渴，每日饮水约5升。时感后背恶风恶寒，舌质淡红胖大少津，脉洪大而芤，重按无力，根据患者四诊合参。中医诊断：风温（阳明气分热盛、津气两伤）。西医诊断：高热，原因待查。治法：清泻阳明邪热，益气生津，处方以白虎加人参汤加味。处方如下：石膏45克，知母15克，甘草8克，粳米15克，人参8克，花粉15克，麦门冬10克。3剂，水煎，频服。3剂后患者体温降至39.4 ℃。原方不变，共服5剂。患者体温正常，嘱愈后稀粥养胃。（张国江. 白虎汤治疗高热重症验案. 中国中医药现代远程教育，2009.）

邪入阳明，热伤津液

【症状】口渴，汗出，身热，脉大。

【病机】邪入阳明，热伤津液则口渴；热盛则身热，脉大；热邪迫津外泄则汗出。

【治法】清泄热邪。

【方药】白虎汤。

【原文综述】本症见于原文第97、244条。第97条言少阳病服小柴胡汤以后，如果少阳之邪得解，胆气疏利，三焦通畅，津液得复，其病则愈，也不会再作渴证。如果服汤后反见渴者，是少阳之邪转属阳明。第244条言太阳病转属阳明，而出现不恶寒而口渴之症，乃热盛津伤之故。两者皆为阳明有热，津液损伤，治以清解阳明之热即愈。

三阳合病，热伤津液

【症状】口渴，手足温，身热，恶风，颈项强，胁下满。

【病机】三阳合病，热伤津液则口渴；身热恶风，颈项强，此属太阳表症；胁下满，为少阳半表半里症；手足温而渴，为阳明经证。

【治法】清热泄火，斡旋三焦气机。

【方药】小柴胡汤。

【原文综述】本症见于原文第99条。言三阳证见，邪气由表入里，表邪已微，里热未盛，邪郁少阳，汗、吐、下三法皆非所宜，治从少阳，法宜和解，主用小柴胡汤。使枢机运转，上下宣通，内外畅达，则三阳之邪，均可得解。

【案例】李某，女，48岁，2003年5月12日初诊。患者平素寡言，大便时常秘结，3~4日一行，临厕努挣难下且伴心烦易怒。苦于便结难解，遂自购泻药以求一快，服复方芦荟胶囊2粒，每日3次，连服2日，泻下后停服，但大便仅得暂通，数日后复结，更增口渴，腹痛，痛引胁下，纳差欲呕，为求治疗前来就诊。现症见：便秘4日一行，口渴，腹胀痛，心烦易怒，神疲乏力，舌质偏红，苔薄白而腻，脉弦细略数。中医诊断为：便秘。证属气郁化火，大肠传导失常。治宜疏肝清热，顺气行滞，予小柴胡汤加减：柴胡10克，黄芩15克，姜半夏9克，白芍12克，枳实10克，当归10克，炙紫菀18克，桔梗10克，炙甘草6克，6剂。服上方后大便得通，诸症大减，遵此方又服6剂，大便顺畅日一行，遂停药，嘱其服逍遥丸善后，并节饮食，畅情志。（张怀亮. 小柴胡汤临床运用举隅. 辽宁中医杂志，2007. ）

表症火逆，火郁于内

【症状】口干咽烂，身黄，但头汗出，齐颈而还，腹满，微喘，或不大便。

【病机】表症火逆，火郁于内，炎于上则口干咽烂；风火交相熏灼，肝胆疏泄太过，胆汁不循常道，则发黄疸；阳热盛、阴液虚，热不得越，不能周身作汗，故但头汗出，齐颈而还；邪热不得外越，便入内攻伐，聚于中焦，脾胃气机滞塞，则腹满；影响肺气不利则微喘；下结于肠中，则不大便。

【治法】清热利湿退黄。

【方药】茵陈蒿汤。

【原文综述】本症见于原文第111条。本条论述了太阳中风误用火劫发汗的变证和预后。以上诸症，实为邪火逆盛，真阴欲亡之危证，其预后之善恶，取决于津液之存亡。此时当审其小便之有无，以测预后。如若小便通利，说明津液虽已大伤，但未尽亡，病虽危重，但尚可治。如若小便已无，则属津液消亡，化源告竭，预后不良。

【案例】孙某，女，51岁，职工。1989年6月初诊。患者口腔广泛性溃烂3个月，灼热疼痛，尤以舌体为甚。屡经治疗效果欠佳来诊。察其舌体紫黯、肿胀，患者尚有头胀痛，心烦易怒，咽干口燥，大便秘结，舌质黯，苔黄厚根部腻，脉滑。证属湿热毒邪蕴结于里。治宜泄热利湿为主。茵陈蒿汤加味：茵陈蒿15克，大黄6克，栀子12克，牡丹皮10克，生地黄10克，薏苡仁15克。水煎，每日3次漱服。3剂后患者舌体肿胀明显好转，溃疡面缩小，原方继服12剂痊愈。（于慧卿．茵陈蒿汤临床新用举隅．河北中医，1992．）

阳明热甚，汗出津伤

【症状】口渴，汗出多。

【病机】阳明热甚，汗出津伤则口渴。

【治法】清热泄火，益气生津。

【方药】白虎加人参汤证。

【原文综述】本症见于原文第224条，论述猪苓汤的禁忌证，以与白虎加人参汤证相鉴别。猪苓汤所治之“渴”，是水热互结于下，津聚而不上承。白虎加人参汤证所治之“渴”，是汗多伤津，胃中干燥之故。病性、病位不同，治疗也当有异。汗多而渴者为白虎加人参汤证，故不可用猪苓汤淡渗走泄，津液夺失，则胃中更燥，故为禁忌。

阳明热邪，内入血分

【症状】口燥，但欲漱水不欲咽，鼻衄。

【病机】阳明热邪，内入血分。热伤津液则口渴，热邪蒸腾血中津液，权且可以滋润口腔，故但欲漱水不欲咽；阳明经热不解，迫血妄行则衄。

【治法】清热泄火。

【方药】白虎汤。

【原文综述】本症见于原文第202、227条。两条均为热入阳明血分之证，治当清泄阳明之热。

郁热在里，津不上承

【症状】口渴，渴引水浆，但头汗出，身无汗，齐颈而还，小便不利。

【病机】郁热在里，津不上承则口渴；水湿阻滞则但头汗出，小便不利；湿阻热遏、热邪上迫则身无汗，齐颈而还。

【治法】清热利湿退黄。

【方药】茵陈蒿汤。

【原文综述】本症见于原文第236条，论述湿热阻遏发黄的证治。湿热胶结，热郁于内而见口渴；肝胆疏泄不利，胆汁外溢则发黄疸，治当紧抓湿热的根本，清热利湿则渴愈而黄疸除。

肝郁化热，灼伤津液

【症状】消渴，气上撞心，心中疼热，饥而不欲食。

【病机】上热下寒证。肝郁化热，风火相煽，消灼津液，使脏燥无液而求救于水，故见消渴；厥阴肝木协少阳相火之气上冲，故见“气上撞心，心中疼热”；热则消谷善饥，寒则运化不利而不能食，故“饥而不欲食”。

【治法】清上温下。

【方药】乌梅丸。方中乌梅、川椒杀虫驱蛔；黄连、黄柏清热燥湿；桂枝、附子、干姜温中散寒；人参、当归补气和血。

【原文综述】本症见于原文第326条。本条为厥阴病的提纲证。厥阴为风木之脏，内挟少阳相火，风火相煽，消灼津液，使脏燥无液而求救于水，故见消渴。这里的“消渴”，是指渴而能饮，饮而又渴的一种症状，并非多饮多尿的消渴病。厥阴肝木挟少阳相火之气上冲，故见“气上撞心，心中疼热”。热则消谷善饥，寒则运化不利而不能食，故“饥而不欲食”正是上热下寒、寒热错杂的表现。由于内挟虚寒，进食亦不能得到腐熟消化，反致胃气上逆而作吐；若其人内有蛔虫寄生，因蛔虫闻食臭而出，故可见到“食则吐蛔”的情况。既然病属寒热错杂，治则当寒温并用。医生若只见其热而忽视其寒，误用苦寒清下之药，则必更伤脾胃，使下寒更甚，而见下利不止；当然，若只见其寒，而忽视其热，误用辛热祛寒之剂，也会更助上热以灼津，从而使消渴为更甚。

【案例】汪某，女，30岁。1982年5月10日诊。2年前开始胃痛，每遇寒则发作或加重。近几日胃痛喜热喜按，嘈杂易饥，手足不温，呕吐清水，口干苦渴饮，饮而即吐，纳少便溏，尿黄，舌淡少苔，脉沉迟细。胃镜结论：慢性浅表性胃炎，轻度胃下垂。此系脾虚胃弱，寒热错杂，升降失司所致。方用乌梅丸加味温补和中，平调寒热。乌梅20克，细辛、炒蜀椒各6克，黄连、干姜、桂枝各10克，黄柏、当归、制附子各12克，太子参、焦术、沙参各15克，2剂后痛减吐止，病势缓解，手足渐温，效不更方，再进3剂，胃痛消失，纳增便干，遂以姜附六君子汤温补脾胃，调理中焦月余而痊。（梅和平. 乌梅丸临床运用举隅. 陕西中医，1992. ）

厥阴热邪，损伤津液

【症状】口渴，下利，里急后重，便脓血。

【病机】热伤津液则口渴，热蒸肉腐则下利便脓血。

【治法】清热燥湿，凉血止利。

【方药】白头翁汤。方中白头翁清热解毒，凉血止痢；黄连清热解毒，燥湿厚肠，黄柏泻下焦湿热，共奏燥湿止利之效。秦皮性涩，收敛作用强，用以止血。

【原文综述】本症见于原文第373条，论述厥阴热利的证治。虚寒下利一般不渴，即或有渴，如少阴病自利而渴，亦多不欲饮水。今“下利欲饮水”，口渴而能饮，说明是热伤津液，故曰“以有热故也”。因热而下利，则属热利，厥阴热利，必见里急后重，便脓血。其治仍应以白头翁汤清热燥湿，凉血止利。厥阴热利的辨证要点有三：一为下利便脓血，二为里急后重，三为身热、口渴欲饮水，掌握要点临床辨证不难。

【案例】丁某，女，16岁，学生，于2004年8月20日就诊。诉腹泻、腹痛2日。2日前吃甜瓜后即出现腹痛、腹泻，4～5次/日，伴胸脘烦热，肛门灼热，口渴，舌红苔黄，脉数。辨证属湿热泄痢（急性肠炎）。治宜清热燥湿，解毒止痢。方选白头翁汤加减：白头翁15克，黄连6克，黄柏10克，秦皮10克，金银花15克，车前子10克，防风10克。1剂/日，水煎服，服药3剂，痛、泻、烦、渴皆除，疾病痊愈。（王改敏. 白头翁汤临床运用举隅. 甘肃中医，2007. ）

（三）里实症

少阴热化，燥实内结，灼伤真阴

【症状】口干渴，或见便秘，或见自利清水，色纯青，心下必痛。

【病机】少阴热化，燥实内结，灼伤真阴则口干渴；燥实内结则便秘；热结旁流则自利清水，色纯青；邪阻气机则心下痛。

【治法】急下存阴。

【方药】大承气汤。

【原文综述】本症见于原文第320、321条。皆为燥实内结，灼伤真阴，津液不足，失于滋润之症，故治当泻下存阴。

【案例】王某，女性，49岁，农民，2005年10月8日就诊。自诉：患胃病3年，近2年反复发作上腹隐痛，食少腹胀，身体渐瘦，胃镜检查示萎缩性胃炎。现上腹胀痛，1周不大便，口渴，纳呆食少，嗳气频作，时有恶心呕吐。查：神疲形瘦，舌红苔黄，脉滑数。诊断为胃脘痛；辨证属胃阴不足，致肠燥便秘，胃失润降。予大承气汤加味，急下存阴保胃气，以顺胃肠通降之性，先安其正，再缓图调治。药用大黄15克，枳实12克，厚朴10克，蒲公英12克，当归10克，山药12克，谷芽12克，上药煮汤冲服芒硝15克。一剂后频转矢气，腹胀痛稍减，再剂便出燥屎五六枚，继而大便3次，如释重负，嗳气、恶心、呕吐消失，胃痛腹胀好转，知饥欲食，遂进米粥1碗，静养休息。次日改用养阴益胃、扶脾助运之剂调治半月，临床治愈。嘱其继以门诊调治，饮食、精神调理。（王如茂. 大承气汤临床应用. 中国中医急症，2008. ）

水饮内停，气化不利，津液不布

【症状】口渴，小便不利，或见心下痞。

【病机】水饮内停，气化不利，津液不布则口渴；水积于内而不外出则小便不利；水阻心下则见心下痞。

【治法】温阳化饮利水。

【方药】五苓散。

【原文综述】本症见于原文第156、244条。两条均论述膀胱气化不利津液不布而渴之症，宜用五苓散化气利水，使水邪去，则津液得以上承，口渴自止。

【案例】马某，男，27岁。晨起后呕哕年余，但无吐物，平素胃脘部满闷不适，口渴饮后易呕哕，食后胃脘不适加重，曾在某医院做胃镜检查，诊为慢性胃炎，曾服用过西药及一些中成药，如香砂养胃丸、疏肝健胃丸等。但都效不显。诊之，得知其小便不利，查舌淡苔滑，脉沉弦，呕哕之物以水为主。投五苓散加生姜、半夏：泽泻20克，茯苓15克，白术、猪苓、桂枝、半夏各10克，生姜6克。水煎温服，日1剂，连服7剂，以上诸症全消。继进5剂后停药，半年后随访，未再发病。（熊建平．五苓散临床运用举隅．陕西中医，2004．）

（四）里虚症

中阳不足，水液不化，津不上承

【症状】口渴或欲饮水，不能食而胁下满痛，或有面目及身黄，小便难，可有呕吐或哕，或大便先硬后溏。

【病机】中阳不足，水液不化，津不上承则口渴，脾虚则不能食、面目及身黄，土虚木乘则胁下满痛，脾胃不和则呕吐或哕，脾虚湿生则大便先硬后溏。

【治法】温化寒湿。

【方药】理中汤或吴茱萸汤。若有面目及身黄可加茵陈。

【原文综述】 本症见于原文第98、209条。两条所述，皆为中阳不足，运化失司，津液不布所见之口渴，故治以温化寒湿之法，则寒去湿化，津液得布，而口渴自除。

肝盛侮肺，津液失布

【症状】口大渴欲饮水，恶寒，发热，腹满，自汗出，小便利。

【病机】肝盛侮肺，津液失布。伤寒发热、恶寒是无汗之表症。肝盛侮肺，津液失布则大渴欲饮水，水饮内停则腹满。

【治法】泄肝邪，疏水道；刺期门。

【方药】无。

【原文综述】本症见于原文第109条："伤寒发热，啬啬恶寒，大渴欲饮水，其腹必满，自汗出，小便利，其病欲解，此肝乘肺也，名曰横。刺期门。"伤寒发热，啬啬恶寒是无汗之表症。大渴欲饮水，其腹必满是停饮之满。若自汗出，表可自解。小便利，满可自除，故曰其病欲解也。肝本受肺制，而反乘肺，如下犯上之横逆，故名横。当刺期门，以泄肝邪，则表邪亦自解。

少阴阳虚，不能化津

【症状】口渴，欲吐不吐，心烦，但欲寐，小便色白，下利。

【病机】少阴阳虚，不能化津，口中津亏，故口渴而引水自救；下焦阳气虚弱，阴寒上逆，则欲吐；复因胃肠空虚，故又不能吐；由于阴盛于下，虚阳上扰于心，而心中烦闷；但欲寐是心肾阳衰，阴寒内盛，神失所养而致；小便清长为肾阳虚衰，不能温化水液之故。

【治法】温少阴之阳。

【方药】四逆汤。

【原文综述】本症见于原文第282条，论述少阴病虚寒症的辨证及病机。下焦阳气虚弱，阴寒上逆，则欲吐；复因胃肠空虚，故又不能吐，由于阴盛于下，虚阳上扰于心，而心中烦闷。但欲寐是精神萎靡，昏沉模糊，似睡非睡之象，乃心肾阳衰，阴寒内盛，神失所养而致。至五六日，邪入更深，正气耗伤，心肾之阳更虚。下焦阳虚，火不温土，而见下利，并由于阳虚不能蒸化，津液不能上承，口中津亏，故引水自救，而见口渴。病本在于肾，故称"属少阴也"。小便清长为肾阳虚衰，不能温化水液之故。正如《素问・至真要大论》中所说："诸病水液，澄澈清冷，皆属于寒。""小便色白"为少阴病虚寒症的辨证关键。所以原文自注曰："小便白者，以下焦虚有寒，不能制水，故令色白也。"辨证至此，全文以"少阴病形悉具"一言而括之。

（五）里症（水热互结症）

水热结胸，津不上承

【症状】舌上燥而渴，心下痛，从心下至少腹硬满而痛，不可近，按之石硬，脉沉紧，便秘。

【病机】水热结胸，津不上承则舌上燥而渴；心下痛、按之石硬、脉沉紧为水热结胸之证；便秘、从心下至少腹硬满而痛不可近乃阳明胃家实之证。

【治法】泻热逐饮。

【方药】大陷胸汤。甘遂攻逐水饮，泻热破结；大黄、芒硝荡涤肠胃、泻结泄热，润燥软坚。

【原文综述】本症见于原文第137条。第137条言："太阳病，重发汗而复下之，不大便五六日，舌上燥而渴，日晡所小有潮热，从心下至少腹硬满而痛不可近者，大陷胸汤主之。"太阳病重发汗，伤其津液；而复下之，邪热内陷入里。津伤胃燥，故五六日不大便，舌上燥而渴，日晡所小有潮热，此乃阳明胃家实之证。"从心下至少腹硬满而痛，不可近"从两个方面讲：一方面是言其病变范围广；另一方面是言其既有胀满疼痛的自觉症状，又有按之石硬的他觉见症。"不可近者"，谓其腹痛为甚，拒绝旁人近前触按。误下邪陷，邪热入里与胸腹间的痰水凝结而形成的大结胸证。

热甚阴伤，水热互结

【症状】渴欲饮水，脉浮，发热，小便不利，或见下利，咳而呕渴，心烦不得眠。

【病机】热甚阴伤，水热互结，水蓄不化，津不上承故渴欲饮水，热有外发之势则脉浮，水饮内停则小便不利，水饮浸渍大肠则见下利，水饮逆于肺则咳，干于胃则呕，热扰心神则心烦不得眠。

【治法】育阴清热利水。

【方药】猪苓汤。

【原文综述】本症见于原文第223、319条。均为阴虚水热互结的证治。故治宜滋阴清热，化气利水，以猪苓汤主治。

（六）里症（疾病向愈）

寒去欲解

【症状】口渴，咳而微喘消除。

【病机】寒去而水饮化解，津液一时不能上润，故口渴；水饮化解，不再上逆于肺则咳而微喘消除。

【治法】疾病向愈，无须治疗。

【方药】无。

【原文综述】本症见于原文第41条：“伤寒，心下有水气，咳而微喘，发热不渴；服汤已，渴者，此寒去欲解也，小青龙汤主之。”水饮化解，津液一时不能上润，因心下有水气，故虽发热，亦不渴。服小青龙汤后口渴，知心下之水气已消，胃中之寒湿已去，但以发热之后，温解之余，上焦之津液尚少，所以反渴。

阳气初复，津液一时不能上润

【症状】口渴，但呕吐、下利、四肢厥逆等症状消失。

【病机】阳气初复，津液一时不能上润，故口渴。厥逆虚寒消除，阳气来复，故呕吐、下利、四肢厥逆等症状消失。

【治法】无。

【方药】少少饮温水。

【原文综述】本症见于原文第329条：“厥阴病，渴欲饮水者，少少与之愈。”本条论述厥阴病阳气来复的口渴证治。厥阴病之阴寒证，本无口渴，今渴欲饮水，是厥阴寒邪已退，阳气来复，津液一时不能上承，所以有渴欲饮水之候。此时无须特殊治疗，唯阳气初复，虽口渴亦不能多饮，以防饮水多抑制阳气而伤胃，所以只稍稍给予饮水，以润干燥，使阴阳和而自愈，若饮水过多，反使阳气再伤，导致水饮再停为患。

阴寒渐去，阳气来复

【症状】口渴，但下利逐渐好转。

【病机】阴寒渐去则下利好转，口渴为阳气来复之兆。

【治法】疾病向愈，无须治疗。

【方药】无。

【原文综述】本症见于原文第360、367条。均叙述阳复阴退，正气来复之症，无须治疗。

（七）表里兼症

风寒束表，内有水饮，津液不布

【症状】口渴，恶寒，发热，咳嗽吐痰。

【病机】风寒束表，内有水饮，津液不布则口渴；风寒束表则恶寒、发热，内有水饮而迫肺则咳嗽吐痰。

【治法】散寒化饮。

【方药】小青龙汤。

【原文综述】本症见于原文第40条。为外寒内饮之证，且以内饮为主，治自当温化寒饮，小青龙汤即为正治之法。

膀胱水蓄，兼有表症

【症状】口渴，小便不利，恶寒，发热。

【病机】因兼有表症故恶寒、发热，膀胱水蓄则小便不利，津不上承则口渴。

【治法】通阳化气利水，兼解表。

【方药】五苓散。

【原文综述】本症见于原文第71、72、73、74条。以上4条皆为内有停水兼见太阳表症的太阳膀胱蓄水证，表里同病而重在里，治当通阳化气行水，气化水行，则表里诸症自愈。

【案例】蔡某，女，52岁，农民。发热、恶寒，头身疼痛3日，苔白脉浮缓，曾在镇卫生院以感冒诊断，处方感冒灵治疗，疗效不显而有症甚之状。来诊时自诉发热恶风、汗出、口渴欲饮、下腹不适、小便不利，此症属太阳表症失治邪入膀胱，气化失职，水道不利之蓄水症也，方投五苓散治之，患者服2剂而病愈。（丁朝柱. 五苓散临床辨证运用举隅. 亚太传统医药，2013.）

霍乱兼表，气化不利

【症状】口渴，恶寒，发热，下利，呕吐。

【病机】膀胱蓄水而气化不利则口渴；霍乱，故下利、呕吐；兼表症则见恶寒、发热。

【治法】外散风寒，内化水湿。

【方药】五苓散。

【原文综述】本症见于原文第386条，论述霍乱有表里寒热不同的证治。霍乱伴见头痛、发热、身疼痛等表症，为表里同病。治疗当根据表里寒热的不同病情而采取不同的治法。若以表症、阳证为主，必热多而欲饮水，为邪袭太阳，经腑同病，膀胱气化失司，水湿内聚肠胃之候。治疗当外散表邪、内助气化，使表里双解，通阳化气，小便利而水道通，升降复而阴阳和，则诸症可愈，故治以五苓散。若以“寒多”的，则以寒湿之邪为主，则口不渴，故治以理中丸。温化中焦寒湿，使寒去湿除，中焦运化复常，脾胃气机升降调和，则吐利可愈。

（八）半表半里症

邪入少阳，胆热伤津

【症状】口渴，口苦，往来寒热，胸胁苦满。

【病机】邪入少阳，胆热伤津则口苦口干渴；邪入少阳，正邪交争则往来寒热；少阳经气不利则胸胁苦满。

【治法】和解少阳。

【方药】小柴胡汤。

【原文综述】本症见于原文第96条。胆热伤津为口渴之因，枢机不利、三焦不通乃胆热之本，故以小柴胡汤和解少阳，通利枢机。

枢机不利，水饮内停，津不上润

【症状】口渴，小便不利，胸胁满微结，但头汗出，往来寒热。

【病机】枢机不利，水饮内停，津不上润则口渴；少阳枢机不利则往来寒热，胸胁满微结；饮阻气机则但头汗出；水饮内停则小便不利。

【治法】和解少阳，通阳利水。

【方药】柴胡桂枝干姜汤。

【原文综述】本症见于原文第147条，论述伤寒误治而致邪传少阳，气化失常、津液不布的证治。太阳之邪传入少阳，故胸胁满闷。“微结”，是指少阳气机有所郁结，但势微而不甚重。由于误下之后，挫伤气机，致使气化不利，三焦水道不畅，则见小便不利；气不化津，津不上承，则见口渴；阳郁不宣，上蒸于头，则见头汗出而身无汗；邪热进退于少阳，故往来寒热而心烦。邪气在三焦而不及于胃，所以不呕。方后注云“初服微烦，复服汗出”，这是药后阳达津布之象，为正复邪却的反映。

【案例】陈某，患慢性胆囊炎，渴而多饮，心下痞满，不欲食，嗳气，呕逆，时感心烦，胁腹部不适，腹胀，便溏，下肢畏冷怕寒，舌淡苔薄腻，脉弦缓。胃镜示：胃溃疡。予柴胡桂姜汤7剂，诸症好转。（周刚. 柴胡桂枝干姜汤临床应用. 湖北中医杂志，2001.）

二、口苦

枢机不利，胆火上炎

【症状】口苦，咽干，目眩，或往来寒热，胸胁苦满。

【病机】枢机不利，胆火上炎则口苦口干，少阳枢机不利则往来寒热，少阳经气不利则胸胁苦满。

【治法】和解少阳。

【方药】小柴胡汤。

【原文综述】本症见于原文第263条。少阳胆腑内藏精汁，其味甚苦，今热气迫胆液上溢，必见口苦。因少阳之气旺于寅至辰（3~9时），此时正气抗邪，正邪剧争，胆汁上泛，故口苦一般比其他时辰明显，但必须注意与他经的鉴别诊断。口苦虽是少阳病的特异症状，但少阳胆毕竟依附于肝，且又与脾胃相通，因此厥阴肝病、阳明胃热也常出现胆汁上溢之口苦。

阳明热邪上炎

【症状】口苦，咽燥，腹满而喘，发热汗出，不恶寒，反恶热，身重。

【病机】阳明热邪上炎。阳明热邪充斥，则发热汗出，不恶寒，反恶热；热蒸于上而津伤，故咽燥，口苦；热壅于里而气机不利，则腹满而喘；邪热充斥于内外，经气不利，则身重。

【治法】清泄邪热。

【方药】白虎汤。

【原文综述】本症见于原文第221条，论述阳明经热证误治后的各种变证，以及下后热扰胸膈的证治。阳明热蒸于上而津伤，故“咽燥口苦”；其他症状也与阳明内热有关。

【案例】刘某，男，29岁，1983年8月24日初诊。主诉牙痛月余，服消炎止痛药无效，症见牙龈红肿疼痛，进热食则痛甚，口苦咽干，舌红苔黄，脉浮数，此属胃热盛，治宜清热解毒，消肿止痛，处方：石膏20克，知母10克，黄连11克，细辛3克，银花30克，连翘15克，竹叶10克，牛膝10克，服2剂后牙痛减轻，守原方又进2剂痊愈。（余军．白虎汤的临床运用．亚太传统医药，1994．）

三、口不和

胃热亢盛，津液损伤

【症状】口不仁，面垢，谵语，遗尿。

【病机】阳明经中有热，胃气失和，津液损伤，故口不能辨味而“不仁”；阳明为多气多血之经，气血旺盛，其经脉布于面，胃热循经上熏，滞于面部，则面如有油垢而不净；热扰心神，则谵语；热迫膀胱而失约，故小便失禁。

【治法】清泄热邪。

【方药】白虎汤。

【原文综述】本症见于原文第219条，论述三阳合病而重在阳明，口为胃之窍，胃和则口能辨五味。阳明经中有热，胃气失和，故口不能辨味而“不仁”。其他诸症均与阳明热重有关。可见此三阳合病，邪热充斥表里内外，而以阳明热盛为主，故治当取阳明，以白虎汤清之。

阳热亢盛，热邪上蒸

【症状】口烂，四肢厥冷与发热可能先后出现，便秘。

【病机】阳热亢盛，热邪上蒸，热蒸肉腐则口烂；邪热与糟粕相结合则便秘。

【治法】峻下热实。

【方药】大承气汤。

【原文综述】本症见于原文第335条，论述热厥的辨证、治则及禁忌。伤寒，指明病由感受外邪而来。阳热郁遏不能外达，阳郁于内格阴于外，阴阳气不相顺接，故发为手足厥逆。厥的微甚与热的轻重有着相应的关系。也就是说，从外见厥逆的深浅轻重，可推断内伏阳热的深浅轻重，如阳热郁伏愈深重，则手足厥逆亦必然愈甚。由于热厥是邪热内闭，阳郁不伸，故当以泻下之法破阳行阴，使阳气得伸，阴阳之气得以平衡、协调、顺接，则厥热自解。若医者误以为发热是表邪未解，而用辛温发汗之法，非但解决不了阳热之郁，相反，辛温之品会助长阳热之邪上攻，而致口伤烂赤。

第三节 咽症

一、咽干

（一）实症

热不外泄，火气上炎

【症状】咽燥，吐血。或腹满而喘，发热汗出，不恶寒，反恶热，身重。

【病机】热不外泄，火气上炎则咽干，热迫血行则吐血。

【治法】清泄热邪。

【方药】白虎汤。

【原文综述】本症见于原文第115、221条。第115条言："脉浮，热甚，而反灸之，此为实。实以虚治，因火而动，必咽燥，吐血。"热症当用清泄热邪的方法，如果误用像艾灸这样的温法，则会火上浇油，热邪更盛，会出现咽燥、吐血之变。而第221条，先讲阳明热证原有症状，其中的咽干，与第115条病机相同，皆为阳明热邪伤津所致。后面所述的，乃误治后的变证。

【案例】武某，男，10岁，1982年4月13日初诊。其父代述：患儿平素喜食糕点糖食，昨日始发热恶寒，咽痛加剧，吞咽困难。症见：体温39 ℃，颜面潮红，肌肤灼热，口渴饮冷，心烦不适，便干尿黄，唇红而干，舌质偏红，苔薄黄，少津，双侧喉核红肿，喉核表面可见黄白色脓样分泌物，脉来滑数有力。诊为乳蛾。证属肺胃热盛，风火上攻。治宜清气泄热，疏风解毒排脓。用白虎疏风清热汤加味：生石膏200克（先煎），知母10克，粳米30克（先煎），生黄芩15克，粉葛50克，荆芥10克，银花20克，连翘20克，薄荷10克，桔梗10克，薏苡仁30克，玄参15克，赤芍15克，甘草10克。2剂。2日后复诊：自述服上方后，发热恶寒退尽，头痛消失，咽痛大减，已能进食稀粥。症见：体温37 ℃，舌质淡红，舌尖红，苔薄白，少津，双侧喉核红肿明显减轻，未见脓点，脉稍滑数。药中肯綮，效不更方，继上方2剂。4月17日三诊：自述除稍感咽干乏力外，无特殊不适，饮食转佳，二便自调，症见：舌尖红，苔薄白欠润，双侧喉核已无明显红肿。上方去黄芩、连翘，以防苦寒伤中；生石膏减为60克，知母减为6克，另加

太子参30克。2剂善后，一周后追访知其已痊愈。（范德斌. 白虎汤临床运用一得. 云南中医学院学报，1989. ）

三阳合病，热邪上炎

【症状】咽干，口苦，腹满微喘，兼有恶寒发热。

【病机】三阳合病，阳明火热灼津则咽干，阳明胃热则腹满，阳明热邪迫肺则喘，少阳有火则口苦，表症未解则恶寒发热。

【治法】清泄热邪。

【方药】白虎汤。

【原文综述】本症见于原文第189条："阳明中风，口苦咽干，腹满微喘，发热恶寒，脉浮而紧。若下之，则腹满，小便难也。"阳明火热灼津则咽干，阳明胃热则腹满，阳明热邪迫肺则喘，少阳有火则口苦，表症未解则恶寒发热、脉浮紧。误用攻下，则表邪内陷，气机失运，则腹满加重，津液损伤则小便难。病虽为三阳合病，而重点在于阳明，故以白虎汤清泄热邪。

胆火上炎，损伤津液

【症状】咽干，口苦，目眩。

【病机】胆火上炎，火热灼伤津液，则可见咽干；热气迫胆液上溢，则见口苦；肝与胆相表里，肝开窍于目，邪热循经上扰空窍，故头目晕眩。

【治法】和解少阳。

【方药】小柴胡汤。

【原文综述】本症见于原文第263条，咽干乃胆火上炎，伤损津液所致。

（二）虚症

阴阳两虚，津不上承

【症状】咽干，烦躁，小便数，吐逆，脚挛急。

【病机】阴阳两虚，阴液不足则咽干，烦躁，脚挛急；阳气不足则小便数，吐逆；阳气不足可导致气津凝滞，也可出现口咽干燥。

【治法】温阳滋阴。

【方药】甘草干姜汤、芍药甘草汤。甘草干姜汤的甘草，性味甘平，益气和中，干姜辛温，温中逐寒而复中阳，二药相配，辛甘合用，取辛甘化阳之意。芍药甘草汤的芍药，性味酸苦微寒，益阴养血；炙甘草甘温，补中缓急。二药合用，酸甘化阴。

【原文综述】本症见于原文第29、30条。言阴阳两虚兼有表症不可单纯发汗解表，当兼顾阴阳之虚，否则伤及阴液，则会见咽干之症，治当阴阳两复，分别以先后缓解治之。

【案例】陈某，男，43岁，职员。1979年7月以消渴症经中医治疗，诊为中阳失运，下焦阳虚，以温补脾肾等法，迭用理中汤加味及金匮肾气丸之属未效。反觉中满纳呆，于8月初来我处就诊。主症：口渴、饮水频频、口干难忍、鼻干无涕、呼气觉冷、舌淡少津、脉略浮而迟细。证属肺冷气沮，津液寒凝。拟用：甘草10克，干姜10克，按平常饮量煮取贮瓶，渴以代茶。旬日后二诊：渴势顿挫，饮量递减，鼻润有涕，呼气煦然矣，效不更方，嘱其继服，月尽而瘥。（陶政铨．甘草干姜汤临床运用一则．吉林中医药，1986．）

阴液不足，津不上济

【症状】咽干，兼有表症。

【病机】阴液不足，津不上济则咽干。

【治法】滋阴润燥，不可用麻黄汤发汗。

【原文综述】本症见于原文第83条：“咽喉干燥者，不可发汗。”咽喉者，诸阴之所集。足太阴之脉挟咽，足少阴之脉循喉咙，足厥阴之脉循喉咙之后，三阴精血虚少，不能上滋而干燥，则阴不足矣。汗者，出于阳生于阴也，发汗则伤阴。

少阴热化，燥热伤津

【症状】咽干，口燥，便秘。

【病机】少阴热化，燥热伤津故咽干，口燥，便秘。

【治法】急下存阴。

【方药】大承气汤。

【原文综述】本症见于原文第320条："少阴病，得之二三日，口燥，咽干者，急下之，宜大承气汤。"本条论述少阴热化，燥热伤津导致口燥、咽干，需要急下存阴。

二、咽痛咽烂

（一）实症

阳明有热，上炎咽嗌

【症状】咽痛，头眩，不恶寒，咳嗽。

【病机】阳明有热，上炎咽嗌则咽痛，上扰清窍则头眩，阳明有热则不恶寒，热邪上炎于肺则咳嗽。

【治法】清泄热邪。

【方药】白虎汤。

【原文综述】本症见于原文第198条："阳明病，但头眩，不恶寒，故能食而咳，其人咽必痛；若不咳者，咽不痛。"阳明有热，上炎咽嗌则咽痛，上扰清窍则头眩，阳明有热则不恶寒，热邪上炎于肺则咳嗽。热不上炎，则不咳而咽不痛。

少阴咽伤，痰火郁结

【症状】咽烂，不能语言，声不出。

【病机】少阴咽伤，痰火郁结。少阴咽伤则咽生疮，痰火郁结则不能语言，声不出。

【治法】消肿散结，敛疮止痛。

【方药】苦酒汤。苦酒汤用半夏涤痰散结以消肿，但半夏辛燥，故配鸡子清，甘凉养阴，润燥清热，而利咽止痛，苦酒即米醋，味苦酸，散瘀止痛，解热毒、消痈肿、敛咽疮，三药合为散结祛痰、消肿止痛之方。

【原文综述】本症见于原文第312条：“少阴病，咽中伤，生疮，不能语言，声不出者，苦酒汤主之。”少阴病证见咽部损伤、破溃，言语困难，而声音不出，是邪热灼伤咽喉，以致咽喉肿痛、生疮。邪热痰浊，壅结咽部，阻塞气道，则语言不利、声音难出，治以苦酒汤，消肿散结，敛疮止痛。

阳热较盛，上灼咽部

【症状】咽痛，先厥后发热，下利止而反汗出。

【病机】阳热较盛，上灼咽部。厥阴虚寒症有阳气来复，则先厥后发热，下利自止。若阳复太过，热气有余，则又可形成阳热变证而有汗出，阳热上灼咽部则咽痛。

【治法】清泄热邪。

【方药】白虎汤。

【原文综述】本症见于原文第334条：“伤寒，先厥后发热，下利必自止。而反汗出，咽中痛者，其喉为痹。发热无汗，而利必自止；若不止，必便脓血。便脓血者，其喉不痹。”本条论述先厥后热，阳复太过的变证。伤寒先出现手足厥逆而后出现发热的现象，是厥阴虚寒症有阳气来复，故虽伴见下利，亦必能自止。如阳复阴消，阳回利止，阴阳平和，其病即可告愈。若阳复太过，热气有余，则又可形成阳热变证，并随邪热侵犯的部位不同，而发生不同的病证。阳热之邪向上向外蒸迫津液外泄，则汗出；熏灼咽喉，使咽喉红肿疼痛，则可形成喉痹。阳热之邪向内向下，则发热而不汗出，寒利虽可自止，却可变为热利，邪热灼伤下焦阴络，则必大便脓血。厥阴属肝，肝主藏血，故肝热伤阴又每有动血之患。阳热之邪下趋而不上扰，喉痹证则不会发生，故曰：“便脓血者，其喉不痹。”

表症火逆，火热上攻

【症状】咽烂，口干，其身发黄，身体枯燥，但头汗出，齐颈而还，腹满，微喘，或不大便。

【病机】表症火逆，火热上攻。表症火迫劫汗，不仅伤阴，而且耗气，不能润肤泽毛，身体则消瘦枯燥。阳热盛、阴液虚，热不得越，不能周身作汗，故但头汗出，齐颈而还。邪热聚于中焦，脾胃气机滞塞，则腹满；影响肺气不利则微喘；火热上攻则口干咽烂；下结于肠中，则不大便。热蒸湿遏则身目发黄。

【治法】清热利湿退黄。

【方药】茵陈蒿汤。

【原文综述】本症见于原文第111条。此条咽烂乃火炎于上所致。若热下结于肠中，则不大便，久则胃热扰心，并作谵语。若病情再重，甚者至哕。此为胃津大亏、胃气将败之候。四肢为诸阳之本，阳热炽盛，内乱心神，外实四肢，故手足躁扰、捻衣摸床。

（二）虚症

表症误下，邪传少阴，虚火上炎

【症状】咽痛，纳差，四末不温，兼有恶寒发热。

【病机】表症误下，邪传少阴，虚火上炎。表症误下，邪传少阴，虚火上炎故咽痛，少阴阳虚不温胃阳则纳差、四末不温，兼有表症则恶寒发热。

【治法】太少同治。

【方药】麻黄细辛附子汤。

【原文综述】本症见于原文第140条："太阳病，下之，其脉促，不结胸者，此为欲解也；脉浮者，必结胸；脉紧者，必咽痛；脉弦者，必两胁拘急；脉细数者，头痛未止；脉沉紧者，必欲呕；脉沉滑者，协热利；脉浮滑者，必下血。"本条论述太阳病误下后，以脉测证的分析方法。而脉紧，乃太阳下后，邪传少阴。经曰，脉紧者属少阴。《内经》曰：邪客于少阴之络，令人咽痛不可纳食，所以脉紧必咽痛。故可以麻黄细辛附子汤治疗。

少阴阳虚，虚阳上浮

【症状】咽痛，脉阴阳俱紧，反汗出，吐利，脉阴阳俱紧。

【病机】少阴阳虚，虚阳上浮。邪在少阴之经，少阴阳虚，虚阳上浮故咽痛；邪在少阴之脏，阳衰阴盛，升降无序，故吐利，仍有表症，故脉阴阳俱紧。

【治法】回阳救逆。

【方药】四逆汤。

【原文综述】本症见于原文第283条："患者脉阴阳俱紧，反汗出者，亡阳也。此属少阴，法当咽痛而复吐利。"本条论述少阴病寒盛亡阳的脉症。"患者脉阴阳俱紧"即尺寸脉皆紧，为太阳伤寒脉象。紧脉主寒、主实。本应无汗，而反见汗出者，是寒盛伤阳，阳气外亡，不能固表的征象，故其病已"属少阴"。少阴经脉循喉咙，少阴肾为胃之关，又主司二阴，邪在少阴之经，故咽痛；邪在少阴之脏，阳衰阴盛，升降无序，故吐利；经脏皆寒，故咽痛而复吐利。

【案例】患者咽痛间作三四年，发作则咽痛缠绵，痛势不剧。应用抗生素治疗，疗效不显著，并且病情反复发作。西医诊为慢性咽炎。初诊患者形体虚弱，脉微细。追问平素怯冷体倦，辨为阳虚内寒之咽痛，病在少阴，予四逆汤加桔梗，3剂而愈。平时服金匮肾气丸，咽痛数年未发作。（陈亮. 四逆汤临床应用体会. 亚太传统医药，2005.）

外感邪热，客于少阴，经气不利

【症状】咽痛，咽红肿热痛。

【病机】外感邪热，客于少阴，经气不利则咽痛、红肿。

【治法】清热解毒，缓急止痛。

【方药】甘草汤、桔梗汤。

【原文综述】本症见于原文第311条："少阴病，二三日，咽痛者，可与甘草汤。不差者，与桔梗汤。""少阴病，二三日，咽痛者"，为少阴阴中之热，循经上犯而致。本症咽痛程度不重，可伴有轻度红肿，或只见咽痛，无其他兼症，故寒热之药，皆非所宜，所以只用一味甘草，清热解毒为治。若服后咽痛不愈者，可加桔梗以开喉闭。生甘草味甘平，善治少阴阴中之伏火，并能清热解毒、缓急止痛。

【案例】徐某，女，工人。发热，咽喉疼痛3日，咽痛进食吞咽时更甚，咽部色红，扁桃体肿胀，表面有白色脓点，四肢酸痛，大便坚硬，苔薄黄，脉数。乃邪热客于少阴之脉，结于咽喉，治宜清热解毒、利咽止痛，处方：桔梗9克，生甘草3克，炒牛蒡子9克，薄荷3克，银花15克，山豆根9克，全瓜蒌15克。服3剂后发热已除，咽痛亦缓，扁桃体肿胀及咽红皆减退，大便已通，苔薄白，脉微数。邪热已散，再拟解毒利咽、清润咽喉，方以桔梗9克，生甘草3克，生地黄9克，元参9克，金银花9克，麦门冬9克，3剂而愈。（朱祥成．桔梗汤在喉科病中的运用．浙江中医学院学报，1980．）

利后阴虚，虚火上扰

【症状】咽痛，胸满，心烦，下利。

【病机】下利伤阴，津亏液耗，以致肾水不足，虚热乃生，阴虚热浮，循经上熏咽喉，因而咽痛；少阴之脉，从肺出络心注胸中，故少阴虚火循经上扰，经气不利，出现胸满，心烦。

【治法】润肺肾、益肠胃。

【方药】猪肤汤。猪肤可滋肺肾，清少阴浮游之火，此物虽润，但无滑肠之弊。白蜜甘寒生津润燥以除烦。白粉，即炒香之白米粉，能醒脾和胃，以补下利之虚。本方清热而不伤阴，润燥而不滞腻，对治疗阴虚而热不甚、兼下利脾虚的虚热咽喉疼痛，最为相宜。

【原文综述】本症见于原文第310条："少阴病，下利，咽痛，胸满，心烦，猪肤汤主之。"本条论述少阴阴虚咽痛证治。手少阴经上挟咽，足少阴经循喉咙挟舌本。故少阴经脉受邪，或少阴脏病及经，均可见到咽喉部病变。下利伤阴，津亏液耗，以致肾水不足，虚热乃生，故少阴阴虚热浮，循经上熏咽喉，因而咽痛。少阴之脉，其支者，从肺出络心，注胸中。故少阴虚火循经上扰，经气不利，还可出现胸满、心烦等症。本症乃属寒随利减，热随利生，少阴水火不济，虚火上炎之证，故用猪肤汤润肺肾、益肠胃而治虚热。

【案例】患者，男，12岁，1979年10月就诊。患者于1978年秋季觉咽部干燥不适，有时疼痛干咳，以后逐渐声音低沉，甚至嘶哑，被诊断为"慢性喉炎"，经中西药物屡治无效，声音嘶哑由间歇性转为持续性，乃于1979年10月来我院就诊。诊形体消瘦，五心烦热，咽干口燥，舌红无苔，脉来细数，失音已达四月，拟猪肤汤长服。逾半年而愈。（顾介山．猪肤汤治疗失音．天津中医，1986．）

寒客咽喉，痰气郁闭

【症状】咽痛，恶寒发热。

【病机】寒客咽喉，痰气郁闭则咽痛，有表症存在故恶寒发热。

【治法】散寒涤痰，开结止痛。

【方药】半夏散及汤。半夏辛温开结而涤痰；桂枝辛温疏散风寒；甘草之甘以和中缓急，解毒止痛。

【原文综述】本症见于原文第313条："少阴病，咽中痛，半夏散及汤主之。"本条论述寒客少阴咽痛的治法。风寒邪气客于少阴，阳气郁而不宣，津液凝聚而为痰涎；闭阻经脉，循经袭咽，故咽喉肿痛。病机责在寒邪郁闭，咽喉不利，故治当以半夏散及汤，散寒涤痰，开结以止咽痛。

【案例】蒋某，男，62岁。体胖，以"咽痛1周"为主诉就诊。自诉咽痛伴吞咽困难，无咳嗽、咯痰，纳差，服用维C银翘片、阿莫西林胶囊等后，咽痛症状未见缓解，大便稀软不成形，小便调。查体：咽部无充血，舌体胖，舌质淡边有齿痕，舌苔白润，脉沉细。中医诊断：喉痹（寒痰凝结）。予半夏散及汤合苓桂术甘汤加减。处方：法半夏12克，桂枝12克，炙甘草6克，茯苓12克，干姜6克，白术12克。共3剂，水煎服，日1剂。3日后复诊：服药后第二日咽痛减轻大半，3剂药服完后咽痛已除。后考虑其属痰湿体质，故在上方基础上合香砂六君子汤加减调理，并嘱患者清淡饮食，随访至今，未再复发。（邹宇航. 半夏散及汤治疗咽痛举隅. 湖南中医杂志，2011. ）

阳衰于下，虚阳上浮

【症状】咽痛，下利清谷，里寒外热，手足厥逆，脉微欲绝，身反不恶寒，其人面色赤。

【病机】阳衰于下，虚阳上浮，灼伤咽喉则咽痛；肾阳衰微，水谷不化而致下利清谷；"手足厥逆"为少阴阳衰，不能充达于四末所致；"脉微欲绝"，为阴寒内盛，阳气衰微之象，阴盛格阳，故"身反不恶寒，其人面色赤"。在病机上，里寒是本质，外热是假象，盖阴盛于内，虚阳被格于外，故有反不恶寒之假象；虚阳不能归根浮于上，则见面赤。

【治法】破阴回阳，宣通内外。

【方药】通脉四逆汤。

【原文综述】本症见于原文第317条，论述少阴病里寒外热、阴盛格阳的证治。因为虚阳上越，循少阴经脉至咽喉，故发咽痛。整条所述病情已见阴阳离决之危势，较之四逆汤证更重一层，唯恐四逆汤不能胜任急救回阳通脉之功，故用通脉四逆汤。

【案例】刘某，女，48岁，1965年9月8日初诊。咽干喉痛，不时引饮，嗜热恶凉，面赤气促，唇干鼻燥，舌黑无苔，脉来数疾无伦，经西医消炎不效而来院。先父再三审视，一派真寒假热象也。予通脉四逆汤方：附子30克，干姜18克，炙甘草12克。3剂，每日1剂，水煎分两次服。二诊：诸症悉减，仍守原方两剂克收全功。（戴干臣. 通脉四逆汤治疗急证三则. 国医论坛，1989. ）

第四节 耳不闻（附耳肿）

心阳不足，不充清窍

【症状】耳不闻，心悸，患者手叉自冒心。

【病机】心阳不足，心阳不充清窍则耳不闻、耳聋；心阳不足，心无所主则心悸而患者手叉自冒心。

【治法】温补心阳。

【方药】桂枝甘草汤。

【原文综述】本症见于原文第75条："未持脉时，患者手叉自冒心。师因教试令咳而不咳者，此必两耳聋无闻也。所以然者，以重发汗，虚故如此。"不当汗而汗，或发汗太多，必然伤耗人体的阴精和阳气。阳虚不能上充清窍故见耳聋，这与少阳传经耳聋迥别，亟宜固阳为要也。

邪入少阳，胆火上扰

【症状】耳不闻，目赤，胸中满而烦。

【病机】邪入少阳，胆火上扰。少阳风火上扰，壅滞清窍，故耳聋，目赤；

邪客少阳经，经气不利，则胸中满而烦。

【治法】和解少阳。

【方药】小柴胡汤。

【原文综述】本症见于原文第264条，论述少阳病经证的治禁及误治变证。少阳中风即少阳经脉感受风邪。少阳胆经起于目锐眦，上头角，下耳后，入耳中，下贯胸膈。风为阳邪，其性上行。少阳风火上扰，壅滞清窍，故耳聋。

【案例】黄某，女，25岁，2003年5月3日初诊。诉左耳闷胀，听力减退 8日。患者10日前外出时不慎受凉，出现发热头痛，鼻塞流涕，遂自服感冒冲剂。2日后忽觉左耳内不适，有闷堵感，听力下降，伴心烦口苦，不思食，微咳，咯白痰。被当地医院耳鼻喉科诊断为急性卡他性中耳炎，予抗生素治疗（具体用药不详），一周后效果不明显，仍觉左耳闷胀，后经人介绍前来就诊。现症见：左耳闷胀，听声不清，伴耳鸣，胸中烦闷，口苦咽干，咯白痰，二便尚调，舌黯苔薄黄，脉弦数。诊断为：耳胀。证属邪郁少阳，循经上犯，闭阻耳窍。治宜和解少阳，宣通耳窍，予小柴胡汤加减：柴胡10克，黄芩12克，姜半夏9克，苍耳子10克，辛夷10克，白芷10克，川芎10克，蔓荆子10克，香附10克，车前草12克，炙甘草6克，4剂。服上方后耳闷明显好转，胸闷、心烦口苦亦减轻，守上方继服4剂，以巩固疗效。（张怀亮．小柴胡汤临床运用举隅．辽宁中医杂志，2007．）

附：耳肿

邪在少阳，胆热郁滞

【症状】耳肿，胁下及心痛，时时哕，嗜卧，一身及目悉黄，小便难。

【病机】耳、胁下及心胸皆为少阳经络所过，邪在少阳胆，经气郁滞，则耳肿，胁下及心痛；胆热犯胃则时时哕，胆热耗气扰神则嗜卧，胆热熏着则一身及目悉黄，胆热扰及三焦水道则小便难。

【治法】和解少阳。

【方药】小柴胡汤。

【原文综述】本症见于原文第231条，论述阳明中风兼太、少同病的辨治。本条虽是叙述阳明中风为主，但耳肿原因却是以少阳邪热壅聚所致。故治疗除使用刺法之外，更可用和解一法，表里同治，可予小柴胡汤。

第五节 鼻塞鼻干

热壅于肺，鼻窍不利

【症状】鼻鼾，多眠睡，身重，自汗出，脉阴阳俱浮。

【病机】风温为病，热壅于肺、鼻窍不利则鼻鼾，热迫津液则自汗出，热越则脉阴阳俱浮，热耗气则身重、多眠睡。

【治法】辛凉解表。

【方药】银翘散或麻杏甘石汤。

【原文综述】本症见于原文第6条。本条重点指出温病的脉症特点为“发热而渴，不恶寒”。这是因为温病所感受的是温邪，温邪最易伤阴，故初起即发热、口渴而不恶寒。它与伤寒不同，伤寒所感受的是寒邪，寒邪易伤阳，故初期口不渴而恶寒。温病初起，法当辛凉解表，应忌汗、忌下、忌火攻等法。犯了这些禁忌，就会劫阴助热变成坏证，若误用辛温发汗之法，不但劫阴而又助长温邪化热化火，形成风温坏证。

风寒外袭，肺气不利

【症状】鼻鸣，恶寒，发热，汗出，脉浮缓。

【病机】风寒外袭，肺气不利，故鼻鸣；风寒外袭，营卫不和，故恶寒、发热、汗出、脉浮缓。

【治法】疏散风寒，调和营卫。

【方药】桂枝汤。

【原文综述】本症见于原文第12条。其中的鼻鸣，即鼻塞不通，呼吸不利后的见症，乃风寒外袭，营卫失和，肺气失宣所致，治以桂枝汤调和营卫，俾营卫通常，肺气宣肃正常，则鼻鸣自愈。

阳明有热，循经上扰

【症状】鼻干，口干，发热，鼻衄。

【病机】阳明有热，阳明之热循经上扰，耗伤津液则鼻干、口干，灼伤阳络则鼻衄。阳明热邪炽盛故发热。

【治法】辛寒清热。

【方药】白虎汤。

【原文综述】本症见于原文第227条。本条所述为阳明有热，故发热，阳明之热循经上扰，耗伤津液则鼻干、口干，灼伤阳络则鼻衄，阳明胃热消谷则能食。

三阳合病，阳明热郁

【症状】鼻干，耳肿，胁下及心痛，时时哕，嗜卧，小便难，兼有恶寒发热。

【病机】 三阳合病，阳明热郁灼津则鼻干；耳、胁下及心胸皆为少阳经络所过，少阳胆有邪热，经气郁滞，则耳肿，胁下及心痛；胆热犯胃则时时哕，阳明、少阳热邪耗气扰神则嗜卧；胆热熏着则一身及目悉黄；胆热扰及三焦水道则小便难；太阳有邪则恶寒发热。

【治法】和解三阳。

【方药】小柴胡汤。

【原文综述】本症见于原文第231条。阳明之经挟鼻而行，出大迎，循颊车，行于耳前；少阳之脉抵头循角，下入耳后。今两经受邪，则鼻干、耳前后肿。本条脉症错杂，合而言之，可谓阳明中风，经表受邪，腑气不和，经腑同病，兼太阳少阳受邪之证。三阳同病，热势不重，除可用刺法之外，还可从少阳而治，用和解一法，表里同治。

第十六章 厥逆

厥逆症，是以四肢逆冷为主症的一类疾病。轻者只是手足发凉，重者寒凉可过肘、过膝。因阴阳失调、气机逆乱所引起。

“厥”，古代有阴厥、阳厥、寒厥、热厥、煎厥、薄厥、暴厥、大厥、尸厥、风厥、痿厥、气厥、血厥、痰厥、食厥、色厥、蛔厥、六经厥（太阳厥、阳明厥、少阳厥、太阴厥、少阴厥、厥阴厥）等，分类繁多，且标准不一。“厥”之名首见于《黄帝内经》，除《素问·厥论》对厥进行大量的论述外，还散见于其他三十多个篇章之内，而且《黄帝内经》中厥的不同名称就有30多种，临床表现虽然比较复杂，但大致可以概括为三类：一是指猝然昏倒，不省人事。如《素问·厥论》云：“厥或令人腹满，或令人暴不知人。”《素问·大奇论》云：“脉至如喘，名曰暴厥，暴厥者，不知与人言。”二是指手足逆冷。如《灵枢·五乱篇》云：“乱于臂胫，则为四厥。”三是指六经形证。如《素问·厥论》所言：“阳明之厥，则癫疾欲走呼，腹满不能卧，面赤而热，妄见而妄言。”其他对太阳、少阳、太阴、少阴、厥阴之厥等都有论述。

张仲景在《伤寒论》中对厥进行了新的定义，并阐明了其病机和症状特点：“凡厥者，阴阳气不想顺接，便为厥，厥者，手足逆冷者是也。”

后人不断丰富了“厥”的内容，但其具体病证，一直未有定论。明代以后，“厥”的理论体系和辨治方法才渐趋完善。清代的《医宗金鉴》明确把有无口眼㖞斜和偏瘫作为中风和厥证的鉴别要点。

综上所述，就“厥”的内容而言，既包括肢厥，又包括昏厥，即一是手足逆冷为主的一类疾病（肢厥），二是突然昏倒，不省人事，发病后一般可在短时间内苏醒，醒后无偏瘫失语和口眼㖞斜等后遗症者的一类疾病（昏厥）。而后者可以见到手足逆冷的表现，前者也包括后者的一些疾病。因此可以说，“厥”是一个症状，可见于多种疾病之中。

目前所谓的厥逆，学术界一般的观点则是指张仲景所谓的手足逆冷（肢厥）。本章主要论述《伤寒论》中所有厥逆症状的病机及其辨治。

一、寒症

（一）虚症

中阳亏虚，失于敷布

【症状】手足厥逆。烦躁吐逆。

【病机】中阳不足，阳虚不能敷布，则四肢厥冷；阳虚寒胜，阴阳相格则可伴见烦躁吐逆。

【治法】温中复阳。

【方药】甘草干姜汤。

【原文综述】本症见于原文第29、30条。两条所述厥证，均是阴阳两虚之人，又感外邪而单用桂枝汤误治后的变证。仲景治法先补其阳，方用甘草干姜汤。若阳回阴复，病愈则可；如阴尚未复，则当再以养阴之法。这既揭示了仲景补益阴阳的先后顺序，又体现出仲景重视阳气的思想。同时，也告诉人们，中阳不足是引起手足厥冷的重要因素之一，这与脾主四肢的功能有关。

大汗亡阳，失于温养

【症状】厥逆，筋肉跳动。

【病机】大汗伤阳，失于温养。太阳中风，或素体阳虚，误用峻汗之剂，大汗耗伤阳气，阳虚失于温煦，则可见厥逆之症。阳虚不能柔养筋肉，则同时伴有筋肉跳动。

【治法】温补阳气。

【方药】干姜附子汤。

【原文综述】本症见于原文第38条：“太阳中风，脉浮紧，发热恶寒，身疼痛，不汗出而烦躁者，大青龙汤主之。若脉微弱，汗出恶风者，不可服之。服之则厥逆，筋惕肉瞤，此为逆也。”大青龙汤为发汗峻剂，若患者为太阳中风表虚症，或者素体阳虚之人，再误用大青龙汤，势必损伤阳气，阳虚失于温煦，则四末失养，而见手足厥逆。

少阴阳虚，阴寒内盛

【症状】四肢厥逆。兼见恶寒蜷卧，下利清谷，小便色白，脉微细，但欲寐。

【病机】肾阳虚衰，阴寒内盛。阳气失于温煦，故四肢厥逆而恶寒；蜷卧可以暂时保存阳气，故喜蜷卧；少阴阳虚，釜底无火，水谷不能正常腐熟，精微下趋肠道，则自下利；阴寒内盛，津液不伤故不渴；阳虚不能化水，膀胱气化不及则小便色白；阳虚鼓动血液无力则脉微细，精神失于温阳则但欲寐。

【治法】温肾回阳。

【方药】四逆汤。

【原文综述】该病机引起的厥逆症状，《伤寒论》中所述为第294、295、296、298、315、317、330、331、332、334、336、338、341、342、343、344、345、348、349、353、354、362、366、368、370、377、388、390等凡28条，散见于《辨少阴病脉证并治》《辨厥阴病脉证并治》《辨霍乱病脉证并治》篇，多因大病、久病、误治失治，导致少阴阳虚，阴寒内盛而发。仲景以温补肾阳为法，且据病情灵活遣方用药。若病情较重，出现阴阳格拒者，可以使用通脉四逆汤，出现戴阳证者，使用白通汤或白通加猪胆汁汤等。

需要强调的是，在《伤寒论》中，因少阴阳衰、阴寒内盛所致的厥逆，往往病情危笃，要积极治疗，谨慎对待。同时，厥逆的轻重，也是判断疾病预后的重要指标之一。

【案例】罗某，女，30岁，于1976年8月6日就诊。自述两天前因在水沟内长时间劳动，回家后即感全身不适，继则出现恶寒、身痛等症。服解热止痛药后，出汗较多，但更感全身怕冷，手足发凉，肢体关节冷痛，乏力欲睡，时而神志模糊。舌淡苔白，脉微细而沉。此乃阳虚阴盛，阴阳之气不相顺接所致的寒厥证。急用四逆汤以回阳救逆，即炙甘草27克，干姜21克，附片24克（先煎）。日尽一剂。药后自觉全身痛减，二剂则手足转温，脉回神复而愈。（邱德文．四逆

汤的临床运用与作用机理. 贵州医药，1979. ）

血虚不荣

【症状】四肢厥冷。面色少华，气短乏力，舌质淡，苔薄白，脉细数。

【病机】阳随血脱，不能温煦四末，则见四肢厥冷；血虚不能上荣于面，则面色少华；血虚气少，则气短乏力；舌脉也皆血虚气少之象。

【治法】益气养血。

【方药】黄芪建中汤。方中黄芪益气补虚，桂枝、生姜通阳调卫气，芍药甘草敛阴和营血，大枣、饴糖建中而补气血生化之源。

【原文综述】本症见于原文第347条："伤寒五六日，不结胸，腹濡，脉虚复厥者，不可下，此亡血，下之死。"仲景提出血虚可以导致厥逆，但没有列出治疗方药。根据病机，可以使用黄芪建中汤进行治疗。

（二）虚实夹杂症

胃阳不足，水饮阻遏

【症状】四肢厥冷。心下或胃脘部悸动，推之有振水声，口不渴，舌苔白滑，脉弦。

【病机】胃阳不足，不能正常化水，水饮内停，阳气被遏，不能温煦四末，则见四肢厥冷；水气凌心上逆，则见心下或胃脘部悸动；胃中有水饮，故推之有振水声而不渴，水饮停留中焦，故舌苔白滑而脉弦。

【治法】温胃阳，化水饮。

【方药】茯苓甘草汤。

【原文综述】 本症见于原文第197、356条。第197条言："阳明病，反无汗，而小便利，二三日呕而咳，手足厥者，必苦头痛。"因阳明中寒，中阳不运，寒饮内停，水气不布所致。中阳不足，四末失于温养，且寒饮中阻，阴阳气不相顺接，故有手足厥冷。寒饮犯胃，胃失和降则呕，寒饮上逆犯肺则咳；中焦寒饮上逆，直犯清阳，则会头痛；寒饮停于中焦，下焦气化功能正常故小便利；寒饮内停，水气不布，故反无汗。第356条："伤寒厥而心下悸，宜先治水，当服茯苓甘草汤，却治其厥；不尔，水渍入胃，必作利也。”证由水饮停于心下胃脘，气机不畅，阳气被遏，不能畅达于四末所致。由于水停胃脘，水气凌心，故可兼见心下悸动不宁。因厥与悸皆由水饮内停所致，本条提出“宜先治水”的法则，方用茯苓甘草汤温阳化气利水，水饮去则气机得畅，阳气得布，悸动得止而手足自温，实为祛邪以畅气机之法。若医者见厥而误辨，不知先治其水，水饮泛滥下渍肠道，必致下利。两条症状病机均为胃阳不足，水阻为患，故均可用温胃化饮。

中阳不足，寒浊犯胃

【症状】手足逆冷。呕吐下利，烦躁欲死。

【病机】中阳不足，寒浊犯胃，阳气被寒邪所郁，故见手足逆冷；中焦升降失司，清浊混淆，气机逆乱，则见呕吐下利；寒浊内阻，正气与之相争，则见烦躁欲死。

【治法】温胃散寒，降逆止呕。

【方药】吴茱萸汤。

【原文综述】本症见于原文第309条：“少阴病，吐利，手足逆冷，烦躁欲死者，吴茱萸汤主之。”其手足逆冷之病机乃中阳不足，寒浊犯胃，阳气不能布达所致。因阳虚不甚，与阴邪抗争有力，则烦躁欲死；若心烦不甚，则阳虚较重，抗邪乏力，当用四逆汤回阳救逆，吴茱萸汤就难以胜任，故烦躁欲死为本症的辨证参考要点。从阳明病“食谷欲呕”，厥阴病“干呕吐涎沫”用吴茱萸汤治疗，可以推测，本条之厥逆，兼有以吐为主，以利为次的兼证。另外，本条与第296条“少阴病，吐利，躁烦，四逆者，死”叙证基本相同，但病机不同，后者乃少阴阳衰，阴寒内盛所致，故预后不同，须注意鉴别。

阳气内郁，肺热脾寒

【症状】手足厥逆。喉咽不利，唾脓血，下利，寸脉沉迟，尺部无脉。

【病机】阳气内郁，肺热脾寒。阳郁不伸，手足失于温煦则逆冷；肺脏有热，火邪上炎则喉咽不利，唾脓血；脾虚失运，水湿下趋肠道则下利。阳气被郁，脉道气血不畅，则见沉迟甚至尺部弱甚如无的脉象。

【治法】发越郁阳，清上温下。

【方药】麻黄升麻汤。本方以发越郁阳为目的，麻黄、升麻为君，配以桂枝，以增发越之力；麻黄配石膏、炙甘草，发郁阳而清肺热，有越婢汤之意；升麻不仅能发散，以助麻黄之力，且擅解毒，并可引黄芩、知母等苦寒之品上行以清肺热，配白术、干姜、茯苓更有举中气下陷之用，一药而功能多用；方中当归补血养阴，通行血脉，所以重用；配芍药、天门冬、葳蕤量小以佐之。

本方由14味药组成，为《伤寒论》方药味数之最，药味虽多，但配伍有序，组方严谨，主次分明，发越郁阳，清上温下，补血和中，清温并用，补泻并投，侧重清上热之功，轻其温脾之力。纵观全方，法度谨严。本方之服药方法为“相去如炊三斗米顷令尽”，强调短时间内将药全部服完，意在药力集中，以达汗出而发越郁阳之目的。

【原文综述】本症见于原文第357条：“伤寒六七日，大下后，寸脉沉而迟，手足厥逆，下部脉不至，喉咽不利，唾脓血，泄利不止者，为难治，麻黄升麻汤主之。”因表症误下，致正气损伤，邪气内陷，而成正虚邪陷，阳郁不伸，肺热脾寒之证。上热下寒，阴阳之气不相顺接，而见手足厥冷；邪陷于里，上焦阳热内郁，则见寸脉沉而迟，下部脉不至；热郁于上，咽喉脉络灼伤，而见喉咽不利，吐脓血；寒伤于下，故泄利不止。此证上热下寒，寒热错杂，虚实互见。因此，欲治其热则碍其寒，补其虚则碍其实，甚为棘手，故仲景曰“难治”。然而尽管证情复杂，关键在其邪陷阳郁、上热下寒，正虚邪实这一主要病机，故治以发越郁阳、清上温下的麻黄升麻汤，则诸症悉除。

少阴阳虚，寒湿凝滞

【症状】身体痛，手足发凉，骨节疼痛，脉沉。

【病机】少阴阳虚，寒湿凝滞，流注筋骨关节。阳虚失于温养，则手足发凉；水湿流注胫骨关节，则身体骨节疼痛；寒水遏止，影响血脉运行，则见脉沉。

【治法】温阳化湿，祛寒镇痛。

【方药】附子汤。本方重用炮附子扶真阳之虚，温经回阳，祛湿止痛；与人参相伍，温补元阳以扶正祛邪；配白术、茯苓健脾除湿，佐芍药活血通络止痛，制白术、附子之温燥而护阴。诸药合用，共奏补阳化湿、温经止痛之功。

【原文综述】本症见于原文第305条："少阴病，身体痛，手足寒，骨节痛，脉沉者，附子汤主之。"本症因少阴阳虚，水湿不化，寒湿凝滞，流注筋骨关节，经脉受阻，经气不利，故身体痛，骨节痛；肾阳虚衰，四末失于温养，故手足寒；阳虚湿遏，故脉沉。

【案例】谢某，女，38岁。产后下血不止，继之四肢厥逆，头上凉汗出，面如白纸，心神恍惚，两目睆睆视物不清，脉似有似无，舌、唇色淡。此乃脾肾气衰，不能摄血缩阴，而为崩漏之证。乃急用热醋熏鼻以敛神气。继用：红人参30克，炮附子20克，白术15克，茯苓10克，白芍6克，龙骨15克，牡蛎15克。服一剂而汗止厥回，又一剂血止神安，转方用"双和饮"加减而痊。（刘渡舟. 四逆汤类概说. 陕西中医，1982.）

冷结下焦

【症状】手足厥冷，小腹胀满，喜温畏寒，按之疼痛，小便清长，舌苔白，脉迟。

【病机】寒凝肝脉，阳气衰微，阴寒内盛。寒凝阳气不展则手足逆冷，寒邪凝滞，气机不畅，小腹为之胀满而喜温畏寒；寒结于内，故按之疼痛。小便清长、舌白脉迟等，也皆属寒结之象。

【治法】温阳散寒。

【方药】当归四逆加吴茱萸生姜汤。本症在《伤寒论》中未出治疗方剂，后世医家根据发病的病机，主张使用当归四逆汤加吴茱萸生姜汤进行治疗。

【原文综述】本症见于原文第340条："病者手足厥冷，言我不结胸，小腹满，按之痛者，此冷结在膀胱关元也。"该条言冷结关元之手足厥冷证，阐明此厥为下焦阳虚、手足厥冷之证。"言我不结胸"是为了与热实结胸（第137条）、寒实结胸（第141条）加以鉴别，则知中、上二焦无病。"小腹满，按之痛者"强调本症只在下焦少腹，寒邪凝结在小腹膀胱关元处，而小腹为厥阴经脉所属，《灵枢·经脉篇》云："足厥阴之脉，起于足大趾丛毛之际，上循足跗，交太阴之后，循股阴，入毛中，过阴器，抵小腹。”故本症因寒凝肝脉，阳气衰微，阴寒内盛所致。膀胱位于下焦，关元位在脐下，寒凝气滞，则小腹满、按之痛。“冷结在膀胱关元”一言点破本症之病因、病机、病位，实为辨证之要点。阳气不能温煦四末，而见手足厥冷。此外，因阳虚寒凝于下焦，当有小腹喜温畏寒、小便清长、苔白脉迟等寒象。

血虚寒凝

【症状】手足厥寒，脉细欲绝。或见四肢关节疼痛，或见月经衍期，量少色暗，痛经等。

【病机】营血不足，寒凝经脉。血虚受寒，气血失于濡养，则见手足厥寒；寒凝血涩，经脉不畅，则脉细欲绝；寒凝经脉，留着四肢关节，则关节四肢疼痛，或肢端青紫；寒凝胞宫，则见月经衍期，量少色暗，或痛经等。

【治法】养血通脉，温经散寒。

【方药】当归四逆汤。

【原文综述】本症见于原文第351条：“手足厥寒，脉细欲绝者，当归四逆汤主之。”本条有手足厥寒，兼有脉细欲绝，两者互参，则为临证的要点。肝血不足，血虚则脉道不充而见脉细；复感寒邪，寒凝经脉，脉道运行不畅，故脉细欲绝；气血运行不利，四末失于温养，故手足厥寒。本症手足厥寒而见脉细欲绝，说明病在经脉血分，且阳虚不甚，手足寒凉程度较轻，故不用姜附类温脏回阳，而用当归四逆汤温通肝经，养血散寒。

本条叙证比较简略，临床上可由血虚寒凝可有各种不同见症。如四肢不温、脉微细欲绝、面色清冷、畏寒等症；若寒凝经络，可有四肢关节疼痛，或身疼腰痛等；若寒阻胞宫，可见月经愆期、痛经、量少色黯伴有血块等症状。病机皆由血虚寒凝，治以当归四逆汤养血散寒，温经通脉。

【案例】漆某，女，教师。自谓易患冻疮，每年发作，此次因新感风寒，通身不适，肢体寒凉，手足麻痹，适值月经临期，并伴有腰痛腹胀，舌质淡红，苔薄白润，脉象微细，两手背冻疮红肿，病属血虚经寒，寒凝血滞所致，故从温经散寒兼佐疏肝为治，方用当归四逆汤加味：当归、桂枝各10克，通草5克，细辛3克，炙甘草5克，白芍、柴胡、郁金各10克，大枣5枚。连服2剂见效，寒厥已罢，冻疮好转尤甚，经痛等症亦随之而平，脉缓有力，仍宗前法，继进3剂而痊。笔者经验，治冻疮须在开始瘙痒时即用此方，如已成疮，服之不效。（陈瑞春．陈瑞春论伤寒．北京：中国中医药出版社，1996．）

二、热症

邪热内结，阳郁不伸

【症状】手足发凉，头汗出，烦躁，心下满，或胸胁满闷，口不欲食，大便硬，脉沉细而紧。

【病机】阳郁不伸，邪热微结。阳郁于里不达于四末，则见手足冷发凉；阳郁不得宣发，但蒸于上则头汗出；阳郁于里，脉道滞塞则脉细沉紧；热郁于里，气机不利，津液不下，胃气失和则心下满，口不欲食，大便硬。阳郁不能透达，厥阴经气不利，肝火犯胃，可见频频呕吐、胸胁烦满，是阳郁益甚之象。热扰心神则烦躁。

【治法】调畅枢机，和解三焦。

【方药】小柴胡汤。

【原文综述】本症见于原文第148条和第339条。第148条所言为阳微结，热结不甚；第339条乃热少微厥，皆为“厥微者热亦微”之象。根据仲景在第230条“阳明病……可与小柴胡汤，上焦得通，津液得下，胃气因和，身濈然汗出而解”所述，可以服用小柴胡以治之。

阳明热甚，热邪内伏，阳气被郁

【症状】四肢厥逆，胸腹灼热，口渴舌燥，心烦尿赤，脉洪数。

【病机】热邪内伏，阳气郁遏，不达四末。阳郁不能布达肢末，故手足厥逆；热邪从内弥漫于外，则有胸腹灼热；热伤津液，则口渴舌燥；热扰心神则心烦不宁；热灼津液，化源不足，则小便短赤，热邪鼓动血液运行则脉见洪数。

【治法】清热回厥。

【方药】白虎汤。

【原文综述】本症见于原文第350条："伤寒，脉滑而厥者，里有热，白虎汤主之。"因阳热内郁，邪热深伏，阴阳之气不相顺接，郁阳不能畅达四末，而见手足厥逆。"里有热"为本症之病机，治宜内清里热，方用白虎汤主之。本条述证简略，只提脉象，突出"里有郁热"的辨证要点，为举脉略证之省文笔法，兼症或有身热、口渴、汗出、心烦、舌红苔黄、小便黄赤等里热之象。

【案例】吕某，男，48岁，农民。初秋患外感，发热不止，体温高达39.8 ℃，到本村医务室注射"安基比林"等退热剂，旋退旋升。四五日后，发热增至40 ℃，大渴引饮，时有汗出，而手足却反厥冷，舌绛苔黄，脉滑而大。此乃阳明热盛于内，格阴于外，阴阳不相顺接的热厥之证。治当辛寒清热，生津止渴，以使阴阳之气互相顺接而不发生格拒。急疏白虎汤：生石膏30克，知母9克，炙甘草6克，粳米一大撮。仅服2剂，即热退厥回而病愈。（陈明，刘燕华，李芳．刘渡舟验案精选．北京：学苑出版社，2007．）

燥实内结，阳气内郁

【症状】四肢厥逆，神志昏迷，或有谵语，日晡潮热，大便秘结或纯利清水臭秽，腹部硬满疼痛，舌苔黄黑而燥，或燥或起芒刺，脉沉实有力。

【病机】里热熏蒸，热邪内结，阳气被郁不能达于四末，则四肢厥逆；里实壅塞，浊气上扰神明，则神志昏迷，或有谵语；燥屎内结，腑实已成，故日晡潮热而大便秘结；或有燥屎内结，热迫津液下注，则粪水从旁而下，纯利黑臭稀水。苔黄黑而燥或起芒刺，脉沉实有力均为里热成实之象。

【治法】峻下热结，荡涤热实。

【方药】大承气汤。

【条文综述】本症见于原文第335条："伤寒一二日至四五日……厥深者热亦深，厥微者热亦微。"原条文没有给出治法，根据仲景"厥应下之"的提示，结合《伤寒论》原文旨意和有关条文，但以承气汤下之。

【案例】余尝见一男子病者，神志恍惚，四肢痉厥，左手按额上，右手按其阴器，两足相向弯曲而崛起。傍人虽用大力，不能使之直伸，目张而赤，近光则强闭，脉凌乱隐约，大便多日不行，数日来头痛，病起仅七八日，服药五六日，即至如此地步，据谓前曾宿娼患疮，外治而愈。余曰，此大承气证失治也。……次日汗出，夜毙。（曹颖甫. 经方实验录. 上海：上海科学技术出版社，1979.）

三、实症

痰阻阳气，不达四末

【症状】四肢厥冷，心下满而烦，饥而不能食，脉乍紧。

【病机】痰食阻遏，阳气不能布达。宿食停痰阻遏，阳气不能达于四末，则四肢厥冷；胸阳被郁，浊阴不降，则心中满而烦；邪结胸中，影响胃之受纳，故虽饥而不能食；痰食之邪内阻，气血流行不畅，故脉为之而乍紧。

【治法】涌吐痰食。

【方药】瓜蒂散。方由瓜蒂、赤小豆、豆豉组成。其中瓜蒂味苦，性升而催吐；赤小豆味苦酸，取其酸苦涌泄之力；豆豉轻清宣泄，载药上行，有助涌吐之功。

【原文综述】该症见于原文第355条："患者手足厥冷，脉乍紧者，邪结在胸中。"停痰宿食阻遏，中阳不能达于四末，失去温煦之职，故而有厥逆之证。除此之外，尚有痰食阻遏的胃脘闷胀而烦。厥虽在四肢，但病邪在上，"其高者因而越之"，故以催吐之法治之则可。这也是治病求本的具体体现。

蛔虫内扰，阴阳气不相顺接

【症状】腹痛及胃脘疼痛时作时止，时静时烦，痛剧时手足厥冷，呕吐蛔虫，发作与进食有关。

【病机】蛔虫扰动，气机不顺。胃中有热，肠中有寒，蛔虫扰动，则见腹和胃脘部疼痛，蛔虫上窜于胃，则见吐蛔而心烦；蛔虫扰动，气机逆乱，阴阳气不相顺接，则手足可见厥冷；若蛔虫内伏不动，其心烦、脘腹疼痛、呕吐等症可随之缓解或消失。若进食，蛔闻食臭而动，则上述症状再次发生，故症状与进食有关。

【治法】清上温下，安蛔止痛。

【方药】乌梅丸。方中重用乌梅，并用醋浸增加其酸性，乃安蛔止痛之主药；附子、干姜、细辛、蜀椒、桂枝等辛以伏蛔，温以散下寒；黄连、黄柏苦以驱蛔，寒以清上热；人参、当归益气补血；米饭、蜂蜜和胃缓急。本方寒温攻补兼用，酸苦辛甘并投，甘诱蛔出，然后酸以安蛔，苦以下蛔，辛以伏蛔，清上温下，安蛔止痛。

【原文综述】本症见于原文第338条："伤寒，脉微而厥，至七八日肤冷，其人躁无暂安时者，此为脏厥，非蚘厥也。蛔厥者，其人当吐蛔。……蛔厥者，乌梅丸主之。又主久利。"乌梅丸治疗蛔虫所致之厥而设，但仲景又明示，能治疗久利，这从乌梅丸的药物组成可以窥见答案。现在本方拓展应用较多，临床可以治疗病机为寒热夹杂的许多病症。

【案例】吕某，女，38岁，已婚，1992年4月12日初诊。经前腹痛已10余年。曾多方医治，疗效不佳。每于经前7日左右始少腹胀痛，痛时较剧，伴恶心呕吐，嗳气，月经来后稍减，经量少，质清稀，夹血块，口干而苦，心烦不寐，胸胁不舒，腰膝酸软，下腹坠胀，四肢不温，大便溏薄，舌暗苔白，脉沉弦。证属气血不和，阴阳失调，寒热错杂。治宜调气血和阴阳，乌梅丸加减。处方：乌梅、党参各15克，干姜、附子、黄柏、细辛、川椒各6克，吴茱萸、肉桂、黄连各3克，当归、延胡索各10克。3剂，日1剂，水煎服，腹痛减轻。续服7剂，诸症皆减，再服乌梅丸2个月，诸症悉除，随访2年未复发。（何红权. 乌梅丸新用. 新中医，1995. ）

少阴阳郁，阳气不达

【症状】四肢厥逆，或见腹痛，泄利下重，咳嗽，心下悸，小便不利。

【病机】少阴枢机不利，阳气郁遏在里，不能透达于外，则见四肢厥逆；如兼阳虚中寒则腹痛，兼中寒气滞则泄利下重，兼肺气上逆则咳嗽，兼心阳虚则心下悸，见气化失职则小便不利。

【治法】疏畅气机，透达郁阳。

【方药】四逆散。方中柴胡解郁行气，和畅气机；枳实行气散结；芍药通络养阴，缓急止痛；甘草缓急和中，调和诸药。

【原文综述】本症见于原文第318条："少阴病，四逆，其人或咳，或悸，或小便不利，或腹中痛，或泄利下重者，四逆散主之。"本条虽冠以"少阴病"，其四肢逆冷为少阴枢机不利，阳气郁遏，不能外达所致，与少阴病阳气虚衰，不能温养四末的四肢逆冷不可同日而语。症由气郁，故以四逆散疏畅气机，透达郁阳。

【案例】从某，男，39岁，干部。因工作不遂致心中抑郁，逐渐发生寒热，脘满身倦，不思饮食五六日，猝然神志昏厥，四肢逆冷，面色苍白，脉象沉伏，舌苔黄垢，口唇焦燥，小便赤涩，大便3日未行。辨为肝郁热壅，治以疏肝解郁，清热醒神。处方：杭白芍12克，广郁金10克，小枳实10克，粉甘草10克，嫩柴胡6克，送服紫雪散3克。服1剂后，身得微汗，四肢回暖，脉象由沉伏变为弦数，神志逐渐清醒。服2剂后，大便溏泄1次，神志清楚，然口干思饮，心中烦热，睡眠不安，头部眩晕，胸胁胀满。此乃肝滞尚未疏达，郁热尚未肃清。用四逆散加清热育阴疏肝之剂，调理而愈。（邢锡波. 邢锡波医案集. 北京：中国中医药出版社，2012.）

第十七章 拘急（痉、瘛疭）

拘急是指肢体牵引不适或有紧缩感，屈伸不利的表现。痉、瘛疭和拘急之义相近。痉之为病，谓强直反张、筋脉拘急痉挛也。瘛疭，瘛，指筋脉拘急挛缩；疭，筋脉缓弛而伸，以四肢不自主抽搐，甚则颈项强直、角弓反张为特征。本症常见于四肢、两胁及少腹。四肢拘急与瘛疭，其病机分寒热虚实，寒则阳气不足，筋脉失于温养则收引拘急；热则阴津受伤而筋失濡养而痉挛拘急。因肾居下焦，故少腹拘急，多因肾阳不足而少腹失于温养。而两胁拘急，多因肝胆气郁，经络不得通利所致。

关于本症的最早记录，则见于《黄帝内经》。如《素问·玉机真脏论篇》曰："病筋脉相引而急，病名曰瘛。"《素问·五脏生成论篇》则曰："掌受血而能握，指受血而能摄。"肝藏血主筋，王冰云："人动则血运于诸经，人静则血归于肝脏。"即肝有储存血液和调节人体各部分血量的功能，故阴血不足或津不濡筋，均会造成筋脉拘急、屈伸不利等病症。关于拘急的病因病机，《素问·至真要大论篇》中有"诸寒收引，皆属于肾"的论述。因此，若因寒而出现的筋脉拘急挛缩类病症，多与肾有关。因寒主收引，寒性凝滞，故可致筋脉拘急挛缩，且可因气血凝滞而疼痛。寒分内寒和外寒，外寒指外来的寒邪，而内寒多与肾阳不足有关。肾阳是一身阳气之根本，肾阳不足，则阳虚阴盛而寒从内生。如《伤寒论》中"内拘急"即肾阳虚所致。对于拘急的具体论述，《伤寒论》中有"脚挛急""四肢微急，难以屈伸""时瘛疭""两胁拘急""项亦强，如柔痉状"等不同的描述。本章主要讨论《伤寒论》中以拘急为主要症状的疾病的辨治。

一、虚症

（一）阴虚

津气被耗，筋脉失养

【症状】膝胫拘急。可伴见少腹里急，或牵引阴中拘挛，身体重，少气，热上冲胸，头重不欲举，眼中生花。

【病机】阴津耗伤，筋脉失养，则见膝胫拘急，少腹里急，阴中拘挛；气虚身体经脉失于温养，则身重少气；阴虚致虚火上炎，则热上冲胸，头重不欲举，眼中生花。

【治法】津气两复，导邪外出。

【方药】烧裈散。

【原文综述】本症见于原文第392条："伤寒阴阳易之为病，其人身体重，少气，少腹里急，或引阴中拘挛，热上冲胸，头重不欲举，眼中生花，膝胫拘急者，烧裈散主之。"一般认为，阴阳易为病后交媾，男病传女，女病传男；亦认为属病后交媾而致者。观本症以津气两虚为主兼邪热未尽，是因伤寒病后，气津两伤，气血不足，又养生失摄而兼邪热未尽。治与裈中隐处烧灰服之，以复气津，导邪外出。

【案例】张某，女，24岁，于1996年6月3日就诊。患者10日前原因不明而出现头晕、颈项困重无力，自感身体困乏，少腹拘急，四肢麻木不适，严重时自感有一股热气从腹部上冲至胸，同时伴心慌、气短，四肢拘挛不能舒展，当时到某医院求治，经B超、胃电图、脑电图检查，均未见异常。后其又到另外一家医院专家处服中药6剂，未见寸功。入院后患者精神差，身困乏无力，气短，四肢麻木不适，严重发作时则少腹拘急，自感有一股热气从腹部上冲于胸，心悸阵作，颈项困重，软弱无力，双目昏花，四肢拘挛不能舒展，纳食少，二便可，舌质淡红，苔薄白，脉弦细。查体无异常体征。实验室检查：血、尿、大便常规，血钾、钠、氯、钙、镁及心电图均正常。西医排除低钙血症，诊断为癔病，中医诊断为奔豚。入院后先后予以桂枝加桂汤、百合地黄汤治疗1周，但患者病情如故，四肢拘挛，少腹拘急时作，故请何复东主任医师会诊。何师仔细询问患者，参合四诊后指出：患者发病于房事之后，根据临床症状，参阅《伤寒论》条文，符合《伤寒论》中阴阳易之诊断，可用烧裈散治疗。遂嘱患者丈夫剪下房事后的内裤前裆处，烧灰，开水冲服，日1次，并停服其他中西药。用药2日后，患者上述症状明显减轻，精神振作，4日后诸症消失，后经调理痊愈出院。半年后偶遇患者，知出院后病情再未复发。（戴海安，杨宇玲. 烧裈散治疗阴阳易. 四川中医，1998.）

阴液受损，筋脉失养

【症状】脚挛急，两胫拘急。可伴见小便数，自汗出，厥逆，筋脉强急，甚者角弓反张，头痛，发热恶寒，身疼痛。

【病机】本症脚挛急，两胫拘急，既有阴液受损，又有阳气不足。阴虚失于濡养则脚挛急，两胫拘急；阳虚失于温养，亦可脚挛急，两胫拘急。阳虚不温则厥逆；阳虚不固则自汗出；营血耗伤，筋失液养，则筋脉强急，甚则角弓反张。

【治法】养阴缓急解痉。

【方药】芍药甘草汤。

【原文综述】本症见于原文第29、30、85条。第29、30条本属阴阳两虚之证，论中所述脚挛急、两胫拘急，主为阴虚不能养筋所致，同时有阳气损伤。治用芍药甘草汤养阴缓急解痉，则“其脚即伸”“尔乃胫伸”。第85条主要论述营血不足者，禁用汗法。故曰：“疮家，虽身疼痛，不可发汗，发汗则痓。”因疮家营血不足，当受邪外感时，不可径发其汗。若汗后营血更虚，则筋失液养，而致筋脉强急，甚者角弓反张，临证可用益气养血或温阳滋阴解肌之法。

【案例】王某，男，28岁，装卸工人，于1958年1月4日门诊。主诉：头昏少力，每夜小腿抽筋连续4夜，3个月来，小腿抽筋经常发作，轻工作轻发，重工作重发，休息后不发，发作后，小腿酸痛经数天不退，两年前有钩虫病史，服过两次驱虫药后经5次大便复查，虫卵阴性，食欲正常。处方：芍药甘草汤60毫升，两日量，工作照常。1月6日，主诉：小腿抽筋一剂减轻，二剂即停。处服原方100毫升，外添服黄芪三钱，党参四钱，当归三钱，服5剂。3个月随访，小腿抽筋未发过。（徐迪华，孙有根. 芍药甘草汤治疗72例腓肠肌痉挛症的临床分析报告. 中医杂志，1959.）

（二）阳虚

阳衰阴盛，筋脉失养

【症状】内拘急。可伴见四肢疼，下利厥逆，恶寒。

【病机】阳衰阴盛，筋脉失养。内拘急即少腹疼痛拘急，为肾阳虚衰，筋脉失于温煦。阳虚肌肤失温，表邪未解则恶寒。由于肾阳虚衰，脾土不暖，阳虚无力外达四肢，则四肢厥逆，阳虚失于固摄，故下利。

【治法】回阳救逆，温经止痉。

【方药】四逆汤。

【原文综述】本症见于第353条："大汗出，热不去，内拘急，四肢疼，又下利厥逆而恶寒者，四逆汤主之。"即大汗出至阳虚阴盛，又兼表邪未去。里症为急，故以四逆汤温里回阳为先。若阳回厥逆下利止，拘急解除，再图后治。表邪在者，或用桂枝汤解表，或用麻黄细辛附子汤、麻黄附子甘草汤表里同治。条中内拘急为阳衰阴盛，筋脉失煦所致，用四逆汤阳回则愈。

（三）阴阳两虚

阴阳两虚，阳虚失煦，阴虚失养

【症状】四肢微急，难以屈伸。可伴见小便难，漏汗不止，恶风。或见脚挛急，伴见心烦，微恶寒，小便数等。

【病机】阴阳两虚，阳虚失煦，阴虚失养。因阴阳两虚，阳虚不能固表，则漏汗不止；汗多则液损，阳虚液损，阳虚失于温养，液伤失于滋养，则四肢微急，难以屈伸，或脚挛急。阴虚液损，化源不足，无津下输膀胱，则小便难；阴伤则虚火上炎，故心烦。阳虚失于固摄津液则小便数，不能温煦肌表则恶风寒。

【治法】温阳解表，调和营卫。或滋阴缓急解痉。

【方药】桂枝加附子汤。若为阳虚漏汗而致津伤，则用桂枝加附子汤调和营卫、温阳固表。

【原文综述】本症见于原文第20条。第20条云："太阳病，发汗，遂漏不止，其人恶风，小便难，四肢微急，难以屈伸者，桂枝加附子汤主之。”是因太阳病发汗不当而致阳气不足，皮腠不固，见汗漏不止，汗漏则亡津液。故本症为阴阳两伤而肌肤四肢失于阳气与阴津所养，出现四肢微急、难以屈伸等。治宜桂枝加附子汤，以温经复阳，阳回汗止则阴液得复，复阳即所以救液者也。

【案例】顾某，卫气素虚，皮毛不固，动则有汗。忽感风邪：始则啬啬恶寒，淅淅恶风，继则翕翕发热，头项强痛，腰臀酸楚，间以恶心，自汗淋漓，迁延两日，病势有增，四肢拘急，屈伸不和，手足发凉，十指尤冷。延余就诊，见其面带垢晦，袪手、缩足，自汗颇多，气息微喘。此太阳表症，卫虚末厥，必须一鼓而克之，否则顾此失彼，难保无肢厥脉沉之虞。乃处以桂枝加附子汤，一剂而痊。桂枝加附子汤方：桂枝三钱，京芍药四钱，炙甘草二钱五分，熟附片五钱，生姜一钱五分，大枣十枚（擘）。（余瀛鳌. 射水余无言医案. 江苏中医，1959.）

吐利汗出，亡阳脱液

【症状】四肢拘急。伴见吐利汗出，发热恶寒，手足厥冷，脉微欲绝。

【病机】吐利汗出，阳虚液损。因邪阻中焦，脾胃气机升降反常，故上吐下利。吐利汗出亡阳泄津，则阴阳俱伤。因阳气虚不能固摄肌表，则汗出；阳虚失于温煦肌肤四肢，则恶寒、手足厥冷；阴津伤筋脉失于滋养，阳气伤筋脉失于温养，则四肢拘急。阳虚不能鼓动血脉，阴伤不能充养脉道，则脉微欲绝；又邪阻肌表不和，虚阳外越，亦见发热恶寒。

【治法】急救回阳，阳生阴长。或反佐苦寒养阴。

【方药】四逆汤；通脉四逆加猪胆汤。

【原文综述】本症见于原文第388、390条。以上两条出自霍乱病篇，霍乱上吐下泻，亡阳伤津于顷刻之间。故治疗当以四逆汤急救回阳，阳回则吐利止，则阳生阴长。若阳虚更重见脉微欲绝，则当加重温补回阳之力，并且加以苦寒反佐之药已达救治目的，用通脉四逆加猪胆汤。

【案例】周某，年届弱冠，大吐大泻之后，汗出如珠，厥冷转筋，干呕频频，面如土色，肌肉消削，眼眶凹陷，气息奄奄，脉象将绝，此败相毕露，许为不治矣！而病家苦苦哀求，姑尽最后手段。着其即觅大猪胆2个，处方用炮附子三两，干姜五两，炙甘草九钱。一边煎药，一边灌猪胆汁，幸胆汁纳入不久，干呕渐止，药水频投，徐徐入胃。是晚再诊，手足略温，汗止，唯险证尚在，再处方：炮附子二两，川干姜一两五钱，炙甘草六钱，高丽参三钱，即煎继续投药。翌日巳时过后，仍未见来，定是凶多吉少，疑料之际，其家人来说："昨晚服药后呻吟辗转，渴饮，请先生为之清热。"观其意嫌昨日用姜附太多也。讵至则见患者虽有烦躁，但能诉出所苦，神志渐佳，诊其脉亦渐显露，凡此皆阳气复振机转，其人口渴、心烦不耐、腓肌硬痛等证出现，原系大吐大泻之后，阴液耗伤过甚，无以濡养脏腑肌肉所致。阴病见阳证者生，且云今早有小便1次，俱佳兆也。照上方加茯苓五钱（克），并以好酒用力擦其硬痛处。如是者两剂而烦躁去，诸症悉减，再两剂而神清气爽，能起床矣！后用健运脾胃、阴阳两补诸法，佐以食物调养数日复原。（许大彭. 许小逊先生医案. 广东医学，1963.）

二、实症

热邪伤津，筋脉失养，肝风内动

【症状】时瘛疭。伴见惊痫，发黄。

【病机】热盛伤津，肝风内动。热盛津伤则风动，而见瘛疭，热瘀而发黄，热甚生风则惊痫。

【治法】养阴清热祛风。

【方药】羚角钩藤汤加减。方中羚羊角凉肝息风，钩藤清热平肝，息风解痉。桑叶、菊花清热平肝息风。热盛伤津，耗阴劫液而瘛疭，方中鲜生地、白芍药、生甘草酸甘化阴，柔肝舒筋。热扰心神，炼津为痰又可扰心，故见惊痫，方中茯神宁心安神，川贝母、鲜竹茹以清热化痰。生甘草清热又可调和诸药。方中可加麦门冬增强养阴之效。

【原文综述】本症见于原文第6条："太阳病，发热而渴，不恶寒者为温病。若发汗已，身灼热者，名风温。风温为病，脉阴阳俱浮，自汗出，身重，多眠睡，鼻息必鼾，语言难出……若被火者，微发黄色，剧则如惊痫，时瘛疭。"风热在表，本当辛凉解表，而误用辛温发汗或火法发汗后，邪热炽盛伤津，致热盛动风，筋脉失养之瘛疭，治当养阴清热祛风，可用后世羚角钩藤汤加麦门冬等。

太阳误下，邪入少阳，枢机不利

【症状】两胁拘急。可伴见脉弦。

【病机】太阳误下，邪入少阳，枢机不利。两胁拘急即两胁疼痛，拘急牵引不适，为少阳经气不利所致，脉弦乃少阳气郁之象。

【治法】和解少阳枢机。

【方药】小柴胡汤。

【原文综述】本症见于原文第140条："太阳病下之，……脉弦者，必两胁拘急。"太阳病误下后，有多种转归，若见脉弦，两胁拘急，乃传为少阳病。治以小柴胡汤解少阳邪气。

【案例】尤某，女，50岁。患者周身游走憋痛3年多，但仍能做一般家务，唯月经前较重。近一年多来日有发展，两胁部尤其疼得厉害，步履艰难，稍一行动即需家人扶持，咳嗽、吸气、翻身转侧疼得咬牙切齿。就诊时胃纳尚佳，大小便均属正常。脉弦数，舌质深红，两侧沿有瘀斑，两胁下痛不可触。治以小柴胡汤加当归、川芎、丹皮理气解郁，活血化瘀，加减化裁，先后共服20余剂，两胁疼痛基本消失，唯四肢疼痛未愈，但已不足为患，仍能操持一般家务。（赵明锐. 经方发挥. 太原：山西人民出版社，1982. ）

水热互结，颈项经气受阻，经脉失于濡润

【症状】项背强直，甚者角弓反张。伴见汗出不恶寒，心下硬痛等。

【病机】水热互结，颈项经气受阻，经脉失于濡润。水热结于胸膈，病邪部位偏上，阻滞颈项经气，则项背强急，水热之邪阻于胸膈心下，则心下硬痛；邪热迫津外出，故汗出不恶寒。

【治法】下结泄满，攻逐水饮。

【方药】大陷胸丸。

【原文综述】本症见于原文第131条："结胸者，项亦强，如柔痉状，下之

则和，宜大陷胸丸。”痓，义为痉，实为痉之误。结胸证本以心下痛，按之石硬为特点，而本症由于水热郁结偏于上，故心下硬痛症状较轻，而以如柔痉状为特点，是水饮在上，郁滞气机所致，治疗选方用药宜当偏于上，用大陷胸丸。大陷胸丸为大陷胸汤加杏仁、葶苈子、蜂蜜，药物的作用偏于上。

第十八章　烦、躁、懊侬

烦、躁是指心中烦乱不安而急躁的一种病症。一般来讲，胸中热乱不安为烦，而手足扰动不宁为躁，但烦与躁常并称。懊侬为心中烦乱不安之甚者。《素问·至真要大论篇》对此有大量的论述，如“主胜则心热烦躁，甚则胁痛支满”“火胜则烦躁，木胜则胁痛满”“民病燠热内作，烦躁”“民病胸中烦热”“少阳之胜，热客于胃，烦心”“少阴之复，燠热内作，烦躁鼽嚏”“少阳之复……心热烦躁，便数憎风”“少阴之胜……呕逆躁烦”。《素问·五常政大论篇》曰：“火气高明，心热烦。”《素问·气交变大论篇》曰：“民病飧泄，食减体重，烦冤。”《素问·缪刺论篇》则云：“邪客于手少阳之络，令人喉痹，舌倦口干，心烦。”《素问·刺热篇》中有五脏热病的记载，症状上均可见烦与躁。如“肝热病者，小便先黄，腹痛多卧，身热。热争则狂言及惊，胁满痛，手足躁，不得安卧”“心热病者，先不乐，数日乃热，热争则卒心痛，烦闷善呕，头痛面赤，无汗”“脾热病者，先头重、颊痛、烦心、颜青、欲呕、身热”。《素问·热论篇》也有“肝热病者，小便先黄，腹痛多卧，身热。热争则狂言及惊，胁满痛，手足躁，不得安卧”的论述。《素问·本病论篇》则曰：“民病厥逆而哕，热生于内，气痹于外，足胫酸疼，反生心悸，懊热，暴烦而复厥。”《伤寒论》关于本症的记载有“烦”“心烦”“胸烦”“烦疼”“烦渴”“烦热”“虚烦”“疼烦”“微烦”“烦躁”“躁烦”“手足躁扰”“悸而烦”“心中懊侬而烦”“暴烦”“心中懊侬”等多种描述。其病机有因热邪壅盛，热扰而烦者；有因阴虚虚火上扰而烦者；有因阳虚虚阳上扰而烦者；有因病欲解而烦者；有正气欲脱之躁扰不宁者等。更有因渴甚、痛甚等症状使人痛苦而烦者。本章主要讨论《伤寒论》中以烦、躁、懊侬为主要临床表现的病症辨治。

第一节 烦

一、表症

表邪太甚，药助正气，邪正剧争

【症状】发烦。太阳表症服桂枝汤后，或者太阳伤寒证服麻黄汤后，伴见目瞑。

【病机】表气郁闭，正邪交争剧烈。太阳表症服桂枝汤后，邪欲散而不得散，正邪交争故发烦；或于太阳伤寒服麻黄汤后，邪正交争，见发烦目瞑。

【治法】疏通经络，调和营卫，解肌祛风针灸。

【方药】针刺风池、风府，并服桂枝汤。风池、风府为阳维之会，阳维为诸阳之所维，针刺风池、风府可以疏通太阳经气，以泄其邪，再以桂枝汤解肌和营则愈。若本症出现在太阳伤寒服麻黄汤后，发烦目瞑，为正气得药力驱邪外出，邪正交争剧烈，汗欲出而未出之机。

【原文综述】本症可见于第24、46条。第24条云："太阳病，初服桂枝汤，反烦不解者，先刺风池、风府，却与桂枝汤则愈。"烦为病重药轻，服药后正邪相争剧烈，病不解而烦，为邪气郁闭较重。治当针药并用，宜针刺风池、风府，以通阳气而泄风气，再与桂枝汤则愈。第46条曰："太阳病，脉浮紧，无汗，发热，身疼痛，八九日不解，表症仍在，此当发其汗。服药已微除，其人发烦，目瞑，剧者必衄，衄乃解。所以然者，阳气重故也。麻黄汤主之。"发烦则为服用麻黄汤后，由于邪气郁闭较重，正气得药力之助与邪相争，汗欲出而未尽出之机，正邪交争剧烈，故而出现发烦、目瞑之症状。

表邪未尽，正邪相争

【症状】烦。伴见发热、恶寒、脉浮。

【病机】表邪未尽，正邪相争。因表邪未得尽解，邪气复聚与正气争，故而烦。太阳表症未解，故见发热、恶寒等邪正相争之象。正气抗邪于表，则脉见浮象。

【治法】解肌祛风，调和营卫。

【方药】桂枝汤。

【原文综述】本症见于原文第57、240条。第57条云："伤寒发汗，已解。半日许复烦，脉浮数者，可更发汗，宜桂枝汤。"本症之烦，出现于伤寒发汗解后并用桂枝汤治疗，故烦指患者又有不适症状，而脉见浮数等，为表邪未得尽解，或又复感外邪，故当用桂枝汤解表祛邪。第240条曰："患者烦热，汗出则解，又如疟状，日晡所发热者，属阳明也。脉实者，宜下之；脉浮虚者，宜发汗。下之，与大承气汤，发汗，宜桂枝汤。"烦热伴见发热恶寒如疟，脉浮虚，则为正邪相争于表，当用桂枝汤祛邪解表，邪去则症解，烦自去。

表寒不解，表阳郁遏

【症状】心烦。伴见皮疹如粟。

【病机】表寒不解，表阳郁遏。阳热不得出，故心烦。寒水之气郁于肌表，故皮疹如粟。

【治法】利水。不愈者，利水发汗解表。

【方药】文蛤散；五苓散。

【原文综述】本症见于原文第141条："病在阳，应以汗解之，反以冷水潠之，若灌之，其热被劫，不得去，弥更益烦，肉上粟起，意欲饮水，反不渴者，服文蛤散；若不差者，与五苓散。"邪气在表，本当发汗，反用冷水喷洒或灌洗，欲散之邪热郁闭而不散，故心烦更重。寒水邪气郁于肌表，而见皮疹如粟。治以文蛤散，不能痊愈者，犹有外邪也，则用五苓散利水解表而愈。

【案例】袁某，男，37岁，教师。遍身皮肤瘙痒发风疹块，以头面上肢为甚，反复发作一月余不愈，曾用西药抗过敏、镇静，注射葡萄糖酸钙及中药疏风凉血等均不奏效。其疹形突起皮肤，时隐时发，成块大小不等，其瘙痒不堪，入夜为甚，尤以遇风和入冷水之后发作突出，被暖痒可减退，皮肤稍觉热感。终日为之所苦，夜不得眠，纳食不香，烦躁不已，舌质偏红、苔白，脉浮。诊为瘾疹，乃风寒之邪外客肌表，久郁而化热。拟文蛤散治之：麻黄、杏仁各10克，炙甘草、生姜、红枣各6克，生石膏、五倍子各20克，共煎水冷服之。1剂后当晚即停止发新疹，3剂皮疹即完全隐退。原方加减继服2剂巩固疗效而痊。随访2年未发。（谢胜臣．经方验案．新中医，1984．）

太少并病，表邪未解

【症状】心烦。伴见四肢关节疼痛，发热恶风寒，呕逆，胸胁满闷等。

【病机】太阳营卫不和，少阳枢机不利。太阳表邪不解，故见发热恶风寒；经气不通，则见四肢关节疼痛。少阳枢机不利，胆气犯胃，则见呕逆，胸胁满闷。

【治法】和解少阳，兼解肌祛风。本症属太阳少阳合病，故当太阳少阳双解。

【方药】柴胡桂枝汤。

【原文综述】本症见于原文第146条。太阳伤寒六七日，为邪尽病愈之时，虽表症转轻，但同时又出现了少阳病的表现，则为太阳少阳并病。本条中的烦为肢节疼痛所致心烦，病愈则心烦自除，故治其病即可，属太阳少阳并病，故用柴胡桂枝汤双解之。

脾阳素虚，感受外邪

【症状】心烦。可伴见四肢疼痛，下利、腹满腹痛等，脉浮弱。

【病机】脾阳素虚，感受外邪。脾主四肢，邪中太阴，四肢气血郁滞则四肢疼痛而烦。脾阳不足，寒湿内盛，清阳下陷，故可见下利，腹满腹痛。外有表邪，中焦脾阳不足，故脉浮弱。

【治法】解肌祛风或温补脾阳，兼散表邪。

【方药】桂枝汤或桂枝人参汤。

【原文综述】本症见于原文第274条。本条的心烦与柴胡桂枝汤证的心烦，均为四肢疼痛而烦，故当治其本症即可。太阴中风即指有太阴脾阳不足，又复感外邪而见四肢烦疼，如果无下利，平素可见便溏之脾虚体质，则用桂枝汤解肌祛风即可，若已现下利，则里症为重，当用桂枝人参汤，温补脾阳，兼散表邪。服汤后若脉浮取见缓，则表邪欲解，沉取而长，则脾阳已复，当为病愈之兆。此脉象也可见于未服药之时，则为疾病自愈之征兆。

风湿在表，痛扰心神

【症状】心烦。伴身体疼痛，不能自转侧，脉浮虚而涩。或大便硬，小便自利。或见骨节疼烦，掣痛不得屈伸，伴见汗出短气、小便不利、恶风不欲去衣等。

【病机】风湿阻滞肌表。风湿搏结于表，郁滞不通则痛，痛扰心神而心烦。湿阻气机，故身重不能自转侧，脉浮虚而涩是风湿在表的脉象；若伴见大便硬，小便自利是湿邪下有出路，小便多属津液偏渗，故大便硬。若风湿留注于关节，故骨节疼烦，掣痛不得屈伸，近之则痛剧，风邪在表则汗出恶风，湿郁于里则短气而小便不利。

【治法】温经助阳，祛风散寒除湿。

【方药】桂枝附子汤、桂枝附子汤加白术汤、甘草附子汤。

【原文综述】本症见于原文第174、175条。第174条之心烦为身体疼痛之心烦。伤寒八九日，风湿相搏而致身体疼烦，不能自转侧，不呕不渴者，由无少阳与阳明病，又以脉浮虚而涩确定风湿在表而阻滞不通，故以桂枝附子汤温经助阳，祛风散寒除湿。若见大便硬，小便自利，为湿气有下泻之势，小便多则大便硬，故去桂加白术因势利导，以使湿邪从下而出。第175条则为风湿留注于关节，故骨节疼烦，掣痛不得屈伸，近之则痛剧，汗出恶风为风邪在表，短气、小便不利为湿郁于里之象，故治疗用甘草附子汤，桂枝、甘草辛甘祛风，白术、附子祛湿，表里兼治。

二、里症

（一）里虚症

阳虚阴盛，虚阳上浮

【症状】躁烦，伴见无大热。或于服白通汤后见干呕烦，伴见厥逆，无脉，下利不止。

【病机】阳虚阴盛，虚阳上浮。虚阳上扰心神则烦躁，虚阳外越于外则身微热。或为阳虚阴盛，格拒热药，服白通汤后出现格拒热药之象，则可见厥逆、无脉、下利不止等阴寒邪气纵肆猖獗之象，格拒热药故而干呕、烦躁。

【治法】破阴回阳，救逆通脉。或破阴回阳，交通上下，兼咸寒反佐。

【方药】通脉四逆汤或白通加猪胆汁汤。

【原文综述】本症见于原文第269、315条。第269条中所言“伤寒六七日”，当热退身凉病愈。谓无大热者，则微热尚存，若为欲愈之候，不可见躁烦。反见躁烦者，为邪气内陷入里之象，阳虚阴盛，虚阳浮越，虚阳上扰心神则躁烦。治疗可用通脉四逆汤破阴回阳。第315条则为少阴病阳虚阴盛之候，服白通汤后病情未解，反见下利不止、厥逆、无脉者，此为阴寒太盛，热药不得骤入而至格拒，故用咸寒反佐法，方用白通加猪胆汁汤引阳入阴，或可救治。

【案例】俞某，男，6个月。1972年12月19日住院。家人代诉：患儿腹泻已13日，近日腹泻加重。住院检查：神疲，皮肤弹力差，前囟凹陷，口唇干燥，营养差。血常规检查：红细胞321万/μL，白细胞3 200/μL，中性粒细胞38%，淋巴细胞62%。诊断：①单纯性消化不良并脱水；②营养不良Ⅰ°～Ⅱ°。服用过乳酶生、氯霉素、新霉素、抗生素、补液、葛根芩连汤加味等中西药物治疗，仍泻下无度，烦躁不安，口渴，呕吐水样液。翌晨，患儿体温高至38℃，无涕泪，弄舌，烦躁，口渴，小便不利，面色㿠白，目眶凹陷，睡卧露睛，即紧急会诊。诊见舌苔白腻，脉细数无力。此为患儿久泻，脾阳下陷，病邪已入少阴，有阴盛格阳之势，病已沉重。予白通加猪胆汁汤：川附片五钱（开水先煨），干姜一钱半，葱白二寸（后下），水煎3次。汤成，将童便30毫升，猪胆汁6毫升炖温加入，分6次服。12月21日复诊：体温降至正常，泄泻亦减，后治以温中散寒，健脾止泻调理，于1973年1月6日大便1日1次，半干半稀，基本痊愈。（廖濬泉．小儿泄泻．新中医，1975．）

表症误吐，气阴两伤

【症状】烦躁。伴不欲近衣。

【病机】表症误吐，气阴两伤，胃燥生热，则见烦躁、不欲近衣。

【治法】益气养阴，清热除烦。

【方药】竹叶石膏汤。

【原文综述】本症见于原文第121条。为太阳病吐后虽表邪发散于外，但吐伤津液而致胃燥生热，则烦躁不欲近衣。《医宗金鉴》提出："唯宜用竹叶石膏汤，于益气生津中清热宁神。"

【案例】徐某，女，72岁。夏日吐泻不止，前医以桂附理中汤及真武汤与之服，反增烦躁，证势危笃，邀余诊治。症见面黑唇红，目赤声嘶、眼眶凹陷，头汗淋漓，肤冷肢厥，两足抽筋，口干舌燥，渴欲饮冷，指甲青紫，指头螺纹陷瘪。舌紫苔黄，脉微欲绝。此证系暑热内侵，迫为吐泻。其肢厥脉绝，乃热邪蕴闭之症，所谓"热深厥深"之象。不宜以虚寒论治。拟用人参白虎汤加味：西洋参9克，生石膏30克，麦门冬9克，半夏6克，甘草3克，粳米30克，淡竹叶9克，黄连4.5克，竹茹9克，生姜3克，水煎服。另用黄土一大块，用清水煎，待冷澄清频饮。连服3剂，病即痊愈。（《施启谟医案》，转录自高德. 伤寒论方医案选编. 长沙：湖南科学技术出版社，1981. ）

阴阳两虚，心失所养

【症状】烦躁。伴见厥逆，吐逆，咽中干。或伴心悸。

【病机】阴阳两虚，心失所养。阴虚则生热，故烦躁，咽中干。阳虚则厥逆，吐逆。阴阳两虚，不能涵养心脉，阳虚则悸，阴虚则烦。

【治法】辛甘扶阳，酸甘复阴；或调补中焦。

【方药】先服甘草干姜汤以复其阳，继服芍药甘草汤以复其阴；或小建中汤。

【原文综述】本症见于原文第29、102条。第29条为阴阳两虚兼表症，误用辛温解表法后，致阴阳虚损加重，心神失养而见烦躁。仲景提出的治疗原则为，先复其阳气而后复其阴液，是因为有形之阴血不能速生，无形之阳气急当先固。第102条乃患者素体阴阳气血不足，外感邪气后，正气抗邪于表，里气更虚，而见阴阳气血不能养心而见心悸而烦之症。治当用小建中汤调补中焦，中焦化源充足，心得养则烦悸愈。

少阴阳虚，虚阳上扰

【症状】心烦。伴欲吐不吐，但欲寐，口渴，下利，小便清长。

【病机】少阴阳虚，虚阳上扰，则心烦。肾阳虚不能温养精神，则但欲寐。肾阳虚衰，浊阴上逆，但胃中无物，故欲吐不吐。肾阳虚不能蒸化津液，故口渴。脾肾阳虚，清阳下陷，则下利。肾阳虚不能制水，故小便清长。

【治法】回阳救逆。

【方药】四逆汤。

【原文综述】本症见于原文第282条。其虚烦为阳虚阴盛虚阳上扰所致，临床当伴见肾阳虚之症。因本症中的心烦易和热扰心烦相混淆，故仲景指出"小便色白者，少阴病形悉具，小便白者，以下焦虚有寒，不能制水"。治疗当用四逆汤回阳救逆，收纳浮阳。

少阴阴虚，虚火上炎

【症状】心烦。可伴见咽痛，胸满。

【病机】少阴阴虚，虚火上炎。虚火上扰心神，故心烦；虚火上灼，则咽痛；虚火内扰胸中气机则胸闷。

【治法】滋肾润肺补脾。

【方药】猪肤汤。

【原文综述】本症见于原文第310条。此心烦为少阴阴虚，虚火上炎所致，因少阴病下利损伤阴津，虚火上炎故心烦，胸闷、咽痛同见。本症与第282条虚阳上扰而心烦，均为虚火上扰，但一为阴虚之虚火，二为阳虚之虚火。阴虚则可见脉细、舌红少苔、面有浮红等，而阳虚则伴见脉微、舌淡嫩苔薄白、手足逆冷等。

脾胃亏虚，不能杀谷

【症状】小烦，微烦。大病新瘥，纳谷后微烦。

【病机】脾胃亏虚，不能杀谷。纳谷后不得完全消化，食积生热，热扰而烦。

【治法】减少饮食量，则自愈。

【方药】损谷则愈，不需药疗。

【原文综述】本症见于原文第391、398条。均为大病初愈，脾胃之气尚弱，饮食不当所致。因大病初愈，脾胃之气尚弱，消化能力不足，纳谷多则食积生热，积热上扰，故心中微烦。因烦非宿食停滞所致，故不需药物治疗，只需节制饮食，便可自愈。

（二）里实症

太阳蓄水，气化不利，津液不布

【症状】心烦。伴小便不利，心下痞，口渴饮水，甚则水入则吐，发热，脉浮数。

【病机】太阳蓄水，气化不利，津液不布。太阳膀胱气化不利，则小便不利；水饮内蓄，阻于心下，则心下痞；津液不布则口渴；饮停于内，水入不纳，故见水入则吐；阴津不布，口渴而烦；太阳表邪未得尽解，邪正交争，则见发热，脉浮数。

【治法】通阳化气利水。

【方药】五苓散。

【原文综述】本症见于原文第72、74、156条。所见心烦，均为太阳蓄水、水气不化、津液不布而水饮不消所致。与实热心烦、虚阳上浮和虚火上扰之虚烦自是不同。治宜通阳化气利水，水去症消则烦自愈。所不同者，第72条“发汗已，脉浮数，烦渴者，五苓散主之”，为太阳病汗后不解，水饮内阻，因渴而烦。第74条“中风发热，六七日不解而烦，有表里症，渴欲饮水，水入则吐者，名曰水逆，五苓散主之”，则为太阳病不解，表里俱病，证属水饮内阻重证。第156条“本以下之，故心下痞，与泻心汤；痞不解，其人渴而口燥烦，小便不利者，五苓散主之”，为水阻下焦，中焦不和，故见心下痞而口燥且烦。

少阳误汗，邪入阳明，热邪上扰

【症状】心烦。伴心悸。或伴谵语。

【病机】少阳误汗，邪入阳明，热邪上扰心神，则心烦谵语，心主不宁则心悸。

【治法】清泻阳明，安神定悸。

【方药】白虎加人参汤；调胃承气汤加味。

【原文综述】本症见于原文第265条。条文论少阳病误用辛温发汗之后的两种不同转归。少阳病当用和解之法，若误用辛温发汗，则劫伤胃津，少阳邪热入里。若为无形邪热炽盛，津气耗伤，当用白虎加人参汤辛寒清热生津；若属有形邪实内阻，津伤肠燥，阳明腑气不通，可用调胃承气汤攻下邪热为治。临证均可酌情加安神定悸之品。

误下邪陷，痰水相结

【症状】心烦。伴见心下硬，下利不止，水浆不下。

【病机】误下邪陷，痰水相结。邪热与痰水相结，阻于胸膈胃脘，则心下硬；邪热扰神则心烦。下后脾阳损伤，则下利不止，水浆不下。

【治法】泻热逐水，温补脾阳。

【方药】大陷胸汤合理中汤。

【原文综述】本症见于原文第150条。论述太阳与少阳并病而误下后既有邪入里与有形痰水相结，又有下后脾阳损伤，故见心烦、心下硬、下利不止、水浆不下等症。故仲景曰："太阳少阳并病，而反下之，成结胸，心下硬，下利不止，水浆不下，其人心烦。"证属虚实错杂，故治疗当扶正、祛邪并用，可予大陷胸汤合理中汤，或可收功。

邪传阳明，里热炽盛

【症状】躁烦。可伴见汗出、谵语。

【病机】邪传阳明，里热炽盛。热扰心神则躁烦，热迫津液外泄则汗出，热盛神昏则谵语。

【治法】辛寒清热。

【方药】白虎汤。

【原文综述】本症见于原文第4、110条。此两处躁烦，均为太阳病表邪入里化热，阳明邪热壅盛所致，热盛于里，扰乱心神则躁烦，治疗用白虎汤直折里热。所不同者，第4条躁烦主要说明疾病由表入里发生变化，而第110条则明确指出邪入阳明，消灼津液而致躁烦。

【案例】江阴缪姓女，予族侄子良妇也。自江阴来上海，居小西门寓所。偶受风寒，恶风自汗，脉浮，两太阳穴痛，投以轻剂桂枝汤，计桂枝二钱，芍药三钱，甘草一钱，生姜二片，大枣三枚。汗出，头痛瘥，寒热亦止。不料一日后，忽又发热，脉转大，身烦乱，因与白虎汤。生石膏八钱，知母五钱，生草三钱，粳米一撮。服后，病如故。次日，又服白虎汤，孰知身热更高，烦躁更甚，大渴引饮，汗出如浆。又增重药量为：石膏二两，知母一两，生草五钱，粳米二杯，并加鲜生地二两，天花粉一两，大、小蓟各五钱，丹皮五钱。令以大锅煎汁，口渴即饮。共饮三大碗，神志略清，头不痛，壮热退，并能自起大小便。尽剂后，烦躁亦安，口渴大减，翌日停服。至第三日，热又发，且加剧，周身骨节疼痛，思饮冰凉之品。夜中令其子取自来水饮之，尽一桶。因思此证乍发乍止，发则加剧，热又不退，证大可疑。适余子湘人在，曰，论证情，确系白虎，其势盛，则用药亦宜加重。继用白虎汤原方，加石膏至八两，余仍其旧。仍以大锅煎汁冷饮。服后，大汗如注，湿透衣襟，诸恙悉除，不复发。唯大便不行，用麻仁丸二钱，芒硝汤送下，一剂而瘥。（曹颖甫. 经方实验录. 北京：学苑出版社，2012.）

阳明燥实，上扰心神

【症状】烦躁。可伴见咽中干，谵语，腹满痛，不大便。

【病机】阳明燥实，上扰心神。阳明邪热与燥屎结聚于肠中，热邪上扰心神则烦躁；热盛神昏则谵语；燥屎阻滞气机，大肠腑气不通，则腹满腹痛，大便难而硬。

【治法】通腑泄热。

【方药】调胃承气汤，小承气汤，大承气汤等。根据燥屎阻滞程度选用不同的治疗方药。

【原文综述】本症可见于原文第30、203、238、250条。上述各条所见烦躁均为阳明腑实，邪热和燥屎结聚于肠道所致。一则邪热上扰心神，二则肠中浊热之气不能下泄而上攻亦令烦躁。所不同者，第30条为阴阳两虚证兼肠中燥屎，复阳益阴后用调胃承气汤微和胃气，以泻肠中燥热而止其谵语。第203条本为阳明里热炽盛自汗出，重发汗后则更伤津液，致大便硬，邪气上扰则微烦，治疗时宜注意观察小便情况，若小便原为日三四次，现日行一两次，则为津液还入肠道以滋胃燥，大便可自解，不必治疗；若小便次数未减，可用后世增液汤或增液承气汤滋阴攻下。第207条心烦亦为肠中燥结所致，因病情不重，故用调胃承气汤下其燥结。第241条大下后又出现六七日不大便，且伴烦不解，腹满痛，当为原有宿食不化，与余热相结，复聚于肠道所致，治当用大承气汤攻下宿滞与燥结。第250条汗、吐、下法均伤阴津，症见微烦而小便数，则伤津较重，依小便数而知大便当硬。本症胃虽实而非大实，故以小承气汤和下之。

本症尚可见于原文第179条："……发汗利小便已，胃中燥烦实，大便难是也。"则为发汗利小便而致津伤，肠道津亏而致大便难，证属津亏而便难，治当用蜜煎、猪胆汁灌肠等导下通便。

热郁胸膈，上扰心神

【症状】心烦。可伴见心中懊侬，腹满，胸中窒塞不通，或心中痛。

【病机】热郁胸膈，上扰心神。热郁不能外达故心中懊侬，热邪阻滞气机则胸闷。

【治法】清宣郁热。

【方药】栀子豉汤。

【原文综述】本症见于原文第76、77、79、80条。上述心烦均为邪热扰攘胸膈所致。所不同者，第76和77条为单纯热郁胸膈所致。第79条为上有热扰胸膈而心烦，下有热邪阻滞腹部气机而见腹满，治疗当用栀子厚朴汤清热除烦，理气除满。第80条为上有热扰，下有脾虚，故以栀子干姜汤宣上温中。

此外，本症尚见于第375条："下利后，更烦，按之心下濡者，为虚烦也，宜栀子豉汤。"为下利后心烦加重。此时若见四肢逆冷、脉微等，则是阳虚虚阳上扰；若见舌红少苔，脉细数，为阴虚虚火上扰；若见心下硬，为热水相结，热扰心神。上述症状均无而表现为心下濡，则为热扰胸膈之证，宜栀子豉汤清宣郁热。

【案例】患者，男，45岁。初诊：1964年6月9日。素有胃痛，时发时止。今日端午节，中午食粽子多只，又饮烈酒。醉后午睡，忽然大声呼胃痛。编者适在其邻家做客，即往诊治。患者面赤、唇赤、舌红、苔黄、脉弦数。诉说胸中烦热疼痛，心烦急躁，向其爱人发脾气。腹痛欲大便、便溏、手不温、胸腹不拒按。据患者自述，向来消化不良，大便日两次而稀溏者居多数。患者面赤、唇赤、舌红等，宜苦寒之剂以清火；素体大便溏，手不温，似属脾阳虚，又宜温运剂。见患者家前晒着老生姜不少，受到启发：苦寒可用栀子，温脾阳可用干姜，止胃痛可用枳壳，醒酒可用葛花。遂急开一方，用此四药，各9克，嘱即往附近中药店买药。服后半小时，患者胸痛渐减，安然入睡，亦不欲大便。两小时后辞别时，病者笑脸相送。（张志民. 伤寒论方运用法. 杭州：浙江科学技术出版社，1985. ）

表症误灸，阳热亢盛

【症状】心烦。可伴见腰以下沉重麻痹。

【病机】表症误灸，阳热亢盛。阳热扰心则烦扰，邪气郁于内，营血运行不畅，故腰以下沉重麻痹。

【治法】辛温发汗，清解里热。

【方药】大青龙汤。

【原文综述】本症见于原文第116条："微数之脉，慎不可灸。因火为邪，则为烦逆。"烦逆为外有寒闭内有微热之时用灸法治疗，使内热加重而致。若患者体质强，病邪有外出之机，此时亦可见烦，是正气抗邪外出之征兆，脉当见浮象，然后汗出而解，故可自愈。若病重不解，可用大青龙汤解表清里。

【案例】曾治一人，冬日得伤寒证，胸中异常烦躁，医者不识为大青龙汤证，竟投以麻黄汤，服后分毫无汗，胸中烦躁益甚，自觉屋隘莫能容，诊其脉洪滑而浮，治以大青龙汤，为加天花粉八钱，服后5分钟，周身汗出如洗，病若失。（张锡纯. 医学衷中参西录. 石家庄：河北科学技术出版社，1991.）

误用烧针，火热内迫

【症状】胸烦。伴面色微黄，手足温；或见面色青黄，肤瞤。

【病机】误用烧针，火热内迫。火热郁于胸膈，则胸中烦闷。若烧针后正气虚损不重，气血上荣，故见面色微黄；阳气外达，故手足温。若烧针后正气大虚，面部失于温养，故面色青黄；肌肤失于濡养，则见肤瞤。

【治法】清热除烦。

【方药】栀子豉汤；真武汤或人参四逆汤；二甲复脉汤。

【原文综述】本症见于原文第153条："太阳病，医发汗，遂发热恶寒，因复下之，心下痞，表里俱虚。阴阳气并竭，无阳则阴独，复加烧针，因胸烦，面色青黄，肤瞤者，难治。今色微黄，手足温者易愈。"本条胸烦，为汗下后表里俱虚，阴阳气并竭，又用烧针误治而致。以烧针治之，则热盛于里，故胸中烦闷，可用栀子豉汤清热除烦则愈。若正气大虚，症见面色青黄，肤瞤，有动风之兆者，仲景曰难治。临证可根据阴阳的偏盛偏衰而灵活救治，或用真武汤，或用人参四逆汤，或用二甲复脉汤。

误用吐下，邪热内陷，不得泄越

【症状】郁郁微烦。伴见温温欲吐，胸中痛，大便溏，腹微满。

【病机】误用吐下，邪热内陷，不得泄越。邪热结于胃肠，上扰心神则见郁郁微烦，阻于中焦则温温欲吐，胸中气机不利，则胸中痛，邪热下迫，腹气不利，则大便溏，腹微满。

【治法】和胃泄热。

【方药】调胃承气汤。

【原文综述】本症见于原文第123条："太阳病，过经十余日，心下温温欲吐，而胸中痛，大便反溏，腹微满，郁郁微烦，先此时自极吐下者，与调胃承气汤。若不尔者，不可与。但欲呕，胸中痛，微溏者，此非柴胡汤证，以呕，故知极吐下也。"郁郁微烦者，责之太阳病大吐大下后，表邪入里化热，邪热扰心。

邪热郁结于胃肠，欲泄越而不得泄越，故症状表现复杂，当以调胃承气汤泄热和胃。由于“但欲呕，微溏”似大柴胡汤证，故仲景强调此非柴胡汤证，临床自当加以鉴别。

阳明热甚，津气两伤

【症状】心烦。可伴见大渴，时时恶风，背微恶寒，脉洪大。

【病机】胃热壅盛，津气两伤。热扰心神则心烦，津伤则大渴，气伤温煦失司，故时时恶风，背微恶寒。脉洪大者，轻取即得而按之不足之象，为热盛而又津气不足所致。

【治法】清热益气生津。

【方药】白虎加人参汤。

【原文综述】本症见于原文第26、168、169条。3个条文中心烦皆为太阳病失治或误治后，表寒入里化热，热扰心神而烦，同时伴见大渴、时时恶风、背微恶寒等津气两伤的症状，故治疗当用白虎加人参汤辛寒清热、益气生津。栀子豉汤证、承气汤证均可见热扰心神的心烦，临床当加以鉴别，栀子豉汤证为热郁胸膈，当见但头汗出、身无汗等，承气汤证当有燥屎形成之不大便、腹满、手足漐漐汗出等。

厥阴郁热，不得透解

【症状】烦躁。可伴见呕，厥，胸胁满。

【病机】郁热阻滞，气机不利。厥阴郁热扰心则烦，厥阴肝脉属肝络胆、上贯膈、布胁肋，邪热不能透达，郁于肝经则见胸胁满，阳郁于里，阳不外达则手足厥逆。

【治法】疏肝解郁，清泄相火。

【方药】小柴胡汤合四逆散。小柴胡汤清解肝胆郁热，四逆散疏肝解郁，阳不郁则厥自愈。

【原文综述】 本症见于原文第339条：“伤寒热少微厥，指头寒，嘿嘿不欲食，烦躁，数日，小便利，色白者，此热除也，欲得食，其病为愈。若厥而呕，胸胁烦满者，其后必便血。”本症为热郁于里，热微者厥也微。由于见呕和胸胁烦满，故当属于热郁肝胆，临证可用小柴胡汤。又见厥逆，加四逆散理气机以治其厥逆。有医家认为后面可发展为便血，当为阳明热，故用大柴胡汤下之，少阳阳明双解，临证可参。

里热内郁，当汗不汗

【症状】心烦。可伴见身热，恶寒，皮肤起疹如粟，引衣自覆。

【病机】里热内郁，当汗不汗。里热欲得汗而解，却不得汗，郁热内扰故烦。欲散之邪因热郁闭而不得外散，故身热。邪气郁留于表而见皮肤起疹如粟、引衣自覆。

【治法】利水发汗解表。

【方药】五苓散。

【原文综述】本症见于第141条三物小白散方后注“以白饮和服，强人半钱匕，羸者减之。病在膈上必吐，在膈下必利。不利，进热粥一杯。利过不止，进冷粥一杯。身热、皮粟不解，欲引衣自覆，若以水潠之洗之，益令热劫不得出，当汗而不汗则烦”。本症心烦当为里热欲外散而不得，郁热在里。又伴见寒水邪气郁留于表，症见皮肤起疹如粟、欲引衣自覆之表现，治当以五苓散利水兼解表散邪为妥。

痰饮食积，阻于胸中

【症状】心下满而烦。可伴见饥不能食，手足厥冷，脉乍紧。

【病机】痰饮食积，阻于胸中。痰食结于胸中，故心下满而烦，饥不能食。痰食阻滞气机，胸中阳气难以通达四肢，则见手足厥冷。脉乍紧是内有邪结之象。

【治法】涌吐痰邪。

【方药】瓜蒂散。

【原文综述】本症见于原文第355条。仲景云：“患者手足厥冷，脉乍紧者，邪结在胸中，心下满而烦，饥不能食者，病在胸中，当须吐之，宜瓜蒂散。”本症心烦为宿食停痰郁阻胸膈所致，邪结胸脘，病位在上。“其高者，因而越之”，故用瓜蒂散涌吐痰邪则愈。

水热互结，扰动心神

【症状】躁烦。可伴见短气，膈内巨痛，心中懊侬，心下硬。

【病机】水热结于胸膈，热扰心神。水热阻于胸膈，胸中气机不利，热扰心神则短气躁烦，膈内巨痛。热被水郁不得外散，故心中懊侬。水热阻滞心下，则心下硬。

【治法】泄热逐水破结。

【方药】大陷胸汤。

【原文综述】本症见于原文第134条。心烦为太阳病误下，表寒入里化热，与胸膈水饮相结聚，水热互结阻滞于胸膈所致。临床可伴见心下痛，按之石硬，脉沉紧等。重者尚可见从心下至少腹硬满而痛不可近，不大便五六日等症，为胸膈之水热邪气波及心下少腹。治疗当用大陷胸汤泄热逐水破结。

（三）虚实夹杂症

上热下寒，蛔虫扰动

【症状】心烦。以时静时烦为特点。伴得食而呕，手足厥逆。

【病机】上热下寒。因肝胃有热，脾肠有寒。蛔虫避寒就温而上扰，则心烦。蛔静则人静，故症有时静时烦之发作性。蛔窜上扰，气血逆乱，则手足厥逆。此外，尚有食入则烦躁发作之特点，为蛔扰之症，仲景释为“蛔闻食臭出”。

【治法】清上温下。

【方药】乌梅丸。

【原文综述】本症见于原文第338条。本条心烦为肝胃有热，脾肠有寒，蛔虫上扰所致，并且每逢就餐时发作。归其根本原因，在于患者属上热下寒证，蛔虫喜温避寒而上扰。治疗当用乌梅丸清上温下，兼以安蛔。

【案例】刘某，女，11岁，学生。1976 年2月15日诊。母述：患儿半年前于校读书，突然昏仆。经治3日，更见烦躁，上肢抽动，头亦动摇。多处求医，断为痫证，但治罔效。症见：精神萎靡，肢冷脉弱，面黄少华，不热不渴，每逢进餐，抽搐即发，头晕烦躁，但饭后无恙，犹如常人。辨证：患儿抽搐仅见进餐之时，与痫证抽搐发无定时显然有别。遵仲景“蛔上入其膈，故烦，须臾复止”明示，断为蛔厥抽搐。因“蛔虫喜温而恶寒”，当热食之气入胃，“蛔闻食臭出”，动扰膈中，故烦躁头晕。又因患儿素体不足，脾胃失运，化源不足，气血虚少，筋骨肌肉失养，故面色少华，肢动头摇，四肢厥冷。治则：温中安蛔，益气补虚。方药：乌梅丸全方一料，依法为丸，早、晚各服6克。效果：服药二日后，进餐时抽搐由五六次减为二三次。五日后进餐时未见抽搐。七日后复诊，蛔即得安，驱蛔为要，即用驱虫净100毫克（4片），连服二日，药后排出蛔虫30余条。继以参苓白术散调理半月，访5年未见复发。（刘德成，杨永忠. 乌梅丸的临床应用. 四川中医，1985.）

脾胃虚弱，食谷不化，郁而上扰

【症状】心烦于饱食后。可伴见头眩，纳少，小便难，脉迟无力。

【病机】脾胃虚弱，食谷不化，郁而上扰。阳明病脉迟无力，为脾胃虚弱，当运化无力，纳少。若强食过饱，水谷不得运化，郁阻中焦则见微烦。清阳不升，则见头眩。中焦阳气不能蒸化，水津不能下输膀胱，则见小便难。

【治法】温运中阳，散寒除湿。

【方药】理中丸加茯苓。理中丸温运中阳，散寒除湿，小便不利加茯苓淡渗利水。

【原文综述】本症见于原文第195条。本条微烦为脾胃虚弱，过食引起食滞中焦所致，非热扰心烦，故为微烦。若见小便难，则为湿气在内，与寒邪相搏，有转阴黄之机。若见发黄而用清热祛湿的茵陈蒿汤之类方剂治疗，则致脾虚加重，寒湿阻滞腹部气机，则腹满当不减反而加重。若未见发黄时，治疗可选理中汤加茯苓，若已见发黄，则可用茵陈术附汤一类方剂温阳祛湿退黄。

阴液亏虚，心火亢盛

【症状】心中烦。可伴见失眠，腰酸膝软，舌红苔少，脉细数。

【病机】阴液亏虚，心火炽盛。因少阴肾水不足，不能上济心火，心火独亢于上则心烦失眠。肾水不足，肾府失养，则腰酸膝软。舌红苔少，脉细数，均为阴亏火旺之象。

【治法】育阴清热。

【方药】黄连阿胶汤。方中黄连、黄芩苦寒直清心火，阿胶、芍药、鸡子黄酸咸而甘以滋肾阴，全方清心火于上，滋肾水于下，可交通心肾，滋阴泄火。

【原文综述】本症见于原文第303条："少阴病，得之二三日以上，心中烦，不得卧，黄连阿胶汤主之。"为肾水不足，不能上济心火，心火独亢，心肾不交而致。本症心烦与栀子豉汤证、猪苓汤证的心烦均不同，栀子豉汤证无阴津不足的表现，猪苓汤证有水饮所致的小便不利症状，临证当加以区别。

【案例】张某，男，25岁。心烦少寐，尤以入夜为甚。自觉居室狭小，憋闷不堪，心烦意乱，常欲奔赴室外。脉数舌红，舌尖部红如草莓。此乃心火燔烧而肾水不能承其上，以致阴阳不交，心肾不能相通，形成火上水下不相既济之证，为疏：黄连阿胶汤加竹叶、龙骨、牡蛎。服一剂则心烦减轻，再一剂即可入睡。（刘渡舟. 伤寒论通俗讲话. 上海：上海科学技术出版社，1982.）

表症误下，中虚气逆

【症状】心烦。可伴见心下痞，干呕，下利日数十行，谷不化。

【病机】寒热错杂，脾胃不和。表症误下后，中虚气逆则见干呕心烦；寒热错杂于中焦，脾胃不和，则心下痞；下后脾胃损伤，阳气不足，故下利日数十行；脾阳虚不能腐熟水谷，故见谷不化。

【治法】辛开苦降，补益中焦，消痞止利。

【方药】甘草泻心汤。本方为半夏泻心汤增加甘草用量而成，方中重用炙甘草4两，益气补中，顾护脾胃而甘缓急迫。

【原文综述】本症见于原文第158条。本条心烦是中虚气逆而又见邪热阻于中焦，故致干呕、心烦不得安，同时并见下利日数十行、谷不化等脾胃虚弱之症，治宜甘草泻心汤升降中焦，补益脾胃，和中止利。

【案例】贺某，女，38岁。因孩子暴殇后，悲愤异常，不久即现精神失常。每日下午至晚上即自言自语，哭笑不休，夜间虽能勉强入睡，但一夜之间数次惊醒，心悸不宁，躁扰不安，精神恍惚，有时独自乱跑，早上至中午的时间则清醒如常人。如此二月之久，虽经断续治疗，时好时坏，不能巩固。初诊时，患者正在清醒时候，故能将自觉症状反映清楚：心神或清醒如常，或模模糊糊，烦冤，懊侬，胸下憋胀不舒，口干舌燥，但不欲饮水。善太息，易感动。脉数大无力，苔白腻。证属心肝血虚，血燥肝急，兼痰热壅聚，时扰心神所致。遂投服甘草泻心汤，连服3剂，证情大有好转。后宗此方加减服10余剂，诸症痊愈。处方：炙甘草30克，半夏10克，党参15克，干姜6克，黄连5克，黄芩10克。（赵明锐. 经方发挥. 太原：山西人民出版社，1982. ）

正虚邪扰

【症状】虚烦。伴见脉甚微。

【病机】正虚邪扰。正气不足又有邪扰，故虚烦。正气大虚，故脉甚微。

【治法】补阳益阴。

【方药】炙甘草汤去麻仁，或小建中汤。炙甘草补益气血阴阳，虚证故去麻仁之润。小建中汤调补中焦气血。

【原文综述】本症见于原文第160条，为正虚邪扰所致。太阳病发汗吐下均伤正气，阴阳气血俱损，且八九日后又出现“心下痞硬，胁下痛，气上冲咽喉，眩冒，经脉动惕者，久而成痿”等症，为阳虚寒湿内盛及津液不足久而成痿。以此推测，虚烦伴见脉甚微当为阴阳气血均不足所致，临证可用炙甘草汤去麻仁或小建中汤补益气血阴阳为治。

少阴阴虚，水热互结

【症状】心烦。伴见不得眠，咳嗽，呕逆，口渴，小便不利。

【病机】阴虚水热互结。阴虚有热，上扰心神，则心烦不得眠。阴虚水停，下焦水气不利，则口渴、小便不利。水饮射肺，则见咳嗽。水饮阻胃，中焦升降反常，则见呕逆。

【治法】育阴清热利水。

【方药】猪苓汤。

【原文综述】本症见于原文第319条。为阴虚有热，上扰心神所致，故伴见不得眠等心神被扰、不得安睡之症。结合第223条“口渴”当伴“小便不利”，为下焦蓄水。此外，尚有下利、咳嗽、呕逆等水饮为患之症。治疗当用猪苓汤育阴清热利水。本症“心烦不得眠”和黄连阿胶汤证“心中烦不得卧”均为阴虚阳亢，但本症有水气不利、蓄于下焦之症。而黄连阿胶汤为阴虚火旺、心肾不交之证，症候有别，故治法各异。

三、半表半里症

邪入少阳，胆火上炎

【症状】心烦。可伴见呕逆，胸胁苦满，嘿嘿不欲饮食等症。

【病机】邪入少阳，胆火上炎。胆火扰心则心烦；少阳枢机不利则胸胁苦满；少阳胆气不舒，克伐脾胃，则嘿嘿不欲饮食，喜呕。

【治法】和解枢机，清泄胆火。

【方药】小柴胡汤。

【原文综述】本症见于原文第96、103、107、264条。第96与264条心烦为邪入少阳，胆火扰心所致，且伴见柴胡证。当用小柴胡汤和解枢机，清泄胆火。若出现其他兼症，又当随症治之。第103与107条则一为少阳气机郁滞较甚，波及阳明，致阳明里气不和，当用大柴胡汤和解枢机，通下里实，少阳与阳明同治。一为伤寒下后，少阳气机不利，水饮内停，邪气弥漫三焦，扰乱神明，则用柴胡加龙骨牡蛎汤和解少阳，通阳泄热，重镇安神为治。

【案例】尹某，男，34岁。胸胁发满，夜睡呓语不休，且乱梦纷纭，时发惊怖，精神不安，心中烦热，汗出而不恶风，大便经常秘结。问其患病之因，自称得于惊吓之余。视其人精神呆滞，面色发青，舌质红而苔黄白，脉来沉弦有力。辨为肝胆气郁，兼阳明腑热，而神魂被扰，不得潜敛所致。处方：柴胡四钱，黄芩三钱，半夏三钱，生姜三钱，铅丹一钱半（布包紧），茯神三钱，桂枝一钱半，龙骨五钱，牡蛎五钱，大黄二钱（后下），大枣六枚。服一剂大便畅通，胸胁满与呓语除，精神安定，不复梦扰。唯欲吐不吐，胃中似嘈不适。上方再加竹茹、陈皮服之而愈。（刘渡舟，聂惠民，傅世垣. 伤寒契要. 北京：人民卫生出版社，2016. ）

枢机不利，水饮内停，胆火上炎

【症状】心烦。伴小便不利，但头汗出，口渴，胸胁满微结，往来寒热。

【病机】枢机不利，水饮内停，胆火上炎。枢机不利，胆火上扰，则心烦。水饮内停，气机阻滞，气不布津，则小便不利、但头汗出、渴。少阳枢机不利，水饮之邪结于少阳之经，则见胸胁满微结。少阳正气抗邪，邪正纷争，则往来寒热。

【治法】和解枢机，温化水饮。

【方药】柴胡桂枝干姜汤。

【原文综述】本症见于原文第147条。本条心烦和小柴胡汤证、大柴胡汤证、柴胡加龙骨牡蛎汤证均为胆火上炎所致，但又兼有水饮内停之症，故治疗当和解枢机与温化水饮同施。

【案例】王某，1955年8月19日初诊。病已6日，曾在市某医院看过，服阿司匹林及抗生素、磺胺药等。现往来寒热、口苦、咽干、心烦、胸胁苦满，上腹揉按有水声，小便不利。舌质淡红、苔白滑，脉象弦细。综合脉证，符合少阳经病，复兼水饮内停之证。拟和解少阳，兼治水饮。方用柴胡桂枝干姜汤出入：柴胡9克，黄芩9克，桂枝6克，干姜4.5克，茯苓9克，陈皮6克，泽泻6克，粉甘草3克。21日二诊：服药2帖后，寒热已解，胸胁苦满及停饮症状消失，小便通畅。唯神疲乏力，食欲不振。改予调理脾胃剂善后。（转录自高德. 伤寒论方医案选编. 长沙：湖南科学技术出版社，1981. ）

四、阳复症

正气抗邪，欲汗向愈

【症状】心烦。可伴见汗出，脉浮。

【病机】正气抗邪，欲汗向愈。正气欲抗邪外出，正邪相争故烦扰。正气驱邪外出，故见汗出、脉浮。

【治法】护理助汗，驱邪外出。

【方药】米汤、热稀粥。

【原文综述】本症见于原文第116条。仲景云："微数之脉，慎不可灸。因火为邪，则为烦逆，追虚逐实，血散脉中，火气虽微，内攻有力，焦骨伤筋，血难复也。脉浮，宜以汗解，用火灸之，邪无从出，因火而盛，病从腰以下，必重而痹，名火逆也。欲自解者，必当先烦，烦乃有汗而解，何以知之？脉浮，故知汗出解。"烦逆之烦，为热症误灸，阳热亢盛所致，临证可用清泄火热，养阴生津之法。自解之烦，当为正气抗邪于外，正邪相争所致，正胜邪退则病愈，临证可用助正之法，如啜热稀粥一升以助胃气。

脾阳恢复，驱邪外出

【症状】暴烦。可伴见下利日十余行。

【病机】脾阳恢复，驱邪外出。脾阳恢复，驱邪外出之时，正邪相争，故烦扰。下利日十余行，为邪气外出之象。

【原文综述】 本症见于原文第278条，为脾阳虚证七八日之时，下利次数增多，一般为阳虚加重的表现。但若见到烦扰而未见但欲寐之少阴阳虚之象，且伴全身状况好转，可断为脾阳恢复，驱邪外出之表现。

少阴正复，正邪相争

【症状】心烦或时自烦。可伴见手足温，欲去衣被，恶寒而蜷，脉由紧转缓。

【病机】少阴阳复，正邪相争。少阴阳气来复，与阴寒之邪相争，故心烦。少阴阳气外达周身四肢，则见手足温、欲去衣被。少阴阳气来复，阴寒之邪渐退，则脉由紧变缓。少阴阳气不足，则见恶寒而蜷。

【治法】回阳救逆。

【方药】四逆汤。

【原文综述】本症见于原文第287和289条。第287条烦扰是少阴肾阳恢复，与阴寒之气相争所致。阳气恢复，阴寒之气减弱，故病将愈，与上第278条同理。第289条烦扰与上同理，但曰可治，临证当用四逆汤回阳救逆，阳回邪退则病愈。

第二节 烦躁

一、表症

表邪郁闭，不得外泄

【症状】躁烦。可伴见面色红，不知痛处，乍在腹中，乍在四肢，按之不可得，其人短气。

【病机】表邪郁闭，不得泄越。因汗出不彻，表邪未得尽散，邪气郁闭于表，阳气不得泄越，郁积而热，故见躁烦而面色赤。邪气郁积于表，游走不定，所到之处皆可为患，故不知痛处，乍在腹中，乍在四肢，按之不可得，其人短气等。

【治法】微发其汗，兼清郁热。

【方药】桂枝二越婢一汤。

【原文综述】本症见于原文第48条。本症躁烦为邪气郁闭于表，不得外越，积而成热，扰及心神所致。治用桂枝二越婢一汤解表散邪，发越阳气，兼清郁热则愈。表闭甚者可用桂枝麻黄各半汤先开其表，小发其汗。

表邪不解，热郁于内

【症状】烦躁。可伴见脉浮紧，发热恶寒，身疼痛，无汗。

【病机】表邪不解，热郁于内。郁热扰心则烦躁。风寒之邪郁闭肌表，则见脉浮紧，发热恶寒，无汗，身疼痛。

【治法】外散表寒，内清郁热。

【方药】大青龙汤。

【原文综述】本症见于原文第38条。本症的烦躁为郁热扰心所致，同时外有寒闭肌表，卫阳郁遏，故治疗当外散风寒，兼清郁热。

二、里症

（一）里虚症

阴阳两虚，心神失养

【症状】烦躁。可伴见脉浮，自汗出，小便数，微恶寒，脚挛急。或见厥，咽中干，吐逆等。

【病机】阴阳两虚。阴虚虚火上扰，则心烦。自汗出、微恶寒、厥等为阳虚不能温煦固涩，咽中干、脚挛急等为阴虚不能滋养濡润。

【治法】先辛甘复阳，再酸甘复阴。

【方药】先予甘草干姜汤，再予芍药甘草汤。

【原文综述】本症见于原文第29和第30条。两条所述烦躁，一者阴虚虚火上扰，二者阳虚心无所主。病中本有心烦，证属阴阳两虚兼表症，当用益阴和阳解表之法。误用桂枝汤攻表后可使症情加重。症见烦躁吐逆而厥等。根据“无形之气所当急固”，所以先复阳后复阴，阳回阴复则烦躁自除。

阳气亏虚，虚阳扰神

【症状】烦躁。表现为昼烦夜静，或烦躁不得卧寐。伴见脉微细沉，身无大热。或见心下痛，按之石硬，脉沉而紧。

【病机】肾阳亏虚，虚阳扰神。虚阳上扰则烦躁，脉沉为阳虚的脉象。

【治法】回阳救逆。

【方药】干姜附子汤，四逆汤。

【原文综述】本症见于原文第61、133、300和343条。诸条均见烦躁，皆属危重症候。所不同者，第61条烦躁为下后复汗阳气骤虚，人体阳气白天得外界阳气的资助与阴寒之气相争所致，故予干姜附子汤顿服急救回阳。第300和343条的烦躁为躁扰不宁，属阳气外越，阴阳即将离绝之兆，当伴见手足逆冷，为极危重症，可予四逆汤、人参四逆汤等积极救治。第133条见于结胸证中。结胸证悉具者，为邪气盛实。又见烦躁者，为正不胜邪，正气欲溃，阳气散乱之象。攻邪则正气有脱之虞，扶正则助邪实，攻补两难，故仲景断为死证。

阴阳两虚，神失所养

【症状】烦躁。可伴见恶寒、脉微细。

【病机】阴阳两虚，心神失养。

【治法】回阳益阴、宁心安神。

【方药】茯苓四逆汤。

【原文综述】本症见于原文第69条。仲景云："发汗，若下之，病仍不解，烦躁者，茯苓四逆汤主之。"本症的烦躁为阴阳两虚，且以阳虚为主，心神失养所致，临证见于虚衰患者。治宜茯苓四逆汤回阳益阴，宁心安神。

【案例】殷某，素体衰弱，形体消瘦，患病年余，久治不愈。症见两目欲脱，烦躁欲死，以头冲墙，高声呼烦。家属诉：初起微烦头疼，屡经诊治，因其烦躁，均用寒凉清热之剂，多剂无效，病反增剧。面色青黑，精神极惫，气喘不足以息，急汗如油而凉，四肢厥逆，脉沉细欲绝。处方：茯苓一两，高丽参一两，炮附子一两，炮干姜一两，甘草一两，急煎服之。服后，烦躁自止，后减其量，继服十余剂而愈。（周连三，唐祖宣．茯苓四逆汤临床运用经验．中医杂志，1965．）

胃津不足，胃气不和

【症状】烦躁。可伴见不得眠，口渴欲饮。

【病机】胃津不足。胃喜润而恶燥，胃津不足，胃体失养，胃不和则见烦躁不得眠，口渴欲饮等症。

【治法】少少饮水或养阴益胃。

【方药】益胃汤。方中生地黄、麦门冬生津润燥，北沙参、玉竹养阴生津，冰糖濡养肺胃，全方有养阴益胃之功。

【原文综述】本症见于原文第71条："太阳病，发汗后，大汗出，胃中干，烦躁不得眠，欲得饮水者，少少与饮之，令胃气和则愈。"本条烦躁是大汗损伤胃中津液，胃中津少而胃不和所致。仲景指出，对此只需少量多次饮水即可，临床如若不能缓解，可用益胃汤养阴润燥。

心阳受损，心神烦乱

【症状】烦躁。可伴见心悸。

【病机】心阳虚损，心神浮越。心阳虚，神无所主，心神浮越则烦躁，心阳虚，心无所主则见心悸。

【治法】温补心阳，重镇安神。

【方药】桂枝甘草龙骨牡蛎汤。方中桂枝、炙甘草温补心阳，龙骨、牡蛎重镇安神。

【原文综述】本症见于原文第118条："火逆下之，因烧针烦躁者，桂枝甘草龙骨牡蛎汤主之。"本条烦躁为误用火法、下法、烧针等治疗后，致心阳受损，阳虚不能温养及固摄心神，致心神浮越于外所致。由于心神有浮越之势，桂枝有辛散作用，故虽心阳虚较之桂枝甘草汤为重，但治疗时为防止桂枝的辛散之性加重心神浮越，方中少用桂枝一两，与炙甘草辛甘化阳，又加龙骨、牡蛎重镇安神。

【案例】宋先生与余同住一院，时常交谈中医学术。一日，宋忽病心悸，悸甚而神不宁，坐立不安，乃邀余诊。其脉弦缓，按之无力。其舌淡而苔白。余曰：病因夜作耗神，心气虚而神不敛所致。乃书：桂枝9克、炙甘草9克、龙骨12克、牡蛎12克，凡三剂而病愈。（刘渡舟. 新编伤寒论类方. 太原：山西人民出版社，1984. ）

汗多津伤，神失所养

【症状】烦躁。可伴见不得眠，恶风。

【病机】汗多津伤，神失所养。发汗过多，损伤津液和阳气，神不得养，则烦躁不得眠，汗出肌腠空虚，卫阳失于温煦则恶风。

【治法】益阴回阳。

【方药】一甲复脉汤加人参附子。方用一甲复脉汤养阴，人参、附子以防脱之变。

【原文综述】本症见于原文第38条大青龙汤方后注。云："……温服一升，取微似汗。汗出多者，温粉粉之。一服汗者，停后服。若复服，汗多亡阳遂虚，恶风烦躁，不得眠也。"大青龙汤主要用于无汗烦躁之表闭阳郁证。方中麻黄用至六两，发汗力量大，故方后强调汗出则止。若过用则有伤阴亡阳之虑，本条烦躁即汗后复服而有阴竭阳亡之势，当属危证，可用一甲复脉汤益阴回阳，加参附益气固脱。

（二）里实症

燥实内结，胃热扰神

【症状】烦躁。可伴见不大便，绕脐痛。或热少微厥，指头寒。

【病机】阳明燥实内结，邪热扰神。阳明燥实，腑气不通，浊热上扰心神，则烦躁、不大便。阻滞气机，腑气不通，则绕脐痛。若邪热内闭，阳郁不达四末，可见微厥，厥微者热亦微，故见热少微厥，指头寒。

【治法】清泄邪热，通下燥结。或辛寒清热。

【方药】承气汤或白虎汤。根据燥结程度，选小承气汤、调胃承气汤或大承气汤。若属阳明无形邪热内闭者，用白虎汤辛寒清热。

【原文综述】本症见于原文第239、251和339条。第239条和第251条中烦躁为燥屎阻滞，邪热上扰所致。若邪热闭阻于里，阳气不能外达，还可伴见厥证。如第339条："伤寒，热少微厥，指头寒，嘿嘿不欲食，烦躁。数日，小便利，色白者，此热除也，欲得食，其病为愈；若厥而呕，胸胁烦满者，其后必便血。"则为胃热扰神而烦躁，且热少微厥，若属阳明无形邪热内闭者，当用白虎汤辛寒清热；若有燥屎内结，腑气不通者，则当用承气汤下之。

【案例】孙某，男，47岁，农民。1954年3月就诊。喘咳已十余年，秋冬即发，春夏自安。来诊时，呼吸急促，喉中痰鸣，痰黄黏稠，不易咳出，咳甚时常数十声不绝，咳至面红，吐出黄稠痰后即安，每日午后发热，大便周日未解，小便黄少，腹满如鼓，食入即吐，烦躁，舌质红苔黄腻，脉滑数。属热结大肠，里热壅实，肺失宣降，积湿蕴热，灼津为痰，胶固于肺，阻塞气道而成喘咳。治宜通腑降浊，泻肺平喘。用大承气汤加减：大黄10克（后下）、芒硝6克（冲）、枳壳20克、厚朴6克、葶苈子10克（包）、杏仁10克、桑皮10克、炙麻黄10克。二剂后下燥屎一次，喘定咳轻，腹胀减，能安睡。继以上方减量续服二剂，诸症平息而愈。（代心林．大承气汤加味治疗咳喘．四川中医，1985．）

阳明热邪，上扰心神

【症状】烦躁。可伴见不得眠，咽燥口苦，腹满而喘，发热汗出，不恶寒，反恶热，身重。

【病机】阳明热盛，上扰心神。阳明热邪上扰心神，则见烦躁不得眠。邪热伤津，则见咽燥口苦。邪热蒸腾于外，则见发热汗出、不恶寒、反恶热。热邪耗气则身重。热邪阻滞胃肠气机，则腹满。阳明邪热上迫于肺，则喘。

【治法】辛寒清热，重镇安神。

【方药】白虎汤加龙骨、牡蛎。白虎汤辛寒清热，加龙骨、牡蛎重镇安神。

【原文综述】本症见于原文第221条，烦躁为阳明热症误用温针，以热治热所致，热邪炽盛，扰乱心神，故见怵惕、烦躁不得眠等，治疗当清解热邪的同时加重镇安神之药。

（三）虚实夹杂

肝寒犯胃，湿中阻

【症状】烦躁欲死。可伴见吐利，手足逆冷。

【病机】肝寒犯胃，寒湿中阻。阴寒内盛，阳气与之相争，邪正交争剧烈，故见烦躁欲死。中阳虚衰，寒湿阻碍阳气不能布达于四肢，则手足逆冷。寒湿犯胃，清浊升降紊乱则吐利。

【治法】温中补虚，降逆止呕。

【方药】吴茱萸汤。

【原文综述】本症见于原文第309条："少阴病，吐利，手足逆冷，烦躁欲死者，吴茱萸汤主之。"烦躁欲死，言烦躁至甚，是邪正交争，正气抗邪的反应。因阳虚不甚，能与阴寒之邪相争，故治疗重在温里散寒，升降中焦。

第三节 躁

一、表症

表气拂郁，汗不得越

【症状】躁烦。可伴见面色红，不知痛处，乍在腹中，乍在四肢，按之不可得，其人短气。

【病机】表气拂郁，汗不得越。因汗出不彻，表邪未得尽散，表气拂郁于表，阳气不得泄越，郁积而热，故见躁烦而面色赤。邪气郁积于表，游走不定，所到之处皆可为患，故不知痛处，乍在腹中，乍在四肢，按之不可得，其人短气等。

【治法】微发其汗，兼清郁热。

【方药】桂枝二越婢一汤。

【原文综述】本症见于原文第48条。（详见第二节）

二、里症

（一）寒症

少阴阳衰，虚阳扰动

【症状】躁而不烦。可伴见恶寒而身蜷，厥逆，脉微，甚则脉不至。

【病机】少阴阳衰，虚阳扰动。少阴阳衰，虚阳有外越之势则躁。因肾阳虚衰、阴寒内盛，肌肤四肢失于温煦，则见恶寒而身蜷、厥逆。阳气虚衰，不能鼓动血脉，则见脉微，甚则脉不至。

【治法】回阳救逆。

【方药】四逆汤。

【原文综述】本症见于原文第298、338和344条。三条皆属于不烦而躁或躁不得卧，均伴恶寒身蜷或厥逆等少阴阳虚、阴寒内盛症状，仲景断为死证，因虚阳外越，扰动心神，肾气有外亡之势，故病危重。临证当用四逆汤、四逆汤加猪胆汁等回阳救逆，积极救治，或有可生者。

（二）热症

表邪未解，里热已盛

【症状】躁烦。可伴见谵语，发热恶寒。

【病机】表邪未解，里热已盛。里热扰心，则躁烦谵语。太阳表邪未除，则见发热恶寒。

【治法】清解里热，外散表邪。

【方药】白虎汤或大青龙汤、桂枝二越婢一汤。里热炽盛用白虎汤；表闭无汗郁热当用大青龙汤；若有汗出郁热则用桂枝二越婢一汤。

【原文综述】本症见于原文第110条："太阳病二日，反躁，凡熨其背，而大汗出，火热入胃，胃中水竭，躁烦，必发谵语，十余日，振栗，自下利者，此为欲解也。"本症烦躁为里热壅盛所致。太阳病二日，不当烦躁而见躁者，热盛于里也。熨其背致大汗出而躁烦且谵语者，胃中水竭，火热因熨法而更盛。治疗当依证而定。若表邪已解，可用白虎汤清解里热。若表闭无汗，郁热内扰，当用大青龙汤外散表寒，内清里热。若表邪未解，而见汗出，当用桂枝二越婢一汤微发其汗，兼清里热。

热极津枯，阴不敛阳

【症状】手足躁扰。可伴见但头汗出，腹满微喘，口干咽烂，不大便，谵语，循衣摸床。

【病机】热极津枯，阴不敛阳。因热极津枯，阴不敛阳，故见手足躁扰，循衣摸床。阳明热结，腑气不通，熏蒸于上，故见但头汗出，腹满微喘，口干咽烂，不大便，谵语等症。

【治法】峻下热结，养阴扶正。

【方药】大承气汤合增液汤；新加黄龙汤。大承气汤峻下热结，增液汤养阴扶正。新加黄龙汤益气养阴攻下。

【原文综述】本症见于原文第111条。仲景云："但头汗出，剂颈而还，腹满微喘，口干咽烂，或不大便。久则谵语，甚者至哕，手足躁扰，捻衣摸床，小便利者，其人可治。"本条躁扰为手足躁扰，与心神被扰有所不同。本症躁扰伴见阳明热结之症状。仲景曰小便利者可治，因阴津尚未竭绝；若小便不利者，则为阴已竭，故不可治意在言外。治疗当急下存阴，沃焦救焚。临证可用增液承气汤，或大承气汤合增液汤，或用新加黄龙汤益气养阴攻下。

阳郁亢盛，心神被扰

【症状】烦躁。可伴见发热恶寒，舌红苔黄，脉浮滑。

【病机】阳气郁闭，化热扰神。因外邪束表，阳气被郁而化热，热扰心神，则烦躁。内热较盛则见舌红苔黄，脉浮滑。表症不解者，可见发热恶寒。

【治法】外散表邪，内清郁热。或辛寒清热。

【方药】大青龙汤、桂枝二越婢一汤或用白虎汤。

【原文综述】本症见于原文第114条："太阳病，以火熏之，不得汗，其人必躁。到经不解，必清血，名为火邪。"烦躁为阳郁内热，而太阳表邪可内陷化热。化热者，当用白虎汤清解里热；表闭无汗又有内热者，可用大青龙汤解表清里；表邪仍在，汗出里有郁热较轻者，则用桂枝二越婢一汤发越表邪，兼清郁热。热入营血便血者，当清热凉血为治。

阳明误汗，热扰心神

【症状】躁而心中烦乱。可伴见不大便、谵语。

【病机】阳明误汗伤津，津亏热盛。热扰心神则烦躁、谵语。津液损伤、心神不得濡养则心中烦乱。津伤肠燥则大便燥结。

【治法】清泄阳明，滋阴养心。

【方药】白虎汤合生脉饮或调胃承气汤合生脉饮。

【原文综述】本症见于原文第221条：“阳明病，脉浮而紧，咽燥口苦，腹满而喘，发热汗出，不恶寒，反恶热，身重。若发汗则躁，心愦愦反谵语。”本症之烦躁，为阳明热症误用辛温发汗所致。以温治热，里热更重，且发汗更伤津液，阴亏心神失养，同时又被热扰，故见躁而心愦愦，心中烦乱躁扰不宁，治疗当养阴清热并举，可用白虎汤合生脉饮。若燥屎形成而不大便，又可用调胃承气汤合生脉饮。

第四节 懊侬

余热不去，留扰胸膈

【症状】心中懊侬。可伴见虚烦不得眠，但头汗出，薄黄苔。

【病机】热郁胸膈。热邪郁于胸膈，不得外散，郁热扰乱心神，故心烦不得眠，甚则见烦闷难耐之心中懊侬症状。头为诸阳之会，郁热上扰，则头汗出，郁热熏蒸，则见薄黄苔。

【治法】清宣胸膈郁热。

【方药】栀子豉汤。

【原文综述】本症见于原文第76条、221条和228条。三条心中懊侬均为热郁胸膈所致。但三条中的病因不同：一为太阳病发汗吐下后外寒化热内陷胸膈；一为阳明热症误用下法，余热留扰胸膈；一为阳明实症下后余热未尽留扰胸膈。因虽不同，但均至热邪留扰胸膈之证。临证除见心中懊侬外，尚有胸中窒、心中结痛、但头汗出、苔薄黄等症状，治疗当用栀子豉汤清宣郁热。

【案例】沈某，男，小学教师，年三十许。患热性病，发热三四日不退，烦满欲吐，不食，口渴喜热饮，医初以为表寒，投辛温疏解等药无效。延先父诊之，其脉数而有力，身热不退，舌苔薄白而滑，小便短赤，烦渴不宁，欲吐，自觉心胃间有说不出的难过感，喜饮置于火炉上的热茶，且须自壶嘴中不时啜之，始觉松快，小便短赤，舌苔白而滑，脉数而有力。先父诊毕语予曰：从心胃部烦懑不安，按之柔软，烦渴不眠，欲吐等症候言，乃懊憹症。唯其渴喜热饮之状，异乎寻常。若仅凭此症（渴喜热饮），即视为寒邪则欠妥矣。尤以心胃间自觉烦懑不宁，他觉按之柔软，更为懊憹的症候。主以经方栀子豉汤，用生栀仁三钱，淡豆豉六钱，如法煮汤，分二次温服。翌日复诊，热退脉平，诸症若失，仅精神疲软，食思不振耳。以其体质素弱，改进补中益气汤，以善其后。不料服一剂后，患者竟发生疟疾，每日一作，病家窃窃私议，归咎于病邪未净，服补剂太早，予亦疑之。先父则以为疟乃续发症，而非补剂之失。改投小柴胡汤去人参、半夏，加川常山等截疟药，数服而愈。（熊梦先．懊憹症的辨治．江西医药杂志，1965．）

误下热陷，水热互结，热邪上扰

【症状】心中懊憹。可伴见心下痛，按之石硬，脉沉紧。

【病机】水热互结于胸膈。水热互结，热被水郁，不得外达，扰乱心神，故见心中懊憹。水热结聚于胸膈心下、气血郁阻不通，则见心下痛、按之石硬。石硬，是水热结于胸膈心下，气机不通，不通则痛，痛则肌肉坚紧。病在里则脉沉，邪结则脉紧，又主痛，故见脉沉而紧。

【治法】泄热逐水开结。

【方药】大陷胸汤。

【原文综述】本症见于原文第134条。本条心中懊憹为水热互结于胸膈所致。因太阳表症误下后，外寒入里化热，与胸膈水饮邪气相结聚，郁阻于胸膈。本症与栀子豉汤证均可见心中懊憹，皆为热在胸膈，但本症热与水饮互结，故当伴见心下痛、按之石硬等症状，而栀子豉汤仅有郁热，故为虚烦不得眠。

【案例】许某，年近六旬。体质素丰，初为重感风邪，经医治后，寒热已退，里邪未清，即急于饮食，且常过量，因之胸脘结痛，连及腹部，上则气逆满闷，下则大便不通，挺倚床栏，不能平卧。按其胸、腹、两胁作硬而痛，心烦不安，舌苔湿腻兼黄，脉沉紧，周身并无热候，手足反觉微凉，大便数日未解，此结胸之重症，察其脉症俱实，以大陷胸汤加枳实与之。大陷胸汤加枳实方：锦纹大黄五钱（酒洗），玄明粉五钱（分冲），制甘遂二钱五分（为末），炒枳实五钱。上四味，先煎大黄、枳实，汤成，纳玄明粉之半量，再温烊化，纳甘遂末半量，调匀服之。六小时后，服二煎，如前法。二诊：服上方，得大泻数次，胸胁脘腹部之满痛遂见轻减，至第三次泻下后，病者已渐能平卧。二煎服后，又续下两次，似已病去十之七。诊其脉，沉亦起；察其舌，尖苔已退，根上腻黄渐化，中心宣而浮起。恐其余邪未尽，再有反复，又顾及高年之体质，陷胸方不容再剂。乃仿傅青主方，以栝楼为主，合小陷胸汤及葶苈泻肺法，续服两剂而痊。接服调理之剂，以竟全功。栝楼葶苈汤方：全栝楼六钱，葶苈子三钱，制半夏四钱，炒枳壳四钱，玄明粉四钱（分冲）。上五味，先煎四味，汤成，纳玄明粉半量，再温烊化，服两煎，如前法。（余瀛鳌. 射水余无言医案. 江苏中医，1959. ）

湿热蕴结，上扰心神

【症状】心中懊侬。可伴见但头汗出、身无汗或无汗，小便不利，腹满，身黄如橘子色等。

【病机】湿热蕴结，上扰心神。湿热交阻于内，湿热上蒸，热不得越，则见心中懊侬，但头汗出、身无汗。湿阻气机，不得下泄，则见小便不利。湿热内阻，中焦气机不利，则腹满。湿热熏蒸肝胆，胆汁外溢肌肤，则见身发黄，且黄色明亮如橘子色。

【治法】清热利湿退黄。

【方药】茵陈蒿汤，栀子柏皮汤，麻黄连翘赤小豆汤。

【原文综述】本症见于原文第199条。心中懊侬，为热邪被湿邪郁阻，不得外达，上扰心神所致。因湿热交阻于内，热不外达，湿不下泄，则见无汗、小便不利等症。湿热熏蒸，当见身黄颜色鲜明如橘子色等。治疗当用茵陈蒿汤清热利湿退黄。若伴见里热较甚者，可用栀子柏皮汤。若伴见表邪未解者，可用麻黄连翘赤小豆汤。

【案例】刘某，男，14岁。春节期间食荤腥，又感外邪，始则发热恶寒，不欲饮食，小便黄赤，心中发烦，继则全身面目皆黄染，体疲无力，懒动懒言。

脉弦而滑数，舌苔黄腻。此证为外感邪热与内湿相合，蕴郁不解而为黄疸。为疏：茵陈30克、大黄9克、山栀9克、凤尾草9克、土茯苓12克、草河车9克。此方加减进退，共服八剂，黄疸退。（刘渡舟. 伤寒论通俗讲话. 上海：上海科学技术出版社，1982. ）

燥实内结，浊热上扰

【症状】心中懊侬。伴腹胀满痛，不大便。

【病机】阳明燥热内结，浊热上扰。阳明燥热内结，浊热上扰心神，故心中懊侬。阳明腑气不通，大肠传导失司，则见腹胀满痛、不大便。

【治法】攻下燥结，以泻邪热。

【方药】大承气汤。

【原文综述】本症见于原文第238条。心中懊侬为阳明病实症虽已下之，但阳明燥热内结仍旧存在，浊热扰心，故见心中懊侬。本症和栀子豉汤证均可见于阳明病下之后，且均有心中懊侬之烦扰症状，但本症阳明燥热内结，伴腹胀满痛、不大便等症，而栀子豉汤证伴虚烦不得眠等症。

【案例】李某某，男，5岁。发热40日，经服大量白虎汤及羚羊犀角并注射青霉素等均罔效。现症：高热、唇红面赤、气粗而喘、口大渴、舌黄燥、脉数、烦扰，每小时泄泻10余次，纯为臭秽水样便。余取大承气汤与服，服后续下坚实燥屎20余枚，旋即热退泻止，诸症均安。（胡梦先. 对“在外科领域内运用中医下法”一文的体会. 天津医药杂志，1961. ）

第十九章 失眠

失眠，即不寐，指经常不易入睡，或寐而易醒，甚至彻夜不眠，或睡眠质量差的一种病症。《黄帝内经》中虽无失眠之病名，但有类似的记载。如《素问·刺热篇》“肝热病者，小便先黄，腹痛多卧，身热。热争则狂言及惊，胁满痛，手足躁，不得安卧”。《灵枢·大惑论》中有“黄帝曰：病而不得卧者，何气使然？岐伯曰：卫气不得入于阴，常留于阳。留于阳则阳气满，阳气满则阳跷盛，不得入于阴则阴气虚，故目不瞑矣”。《灵枢·邪客篇》言：“夫邪气之客人也，或令人目不瞑不卧出者，何气使然？……昼日行于阳，夜行于阴，常从足少阴之分间，行五脏六腑，今厥气客于五脏六腑，则卫气独卫其外，行于阳，不得入于阴。行于阳则阳气盛，阳气盛则阳跷陷，不得入于阴，阴虚，故目不瞑。”可见阳主昼，阴主夜，白天人体之卫气行于阳分，则人清醒；夜间卫气入于阴分，则人眠睡。若卫气夜不能入于阴，则可出现不寐。《灵枢·邪客篇》中最早记载了治疗本病的方法和方药。如“补其不足，泻其有余，调其虚实，以通其道，而去其邪。饮以半夏汤一剂，阴阳已通，其卧立至”。《伤寒论》中对本病的记载有“不得卧”“不得眠”“卧起不安”等不同描述，其属性有虚、实、寒、热之不同。本章主要讨论《伤寒论》中以失眠为主要临床表现病证的因症脉治。

一、虚症

阴寒内盛，虚阳扰神

【**症状**】不得眠。可伴见烦躁，厥逆，下利，脉沉微。

【**病机**】少阴阳虚，阴寒内盛，虚阳上扰。少阴阳虚，虚阳上扰心神，则见烦躁不得眠。少阴阳虚，阴寒内盛，阳不外达，则见厥逆；阳虚水谷不别，则见下利；阳虚不能鼓动血脉，则脉沉微。

【治法】回阳救逆。

【方药】干姜附子汤，四逆汤。

【原文综述】本症见于原文第61、300和344条。三条失眠症皆为少阴阳虚、虚阳上扰，神无所主所致。症见烦躁不得安卧，伴厥逆、下利、脉沉微等少阴阳衰之症。治宜干姜附子汤、四逆汤等回阳救逆，使阳回入阴则安。否则，病有阴阳离绝之势，预后不良。

【案例】陈某，女，32岁，寿县城关人，1983年12月12日初诊。患者烦躁不安规律性发作已半年，发作时起卧不安，悲伤欲哭。约上午8时开始烦躁，至傍晚逐渐安静，兼有头昏心慌，纳谷不馨，乏力倦怠，两下肢轻度浮肿。脉细结代，唇舌淡，苔薄白。体温36 ℃，心率94次/分，律不整，心尖部可闻及Ⅱ度DM，二尖瓣区Ⅱ度SM。血红蛋白8.5克。病史：1973年患风湿热累及心脏。多次心电图示：房性早搏，右心室肥厚，低电压趋势，部分ST段轻度变化。前医曾用过逍遥散、越鞠丸及甘麦大枣汤、养心汤、归脾汤、百合汤等化裁治疗；西药服过安定、维磷补汁、维生素B_1等，效果均不佳。今来求治，颇感棘手。想起《伤寒论》第61条："……昼日烦躁不得眠，夜而安静，不呕不渴，无表症……干姜附子汤主之。"其为阴盛阳衰而设，故仿其意而用之。干姜、茯苓各15克，制附片、龙骨、牡蛎各30克。三剂。每日一剂，煎后服。1983年12月15日二诊：自诉药后烦躁减轻，效不更方。续近九剂，烦躁解除，头昏心慌、浮肿诸症亦基本缓解。后改服刺五加片两个月。随访半年余，病情稳定，能胜任一般家务。1984年7月15日复查心电图示：偶见房性早搏。（冯崇环. 干姜附子汤加味治疗烦躁一例. 安徽中医学院学报，1985. ）

汗多津伤，心神不宁

【症状】不得眠。可伴见烦躁，恶风。

【病机】汗多津伤，神失所养。发汗过多，损阴伤阳，神不得养则烦躁不得眠。汗出肌腠空虚，则恶风。

【治法】益阴回阳，宁心安神。

【方药】一甲复脉汤加人参附子。方用一甲复脉汤养阴，人参、附子以防脱之变。

【原文综述】本症见于原文第38条大青龙汤方后注。（详见第十八章第二节）

胃阴不足，胃气不和

【症状】不得眠。可伴见烦躁，口渴欲饮。

【病机】胃津不足。因胃津不足，胃不和则卧不安，故见烦躁不得眠，口渴欲饮等症。

【治法】少量多次饮水或养阴益胃。

【方药】白饮；益胃汤。症轻者，少予水饮和胃即愈。益胃汤方中生地黄、麦门冬生津润燥，北沙参、玉竹养阴生津，冰糖濡养肺胃，全方有养阴益胃之功，胃和则安。

【原文综述】本症见于原文第71条。本症不得眠、责之大汗损伤胃中津液，胃中津少而胃气不和所致。仲景指出只需少量多次饮水即可，如若不解，则用益胃汤益胃养阴。

伤寒误火，阳气散乱

【症状】卧起不安。可伴见惊狂。

【病机】心阳不足，心神浮越，复被痰扰。

【治法】温补心阳，涤痰安神。

【方药】桂枝去芍药加蜀漆牡蛎龙骨救逆汤。

【原文综述】本症见于原文第112条。卧起不安为太阳病误用火法所致。被火者，火动其神，心阳虚，心神浮越不宁，又被痰浊扰心，故见惊狂、卧起不安。治当用桂枝去芍药加蜀漆牡蛎龙骨救逆汤温补心阳，涤痰安神。

【案例】董某，男，28岁。因精神受到刺激而犯病。心中烦躁不安，或胆怯惊怕，或悲伤欲哭，睡眠不佳，伴有幻听、幻视、幻觉“三幻症”。胸中烦闷难忍，舌苔白厚而腻，脉弦滑。辨为肝气郁滞，痰浊内阻而上扰心宫。桂枝6克，生姜9克，蜀漆4克（以常山代替），龙骨12克，牡蛎12克，黄连9克，竹茹10

克，郁金9克，菖蒲9克，胆星10克，大黄9克。服药二剂，大便作泻，心胸顿觉舒畅，上方减去大黄。又服三剂后，突然呕吐痰涎盈碗，从此病证大为减轻，最后用涤痰汤与温胆汤交替治疗而获痊愈。（刘渡舟．经方临证指南．天津：天津科学技术出版社，1993．）

阴血亏虚，心神失养

【症状】不得眠。可伴见直视不能眴，额上陷，脉急紧。

【病机】阴血亏虚，心神失养。阴血亏虚，心神失养则不得眠。阴血亏虚，诸脉失养，则额角陷，脉紧急。直视不能眴为目直视不转睛，乃阴精不能上注于目所致。

【治法】养阴清热凉血或滋补肝肾。

【方药】犀角地黄汤加沙参、麦门冬、乌梅、阿胶等益阴养血药；或用加减复脉汤。

【原文综述】本症见于原文第86条。仲景云："衄家，不可发汗，汗出必额上陷，脉急紧，直视不能眴，不得眠。"衄家失血，则阴血不足，若外感风寒，再以辛温发汗之法，则汗出液竭，为阳盛阴微之危证。故本症不得眠为阴血大亏，心神失养所致。若衄家属血热妄行，又阴血大亏，则当以益阴养血、清热凉血治之，可用犀角地黄汤加养阴药清热凉血，养阴安神。若属肝肾真阴亏耗，血中虚热内生者，可用加减复脉汤填补真阴，摄纳虚火。

二、实症

余热不去，热扰胸膈

【症状】不得眠。可伴见心烦，心中懊侬，但头汗出等。

【病机】热郁胸膈。胸膈郁热扰心，则见虚烦不得眠，心中懊侬。郁热不得外达，上蒸头面，故但头汗出，身无汗。

【治法】清宣郁热，或兼理气除满。

【方药】栀子豉汤；栀子厚朴汤。

【原文综述】本症见于原文第76、79条。为太阳病发汗吐下后，外邪化热郁于胸膈，郁热扰心，故心烦而不得眠。临证可伴见心中懊侬、胸中窒、心中结痛、但头汗出、苔薄黄等症，治疗当用栀子豉汤清宣郁热。若为热扰胸膈又兼腹部气机阻滞者，当用栀子厚朴汤清宣郁热，兼理气除满。

【案例】殷某，女，45岁。由外感发热后复受精神刺激，遂引起心中烦，已有三个月之久，近十数日来，每日早晨心烦更为厉害，怵惕不安，心绪不宁，夜间影响睡眠，并伴有头晕、耳鸣、食欲减退、口渴欲饮等症，脉数无力，舌红苔少。由于患者好动，余误认为有坐立不安的躁动现象，遂以为是黄连阿胶汤证，服二剂后无效。又经细询患者，发现有胸中烦热、闷塞不舒之症，忽悟为是热邪内扰胸中，改投栀子豉汤（栀子15克，香豉15克），服二剂痊愈。（赵明锐. 经方发挥. 太原：山西人民出版社，1982. ）

阳明热盛，误火热扰

【症状】不得眠。可伴见烦躁，咽燥口苦，腹满而喘，发热汗出，不恶寒，反恶热，身重。

【病机】阳明热盛。阳明热邪上扰心神而见烦躁不得眠；邪热上扰，则咽燥口苦；热甚于外，则发热汗出、不恶寒、反恶热；热邪耗气则身重；热邪阻滞胃肠气机则见腹满；阳明邪热上迫于肺则喘。

【治法】辛寒清热，重镇安神。

【方药】白虎汤加龙骨、牡蛎。白虎汤辛寒清热，龙骨、牡蛎重镇安神。

【原文综述】本症见于原文第221条。（见第十八章第二节）

阳明燥实，胃实不安，浊热扰神

【症状】不能卧。可伴见喘冒，时有微热，大便乍难乍易，小便不利。

【病机】燥屎内结，浊热扰神。阳明燥屎形成，邪热结于里而不能外达，故时有微热。津液回流入肠，热结旁流，故大便乍难乍易，小便也因之而量少。燥屎内结，腑气不通，浊邪上干，故气粗作喘、头目昏冒、不能卧。

【治法】峻下热结。

【方药】大承气汤。

【原文综述】本症的"不得卧"见于原文第242条，为阳明燥实、浊热上攻扰神所致，伴见热结旁流、燥屎内结之症状，同时浊热上攻还可见喘冒。本条中出现"小便不利"，小便不利常见于水饮所致气化不利或津液不足，而本症小便不利，是因燥屎内结，津液还入肠道所致，即为津液的偏渗，亦为本症的审证要点。治疗当用大承气汤峻攻内实，燥实得除，则喘冒不得卧诸症自止。

寒饮内结，胃气不和

【症状】不能卧。可伴见但欲起，心下必结，脉微弱。

【病机】寒饮内结，胃气不和。

【治法】温化寒饮。

【方药】小青龙汤。

【原文综述】本症见于原文第139条。不能卧、但欲起，为坐卧不宁的状态。同时伴见心下结，脉微弱，则是寒饮阻滞于中的表现。故不能卧、但欲起为寒饮内结、胃气不和，胃不和则卧不安也。当用小青龙汤温中逐饮，不可见心下结即攻痞，而致变化多端。

【案例】王某某，男，54岁，农民。1963年8月5日初诊。患者咳喘已十余载，往年冬发夏愈，今年起，自春及夏，频发无度。现值盛夏，尚穿棉袄，夜睡棉被，凛凛恶寒，背部尤甚，咳吐稀痰，盈杯盈碗，气喘不能平卧，舌薄白，脉弦紧，此为风寒外束，饮邪内停，阻遏阳气，肺气失宣。法宜温肺化饮，解表通里。处方：炙麻黄一钱，桂枝三钱，姜夏三钱，五味子一钱，干姜一钱半，白芍三钱，细辛六分，白术三钱，炙甘草一钱。8月13日复诊：投青龙剂后，咳嗽已稀，已弃棉衣，畏寒亦减，前既中肯，毋事更张，原意续进。原方干姜加至二钱，细辛加至一钱。8月29日三诊：青龙剂已服六剂，咳喘全平，已能穿单衣，睡席子，夜寐通宵，为除邪务尽计，原方再服三剂。9月9日四诊：诸恙悉减，唯动则气喘，初病在肺，久必及肾，配以都气丸常服，以图根除。（顾介山. 小青龙汤在临床上的应用体会. 江苏中医，1965. ）

三、虚实夹杂

肾水不足，心火炽盛

【症状】不得卧。可伴见心中烦，腰酸膝软，舌红苔少，脉细数。

【病机】阴液亏虚，心火炽盛。因少阴肾水不足，不能上济心火，心火独亢于上则心烦失眠。肾水不足，肾府失养，则腰酸膝软。舌红苔少，脉细数，均为阴亏火旺之象。

【治法】育阴清热。

【方药】黄连阿胶汤。

【原文综述】本症见于原文第303条。（见第十八章第一节）

肾水不足，水气内停

【症状】不得眠。伴见心烦，咳嗽，呕逆，口渴，小便不利。

【病机】阴虚水热互结。阴虚有热，上扰心神，则心烦不得眠。阴虚水停，下焦水气不利，则口渴、小便不利。水饮射肺，则见咳嗽。水饮阻胃，中焦升降反常，则见呕逆。

【治法】育阴清热利水。

【方药】猪苓汤。

【原文综述】本症见于原文第319条。（见第十八章第一节）

附：喜忘

瘀血内结，心失所养

【症状】喜忘。可伴见大便色黑而易解。

【病机】瘀血内结，心失所养。心主血，宿瘀阻于血脉，心失血养，故喜忘。瘀阻肠道，则大便色黑。瘀阻肠道，血性濡润，故大便易解。

【治法】攻逐瘀血。

【方药】抵当汤。

【原文综述】本症见于原文第237条。本条喜忘症，为瘀阻血脉，心神失养所致，治疗重在通血脉。本症见于阳明蓄血，和太阳蓄血证均为热瘀互结证。但本症病在肠中，见健忘神志症状，当治以抵当汤，而太阳蓄血病在下焦，症见神志如狂、发狂等。

【案例】马某某，女，70岁，有中风、高血压、高血脂病史20年，脑CT示：①多发性局灶性脑梗死。②脑萎缩。患者因1年前儿子突然去世受刺激而发痴呆。近日出现精神异常，记忆力重度衰退，表情淡漠，所答非所问。曾静脉滴注脑活素等药无效。1993年3月4日初诊，血压25/15 kPa（190/110 mmHg），胆固醇79 mmol/ L，甘油三酯3.1 mmol/L，查长谷川氏痴呆量表，得分为5分（痴呆小于或等于 10分，可疑10.5~21.5分，边缘状态22.0~30.5分）。症见：精神恍惚，烦躁，健忘，问之则大哭不止，大便7日未行，少腹硬满，舌质暗红，乏津，苔薄黄，边有瘀点，脉沉涩。中医辨证：蓄血发狂。方拟抵当汤合百合地黄汤加减：桃仁12克，生水蛭5克（另包吞服），虻虫12克，酒大黄15克，百合30克，生地黄30克，炒柏枣仁各15克，合欢花30克，川朴12克，生龙牡各10克，甘草9克。另用复方丹参注射液封闭双侧足三里、三阴交、内关、心俞等穴，加强活血定志作用。上方6剂，每日1剂。二诊：大便通，色黑，烦躁减，能认人，舌质暗苔白腻。上方酒大黄减至6克，加远志15克，菖蒲12克，6剂水煎服。穴位封闭停止。三诊：患者情绪安定，查体较配合，舌质红，苔薄白，脉沉弦。上方虻虫减至8克，继续调治1月余，诸症缓解，生活自理。血压下降，胆固醇6.8 mmol/L，甘油三酯2.1 mmol/L。智力测定，长谷川氏痴呆量表得分10分。（张英，赵章华. 经方抵当汤加味临床应用举隅. 中医研究，1993. ）

第二十章　多眠睡

多眠睡，亦称多寐。是指睡眠过多，或嗜睡的病症。《黄帝内经》虽无本病之名，但有类似记载。如《素问·诊要经终论》篇曰：“秋刺夏分，病不已，令人益嗜卧，且又善梦。”《素问·六元正纪大论》篇曰：“初之气……其病中热胀、面目浮肿、善眠。”《灵枢·大惑论》对本病的机制做了详细论述，认为本病的形成主要是由阳气不足、中焦湿盛、卫气久留于阴分所致。如《灵枢·大惑论》云：“人之多卧者，何气使然？岐伯曰：此人肠胃大而皮肤湿，而分肉不解焉。肠胃大则卫气留久，皮肤湿则分肉不解，其行迟。夫卫气者，昼日常行于阳，夜行于阴，故阳气尽则卧，阴气尽则寤。故肠胃大，则卫气行留久；皮肤湿，分肉不解，则行迟。留于阴也久，其气不精，则欲瞑，故多卧矣。……卒然多卧者，何气使然？岐伯曰：邪气留于上焦，上焦闭而不通，已食若饮汤，卫气留久于阴而不行，故卒然多卧焉。”而《灵枢·口问》篇中论述睡眠的生理为“阳气尽，阴气盛，则目瞑”。《伤寒论》中有“嗜卧”“多眠睡”“但欲眠睡”“但欲寐”等不同的描述，也包括困倦欲睡之精神不振的状态。本章主要讨论以多眠睡为主要临床表现的病症的辨治。

一、虚症

表邪新解，正气未复

【症状】嗜卧。伴见脉由浮紧转为浮细。

【病机】表邪新解，正气未复。伤寒在表邪气新解，正气未复，故脉由浮紧而转浮细。表邪新解，正气未复，故患者嗜卧以养正气来复。

【治法】安静舒卧，以养正气；或益气健脾养神。

【方药】四君子汤。

【原文综述】本症见于原文第37条：“太阳病，十日已去，脉浮细而嗜卧者，外已解也。”本条嗜卧为表症已解，正气尚虚的表现，一般不需要治疗，休息调养后，正气可自行恢复。若正气不能自行恢复，可用四君子汤补中益气。

少阴阳衰，神无所依

【症状】但欲寐。可伴见恶寒、脉微细等。

【病机】少阴阳衰，神无所依。少阴心肾阳气虚衰，少阴阳气又为一身阳气之根本，故心肾阳气虚衰则一身阳气皆虚。《素问·生气通天论》云：“阳气者，精则养神。”若少阴心肾阳气虚衰，不能养神，故精神不振，而见但欲寐、恶寒、脉微细等症。

【治法】回阳救逆。

【方药】四逆汤。

【原文综述】本症见于原文第281、282、288和300条。以上4条中的但欲寐、蜷卧、但欲卧均为少阴心肾阳气虚衰，不能荣养精神所致。第281条症状仅有“但欲寐”，意为症见“但欲寐”即为病至少阴。第282条补充了少阴心肾阳虚的部分症状。而第288条和第300条为判断少阴心肾阳虚“阳回可治，阳亡则死”之证，恶寒蜷卧和但欲卧均为少阴心肾阳气虚衰，不能荣养精神之精神疲惫状态。治疗当宜四逆汤急救回阳。

二、实症

邪热扰神

【症状】多眠睡。可伴见发热，自汗出，身重，鼻息必鼾，语言难出，脉阴阳俱浮。

【病机】里热壅盛，耗气伤津。里热壅盛则发热，自汗出。耗气伤津则身重。里热上蔽心神，则见多眠睡。邪热壅滞于肺，鼻为肺窍，则见鼻息必鼾，语言难出。脉阴阳俱浮指寸、关、尺皆浮，为里热壅盛，充斥于表。

【治法】清热益气生津。

【方药】白虎加人参汤。

【原文综述】本症见于原文第6条。仲景云："太阳病，发热而渴，不恶寒者为温病。若发汗已，身灼热者，名风温。风温为病，脉阴阳俱浮，自汗出，身重，多眠睡，鼻息必鼾，语言难出。"病见发热而渴，不恶寒者，为风热在表，误用辛温解表之法以温助热，使热邪更盛，病变风温里热炽盛之证。邪热蔽扰心神则多眠睡，又温邪最宜消耗气津，故可用白虎加人参汤清热益气生津。

湿热蕴结，热扰心神

【症状】嗜卧。可伴见不得汗，小便难，鼻干，一身及目悉黄，腹满，潮热，哕，耳前后肿等。

【病机】湿热蕴结，热扰心神。湿热上扰心神，则嗜卧。湿热郁阻，汗不得出，湿不得泄，故见不得汗而小便难。湿热内阻，津液不布，则鼻干。湿热阻于中焦，内蒸少阳，胆液外泄，则见身黄、目黄。湿热内阻，胃气上逆则哕。湿热阻滞气机，湿热交蒸，则腹满、潮热。少阳经气不利，则见胁下及心痛，耳前后肿。

【治法】疏肝解郁，通腑泄热，利湿退黄。

【方药】茵陈蒿汤合大柴胡汤。

【原文综述】本症见于原文第231条："阳明中风，脉弦浮大，而短气，腹部满，胁下及心痛，久按之气不通，鼻干，不得汗，嗜卧，一身及目悉黄，小便难，有潮热，时时哕，耳前后肿。"本条嗜卧，为湿热邪气内阻，少阳气机不利，湿热之邪扰及心神所致。文中不得汗、小便难、一身及目悉黄、腹满等症均属湿热内阻所致，治疗当用茵陈蒿汤清热利湿，合用大柴胡汤疏理气机，少阳阳明并治，则诸症可愈。

阳明热盛，热扰神昏

【症状】但欲眠睡。可伴见盗汗。

【病机】阳明热盛，热扰神昏。阳明邪热炽盛，邪热上扰心神，则但欲眠睡。阳热迫津外泄，阴不内守，则见盗汗。

【治法】清解里热。

【方药】白虎汤。

【原文综述】本症见于原文第268条："三阳合病，脉浮大、上关上，但欲眠睡，目合则汗。"但欲眠睡，症似少阴病。但少阴病但欲寐伴见阳虚阴盛之象，而本症脉浮大、上关上，则三阳症见。其虽三阳合病，但其病重在阳明里热，是里热上扰心神而欲眠睡，故临症可用白虎汤清解里热。

第二十一章　惊悸

惊悸是指患者自觉心中急剧跳动，惊慌不安，难以自主的一种病症，常因情绪波动或劳累过度而发，时作时止。因阳虚阴损，心失所养；或痰饮、瘀血等痹阻心脉而引起。

“惊”与“悸”，既有区别又有联系。《针灸资生》篇云：“有所触而动曰惊，无所触而动曰悸。惊之证发于外，悸之证发于内。”《金匮要略正义》云：“因物所感则为惊，神虚怵惕则为悸。分言之，似有动静虚实之别，而惊则未有不悸，悸则未有不易惊者，其源流自属一致。”惊多由外界刺激引起，表现为惊恐，卧起不安，一般称为惊悸。悸多因内因所起，表现为自觉心慌，心跳不安，一般称为怔忡。但突然受惊必然导致心悸，心悸又易并见惊恐，故惊悸常并称。

《黄帝内经》中虽无“惊悸”之名，但有“心怵惕如人捕之”“心中澹澹大动”等记载，认为宗气外泄、心脉痹阻、突受惊恐、复感外邪均可导致心中悸动难安。如《素问·平人气象论篇》曰：“乳之下，其动应衣，宗气泄也。”《素问·痹论》亦有“脉痹不已，复感于邪，内舍于心”“心痹者，脉不通，烦则心下鼓”。《素问·平人气象论篇》又云：“脉绝不至曰死，乍疏乍数曰死。”这是对脉律失常与疾病预后关系的最早记载。

汉代张仲景在《金匮要略》中，正式以“惊悸”为病命名，立《金匮要略·惊悸吐衄下血胸满瘀血病脉证治第十六篇》，其云“动则为惊，弱则为悸”，认为前者是因惊而脉动，后者是因虚而心悸。此外，《伤寒论》中有“心动悸”“心下悸”“心中悸”“悸”“脐下悸”等不同描述，对惊悸的病因病机论述已较全面，并列出多首方剂以治之。

唐代孙思邈在《千金要方》中提出因虚致悸的观点，有“阳气外击，阴气内伤，伤则寒，寒则虚，虚则惊，掣心悸，定心汤主之”之谓。宋代严用和《济生方》认为惊悸乃“心虚胆怯之所致”，治疗应“宁其心以壮胆气”，并选用温胆汤、远志丸作为治疗方剂。

后世医家不断丰富了“惊悸”的内容。元代朱丹溪则从血虚立论，“惊悸者血虚，惊悸有时，以朱砂安神丸”。明代虞抟所著的《医学正传》对惊悸、怔忡做了区别，指出：“怔忡者，心中惕惕然动摇而不得安静，无时而作者是也；惊悸者，蓦然而跳跃惊动而有欲厥之状，有时而作者是也。”明代张景岳《景岳全书》认为怔忡由劳损所致，其症状为“在上则浮撼于胸臆，在下则振动于脐旁。虚微动亦微，虚甚动亦甚”。在治疗上主张“节欲节劳，切戒酒色”“速宜养气养精，滋培根本”。清代王清任《医林改错》以瘀血立论，主张用血府逐瘀汤治之，并有“心跳心忙，用归脾安神等方不效，用此方百发百中”之论。

惊悸一症病位多在心，病性多为虚，多与心脏的阴阳失衡，或他病影响心脏有关，临床治疗时，当根据其见症，详辨其病因、病位，紧扣病性、病机，根据全身情况，随证治之。本章主要论述《伤寒论》中所有惊悸症状的病机及其辨治。

一、虚症

表症误下，里气不足，心失所养

【症状】心悸。身重，尺脉微。

【病机】表症误用下法，不但表邪不解，而且里阳受损。阳气不能温养，加之表邪困阻，故身重；阳虚而心无所主，故心悸；阳气虚亏，故尺脉微。

【治法】扶阳解表。

【方药】桂枝加附子汤。

【原文综述】本症见于原文第49条：“脉浮数者，法当汗出而愈。若下之，身重心悸者，不可发汗，当自汗出乃解。所以然者，尺中脉微，此里虚，须表里实，津液自和，便自汗出愈。”太阳伤寒发热之时，脉多浮数，治宜辛温解表。若误用下法，不但表邪不解，反而徒伤里阳，而现身重心悸、尺脉微之症。此时虽然表症仍在，但因里阳虚甚，故不可再行发汗。法当和表实里，扶助阳气，以期里阳得充，表寒得散。

【案例】郑某，女，69岁，2000年10月初诊。40天前患感冒，自行服用速感宁及消炎药，3天后痊愈。愈后2天又因饮食不当患急性胃肠炎，经口服西药，5天后痊愈。此后经常自感心悸、自汗。不发热，无平卧困难。1周来因发冷汗、心悸加重，伴恶风。心电图示：R–R间期不等，大于0.12秒，部分导联偶见QRS波增宽为0.16秒，形态异常，其前无过早P波出现，T波方向与QRS波群的主波方向相反，S–T段随T波方向移位。诊为窦性心律不齐。偶发室性早搏。患者欲求中医治疗，故来就诊。诊见：面色㿠白，倦怠乏力，语声低微，触之躯干及四肢皮肤潮湿而凉，舌淡紫、苔薄白，脉促结代。证属阳虚自汗。处方：桂枝、白芍各9克，生姜3片，大枣10枚，甘草、制附子各6克。水煎服，每天1剂，2剂。二诊：症状微有好转，仍倦怠无力，时冷汗，恶风，触之躯干潮湿，肌肤微凉，舌淡紫、苔薄白，脉结代。处方：桂枝、白芍各10克，生姜3片，大枣12枚，甘草6克，制附子10克，2剂。三诊：服（二诊）药后，患者自觉冷汗止，身体轻松，自行再服原方4剂后，心悸及倦怠感消失，但出现大便微干，舌红、苔薄白，脉和缓有力、律齐。心电图示：窦性心率，正常心电图。处方：茯苓、莱菔子、郁李仁、神曲各10克，枳壳、甘草、山楂各6克，陈皮9克，连翘15克。再服2剂告愈。（宋俊生. 桂枝加附子汤治疗室性早搏2例报告. 新中医，2002. ）

汗多伤阳，心失所依

【症状】心下悸。欲得按。

【病机】心阳虚损，心失所养，故心悸不止，欲得按捺。

【治法】温补心阳。

【方药】桂枝甘草汤。

【原文综述】本症见于原文第64、75、88条。第64条言：“发汗过多，其人叉手自冒心，心下悸，欲得按者，桂枝甘草汤主之。”风寒袭表，法当汗解，但若汗不得法，过汗伤阳，则心阳受损，心神失养，故心悸不止，欲得按捺，治当以桂枝甘草汤辛甘化阳，宁心平悸。第75条言：“未持脉时，患者手叉自冒心，师因教试令咳而不咳者，此必两耳聋无闻也。所以然者，以重发汗，虚故如此。发汗后，饮水多必喘；以水灌之亦喘。”发汗太过，损伤阳气，胸中阳气不足则患者手叉自冒心，治疗当以温补心阳为法。第88条言："汗家重发汗，必恍惚心乱，小便已阴疼，与禹余粮丸。"此处的心乱为心悸的另外一种表达方式，病因亦为发汗太多，损伤心阳，心神失养。

【案例】李某，男性，30岁，某县会诊病例。心慌惊悸已三四年，眠差易醒，常自汗出，苔薄白，舌尖红，脉浮弦数。证属心气不足，水气凌心。治以温阳降逆，于桂枝甘草汤加味：桂枝30克，炙甘草15克，茯苓15克。结果：上药服3剂诸症减，继服3剂心慌惊悸全消。（冯世伦. 经方传真. 北京：中国中医药出版社，1994. ）

心脾不足，气血双亏

【症状】心中悸、烦。

【病机】气血亏虚，心失所养则心悸；外邪袭扰，心神不宁则心烦。

【治法】补益气血，协调营卫。

【方药】小建中汤。

【原文综述】本症见于原文第102条："伤寒二三日，心中悸而烦者，小建中汤主之。"伤寒二三日，病属初起，症见心悸而烦，乃素体心脾两虚，气血双亏，复兼外邪袭扰所致。治当以小建中汤生化气血，安内攘外。

【案例】王某，女，31岁。初诊：感冒后心悸、胸闷一月余。自诉近一月每日上午9时到11时感到胸闷气短，心悸心慌，汗出，乏力，欲大便。过11时症状消失，其余时间未心悸、胸闷。一年前被西医诊断为病毒性心肌炎，至今未痊愈。平素口服倍他乐克（酒石酸美托洛尔缓释片）并与中药桂枝甘草龙骨牡蛎汤合参附汤加减，治疗半月病情未见明显缓解。现症见：面色无华，神疲乏力，头昏，上午9时到11时心悸胸闷发作，发作时汗出，乏力，欲大便，劳累后乏力加重，腹中时痛，言语低微，舌淡红，苔白，脉细数无力。查心电图示：心率85次/分，二度Ⅰ型房室传导阻滞，室性早搏频发。心脏彩超示：无明显异常。方用小建中汤：桂枝15克，芍药30克，生姜7片，炙甘草6克，大枣4枚，麦芽糖（代饴糖）20克。7剂，水煎服，早、晚2次温服。7日后复诊，患者诉心悸、胸闷症状缓解，乏力减轻，精神明显好转。复在原方小建中汤基础之上加用党参15

克，麦门冬9克，五味子9克。再服药7剂后，复查心电图及心脏彩超均无明显异常。半年后随访，一直未复发。（石继正，刘梅. 小建中汤治疗心悸体会. 光明中医，2017.）

伤寒误火，损伤营血，内动心气

【症状】惊。

【病机】伤寒误火，损伤营血，内动心气则惊。

【治法】益气和营，潜镇安神。

【方药】桂枝加芍药生姜各一两人参三两新加汤加减。

【原文综述】本症见于原文第119条："太阳伤寒者，加温针必惊也。"太阳伤寒，发汗解表为其正治之法。若误用温针等火疗之法，非但邪气不出，表邪反内陷化热，邪热劫烁营血，内动心气，必然发生惊恐不安等变证。

少阳误治，心失所养

【症状】惊悸。

【病机】少阳误治，耗气伤血，心神失养则惊悸。

【治法】和解少阳，宁心安神。

【方药】柴胡加龙骨牡蛎汤。

【原文综述】本症见于原文第264条："少阳中风，两耳无所闻，目赤，胸中满而烦者，不可吐下，吐下则悸而惊。"少阳中风，治当以和解枢机、清胆降火为法。若将胸中满而烦误认为有形实邪阻滞，而妄用吐、下之法，耗气伤血，不唯风火不去，而反助其深入，导致心神失养，故心悸不安、惊惕等症，提示少阳病禁用吐、下之法，以免变证丛生。

【案例】朱某某，男，24岁，未婚，农民。因3个月来，心悸烦躁，神志恍惚，夜寐不安，急诊入院。3个月前路遇病尸受惊，当夜即肢体违和，焦躁烘热（体温正常），心惊肉跳，夜寐不安，甚则彻夜不眠。继而常觉头昏目眩，心神恍惚，胸闷烦躁，筋惕肉悸。时或肢体麻冷，颤动汗出，下肢如蚁行，少腹拘急，脘腹动悸，举阳遗精（甚则日夜连续数次），全身软弱无力。曾经某医院诊治，服大量镇静剂无效，近2个月来，上述诸症增剧，卧床不起。既往身体健康。经检查诊断，神经官能症（焦虑症）。中医辨证：患者禀性沉默，起病始于惊恐，又因病久不愈，而忧虑日增，致肝气郁结，胆气不守，心悸烦躁，夜寐不安，入睡则惊梦纷纭，遗精频作，小便短赤，大便秘结。诊得舌质紫暗，苔厚糙，根心白腻，脉弦数。综合病情，此由惊恐伤肾，抑郁伤肝，相火妄动，肾阴被灼，而成水火不济之局，病属惊悸。治法：先损其有余，以解郁泄火宁神。处方：柴胡、黄芩、龙胆草各6克，生大黄、姜半夏各9克，龙骨、牡蛎各30克，茯苓、泽泻各12克，枳实、栝楼各9克。连服5剂，夜寐较稳，二便得调。仍宗原方去大黄，加礞石滚痰丸9克吞服，连服6剂，诸恙减轻。又从原方去礞石滚痰丸，加白金丸9克吞服，连服六剂，神情渐振，诸恙向安。乃从前方去黄芩、龙胆草合杞菊地黄丸加减调治。住院33日，痊愈出院。1个月后追访，已如常人参加劳动。（聂惠民. 聂氏伤寒学. 北京：学苑出版社，2002. ）

二、实症

外感误火，热极生风

【症状】惊痫。时瘛疭，发黄。

【病机】太阳温病，误用火攻，津枯火炽，病情危笃。重者，气阴耗竭，水不涵木，热极生风，则发如惊痫，时有肢体抽搐之状。轻者，热盛被火，熏灼肝胆，肝失疏泄，胆汁外溢而发黄。

【治法】凉肝息风。

【方药】羚角钩藤汤。

【原文综述】本症见于原文第6条。太阳温病的主要特点是发热而渴，不恶寒，乃感受温热之邪，热盛伤津所致。温病治疗当以清热保津为法，忌辛温发汗、苦寒泻下、火劫取汗等法，否则形同抱薪救火，导致津枯火炽，病势垂危。正因为温病误火，导致热极生风，而发惊痫。

燥实内结，热极津枯

【症状】惕而不安。微喘直视，循衣摸床，不识人，不大便，日晡所发潮热，独语如见鬼状。

【病机】阳明腑实，燥屎内结，故不大便，日晡所发潮热；邪热扰乱神明，则独语如见鬼状，不识人；热盛伤阴，阴液将竭，神无所养，则惕而不安，循衣摸床；里实阻滞气机，肺失肃降，故微喘；阴津虚亏，不能上荣于目，故直视。

【治法】荡涤里实，急下存阴。

【方药】大承气汤。

【原文综述】本症见于原文第212条。本条论述了阳明腑实重证的证治和预后，指出阳明实热上炎，心神被扰，可以出现惊惕不安症状，而荡涤里实、泻热救阴为其治本之法。

【案例】秦氏妇，年三十四岁，怀妊七月，患伤寒病，头痛项强，身疼腰痛，骨节疼痛，恶风寒战，无汗而喘，鼻鸣作呕。俗医不知伤寒病之圣方治疗法，谓仲圣之方，妊妇不可服，服之堕胎，当用王海藏妊娠伤寒法，既可却病，又可保胎，斯为两全。病家惊为学识闳富，倾诚倚任，服俗医方，病日加剧，俗医不知变通，死守王海藏之法，糊涂处方，日趋沉重，至于昏愦不识人，谵语时作，手足躁扰，循衣摸床，危险万状。病家始觉庸医之误，延愚往诊。愚曰，王海藏之妊妇伤寒书，邪说书也，惑世诬民之书也。无论有妊无妊，凡患伤寒病，皆当服仲圣之伤寒方，既可使病速愈，又可保胎无恙。彼王海藏者，既不知医，敢于造此妊妇伤寒一书，贻害万世。且夫医仁术也，仁术之医界中，何贵有此不仁之邪术书哉？此病初起，本是太阳伤寒，寒邪初入皮毛，头痛项强，身疼腰痛，无汗而喘，理中汤合用仲景麻黄汤，覆被发汗，汗出即愈，乃是最轻浅最易治愈之病。殊不知俗医不知仲圣伤寒法，而用王海藏邪说，迎合富贵之门，因循宕延，遂令轻病变为重病。今病已濒危，命不可知，尚可胎之可保？兹诊得脉弦而不涩，尚有一线生机。仲圣经文云，日晡所发潮热，不恶寒，独语如见鬼状，若剧者发则不识人，循衣摸床，惕而不安，微喘直视，脉弦者生，涩者死。兹脉不涩不短，或可挽救。方用黄芩汤，加黄连、麦门冬、生栀子、连翘心，以泻心热，滋心燥，即以保安心神，三日后，身微汗，神志稍清，手足躁扰不作。

愚曰，病至于谵语不识人，循衣摸床，手足躁扰，可谓危险已极，不敢言必可挽救。今幸得身微汗，神志稍清者，此乃津液绝而复回之效也。所谓尚有一线生机者，正指此耳。今乃可以通大便矣，以大承气汤之，得大便畅下，胸膈宽舒，乃思食。十日后，乃占勿药，胎乃无恙，妊满十月，居然生子。（邹趾痕. 圣方治验录. 北京：学苑出版社，2012. ）

阳明热症，误汗热炽

【症状】心中烦乱不安。谵语，躁动。

【病机】阳明里热炽盛，扰乱神明，则心烦、谵语、躁动。

【治法】辛寒清热，生津益气。

【方药】白虎加人参汤。

【原文综述】本症见于原文第221条。病在阳明，以脉大为主脉，但也可出现浮紧的脉象。脉浮为里热炽盛，充斥内外所致；脉紧为邪气盛实，正邪相争之象。同时必伴“咽燥口苦，腹满而喘，发热汗出，不恶寒，反恶热，身重”等阳明实热症状。此时，当清泄里热为治。若将“脉浮而紧”误认为伤寒表症，施以辛温解表之法，则不但劫夺津液，且更助里热，则可导致“心烦，谵语，躁动”等，当此之时，可予白虎加人参汤，使里热得清，气津得充，烦乱得止。

少阳枢机不利，水气凌心

【症状】心下悸。小便不利，往来寒热，胸胁苦满，默默不欲饮食，心烦喜呕。

【病机】少阳枢机不利，影响三焦水道通畅，水气内停凌心，则心下悸动；水停下焦，则小便不利。邪入少阳，枢机不利，正邪交争，正盛则发热，邪盛则恶寒，故见寒热往来；少阳经气不利，故胸胁苦满；肝胆气郁，疏泄失职，故见神情默默而寡言；胆气郁而不疏，脾不健运，则不欲饮食；胆火上扰心神，则心烦；胆热犯胃，胃失和降，则频频欲呕。

【治法】和解少阳，条达枢机。

【方药】小柴胡汤去黄芩加茯苓。

【原文综述】本症见于原文第96条。其中“心下悸、小便不利”为或然症，乃少阳枢机不畅，水饮内停所致。仲景施治之时，去黄芩之苦寒以免损伤阳气有碍水饮消散，加茯苓以利水安神。

水停中焦，水气凌心

【症状】心下悸。四肢厥冷。

【病机】饮停胃脘，上凌于心，则心下悸；水饮内停中焦，阳气不能畅达于四末，故四肢厥冷。

【治法】温胃化饮。

【方药】茯苓甘草汤。

【原文综述】本症见于原文第127、356条和第386条理中汤方后注。第127条言：“太阳病，小便利者，以饮水多，必心下悸；小便少者，必苦里急也。”第356条：“伤寒厥而心下悸，宜先治水，当服茯苓甘草汤，却治其厥，不尔，水渍入胃，必作利也。”水饮停于中焦胃脘，除可出现“厥而心下悸”症状外，尚可有口淡不渴、上腹部水声漉漉、呕吐清水、舌淡苔白等症。此外，水停中焦，对津液代谢影响不大，故而口不渴或渴而不甚，此与水蓄下焦、津不上承所致之口渴自有区别，正如第73条所言：“伤寒汗出而渴者，五苓散主之；不渴者，茯苓甘草汤主之。”

【案例】阎某，男，26岁。心下筑筑然动悸不安，腹诊有振水音与上腹悸动，三五日必发作一次腹泻，泻下如水，清冷无臭味，泻后心下之悸动减轻。饮食、小便尚可。舌苔白滑少津，脉象弦。辨为胃中停饮不化，与气相搏的水悸病证。当温中化饮为治，疏方：茯苓24克，生姜24克，桂枝10克，炙甘草6克。药服三剂，小便增多，而心下之悸明显减少。再进三剂，诸症得安。自此之后，未再复发。（刘渡舟．新编伤寒论类方．太原：山西人民出版社，1984．）

三、虚实夹杂症

心阳不足，焦水气欲动

【症状】脐下悸。欲作奔豚。

【病机】心阳虚损不能制水于下，水气初动，冲逆于上，与阳气相搏，故脐下悸动，欲作奔豚。

【治法】温通心阳，化气行水。

【方药】茯苓桂枝甘草大枣汤。

【原文综述】本症见于原文第65条："发汗后，其人脐下悸者，欲作奔豚，茯苓桂枝甘草大枣汤主之。"心肾同属少阴，生理情况下，心火下温于肾使肾水不寒，肾水上济于心使心火不亢，是为心肾相交，水火既济。若过汗伤及心阳，心阳不能下行暖肾，肾失气化，水停于下，欲因上虚而乘之，则见脐下悸动，欲作奔豚。当此之时，宜投茯苓桂枝甘草大枣汤以温心阳而降水逆。

【案例】胡某某，男，34岁，工人，1987年10月初诊。自觉脐下跳动，有上冲之势，脐上有水声，坐卧难安，伴胃脘不和，畏寒喜暖，以手按之较舒，口不渴，素体较瘦，脉沉弦略细，舌苔薄白润滑，曾服中西药物不愈，病已两月有余。中医辨证为心阳不足，水邪上凌，治宜温通心阳，化气行水。处方：茯苓30克，桂枝12克，炙甘草6克，大枣10枚，生姜10克，水煎服。服药三剂，诸症锐减，继服六剂而愈。（聂惠民．聂氏伤寒学．北京：学苑出版社，2002．）

阳气不足，水气凌心

【症状】心下悸。发热，头眩，身瞤动，振振欲擗地。

【病机】汗后肾阳亏虚，水气泛滥，上凌于心，故心下悸。水饮上干清阳，则头眩，振振欲擗地；水湿浸渍肌肉筋脉，故身瞤动；太阳病表邪未去，故仍发热。

【治法】温阳利水。

【方药】真武汤。

【原文综述】本症见于原文第82条："太阳病发汗，汗出不解，其人仍发热，心下悸，头眩，身瞤动，振振欲擗地者，真武汤主之。”太阳表症，当以汗法解之，但若汗不得法，则可过汗伤损肾阳，导致水气泛滥。此时，虽有“仍发热”等表症存在，但因里症较急，故应先治其里。

【案例】倪某，女，42岁，干部。1979年9月14日初诊。主诉：心悸近2个月，发热20余日。现病史：感冒，扁桃体发炎，心悸。上月被某医院诊断为病毒性心肌炎，住院治疗。心悸，气急，乏力，体温38.2 ℃，经用多种抗生素静脉点滴20多日，仍发热不退，心力衰竭已2次报病危。后经某医生给服生脉散加清热解毒剂，体温不降，且心悸加重。患者要求出院，后延余诊治。症见患者卧床欲寐，无神懒言，语音低微，心悸甚，气急，眩晕，面浮足肿，汗出，体温38 ℃，不思饮食。脉细微而结，舌淡苔薄白。诊为心肾阳虚，虚阳外浮，水气凌心。宜温阳镇水，引火归元。予真武汤原方2剂（嘱1日1剂）。附片60克（久煎），茯苓、白术各15克，杭芍12克，生姜3片。2日后复诊：体温降至36.8 ℃，精神好转，心悸减，汗少，已不眩晕，饮食渐进，脉沉细时结，舌淡苔薄白。以上方加肉桂、远志、砂仁，调理月余而痊愈。（顾树华. 真武汤的临床运用. 云南中医杂志，1990. ）

阴阳两虚，风寒外袭

【症状】心动悸。脉结代。

【病机】平素心阴、心阳两虚之人，感受风寒之邪后，正气更伤，心阴、心阳虚之更甚，以致心失所养，则可出现心悸不安；心阴虚无以充脉，心阳虚无以鼓动，则脉见结代。

【治法】滋阴养血，通阳复脉。

【方药】炙甘草汤。方中炙甘草、人参、大枣补中益气；生地黄、麦门冬、阿胶、麻仁滋阴养血；桂枝、生姜宣通阳气；清酒温通经脉。诸药协同，温心阳，滋心阴，益气血，通心脉。

【原文综述】本症见于原文第177条：“伤寒脉结代，心动悸，炙甘草汤主之。”本条首冠以“伤寒”二字，当有风寒外袭表症，但此时“脉结代，心动悸”之里症明显，故先以炙甘草汤治里，而后再治表。

【案例】蒋某，男，34岁。患频发室性早搏已半年多，脉弦而时结，时代，时促，舌暗红有紫斑，苔微黄，左胸闷痛，痛点固定，心悸时作，气短，不能多说话，神疲乏力，烦躁寐差，有时口干口苦，尿黄，久治无效。投以炙甘草汤：炙甘草30克，生地黄60克，麦门冬30克，阿胶6克，麻子仁9克，党参9克，桂枝4.5克，生姜3片，红枣10枚，白酒2匙。连服5剂，早搏大为减少，夜寐已安，但仍气短乏力，不能稍事体力劳动，上方加重党参为30克，更加红参3克。又服10剂，早搏基本控制，气力增加，可以多说些话，也可稍事体力劳动。最后仍守上方加减，以巩固疗效。（高德. 伤寒论方医案选编. 长沙：湖南科学技术出版社，1981.）

少阳误治，邪实正虚，心失所养

【症状】烦而心悸。大便干结。

【病机】少阳误汗，促使邪气内传阳明，热盛津伤，阴血不足，心失所养，故见烦、悸之症。津液外泄，胃中干燥，则大便干结。

【治法】滋阴和胃。

【方药】增液承气汤加龙骨牡蛎。方中玄参、生地黄、麦门冬滋阴增液，润肠通便；配合大黄、芒硝泄热通便，加入龙骨、牡蛎可除烦定悸。

【原文综述】本症见于原文第265条。邪在少阳，治宜和解，不可发汗，误汗则津液外泄，胃中干燥，促使邪气内传阳明，邪热上扰心神则谵语，治法当和胃泄热。误治变证，宜看胃气调和与否。若胃气和，实邪去，则谵语止而疾病愈。若胃气不和，热盛津伤，阴血不足，心失所养，故见烦、悸之症。

阳明热症，误用火法，心神被伤

【症状】怵惕。烦躁，不得眠。

【病机】阳明热盛，误用火法，以火助热，内劫心神，则心惊恐惧、烦躁、不得眠。

【治法】辛寒清热，生津益气。

【方药】白虎加人参汤。

【原文综述】本症见于原文第221条。本条病在阳明，若用温针误治，以火治热，心神被扰，而致怵惕、心悸等症。

少阴阳郁，水气凌心

【症状】心悸。四肢厥逆。

【病机】少阴阳气郁遏，不能通达于四肢，故四肢厥逆；阳郁不能敷布津液，津停为水，水气凌心，故见心悸。

【治法】调畅气机，透达郁阳。

【方药】四逆散。

【原文综述】本症见于原文第318条。病在少阴而见四逆，多属虚寒，理当伴有下利清谷，畏寒蜷卧，脉微欲绝等症。然本条所述无以上见症，以方测证，当属少阴阳郁。其心悸之症，为阳郁水停，水气凌心所致。阳气郁遏，法当透达郁阳，仲景出四逆散治之。再者，本条与第356条茯苓甘草汤证均有心悸和四逆见症，但彼为饮停胃脘，其治自然不同。

【案例】李某，男，50岁，1985年5月4日初诊。患者反复心慌、心悸已11年。近年来逐渐加重，伴胸闷憋气，头晕目眩，左胁掣痛，脘腹不适。1982年在某医院做阿托品激发试验，显示为阳性，被诊为病态窦房结综合征，而住本院治疗，病情有所好转。近日因工作紧张，情绪激动，上症复发，伴烦躁易怒，夜寐梦多，神疲乏力，面色欠泽，舌质暗红，苔黄微腻，脉结。心电图示：窦性心动过缓伴窦性心律不齐。证属心悸。乃肝气郁结，气阴两亏所致。治以疏肝理气、益气养阴。方选四逆散合生脉散化裁：柴胡6克，枳实9克，赤芍12克，甘草6克，参须（另炖）6克，五味子9克，麦门冬12克，生地黄12克，桂枝3克，丹参30克。日服1剂。服2剂后，心慌、心悸减轻，左胁痛次数减少，纳食增进，夜寐尚可。守方加减，治疗月余，心悸消失而出院。出院后服上方加减，每日1剂，持续半年，心电图恢复正常。1985年11月随访，未见复发。（毛志红. 四逆散加减治疗心悸. 广西中医药，1987. ）

第二十二章　谵语

谵语是指以神志不清、语无伦次、妄言乱语为特征的一种症状。《黄帝内经》虽无“谵语”之名，但有“谵言”“谵妄”之谓。

《素问·热论》云：“腹满身热，不欲食，谵言。”王冰注曰：“谵言，谓妄谬而不次。”《中国医学大辞典》云：“谵语，即谵言。”《辞源》云：“病中妄语曰谵语。妄，诞也，无知也。妄语，虚诞之言。”

“谵语”一词，首见于《伤寒论》，如第210条“夫实则谵语，虚则郑声”等。谵语与郑声都是神志不清而出现胡言乱语，但有虚实之别。《素问·通评虚实论》云：“邪气盛则实，精气夺则虚。”谵语多因邪热亢盛，扰乱神明所致，表现为声高气粗，语无伦次，多属实症。郑声多为精气虚衰，心无所主所致，表现为声低息微，语言重复，多属虚症。此外，《伤寒论》太阳蓄血证之“发狂”“如狂”症状，与谵语相类。

第一节　谵语

一、虚症

津伤阳亡，心气散乱

【症状】谵语。直视，喘满。

【病机】发汗过多，阴津外泄，阳随津亡，心气散乱，神无所主，故见谵语。阴津将竭，肝风内动，则直视；阴竭阳无依附，肺气上脱，则喘满。

【治法】回阳救阴。

【方药】四逆加人参汤。

【原文综述】本症见于原文第211条：“发汗多，若重发汗者，亡其阳，谵语。脉短者死，脉自和者不死。”谵语多由邪热盛极，扰乱心神所致，多属实症。但过汗伤津亡阳，心失所养，也可导致谵语，此时可凭脉象辨其预后。脉短是阳亡阴竭，脉道不充，病情危笃；脉不短而自和则是脉气尚能接续，病情虽重，但生机未泯，当积极救治，以回阳救阴为法，可选用四逆加人参汤。

二、实症

胃热上扰，心神被劫

【症状】谵语。胸满烦惊，小便不利，一身尽重，不可转侧。

【病机】少阳胆火上炎，心神不宁，则烦惊、谵语。少阳经气郁结，则胸满；阳气郁而不畅，气机壅滞，则一身尽重，不可转侧；少阳枢机不畅，三焦决渎失职，水道不利，则小便不利。

【治法】和解少阳，通阳泄热，重镇安神。

【方药】柴胡加龙骨牡蛎汤。

【原文综述】本症见于原文第107条：“伤寒八九日，下之，胸满烦惊，小便不利，谵语，一身尽重，不可转侧，柴胡加龙骨牡蛎汤主之。”伤寒八九日，邪有内传之势，此时若误用下法伤其正气，则可致邪气乘虚陷入少阳，弥漫三焦，胆火上扰，心神逆乱，而致烦惊、谵语等，治当清泄胆热，潜镇安神。本方所用铅丹为有毒之品，现已少用，临证可予磁石、代赭石之类代之。

【案例】尹某，男，32岁。症状：头目眩晕，经常失眠，得睡则又梦纷纭，时发谵语，惊悸不安，胸胁苦满，汗出而不恶寒，小便色黄，大便困难，其人神情呆滞，脉弦而滑，舌红苔黄腻。辨证：头目眩晕，胸胁苦满，脉弦，主肝胆气郁而疏泄不利。谵语，汗出不恶寒，大便困难，主阳明腑气已实。此证乃肝胆有热，系属阳明胃肠，《伤寒论》所谓“二阳合病”是也。治法应不犯少阳之戒，柴胡龙骨牡蛎汤，疏肝胆之郁，清阳明之热，镇惊安神，为兼顾之法。柴胡9克，龙骨9克，牡蛎18克，黄芩6克，半夏6克，桂枝6克，茯苓9克，大黄6克（后下），铅丹3克（布包紧同煎），大枣6枚。服一剂而谵语不发，胸胁不满，精神转安，唯胃气不和，时有欲吐之势，此乃痰热犯胃而气上逆，方中加陈皮、竹茹，减桂枝、铅丹、大枣而愈。（李文瑞. 伤寒论汤证论治. 北京：人民军医出版社，1989.）

肝气乘脾，肝实言多

【症状】谵语。腹满，寸口脉浮而紧。

【病机】肝气旺盛，上扰心神，则见谵语。肝木乘土，脾气困滞不运，则见腹满。

【治法】疏泄肝火，透解郁热。

【方药】针刺期门，内服四逆散。

【原文综述】本症见于原文第108条："伤寒，腹满谵语，寸口脉浮而紧，此肝乘脾也，名曰纵，刺期门。"腹满谵语多见于阳明病，但本症脉非沉迟实大，又无潮热烦躁，故病不在阳明。脉浮而紧，似为太阳伤寒主脉，但无恶寒发热，故病不在太阳。仲景言本症为"肝乘脾也"。《伤寒论·辨脉法》云"脉浮而紧者，名曰弦也"；《黄帝内经》亦有"肝主语""肝气盛则多言""脾主腹""诸腹胀大，皆属于热"等经旨。弦脉可表现为"浮而紧"，此为肝气盛所致，腹满则是脾土受肝木乘克所致。脉症合参，该条病机当为肝旺乘土。如此肝气放纵，乘其所胜，故仲景有"名曰纵"之谓，治当刺肝之募穴期门以疏泄肝经之实邪，使木火得泄，谵语得愈。

表症误火，胃热津伤，热扰神明

【症状】谵语。烦躁。

【病机】表症误用火法，火热内攻，伤及津液，里热更盛，热扰神明则谵语、烦躁。

【治法】辛寒清热，兼益气生津。

【方药】白虎加人参汤。

【原文综述】本症见于原文第110条。太阳病而邪在表，不应有烦躁一症，今反见烦躁，提示里热已盛，证似大青龙汤，此时应以发汗解表兼清里热为法。若误用熨法取汗，导致汗出太过，则伤其津液而助里热，烦躁益甚而发谵语，根据其病机，可予白虎加人参汤清里热，益气津。

热入阳明，浊热扰神

【症状】谵语。潮热，手足漐漐汗出，大便硬，不能食。

【病机】燥屎内结，腑气壅滞不行，故大便硬，不能食；阳明浊热上扰神明，则发谵语。阳明之气旺于日晡之时，此时邪正交争剧烈，故此时发热尤甚而呈潮热；燥热逼迫津液外泄，则手足漐漐汗出。

【治法】峻下燥结，荡涤实热。

【方药】大承气汤。

【原文综述】本症见于原文第29、30、105、111、212、213、214、215、217、218、220、374条。以上诸条，论述了热结阳明，浊热上扰心神所致谵语的证治，强调应根据其燥热内结的不同程度，分别选用大承气汤、小承气汤、调胃承气汤治疗，使大便得通，浊热得除，则谵语自止。

【案例】茅某某，女，32岁，农民，1986年4月18日就诊。神昏谵语，阵作两日，便秘已旬，烦躁不安，日晡潮热，面红目赤，脘腹硬满，疼痛拒按，口中臭秽，苔黄燥厚，脉沉实。此由阳明腑实，浊气上蒸，清窍闭塞，扰乱神明所致。治宗《伤寒论》之旨，苦寒夺下，大承气汤主之。处方：生大黄10克（后下）、江枳实10克、川厚朴10克、玄明粉10克（冲服），1帖。服药一帖，肠鸣矢气，解燥屎数枚，诸症顿减。二剂药后，排热臭便甚多，腹软身凉，神志清晰，言语如常，疾病乃愈。数月后随访，未曾复发。（黄瑞彬. 大承气汤治愈急重证举隅. 黑龙江中医药，1988. ）

阳明热症，误汗热炽，热扰神明

【症状】谵语。遗尿，腹满，身重难以转侧，口不仁，面垢，汗出。

【病机】胃热上扰，神明不安，故谵语。热盛神昏，膀胱失约，故遗尿；邪热内盛，胃气不畅，故腹满；阳明热盛，耗气伤津，故身重难以转侧；浊热熏灼于上，则口不仁，面垢；邪热逼津外泄，则汗出。

【治法】清泄里热。

【方药】白虎汤。

【原文综述】本症见于原文第219、221条。第219条言“三阳合病”，但其所云实属阳明里热独盛之证，汗、下为其禁例，故仲景以白虎汤辛寒清泄而治阳明热盛。第221条言阳明里热壅盛之证，误用辛温发汗之法，则津液更伤，里热愈炽，热邪上扰心神则躁而谵语，根据其病机，可选用白虎汤清泄里热。

【案例】1976年春节，余返里过节，邻村大吕庄王某某言其小儿病重，症甚危恶，邀余出诊。入室，见患儿（男，6岁）躁扰不宁，扬手掷足，面赤谵语，狂呼狂叫，哭闹不止，声音嘶哑。其母强握其手足，方可视诊。检查：六脉洪大有力，发热40.5 ℃，舌燥质红，鼻干，面红目赤，耳后、腋下及前胸上部隐隐有红疹出现。其家长代诉：“前日起发热头痛，咳嗽呕吐，鼻涕常流，眼泪汪汪，自言身冷，疑为感冒。昨晚服中药一付，覆被取汗，汗出甚多。约一小时后，即哭闹不止，咳嗽加重，口渴，烦躁不眠。半夜后，忽然坐起，狂呼狂叫，自搔自打，有时咬牙，脚手抽搐。”余索方视之，乃九味羌活汤加味。显系麻疹误用辛温过汗之剂，招致劫津动风之变。治当以清热生津、育阴潜阳、熄风透疹为原则。乃仿白虎汤与二甲复脉之意，方用：生石膏60克，肥知母12克，鳖甲24克，龟板24克，生地黄9克，玄参9克，麦门冬12克，紫草12克，僵蚕6克，鲜芦根30克，甘草3克。水煎，徐徐服之。尽一剂，狂止神宁，诸症悉减，疹已透发，细密红润，遍及全身。根据“已出清解勿饮热，没后伤阴养血痊”的治疹原则，给予清热解毒、滋阴养血之剂，调理而愈。（杨毓书. 麻疹误汗劫津动风致狂案. 河南中医学院学报，1979. ）

温邪误火，热扰神明

【症状】谵语。发热，口渴。

【病机】温邪误火，伤津助热，热扰神明则谵语。温邪袭表则发热；里热炽盛，阴津不足则口渴。

【治法】微发其汗，兼清里热。

【方药】桂枝二越婢一汤。方中桂枝汤外散表邪，越婢汤清泄里热，二者合方，共为解表清里之轻剂，使里热得清，表邪得散，诸症自除。

【原文综述】本症见于原文第113条："形作伤寒，其脉不弦紧而弱，弱者必渴，被火必谵语，弱者发热脉浮，解之，当汗出愈。"形作伤寒，则可见发热恶寒、头身疼痛等症，但其脉非弦紧，而反见弱象，则非伤寒表实症。脉弱而见发热、口渴等，属温邪袭表之证，当治以辛凉解表之法。若反误以火法劫汗，则犹如抱薪救火，既伤阴津，又助热邪，出现神昏、谵语等变证。

少阳误火，胆火扰神

【症状】谵语。脉弦。

【病机】少阳误火，损伤津液，胆火炽盛，扰及神明则谵语。少阳胆火亢盛则脉弦。

【治法】泄肝胆之火。

【治法】刺期门；内服小柴胡汤。

【原文综述】本症见于原文第142条。太阳少阳并病，当刺大椎、肺俞以解太阳之邪，刺肝俞以解少阳之邪，或治以和解为法，予柴胡桂枝汤，不可妄用单纯发汗之法。发汗则亡津液，木火炽盛，扰及心神而发谵语，此时谵语与脉弦并见，提示病偏重于少阳，当刺肝之募穴期门，木火得泄，则谵语自止；或以小柴胡汤治之。

热入血室，上扰心神

【症状】谵语。妇人经水始来，胸胁下满，寒热往来，脉迟。

【病机】妇人罹患太阳中风，适逢月经来潮，血室空虚，表邪乘虚内陷，热与血搏结于血室，气血不畅，故见胸胁下满，脉迟；血热上扰神明，故见谵语；正邪纷争，枢机不利，故见寒热往来。

【治法】和解枢机，凉血活血。

【方药】针刺期门；小柴胡汤加丹皮、赤芍。

【原文综述】本症见于原文第143、145、216条。此3条皆论述热入血室，血热上扰心神的证治和禁例。第143条论热入血室的针刺治法，因期门乃肝经之募穴，肝气聚集之处，故针刺期门能够舒畅肝络，清泄郁热，使结于血室之邪热得以外泄。第145条指出了治法上的“无犯胃气及上二焦”，提示谵语既非阳明腑实所致，也非上中二焦邪扰所致，故不可妄用下法徒伤胃气，亦非汗吐治法之所宜。第216条阳明病谵语，多见于阳明腑实症，常与腹满痛、不大便、潮热等症并见。本症谵语兼下血，则是阳明热盛，内迫血分所致。因3条均为热入血室所致，治疗均可用小柴胡汤和解，或刺期门以泻其实。

【案例】刘某某，女，21岁，河北人。1976年7月3日初诊。患者不能自述病情，由家属陪伴就诊。（我）见患者神志失常，谵语如狂，手舞足蹈，时作推人之势，并有恐惧不安之象。其家属介绍：一周前曾患外感，发热恶寒。后寒热止，则自觉胸胁胀满，心烦意乱，耳中如闻异声，眼中如见鬼神，狂言乱语，惶恐不安，入夜尤甚。因当地治疗不便，遂来津诊治，曾经某医院和某卫生院中西医治疗，均诊断为精神失常（癫狂），服药无效，反增口渴思饮等症，病情加剧，故来我科诊治。经细问，知患者初病发热恶寒时，适逢月经来潮。现六脉弦数，舌红苔黄，据此脉症，诊为“热入血室”，处以小柴胡汤加味：柴胡12克，清半夏9克，黄芩9克，台党参9克，生赭石30克，灵磁石30克，当归12克，白芍12克，甘草6克，生姜三片，大枣三枚。并针刺期门、百会、风池、阳白、印堂、内关、神门诸穴。7月5日复诊。服上药两剂，神志已定，夜能入睡，恐惧之状大减。唯感头晕头痛，口渴思凉饮，心中烦乱，舌质红，苔黄燥，脉洪数。因前医误用攻下，胃阴被伐，津伤液耗，邪热炽盛，故予白虎大剂。处方：生石膏90克，知母9克，元参30克，丹皮15克，柴胡9克，当归12克，白芍12克，甘草6克（三剂）。药服完后病告痊愈。［刘强．热入血室（案一）．新中医，1979．］

热盛扰神，正气欲脱

【症状】谵语。直视，喘满，下利。

【病机】阳明热盛，扰乱神明则谵语。热邪亢盛，阴液耗竭，精气不能上注于目则直视；阴液耗竭，正气脱于上则喘满；中气败坏，阴竭于下则下利。

【治法】回阳救阴。

【方药】四逆加人参汤。本方以四逆汤回阳救逆，加用人参益气生津。诸药合用，使阳回阴复，谵语得止。

【原文综述】本症见于原文第210条："夫实则谵语，虚则郑声。郑声者，重语也。直视谵语，喘满者死，下利者亦死。"谵语与郑声均属病态语言，其共同表现是意识不清、胡言乱语，但谵语多为热症、实症，郑声则为寒症、虚症。谵语多由热邪亢盛，扰乱神明所致，表现为声高气粗，语无伦次，故曰"实则谵语"；郑声则多由精气虚衰，心无所主导致，表现为声音低微，语言重复，故曰"虚则郑声"。五脏精气皆上注于目，谵语伴见直视则为热邪炽盛，阴液将竭，精气不能上注于目所致，邪实正虚，病情较重。若兼见喘满，为阴竭而阳无所附，正气脱于上所致，如此阴竭阳脱而热势鸱张，故危笃至极；兼见下利，则为中气败坏，阴竭于下所致，故亦属危笃之候。在热性病中，出现谵语，兼见直视、喘满、下利等症，确属危重之证，因受古代历史条件限制，故曰"死"，如今若能采取相应的抢救措施，尚有生还之机。

少阳误汗，津伤化燥，热扰神明

【症状】谵语。

【病机】少阳误汗，伤津助热，胃中燥热上扰心神则谵语。

【治法】泄热和胃。

【方药】调胃承气汤。

【原文综述】本症见于原文第265条。病在少阳，禁用汗法，误汗则津液外泄，伤津助热，导致胃中燥热，出现谵语变证，其转归关键在于胃气能和与否。若胃气和，为热除津复，谵语自止；若胃气不和，则为燥热益炽，津伤益甚，邪扰正虚，导致烦躁、心悸等变证。

少阳误治，津伤热扰

【症状】谵语。

【病机】少阳误治，阴液耗伤，热扰心神则谵语。

【治法】随证治之。

【原文综述】本症见于原文第267条："若已吐下发汗温针，谵语，柴胡汤证罢，此为坏病，知犯何逆，以法治之。”少阳病，治当和解，禁用汗、吐、下及火疗之法。误治则阴液耗伤，阴阳逆乱，形成坏病，病情严重且复杂，柴胡证不复存在，故不可再予柴胡汤，而应遵循“知犯何逆，随证治之”的原则，凭脉辨证，审证求因，审因论治。

三、虚实夹杂症

少阴被火，劫伤胃津，火热上扰

【症状】谵语。小便难。

【病机】火盛津伤，邪热上扰心神，则谵语。汗出津伤，无津下输，则小便难。

【治法】滋阴降火安神。

【方药】黄连阿胶汤。本方黄连、黄芩清心火，芍药、阿胶、鸡子黄滋肾水，共奏滋阴降火之效。

【原文综述】本症见于原文第284条：“少阴病，咳而下利，谵语者，被火劫故也；小便必难，以强责少阴汗也。”少阴病“咳而下利”，当为水气为病，其阳虚水泛者当以真武汤治之，其阴虚水停者当以猪苓汤治之，均不宜汗。若误用火法逼汗，则会导致热盛津伤，火热上扰，出现“谵语”“小便必难”，此时当以养阴清热安神为治。

第二节 发狂

热盛血瘀，心神不安

【症状】如狂。少腹急结。

【病机】瘀热上扰心神，则如狂。瘀热互结于下焦，经脉不通，则少腹急结。

【治法】活血化瘀，泻下瘀热。

【方药】桃核承气汤。

【原文综述】本症见于原文第106条。太阳病表邪不解，随经入腑化热，与瘀血互结于下焦，则成蓄血证。其人“如狂”，是指神志异常不太严重，似狂非狂，但尚未达到发狂程度，提示证属蓄血较轻者，故用泻热逐瘀之轻剂桃核承气汤治之。

【案例】住毛家弄鸿兴里门人沈石顽之妹，年未二十，体颇羸弱。一日出外市物，骤受惊吓，归即发狂，逢人乱殴，力大无穷。石顽亦被击伤腰部，因不能起。数日后，乃邀余诊。病已七八日矣，狂仍如故。石顽扶伤出见。问之，方知病者经事二月未行。遂乘睡入室诊察，脉沉紧，少腹似胀。因出谓石顽曰，此蓄血证也，下之可愈。遂疏桃核承气汤与之。桃仁一两，生军五钱，芒硝二钱，炙甘草二钱，桂枝二钱，枳实三钱。翌日问之，知服后下黑血甚多，狂止，体亦不疲，且能啜粥，见人羞避不出。乃书一善后之方与之，不复再诊。（曹颖甫. 经方实验录. 上海：上海科学技术出版社，1979.）

太阳蓄血，心神被扰

【症状】发狂或如狂。少腹硬满，小便自利，身黄，脉微而沉或沉结。

【病机】外邪化热入里，与瘀血互结于下焦，则少腹硬满；邪热上扰心神，则见发狂或如狂。瘀血阻滞，营气不能敷布肌表，则身黄；病非蓄水证，膀胱气化正常，则小便自利；瘀血内停则脉微而沉或沉结。

【治法】破瘀泻热。

【方药】抵当汤。方中水蛭、虻虫破逐瘀血，大黄泻热逐瘀，桃仁活血化瘀，共为破血逐瘀之峻剂。

【原文综述】本症见于原文第124、125条。此两条论述了蓄血重证的证治，并以小便是否自利作为血瘀下焦的鉴别要点。五苓散证与抵当汤证皆为太阳表邪循经入腑，但五苓散证为水蓄膀胱，气化不利，故见小便不利。而抵当汤证为瘀热互结于下焦血分，无碍膀胱气化，故小便自利。

伤寒误火，心阳损伤，心神浮越

【症状】惊狂，卧起不安。

【病机】汗多伤阳，心阳虚衰，不能固守心神，复因水饮痰浊乘机扰心，故见惊狂，卧起不安。

【治法】温补心阳，潜镇安神，兼以涤痰。

【方药】桂枝去芍药加蜀漆牡蛎龙骨救逆汤。

【原文综述】本症见于原文第112条："伤寒脉浮，医以火迫劫之，亡阳必惊狂，卧起不安者，桂枝去芍药加蜀漆牡蛎龙骨救逆汤主之。"伤寒脉浮，法当解表，但误用火劫，则可大汗亡阳，复加痰扰而发惊狂，治当温阳涤痰安神，仲景出桂枝去芍药加蜀漆牡蛎龙骨救逆汤治之。该方之所以弃用芍药，乃因其性阴柔，不利阳气恢复和痰浊消散。

【案例】王某，女，26岁，空军翻译。因旁观修理电线受惊吓而出现惊悸心慌，失眠、头痛、纳差恶心，时有喉中痰鸣，每有声响则心惊变色，躁烦而骂人不能自控，逐渐消瘦，由两人扶持而来诊。苔白腻，脉弦滑寸浮。此寒饮郁久上犯，治以温化降逆。与桂枝去芍药加蜀漆牡蛎龙骨救逆汤加减：桂枝10克，生姜10克，炙甘草6克，大枣4枚，半夏12克，茯苓12克，生牡蛎15克，生龙骨15克。结果：上药服3剂，心慌、喉中痰鸣减轻，服6剂，纳增，睡眠好转，再服10剂诸症皆消。（冯世纶．经方传真．北京：中国中医药出版社，1994.）

正气恢复，正气祛邪

【症状】奄然发狂。汗出，脉紧。

【病机】正气抗邪，正邪交争剧烈，心神一时为之扰乱则奄然发狂。正胜邪却，水湿得以宣泄则汗出；正气振奋，祛邪有力则脉紧。

【原文综述】本症见于原文第192条："阳明病，初欲食，小便反不利，大便自调，其人骨节疼，翕翕如有热状，奄然发狂，濈然汗出而解者，此水不胜谷气，与汗共并，脉紧则愈。"阳明病初欲食，属阳明中风，知胃气尚强；大便自调，知腑中尚未结实；若小便自利，则湿有出路，提示阳明虽受风邪，而无水湿为患。今小便不利，则水湿停留，复因风邪所激，则水湿郁于表分，流注肌肉关节，出现骨节疼痛、翕翕发热等症状。"奄然发狂"以下，讨论本症自愈的转机。若患者胃气尚强，腑中亦无燥结，正气抗邪，正邪交争剧烈，心神一时为之扰乱则奄然发狂；汗出为正胜邪却之战汗现象，亦为水湿得以宣泄之表现。本症发狂的特征为发狂短暂，狂躁后必然汗出邪解，诸症随之而愈。

第三节 神志不清

热入血室，神志昏蒙

【症状】暮则谵语如见鬼状。妇人经水始来，昼日明了，发热。

【病机】妇人伤寒发热，适逢经水来潮，邪热乘虚内陷，与血相结，而病热入血室。血属阴，热入血分，加之阳气夜行于阴，两阳相合，邪热益甚，故入夜则邪热偏盛，热扰神明则入暮神志昏愦，谵语妄言，如有所见；昼日神志清楚。

【治法】和解枢机，凉血活血。

【方药】针刺期门以泻实邪；内服小柴胡汤加丹皮、赤芍等。

【原文综述】本症见于原文第145条。提示热入血室所致谵语、神志昏蒙等症，非胃实所致，亦病不在上、中二焦，故不可用汗、吐、下等攻伐之法。因其经水适来而血不断，邪热有随血而去的转机，故当因势利导，针刺期门或投以小柴胡汤之类，使邪有外泄之机，病可自愈。

火热炽盛，心神损伤

【症状】手足躁扰，循衣摸床。谵语，哕，腹满而喘，不大便，发黄，衄，小便难，身体枯燥，但头汗出，口干咽烂。

【病机】火热炽盛，热邪上扰，神明不安则手足躁扰、谵语、循衣摸床。风火相合，两阳相熏灼，导致肝胆失疏，胆汁外溢则发黄；邪热炽盛，火热上攻，迫血妄行则衄；火热下劫，阴液虚损则小便难；气血阴阳俱虚，肌肤筋脉失于濡养则身体枯燥；邪热内壅，影响气机，胃逆则哕，肺闭则喘，肺气不降则喘，腑气不通则腹满、不大便。但头汗出，伴腹满不大便、口干咽烂乃为阳热盛极、津液亏耗所致。

【治法】急下存阴。

【方药】大承气汤。

【原文综述】本症见于原文第111、212条。第111条为太阳中风，本当以汗解之，误用火法，不仅风邪不解，更增火邪为患，风火相煽，热势炽盛，损及气血，导致变证丛生。本条属阳盛阴虚之危证，其预后取决于津液之存亡，常以小便通利与否作为标准。若小便通利，说明阴津尚未耗竭，生机尚存；若小便全无，则化源枯竭，阴津将绝，提示预后不良。证虽危笃，仍宜积极治疗，力挽垂危，根据其病机，可选用大承气汤急下存阴。第212条伤寒表症，法当汗出而愈，误施吐下，伤津耗液，导致邪气入内，化热化燥，遂成阳明腑实，燥热内结之证，当此之时，应以大承气汤泻其燥热，夺其实滞，免津枯火炽之忧，则其病可愈。倘若延误失治，燥热必然内灼真阴，此时正虚邪实，病情危重，宜参其脉象以推断其预后，若其脉弦长，则津液未竭，胃气尚有生机，可予大承气汤急下存阴；若脉见短涩，则为正虚邪实，热极津枯，正气难存之象，预后不良。两条病因不同，但病机一致，故均使用大承气汤急下存阴。

【案例】刘某，男，51岁。患者以蛛网膜下腔出血于1993年11月1日住院。虽原发病稳定，但第16天即出现意识模糊，时两日直视、躁动、谵语呼叫，身有黏汗，循衣摸床。已持续3天，家属甚为紧张。诊之：见症如前。但便秘十余天，查体见身有黏汗、双瞳等大、颈软、心肺肝脾正常，左下腹可触及硬烘团，克尼格征阴性。舌红苔黄燥干裂、脉弦数，证属液耗津亏、便燥结肠中而腑实，正合大承气汤证，故急投：大黄15克，厚朴10克，枳实15克，芒硝12克冲服，二剂。首剂黑水便少许，二剂泻下如驼粪样干粪块十余枚，后又泻黑水样便数次，而后神清汗止，谵语循衣摸床若失，诸症皆安。继住院至原发病治愈而出院，随访十月余一切如常。（宋振忠．大承气汤治疗蛛网膜下腔出血1例．内蒙古中医药，1995．）

附：郑声

精气内夺，神无所主

【症状】郑声。直视，喘满，下利。

【病机】精气内夺，神无所主则郑声。热邪亢盛，阴液耗竭，精气不能上注于目则直视；阴液耗竭，正气脱于上则喘满；中气败坏，阴竭于下则下利。

【治法】回阳救阴。

【方药】四逆加人参汤。

【原文综述】本症见于原文第210条。谵语与郑声均属病态语言，其共同表现是意识不清、胡言乱语，但谵语多为热症、实症。郑声则为寒症、虚症，多由精气虚衰，心无所主导致，表现为声音低微，语言重复，故曰“虚则郑声”。治疗自当回阳救阴，扶助正气为法。

附：喜忘

内有蓄血，心神失养

【症状】喜忘。大便硬，色黑易解。

【病机】心主血，又主藏神，阳明邪热与宿瘀相合，血蓄于下，下实上虚，心神失养，心气失常而见喜忘。燥热灼伤津液，则大便必硬；瘀血离经，积于肠道，其性属阴而濡润，与硬便相合，则化坚为润，大便虽硬而排出反易，其色黑亮如漆。

【治法】泻热逐瘀。

【方药】抵当汤。

【原文综述】本症见于原文第237条：“阳明证，其人喜忘者，必有蓄血。所以然者，本有久瘀血，故令喜忘。屎虽硬，大便反易，其色必黑者，宜抵当汤下之。”蓄血有太阳蓄血和阳明蓄血两种，同为热与血结，均有神志异常症状。太阳蓄血可见如狂、发狂、小便自利、少腹硬满而痛或急结等症，是邪热入里与血相搏而为瘀，属于“新瘀”，并无久瘀之血，故病情较急，症候呈彰扬状态。阳明蓄血则是有瘀血在先，恰与阳明之热相合，乃久瘀而合新病，且以瘀血为主，则脉络之瘀滞由来已久，血瘀络阻，属于“宿瘀”，可见喜忘、大便虽硬而易出、其色必黑等症。二者主症各异，而蓄血则一，故同用抵当汤以攻逐之。因此，辨太阳蓄血，关键在于小便利与不利；辨阳明蓄血关键在于大便黑与不黑、难与不难。

【案例】魏姓女，30岁，河南人，于1969年患精神分裂症，曾住院接受电疗和胰岛素治疗，病虽有减，但未痊愈。终日自觉头皮发紧，犹如有道铁箍。记忆力严重衰退，言听视动随过随忘，双目呆滞，表情淡漠，经期少腹疼痛，舌质略暗，苔略腻，脉沉滑。《内经》云：瘀血在下，使人发狂，瘀血在上，使人善忘，遂诊断为瘀血证。治用本方以活血逐瘀，佐加柴胡、半夏以疏肝去痰，处方为：桃仁12克，生大黄10克，炒水蛭、炒虻虫各6克，柴胡、半夏各10克。二剂后稍见泻下，证有所减，复诊转方：桃仁12克，大黄、丹皮各10克，茯苓24克，桂枝、赤芍、蒲黄、五灵脂各6克。二剂后泻下臭秽之物甚多，头紧如箍感顿时松解，喜忘证大有好转，表情也转活跃。自诉其病已愈十之七八。要求带药回老家调治，遂拟桃核承气汤加菖蒲、郁金持之而归。（刘渡舟，傅士垣. 伤寒论诠解. 天津：天津科学技术出版社，1983. ）

第二十三章 咳

有声无物谓之咳，有物无声谓之嗽，但究之临床，很难将二者截然分开，故常以咳嗽并称。咳嗽多因外感或内伤导致肺失宣降所致。

《黄帝内经》对咳嗽的病位、病因病机、症状分类、治疗转归等做了较为系统的论述，并设专篇论述。《素问·宣明五气篇》曰：“五气所病……肺为咳。”指出咳嗽的病位在肺。关于咳嗽的病因，《素问·咳论》认为咳嗽是由于“皮毛先受邪气”所致，但又指出“五脏六腑皆令人咳，非独肺也”，强调外邪犯肺或脏腑功能失调，病及于肺，均可导致咳嗽。有关咳嗽的分类论述甚多，《素问·咳论》以脏腑命名，分为五脏六腑咳，并且描述了各类不同症候的特征。《黄帝内经》的上述内容，为后世对咳嗽的研究，奠定了理论基础。

汉代张仲景在《伤寒论》和《金匮要略》中对咳嗽证治做了许多具体的论述。如《伤寒论》治疗伤寒表不解、心下有水气、干呕发热而咳的小青龙汤，《金匮要略·肺痿肺痈咳嗽上气病脉证治》治表邪夹寒饮咳喘气逆的射干麻黄汤，治寒饮内停的苓甘五味姜辛汤，治虚火咳逆的麦门冬汤等，均为后世沿用治疗咳嗽的著名方剂。

隋代巢元方《诸病源候论·咳嗽病诸候·咳嗽候》，有十咳之分，除五脏咳外，尚有“风咳”“寒咳”“胆咳”“厥阴咳”等，并对这十种咳嗽做了症状的描述及鉴别。

唐代孙思邈《千金方》、王焘《外台秘要》、宋代《太平圣惠方》《圣济总录》等，均多宗巢氏之说。宋代陈无择《三因极一病证方论》将咳嗽分为内因、外因、不内外因所致的三类。至金代刘完素、张子和更明确地把咳嗽与六气联系起来，提出“风、寒、暑、湿、燥、火皆令人咳”及“嗽分六气，无拘以寒说”，进一步阐明咳嗽与自然界“六淫”的关系。明代医家对咳嗽的辨证论治更有新的补充，王纶《明医杂著·论咳嗽证治》强调治咳须分六淫七情及五脏相胜，脾肺虚实。李梴《医学入门》首先出现外感、内伤分类，为后世对咳嗽的分类提供了借鉴。明代张介宾《景岳全书·咳嗽》对外感、内伤咳嗽的病因、病机、症候、治疗，论述颇详，提出外感咳嗽由肺而及他脏，故以肺为本，他脏为标；而内伤咳嗽则由他脏及肺，故以他脏为本：肺为标的见解，这对后世治疗咳嗽起了很大的指导作用。清代喻昌《医门法律》论述了燥邪伤肺而致咳嗽的证治，创立温润和凉润治咳之法。历代医家都在继承前人的基础上，对咳嗽有新的创见和心得，使有关理论和实践经验不断得到补充。

咳嗽一症，看似简单，实则牵涉各种病因和诸多脏腑，外感致咳者，或可数剂而愈，若失治误治，则变证迭出，治之非常棘手，故有"诸病易治，咳嗽难医"之说。因此，详辨表里寒热虚实的同时，明确病位，紧扣病机，是治疗咳嗽的关键。

本章主要论述《伤寒论》中咳的辨治。

一、里症

少阴气郁，水饮犯肺

【**症状**】咳。四肢逆冷，或兼见心悸，小便不利，腹中痛，泄利下重。

【**病机**】少阴气郁，饮邪内生，水饮犯肺则咳嗽；少阴阳气郁遏，不能通达四末，则四肢逆冷。兼饮邪凌心，则心悸；兼水气不化，则小便不利；兼寒凝气滞，则腹中疼痛、泄利下重。

【**治法**】舒畅气机，温肺化饮。

【**方药**】四逆散加五味子、干姜。

【**原文综述**】本症见于原文第318条。少阴为水火之脏，三阴之枢，少阴阳气郁遏，不能通达四末，则四肢逆冷；少阴枢机不利，气机阻滞，水饮内停，则易变生诸多或然症状。水饮上犯，肺气不利，则咳嗽，治疗当以四逆散调畅气机治其本，辅以五味子、干姜温肺化饮治其标。

【**案例**】王某，女，25岁，工人，于1978年8月20日就诊。患者咳嗽1个月未愈，呈阵咳无痰，伴心烦少寐，时有欲呕、吐酸水，纳食正常，小溲赤，舌质红，苔薄黄，脉左弦。病机：肝失疏达，郁而化火，上逆于肺（木火刑金），肺失清肃，胃失和降。治则：疏肝解郁，佐以清肺止咳。处方：毛柴胡5克，白芍9克，绿枳壳5克，郁金9克，枯黄芩9克，胆南星5克，粉甘草5克。疗效：上方服一剂诸症锐减，续服二剂痊愈。（吴味雪，邓泽前. 四逆散加味治疗咳嗽[J]. 福建医药杂志，1979.）

阳明中寒，饮邪上干

【症状】咳。呕，无汗，小便利，手足厥冷，头痛。

【病机】阳明中寒，寒饮内停于中焦，上犯于肺则为咳；上犯于胃则为呕；上犯清阳则头痛。中阳不运，水气不布，则无汗；寒饮留滞中焦，未涉及膀胱气化，则小便利；中阳不足，四末失温，加之寒饮内停，阳气不达，则手足厥冷。

【治法】温中散寒，消阴降浊。

【方药】吴茱萸汤。

【原文综述】本症见于原文第197条。阳明病，法多汗，本于燥热。本条阳明病，反无汗，则本于阳明中寒，饮邪内停，水饮上逆，则导致咳、呕、手足厥冷、头痛等症。仲景提出阳明中寒，寒饮上逆可以导致咳嗽，但未出方治，据证论方，治疗当以温中化饮为法，可选用吴茱萸汤治疗。

【案例】赵某，男，51岁，木工，平素好酒，有支气管炎病史两年多。初诊：1978年2月6日。自诉：近来咳嗽胁痛加剧五六天，经X光透视无异常。现症：咳痰清稀，呕吐清涎，纳食减少，苔白腻，脉弦缓。证属肝寒脾湿，拟：北沙参12克，吴茱萸3克，茯苓12克，陈皮12克，法夏9克，炮姜12克，大枣12克，两剂。二诊：咳嗽减轻，痰量减少，呕吐清涎消失，现呈右胁疼痛，原方加青皮12克，三剂，诸症悉减，以苓桂术甘合香砂六君善后。（陈胤夫. 吴茱萸汤的临床运用. 四川中医，1984. ）

阳明中风，风热上扰

【症状】咳。头眩，不恶寒，能食，咽痛。

【病机】阳明中风，邪气从阳化热，阳能化谷，则不恶寒、能食；阳明风热之邪，上犯于肺则咳嗽；上扰清窍则头眩；咽为胃系之所属，咳甚则咽伤，故必咽痛。

【治法】疏风散邪，清热解毒。

【方药】银翘散。

【原文综述】本症见于原文第198条："阳明病，但头眩，不恶寒，故能食而咳，其人咽必痛。若不咳者，咽不痛。"阳明病，若能食，名为中风，以示胃阳素旺。风热上扰，则导致咳嗽、头眩、咽痛等症状，根据其病机，可选用银翘散治疗。

【案例】刘某，男，7岁，学生，1964年1月6日就诊。主诉：前3日晚上突感发热，头痛，咳嗽，咽干。昨天前往某医院治疗，初步诊断为重感冒。经服APC及磺胺类药片，肌内注射青霉素，症状未见减轻。症候：体温39.8 ℃，两脉浮数，右寸尤甚，舌苔薄白而燥，口渴，肌肤灼热，无汗，咳嗽，气促，便秘，溲赤。诊断：风热袭肺。处方：连翘、竹叶、豆豉各三钱，银花二钱，桔梗、牛蒡各一钱半，薄荷、甘草各七分，芥穗一钱，苇根五钱。1月7日二诊：服药后晚上身见微汗，体温降至37.8 ℃，头痛、口渴均减大半，唯咳嗽尚频，仍照原方加杏仁、枇叶以利肺气。1月8日三诊：体温36.8 ℃，咳嗽减轻，头痛、口渴、气促等症状全部消失，仍照原方给服一剂痊愈。（杨春. 银翘散对温热病初期效验介绍. 福建中医药，1964.）

少阴热化，水热互结，水饮犯肺

【症状】咳。下利，心烦，不得眠，呕渴。

【病机】病至少阴，邪从热化，水热互结。水饮为患，变动不居，上犯于肺则咳，上逆于胃则呕；水气偏渗大肠则下利；水热互结，津不上承则渴；阴虚有热，虚热上扰则心烦不得眠。

【治法】育阴清热利水。

【方药】猪苓汤。

【原文综述】本症见于原文第284、319条。第284条言少阴病有寒化、热化之别，少阴咳而下利，亦有寒化、热化之分。若从阳热化，阴虚热盛，邪热与水饮互结，水饮上攻则咳，下犯则利，据证选方，治以猪苓汤。第319条言少阴下利，伴咳而呕渴、心烦、不得眠，为阴虚水热互结，属少阴热化之证，治以育阴清热利水，方选猪苓汤。

【案例】王某某，男，60岁。素日体弱，嗜烟，因感冒咳嗽月余，前医以红霉素、鱼腥草治疗四五日无效，审其症见咳嗽，白痰略黄，咯而不爽，口微渴，胸闷，舌红无苔而津多，脉细而濡，吾始认为表邪入里化热，耗伤肺胃之阴，与沙参麦门冬汤加减治之。药后非但诸症不减反见气短，咯痰黏腻稠白，不欲食，大便溏，细思良久，乃水热互结之咳嗽耳，《伤寒论》云："少阴病，下利六七日，咳而呕渴，心烦不得眠，猪苓汤主之。"乃与润燥清热利水，处方猪苓汤：阿胶30克，猪苓12克，茯苓10克，泽泻6克，滑石24克。服上方二剂后诸症大减，舌苔红润，脉细缓，再拟调理脾肺之剂而愈。（刘怀德. 猪苓汤治愈咳嗽一例. 山西中医，1987. ）

少阴阳虚，水寒射肺

【症状】咳。小便不利，四肢沉重疼痛，腹痛，下利。

【病机】少阴肾阳虚衰，水气不化，水寒射肺则为咳；水气不化则小便不利；水渍肌肤则四肢沉重疼痛；水寒凝滞经脉则腹痛；水浸胃肠则下利。

【治法】温阳化气利水。

【方药】真武汤。

【原文综述】本症见于原文第284、316条。第284条言少阴病，从阴寒化，阳衰阴盛，水饮上犯则咳，下攻则利，治以真武汤。第316条言少阴肾阳虚衰，水气不化，泛溢为患，水寒射肺则咳，外泛于表，则四肢沉重疼痛，内渍于肠则腹痛下利，膀胱气化不利，则小便不利。水邪可随气机升降四处为患，可兼见小便利、呕等诸多或然症状，究其根本，均为少阴阳虚，不能制水所致，治当"益火之源，以消阴翳"，方选真武汤。

少阴病，咳而下利，均为水气为患，既可见于猪苓汤，又可见于真武汤。然猪苓汤为阴虚有热，兼水热互结，伴见心烦不得眠等症，治以育阴清热利水为法；而真武汤则属阳虚不能制水，水邪泛滥之证，伴见四肢沉重疼痛等症，治以温阳化气利水为法。二者有同有异，临证当仔细辨别其病机之迥异。

【案例】安某，女，54岁。1966年因受风寒，咳嗽迁延12年。每年入秋则发，冬季加剧，甚则不能平卧，被某医院诊断为慢性支气管炎。1978年8月初诊：阵发性剧咳，痰清稀量多，头晕心累，气短，昼夜不能平卧。畏寒恶风，面足水肿，脸色萎黄。舌质淡暗有瘀斑，舌体胖嫩而边缘多齿痕，苔白滑，根部厚腻。辨为少阴阳虚水泛，寒痰阻肺咳嗽，法宜温阳化气行水，以真武汤加减主之：茯苓24克，生姜30克，白术20克，炙附子60克（久煎），桂枝10克。二诊：上方连服6剂，咳嗽明显好转，痰亦减少过半，呼吸较前通畅，渐能平卧。颜面已不觉肿，舌质稍转红润，厚腻苔减。多年之患，已获初效。宜守原法，以干姜易生姜，加强温中补脾之效。三诊：上方续服6剂，诸症显著减轻。尚有轻微咳嗽，清痰少许。舌质转为淡红，乌暗瘀斑与白腻苔渐退，舌边齿痕已不明显。有时尚觉气短，心累，病有从阴出阳之势，须适应转机，通阳和中，燥湿涤饮，以苓桂术甘汤加味缓缓服之：茯苓20克，桂枝10克，白术20克，法半夏15克，生姜20克，甘草3克。服12剂后，诸症基本痊愈。入冬以来，再未重犯。（张存悌. 中医火神派医案全解. 北京：人民军医出版社，2007. ）

二、表里兼症

风寒外束，水饮内停

【症状】咳喘，干呕，发热。

【病机】风寒外束，水饮内停，饮寒相搏，上犯于肺则咳喘；表邪未解则发热；横犯于胃则干呕。水饮为患，随气机升降变动不居，据所伤部位不同，而变生诸多或然之症。

【治法】外散风寒，内蠲水饮。

【方药】小青龙汤。

【原文综述】本症见于原文第40、41条。两条所述之症，病机均为表邪不解，兼水饮内停。饮寒相搏，气逆水升，上犯于肺则咳喘，横犯于胃则呕。诸多或然症状皆为饮邪内停所致，水饮致病，随气升降，无处不达，或壅于上，或积于中，或滞于下，各随其所而为病，表现各异，治有加减，然均以外散风寒，内蠲水饮为其根本治法，方选小青龙汤。

【案例】林彩云，女，7岁。剧烈阵咳，数十声连续不绝，咳至面色青紫，腰背弯曲，涕泪俱下，须吐出黏痰方告平息，过一两个小时，咳声复起。如此反复发作，一昼夜二三十次，绵延月余，累服地霉素等无效。脸有浮肿，食欲不振，严重时咳嗽则吐。舌白喉干，脉紧而滑。追查原因，其母云：因吃鲜番薯引起。因拟小青龙加味与之。处方：麻黄五分，桂枝八分，细辛五分，五味七分，半夏一钱，百部一钱。守方不变，共服7剂痊愈。（陈玉铭. 小青龙汤在山区应用的经验. 福建中医药，1965. ）

三焦不通，枢机不利，水饮犯肺

【症状】咳。往来寒热，胸胁苦满，心烦喜呕，不欲饮食。

【病机】三焦不通，枢机不利，水饮犯肺则咳；少阳受邪，枢机不利，正邪交争，故往来寒热；少阳经气不利，则胸苦满不适；胆火内郁，上扰心神，则心烦；胆火内郁，影响脾胃功能，土受木克，则表情默默、不欲饮食。

【治法】疏利三焦，温肺蠲饮。

【方药】小柴胡汤去人参、大枣、生姜，加五味子、干姜。

【原文综述】本症见于原文第96条。少阳属半表半里，又为枢机，出可达表，入可在里，故其病变则影响表里内外，上、中、下三焦，而出现诸多或然之症，治当以和解为法，使三焦得畅，枢机得利，诸症自除。

【案例】孙某，女，47岁，市民。从小咳嗽至今，历40年，每年秋末发作，冬季较甚，夏季自愈。在发作期间，昼轻夜重，甚则难以入眠，痰多而稀，喉咙发痒。从其神色形态来看，无明显的病容表现。1970年来诊。窃思此病已数十年，患者服药较多，不见效果，一般治咳之剂，已经用过，若不另想方药，恐难取效。忆起陈修园《医学实在易》治咳论中有云："胸中支饮咳源头，方外奇方勿漫求，更有小柴加减法，通调津液治优优。"考虑用此方较为合适，遂欣然疏方，以观其效。柴胡9克，半夏9克，黄芩9克，党参9克，五味子9克，甘草6克，生姜9克，大枣4枚，水煎服。上方服1付后即能安然入眠。服4付后咳嗽已去大半。继服数付而咳止。（张磊. 略谈小柴胡汤桂枝汤方证及其在临床上的运用. 河南中医学院学报，1979. ）

第二十四章 喘

喘，即气喘，以呼吸急促，甚至张口抬肩，不能平卧为主要临床表现。

《黄帝内经》最早记载了“喘”之名称、症状表现和病因病机。如《灵枢·五阅五使篇》有：“肺病者，喘息鼻张。”《灵枢·本脏篇》云：“肺高则上气肩息。”《黄帝内经》认为，喘主要是肺与肾的病变，并可能涉及心、肝。如《素问·脏气法时论》云：“肺病者，喘咳逆气，肩背痛，汗出……虚则少气不能报息……肾病者，腹大胫肿，喘咳身重。”《素问·痹论》云：“心痹者，脉不通，烦则心下鼓，暴上气而喘。”《素问·经脉别论》亦云：“有所坠恐，喘出于肝。”病因上有外感、内伤之分，如《灵枢·五邪》指出：“邪在肺，则病皮肤痛，寒热，上气喘，汗出，喘动肩背。”《素问·举痛论》亦云：“劳则喘息汗出。”

《金匮要略·肺痿肺痈咳嗽上气病脉证治》中之“上气”即指喘息不能平卧，并列射干麻黄汤、葶苈大枣泻肺汤等方治疗。隋代巢元方所著《诸病源候论》一书，认为“肺主于气”，故喘与上气、咳逆上气一类疾患均系肺的病变，但有虚实之异。宋代《圣济总录》比较明确地把喘证划分为肺虚、肺实、肺胀、邪气在表、邪气在里、阴证发喘、心下有水气而喘等不同症候，所载方药既多，论述也比较精详。金元时期的医家，其著书立说，多各明一义；因此互有发明，亦互有短长。如刘河间论喘因于火热；朱丹溪则谓喘有虚实，“实喘气实肺盛”，并与痰、火、水气有关；“虚喘由肾虚”，亦有肺虚者。实喘宜泻肺为主，虚喘宜补肾为主。丹溪又遥承前人之学，正式把“哮”作为一个独立的病名，以其“专主于痰”和具有发作性的特点而区别于喘证。这些论述，对后世影响很大。明代医家对喘证的症状特点，喘与哮和短气的鉴别，喘证的分类与治疗，喘证的预后等各个方面，都更加深入细致。清代叶天士在前人基础上，进一步把哮喘的证治纲领总结为“在肺为实，在肾为虚”，颇为扼要。

综上所述，历代医家在《黄帝内经》中有关喘论述的基础上，不断丰富和发展，使有关理论和实践经验不断得到完善。汉代张仲景所著的《伤寒论》中，很多条文涉及喘的病因、辨证及治疗，现论述如下。

一、表症

风寒外束，肺气不宣

【症状】喘。头痛，身疼腰痛，骨节疼痛，发热，恶风寒，无汗。

【病机】风寒外束，卫闭营郁，肺气不得宣降，则喘。风寒侵袭，经脉不利，则身疼腰痛、骨节疼痛；风寒袭表，卫闭营郁则出现发热、恶风寒、无汗等表症。

【治法】发汗解表，宣肺平喘。

【方药】麻黄汤。

【原文综述】本症见于原文第35、75、235条。第35条中，因肺主气，外合皮毛，若风寒束表，卫阳被遏，营阴郁滞，必然影响肺气之宣发肃降，肺气上逆则喘，并伴见发热、恶寒、无汗等表症，当治以麻黄汤。第75条为水灌闭塞皮表所致喘，因肾主五液，肾主耳，肾之液入心则为汗，发汗太过，心阳虚损则手自冒，阳虚及肾，则两耳无所闻，此时，若以水灌之，汗窍为风寒所闭，形寒伤肺，肺气遏而不得宣降则为喘，治疗应以解表散寒、宣肺平喘为法，方选麻黄汤。第235条言太阳病，初传阳明，阳明燥热不甚，而以太阳表实为主，邪在表，则表气郁闭而肺气不利，治当先解其外，予麻黄汤。

【案例】四公子病伤寒，发热，无汗而喘。遍请诸医家，其所疏方，仍不外乎历次所用之豆豉、山栀、豆卷、桑叶、菊花、薄荷、连翘、杏仁、象贝等味。服药后，热势依然，喘益加剧。先生乃终夜不寝，绕室踌躇。迨天微明，乃毅然曰：此非《伤寒论》“太阳病，头痛，发热，身疼，腰痛，骨节疼痛，恶风，无汗，而喘者，麻黄汤主之”之病而何？乃援笔书：麻黄七分，桂枝七分，杏仁三钱，炙甘草五分。持方与夫人曰：“吾三儿皆死于是，今四儿病，医家又谢不敏。与其坐而待毙，曷若含药而亡！”夫人默然。嗣以计无他出，乃即配药煎服。先生则仍至商务印书馆服务。及归，见病儿喘较平，肌肤有润意，乃更续予药，竟得汗出喘平而愈。四公子既庆更生，先生乃益信伤寒方。（曹颖甫. 经方实验录. 上海：上海科学技术出版社，1979. ）

二阳合病，肺失宣降

【症状】喘。胸满。

【病机】太阳阳明合病，邪郁肺闭，肺气不利，则喘而胸满。

【治法】发汗解表，宣肺平喘。

【方药】麻黄汤。

【原文综述】本症见于原文第36条。太阳与阳明合病，病机重心在于太阳之表，喘而胸满为其主要表现，当谨遵先表后里之治疗原则，治以麻黄汤，使表气得宣，肺得宣降，而里气有自和之机。

二、里症

（一）里实症

饮多水停，水饮犯肺

【症状】喘。手叉自冒心，耳聋。

【病机】饮水过多，水停不化，水饮犯肺则喘。发汗太过，心阳虚则手叉自冒心；阳虚及肾则耳聋。

【治法】化气利水。

【方药】五苓散。

【原文综述】本症见于原文第75条。因发汗太过，心肾两虚，耳为心肾之窍，心虚则手叉自冒，心肾虚则耳失聪。既经发汗，则毛孔尽得张开，喘应自止，若复饮水过多，水停不化，水寒上射于肺，肺失宣降则作喘。仲景提出饮多水停可以导致喘，但没有列出治疗方药。根据其病机，可选用五苓散治疗。

【案例】某女性患者，62岁。20天前因劳累后出现喘憋、气短，不能平卧，伴咳嗽、咳痰，为白色泡沫样痰，伴恶心、呕吐，呕吐物为胃内容物，偶有头晕、心悸，胸中烦热，小便少，大便干，就诊于河北大学附属医院门诊。既往间断发憋、气短病史10余年；高血压病病史7年，血压180/110mmHg，未规律口服降压药。辅助检查：心电图示窦性心律；肺型P波。心脏超声示主动脉瓣少量反流；三尖瓣少量反流；肺动脉高压；左室舒张功能减低。胸部CT示右肺中叶局限性炎症。血气分析示：氧分压57mmHg、二氧化碳分压29mmHg、氧饱和度91%。血常规示：白细胞计数9.55×10^{9}/L、淋巴细胞百分比17%。余化验未见异常。神清，精神欠佳。口唇无紫绀。双肺呼吸音粗，可闻及干性啰音，未闻及明显湿啰音。心率108次/分，律齐，未闻及病理性杂音。腹部稍膨隆，无压痛反应，肝脾触诊不满意。双下肢轻度指凹性水肿。诊断为：①慢性阻塞性肺疾病；②肺源性心脏病，心功能不全；③高血压病3级，极高危。刻下表现：喘憋，气短，不能平卧，伴咳嗽、咳白痰，时有恶心呕吐，口干口渴，饮水不解，且小便频数，以夜间为主，双下肢水肿，舌淡苔滑，脉弦滑。中医诊断：喘证。证型为膀胱气化不利，水饮上逆犯肺。治疗原则：温阳利水，降逆止咳。方以五苓散加减：桂枝10克，茯苓30克，猪苓20克，苍术30克，泽泻20克，干姜15克，当归15克，桃仁15克，赤芍20克，川芎15克。每日1剂，水煎服，服5剂后诉症状较前减轻，再服5剂，症状明显缓解。西医治疗方案：①吸氧；②哌拉西林抗感染；③盐酸溴己新止咳化痰；④多索茶碱缓解气道痉挛。（卢丽君，赵永辰．五苓散加减治愈喘证1例．医学研究与教育，2018．）

表邪内陷，化热熏肺

【症状】喘。下利，汗出。

【病机】表邪内陷，入里化热，邪热下迫大肠则下利；肺与大肠相表里，经络相连，里热循经上蒸于肺，肺失清肃则喘；热邪蒸腾，迫津外泄则汗出。

【治法】清热止利，表里双解。

【方药】葛根黄芩黄连汤。

【原文综述】本症见于原文第34条，言太阳病，本当以汗解之，若误用下法，虚其正气，则下利不止，脉促则提示表邪尚在，表邪入里化热，邪热上蒸于肺则喘，迫津外泄则汗出，同时，可伴见心烦口渴、小溲黄赤、下利臭秽、肛门灼热、舌红、苔黄、脉数等热象。

【案例】王某，男，1岁6月。1986年12月18日诊。患儿主因咳喘15天，加重1天入院。急性病容，呼吸困难，咳喘明显，呈三凹征。双肺满布哮鸣音，呼气时间延长。胸透显示支气管肺炎，白细胞计数$13.3\times10^9/L$，中性粒细胞0.60，嗜酸性粒细胞0.10，淋巴细胞0.30。入院后曾经给予红霉素、庆大霉素治疗效果不佳，后给予非那根、氨茶碱、异丙肾上腺素等药物治疗，喘息稍有减轻，但两肺痰鸣音较前增多，并出现肠炎。多次化验嗜酸细胞增多，考虑可能为嗜酸细胞增多性肺炎。前医已用数剂麻杏石甘汤未见著效，邀笔者会诊。当时患儿面部潮红，发热，喘咳，鼻翼煽动，喉中痰鸣，全身有汗，下利日十余次，粪便黄褐而稀，挟有奶瓣，有秽臭气，喜饮，苔黄厚腻，指纹色紫。四诊合参，甚合《伤寒论》第34条所述，故以葛根芩连汤合麻杏甘石汤，稍佐化痰止咳之品。处方：葛根、石膏各9克，黄芩5克，黄连2克，桔梗、紫菀、前胡各4克，清半夏3克。水煎频频灌服。1剂后，咳喘明显减轻，两肺痰鸣呈散在性，下利减至一日3次。再进2剂，咳喘下利均愈，饮食、睡眠好，两肺呼吸音清晰，未闻及干湿啰音，胸片复查肺野转清，未见明显片影而出院。（阎艳丽，刘泽英. 谈葛根芩连汤治喘. 四川中医，1992.）

邪热迫肺，气逆不降

【症状】喘。汗出。

【病机】肺主气而司呼吸，邪热迫肺，气逆不得宣降则作喘。肺外合皮毛，热壅于肺，迫津外泄则汗出。

【治法】清宣肺热，降气平喘。

【方药】麻黄杏仁甘草石膏汤。

【原文综述】本症见于原文第63、162条。此两条文字相近，证治相同，虽成因不同，但主症均为汗出而喘，乃邪热迫肺，气逆不降所致，热壅于里，可伴见发热、口渴、舌红、苔黄、脉数等一派热象，当治以麻黄杏仁甘草石膏汤，使邪热得清，咳喘得平。

【案例】袁某，男性，54岁，干部，南昌人，于1963年4月6日就诊。患者原有支气管炎喘息病史，每年春冬时反复发作，近半个月喘咳极甚，窒息欲死，口唇指甲发绀，胸闷气粗，汗出淋漓，西药持续使用氨茶碱，青霉素疗效不大，于4月6日转中医治疗，观患者面色正常，其气盛，喘咳多痰，呼吸困难，苔黄，便结尿常，脉滑而数，治以清热涤痰，开肺通结法。处方：麻黄二钱，杏仁二钱，石膏五钱，法下二钱，栝楼仁三钱，大黄二钱，胆星三钱，葶苈子三钱，甘草二钱。服2剂后，咳喘已明显减轻，连服6剂，诸症消失。（王友仁. 麻杏甘石汤的临床应用. 江西中医药，1980.）

表症误火，热伤肺气

【症状】喘。腹满，不大便，发黄，衄，小便难，身体枯燥，但头汗出，口干咽烂，谵语，哕。

【病机】燥热内结，肺气不降则喘，腑气不通则腹满、不大便。风火相合，两阳相熏灼，导致肝胆失疏，胆汁外溢则发黄；邪热炽盛，火热上攻，迫血妄行则衄；火热下劫，阴液虚损则小便难；气血阴阳俱虚，肌肤筋脉失于濡养则身体枯燥；但头汗出，伴腹满不大便、口干咽烂乃为阳热盛极、津液亏耗所致；久而不愈，热盛扰心则谵语；胃阴大伤则呃逆。

【治法】急下存阴。

【方药】大承气汤。

【原文综述】本症见于原文第111条。太阳中风，本当以汗解之，误用火法，不仅风邪不解，更增火邪为患，风火相煽，热势炽盛，损及气血，导致变证丛生。本条属阳盛阴虚之为危证，其预后取决于津液之存亡，常以小便通利与否作为审察标准，若小便通利，说明阴津尚未耗竭，生机尚存，若小便全无，则化源枯竭，阴津将绝，提示预后不良。证虽危笃，仍宜积极治疗，力挽垂危，根据其病机，治当以急下存阴为法，可选用大承气汤。

三阳合病，肺气不降

【症状】喘。腹满，口苦咽干，发热恶寒，脉浮紧。

【病机】三阳合病，阳明热壅气滞，肺气不降则喘、腹满；少阳胆火上炎则口苦咽干；太阳表邪不解则发热恶寒、脉浮紧。

【治法】和解清热。

【方药】小柴胡汤。

【原文综述】本症见于原文第189条："阳明中风，口苦咽干，腹满微喘，发热恶寒，脉浮而紧，若下之，则腹满小便难也。"本条虽冠以"阳明中风"，实属三阳合病，且腑实未成，虽腹满，却无腹部硬痛拒按、潮热、谵语等症，此时禁用下法。若误用下法，则易导致表邪乘虚内陷，中焦气机不畅，腹满加重，津液损伤则小便难。本条应以和解清热为法，使病从少阳之枢外解，临证当权衡轻重主次，随症治之。

阳明热盛，热阻气机

【症状】喘。腹满，咽燥口苦，发热汗出，不恶寒，反恶热，身重。

【病机】阳明里热炽盛，气机壅滞，肺气上逆则喘、腹满。热盛伤津，胃火上冲则咽燥口苦；热邪迫津外泄则发热汗出、不恶寒、反恶热；热盛耗气，气机不利则身重。

【治法】辛寒清热。

【方药】白虎汤。

【原文综述】本症见于原文第221条。本条自"阳明病"至"身重"为第一部分，诸症皆为阳明热盛所致，仲景虽未出治法，但根据其病机，应以辛寒清热为法，可选用白虎汤。若误用汗、火、下等法，则易伤津助热，导致变证丛生。

【案例】谢某，女，58岁，农民。喘咳反复发作三十余年，被某医院诊为"支气管哮喘、肺气肿"。1968年9月2日喘咳又发作。经治疗数日，病情反增剧，喘咳持续不已。恰逢余省亲返里，急邀往诊治。患者倚卧，喘咳甚剧，神志昏蒙，时谵语，喉中有痰作响，躁动不安，汗出如珠，肢端不温，舌红，苔黄燥，脉细数无力。属肺胃热甚，元气衰微，肾不纳气之证。治以清泻肺胃，兼扶元纳气固脱。方用白虎汤加味：石膏40克，知母15克，甘草6克，粳米一撮，人参6克，枣皮30克，黄芩15克。一剂。下午二时许服药，至六时许神志稍转清，烦躁、汗出等症减轻。次日以原方再进，服药三天，喘咳大减，他症基本消除。

继用前方去黄芩，煎汤送服六味地黄丸十天，喘咳暂平。（黄阳生. 白虎汤加减运用举隅. 衡阳医学院学报，1987. ）

燥实内结，肺失宣降

【症状】喘。大便难，身重，腹满，潮热。

【病机】燥实内结，腑气壅滞，邪热循经上扰于肺，肺失宣降则气喘。燥实内结，腑气不通，则大便硬结；阳明实热内结，经腑不通，外则影响经脉，经气不利则身重；内则气机不得通降，腑气不畅则腹满；阳明腑实已成，则潮热。

【治法】攻下里实。

【方药】大承气汤。

【原文综述】本症见于原文第208、218、212、242条。以上4条所述，均是燥热内结，肺失宣肃所致之喘。肺与大肠相表里，且足阳明胃与手太阴肺亦有经脉相连，互相络属。若阳明实热内结，腑气壅滞，邪热循经上扰于肺，则见气喘，必伴便秘，腹胀满痛，手足濈然汗出，潮热，脉沉迟有力等症，治宜攻下实热，方用大承气汤。

【案例】郭某，男，47岁，农民。1983年11月2日就诊。喘咳历十余载，秋冬即发，春夏始安。最近呼吸急促，喉中痰鸣，痰黄黏稠，不易咳出，咳喘剧烈时数十声不绝，咳至面红，吐出黄稠痰后方平息。常以二陈汤、射干麻黄汤、小青龙汤治之，病不解。每日午后热甚，大便周日未解，小便黄少，腹满，触之如鼓，食入即吐，烦躁失眠，舌质边尖红，苔黄腻，脉滑数。脉症合参，并回味前医所用之方不效之理，认为此证乃热结大肠，里热壅实，肺失肃降，积湿蕴热，灼津为痰，交固于肺，阻塞气道而成喘咳。治当上病下攻，釜底抽薪，通腑降逆，泻肺平喘，用大承气汤加减：大黄10克（后下），芒硝6克（冲），枳壳20克，厚朴6克，葶苈子10克（包），杏仁10克，炙麻黄10克。服二剂，大便下燥屎一次，喘定咳轻，腹胀减，能安睡。继以上方减量加减服二剂，诸症平息。（吉洪涛. 大承气汤加味治愈咳喘1例. 陕西中医函授，1984. ）

（二）里虚症

阴液竭绝，阳无以附

【症状】喘满。谵语，直视，下利。

【病机】阳明热盛，阴液耗竭，正气脱于上则喘满。热邪扰乱神明则谵语；热邪亢盛，阴液耗竭，精气不能上注于目则直视；中气败坏，阴竭于下则下利。

【治法】回阳救阴。

【方药】四逆加人参汤。

【原文综述】本症见于原文第210条。其喘满乃正气脱于上，气不下纳所致，此时病情危笃，当仔细辨证，因受古代历史条件限制，故曰"死"，如今若能采取相应的抢救措施，尚有生还之机。

肾气衰竭，肺气上脱

【症状】息高。

【病机】肾气绝于下，肺气脱于上，则息高。

【治法】回阳救逆。

【方药】四逆汤加山茱萸、五味子。

【原文综述】本症见于原文第299条："少阴病，六七日，息高者死。"肺主呼气，为气之标；肾主纳气，为气之本。《难经·四难》曰："呼出心与肺，吸入肾与肝。"因此，肾为生气之源，呼吸之根。今少阴病六七日，说明病程日久，知正气日衰，肾阳虚弱，病已危笃。若见"息高"，则是少阴危重症，真阳涣散，肺肾俱伤，既不能生气，亦不能纳气，而散越于胸喉之间，呈呼吸浅表之状，为阴阳离决之险候，预后不良。虽断为"死证"，仍不妨投以大剂参附、四逆辈，加山茱萸、五味子收敛肺肾之气，积极救治。

阴竭于下，阳脱于上

【症状】微喘。下利，手足厥逆，无脉。

【病机】真阳竭于下，肺气脱于上，则微喘。阳气极衰，阴寒独盛充斥内外则下利、手足厥逆、无脉。

【治法】回阳救逆。

【方药】四逆汤。

【原文综述】本症见于原文第362条。下利、手足肢冷、无脉，是阳气虚衰，阴寒内盛的厥阴危证，此时唯恐汤药缓不济急，故用灸法急救回阳。若灸后手足转温，脉能自还，即是邪去自愈之象。若灸后手足仍然不温，脉搏仍不复还，而反增微喘者，则是真阳竭绝于下，肺气越脱于上，故为死候。此与第299条“少阴病六七日，息高者，死”的机制基本相同。病势危重，寸口脉不见者，可诊足部少阴太溪、阳明趺阳脉判断其预后吉凶。少阴负趺阳者，是言趺阳脉盛于太溪脉，说明肾气虽衰而胃气尚盛，后天生化之源尚旺，其病虽危，但正气仍可奋起抗邪，尚有一线生机，故言为顺也。由此可见，对于危重病症，三部九候之理，人迎趺阳之诊，俱当悉心掌握，熟练应用。

三、表里兼症

风寒外束，寒饮犯肺

【症状】咳喘，干呕，发热。

【病机】风寒外束，水饮内停，饮寒相搏，上犯于肺则咳喘；表邪未解则发热；横犯于胃则呕。水饮为患，随气机升降变动不居，据所伤部位不同，而变生诸多或然之症。

【治法】外散风寒，内蠲水饮。

【方药】小青龙汤。

【原文综述】本症见于原文第40、41条。两条所述之症，病机均为表邪不解，兼水饮内停。饮寒相搏，气逆水升，上犯于肺则咳喘，横犯于胃则呕。诸或然症状皆为饮邪内停所致，水饮致病，随气升降，无处不达，或壅于上，或积于中，或滞于下，各随其所而为病，表现各异，治有加减，然均以外散风寒，内蠲水饮为其根本治法，方选小青龙汤。

【案例】张某，女，74岁，患咳喘病约12年之久。每到冬季易发，此因感风寒病情加重，于1989年12月20日就诊于我院。诊见患者喘重时咳，平卧尚感困难，痰为清稀，白色泡沫，面色黄白不泽，夜难入睡，纳差，不欲饮，二便尚正常。自诉曾多次在省级医院就诊，被诊为慢性支气管炎、肺气肿。查：舌质淡红，苔白而水滑，脉弦滑。证属风寒外束，痰饮内停，治宜解表化饮，止咳平喘。方用小青龙汤加减：炙麻黄6克，桂枝9克，白芍9克，细辛3克，清半夏9克，五味子6克，炒杏仁10克，炙甘草6克，干姜6克。服药3剂，咳喘明显减轻，夜间基本能平卧入睡，痰量有所减少。二诊原方加焦神曲10克，连服3剂，诸症大减，遵此方再服6剂，咳喘已平，能料理家务。（杨彩凤，魏玮．小青龙汤加减治疗喘证的体会．中医药研究，1994.）

第二十五章　短气

短气一症，似喘而非喘，为呼吸短促而不相接续之状，是临床常见的一种症状。中医学对短气的认识源远流长。《灵枢·胀论》曰："夫心胀者，烦心，短气，卧不安。"《难经·十四难》曰："脉来一呼再至，一吸再至，不大不小曰平。一呼三至，一吸三至，为适得病……前小后大，即胸满、短气。"王叔和在《脉经·辨脉阴阳大法第九》中给短气一症的特点做出了相应的描述，《脉经》云："脉有阴阳之法，何谓也？然：呼出心与肺，吸入肾与肝，呼吸之间，脾受谷味也，其脉在中。浮者阳也，沉者阴也，故曰阴阳……关前为阳，关后为阴……阳微则不能呼，阴微则不能吸，呼吸不足，胸中短气，根据此阴阳以察病也。"《金匮要略·脏腑经络先后病脉证第一》也有短气的论述："吸而微数，其病在中焦，实也，当下之即愈，虚者不治。在上焦者，其吸促，在下焦者，其吸远，此皆难治。"又《伤寒论·伤寒例第三》云："趺阳脉微而紧，紧则为寒，微则为虚，微紧相搏，则为短气。"综上所述，可以得出以下结论：一是呼出障碍和吸入障碍都认为是"短气"症状。二是短气一症和心、肺、脾、肝、肾均相关，唯独中焦引起的实性"短气"可以通过下法治愈，中焦虚寒症引起的短气则难治；而心肺和肝肾引起的"短气"仲景则直接认为难治。

肺主气，司呼吸，短气一症，总与肺脏有关。邪在表或邪入里，或在脏或在腑，若导致气机不畅，肺气不利，则可发为短气。《伤寒论》中之短气多是一些病证的兼见症，而非主症。故仲景在治疗上多着重治疗主病主症，如治兼短气之结胸用大陷胸汤，以十枣汤治兼短气之悬饮。并不刻意治短气，亦无针对短气之专方专药，待主病向愈，则短气自除，可谓不治之治。从中可体会到仲景临证善抓主要矛盾，治病求本之思路。

本章在列出了短气相关条文外，也将少气归入其类。少气，又称"气少"，指呼吸微弱，短而声低，语言无力。短气、少气之症，语出《黄帝内经》。如

《灵枢·癫狂》篇曰："少气，身漯漯然也，言吸吸也，骨酸体重，懈惰不能动，补足少阴。短气息短，不属，动作气索。"言短气、少气是两种不同的症候。李东垣谓两者皆气不足，治宜补益中气，言两者有类似。因少气在《伤寒论》中与虚性的短气相类似，故也纳入本篇。

短气散见于多种杂病的过程中，无论寒热虚实均可出现，虚症有之，实症亦有之，虚实兼见，标本分明，从证辨病，审病求因，临证不可动忽大意。只有辨证确切，才能药到病除。

一、表症

汗出不透，肺气郁闭

【症状】短气。面赤，躁烦，周身不适，似痛而按之不得，脉涩，或兼表症。

【病机】二阳并病，邪壅经络，发汗而病不解，出现躁烦、短气、脉涩等。短气者，表不得泄，肺气不宣也。以面赤与躁烦、短气相对，一为邪气怫郁躯壳之表，一为邪气怫郁躯壳之里。营卫之气滞涩不利则痛无定处，出现或在腹中，或在四肢，按之找不到明确的位置。

【治法】辛温轻剂，小发其汗。

【方药】麻黄桂枝各半汤。

【原文综述】本症见于原文第48条。本条原文旨在论述太阳阳明并病的成因和治则。依照常法，病在太阳者，"宜以汗解之"。如若发汗不彻（发汗不及，不足以解除表邪），一则可能出现以"续自微汗出，不恶寒"的阳明病，二则也可能出现外邪部分入里而太阳病证不罢的"二阳并病"，究其原因，以上诸症只因太阳病"发汗不彻"所致，故仲景明训之"更发汗则愈"。

二、里症

（一）里虚症

热郁胸膈，中气不足

【症状】少气。心烦不得眠，甚至烦闷难耐。

【病机】汗之不当邪气未除，又误用吐下之法，损伤中气，则少气；而表热内陷胸膈，郁热扰乱心神，出现心烦不得眠，甚至烦闷难耐，莫可名状，辗转反侧，坐卧不宁，即“反复颠倒，心中懊憹”。

【治法】清宣郁热，补中益气。

【方药】栀子甘草豉汤。

【原文综述】本症见于原文第76条。本条主要辨汗吐下后热郁胸膈的证治。若汗之不当邪气未除，又误用吐下之法，导致表热内陷胸膈，郁热内扰。治当清宣胸膈郁热以除烦，方用栀子豉汤。吐下伤及中气则少气，可于方中加炙甘草以补中益气，即栀子甘草豉汤。

精气损耗，肺气不足

【症状】少气。身重，少腹里急，或引阴中拘挛，或阴头微肿，膝胫拘急，头重，眼花。

【病机】身重、少气为精气不足；少腹里急，或引阴中拘挛，或阴头微肿，膝胫拘急为阴精被伤，毒热内扰，筋脉失养。头重、眼花为阴虚化热，热气由下向上攻冲。

【治法】导邪外出。

【方药】烧裈散。

【原文综述】本症见于原文第392条。此证皆由伤寒体虚交媾，精气损伤，邪毒乘虚入里所致，治疗用烧裈散，极有可能是一种民间的精神疗法，即“以浊引浊，使病从何处受，即从何处出”的治疗方法。

气阴两虚，肺气不足

【症状】虚羸少气，气逆欲吐。

【病机】伤寒热病解后，气阴两伤，故虚羸少气；由于余邪内扰，胃失和降，故气逆欲吐。

【治法】清热和胃，益气生津。

【方药】竹叶石膏汤。

【原文综述】本症见于原文第397条。此证为热病愈后，余热未清，气液两伤而致。常为病后调理之方，余热之缓剂，其功能专于滋养胃肺之阴，并任复津增液之责，实为一首清补之剂，正如《医宗金鉴》中说：本方是“以大寒之剂，易为清补之方”。

【案例】张某，男，71岁。1994年5月4日初诊。因高血压心脏病，服进口扩张血管药过量，至午后低热不退，体温徘徊在37.5～38 ℃，口中干渴，频频饮水不解。短气乏力，气逆欲吐，汗出，不思饮食，头之前额与两侧疼痛。舌红绛少苔，脉来细数。辨证属于阳明气津两虚，虚热上扰之证。治当补气阴，清虚热。方用竹叶石膏汤：竹叶12克，生石膏40克，麦门冬30克，党参15克，炙甘草10克，半夏12克，粳米20克。服5剂则热退，体温正常，渴止而不呕，胃开而欲食。唯余心烦少寐未去。上方加黄连8克，阿胶10克以滋阴降火。又服7剂，诸症得安。（陈明，刘燕华，李芳．刘渡舟验案精选．北京：学苑出版社，2006．）

（二）里实症

阳邪内陷，气机不畅

【症状】短气。胸痛，躁烦，脉沉迟。

【病机】太阳病表症未解，误用下法，则胃中空虚，邪热乘胃中空虚入里与水饮结于胸膈，气机不畅则见胸痛、短气；邪热上扰则躁烦；病邪由表入里则脉象由浮、动、数转为沉、迟。

【治法】荡涤水热。

【方药】大陷胸汤。

【原文综述】本症见于原文第134条。此条文主要讨论的是表里辨证与表症误下而致结胸与发黄的病理转归。指出表邪入里而化热，与原病症误下伤及中阳后出现的脾胃运化失职所致水饮相互搏结而致结胸。此处的短气为饮热互结于胸膈、胃脘，影响了肺主气的功能，气机不畅所致。

水饮阻滞，肺气不利

【症状】短气。漐漐汗出，不恶寒，心下痞硬满，引胁下痛，头痛，干呕。

【病机】太阳中风，汗出不恶寒，表症已解，漐漐汗出是水饮内盛，充斥于外，水饮乘势而外溢；心下痞硬满，引胁下痛，为水饮结聚胁下，阻滞升降之气；短气为水饮阻滞，肺气不得宣发肃降；头痛是水饮逆乱于头；干呕是水饮遏制胃气而不降。

【治法】峻攻水饮。

【方药】十枣汤。

【原文综述】本症见于原文第152条。本条表述了水饮结于胸胁，且饮邪浸溢内外，肆虐上下出现心下痞硬满，引胁下痛、头痛、干呕等症状。此处的短气病机为水饮犯肺，阻滞气机，肺气不利。

【案例】徐某，女。因咳嗽少痰，左侧胸痛，呼吸困难，发冷发热6天入院。入院前3天上述症状加剧。体检：营养、精神差，舌苔厚腻，脉弦滑。呼吸较急促，在左胸前第二肋间隙以下语颤消失，叩呈浊音，呼吸音消失。X线透视积液上缘达左胸前第二肋间，心脏稍向右移位。穿刺抽液50毫升，黄色半透明，李凡他试验（++），淋巴细胞88%，中性粒细胞12%，未找到结核菌，血沉40毫米/时。根据上述情况合乎中医所说的“悬饮”，其病属实症，因此，以祛逐饮邪法，用十枣汤。大戟、芫花、甘遂各0.9克，研成极细粉末，肥大红枣10个破后煎汁，在上午10时空腹吞服。药后1小时腹中雷鸣，约2小时后即大便稀泻5次。依法隔日1剂，投3剂后，体温正常，胸畅，胸痛减半，左前三肋以下仍呈浊音，呼吸音减低，X线胸透复查，积液降至第三肋间以下。继服原方4剂，体征消失，血沉5毫米／时，X线胸透：积液完全吸收，住院26天病愈出院。（张志雄. 中药十枣汤治疗渗出性胸膜炎51例. 解放军医学杂志，1965. ）

风湿在表，气化失宜

【症状】汗出短气。骨节烦疼，恶风不欲去衣，小便不利，身微肿。

【病机】骨节烦疼，为风湿相搏，经气不利；汗出恶风是卫阳不固而致；短气，是风湿束表，气化失宣；小便不利是湿胜导致的水气不行，湿邪外溢肌肤见身微肿。

【治法】温经扶阳，祛风除湿。

【方药】甘草附子汤。重用甘草取其甘缓之性，风寒湿不宜速攻之意，为方中君药；白术、附子温阳胜湿，桂枝散寒祛风。

【原文综述】本症见于原文第175条。本条明确表示治疗表里阳气俱虚，风湿并重，风湿流注关节，难以速去，故减附子用量，意图缓行。白术、桂枝、附子同用，以助阳温经而除风湿。此处的短气为风湿束表，又因肺主皮毛，风湿之邪干扰了肺主宣发的功能，故见短气。

阳明郁热，气机不畅

【症状】短气。腹满，胁下及心痛，鼻干，不得汗，嗜卧，一身及目悉黄，小便难，有潮热，时时哕，耳前后肿，脉弦浮大。

【病机】脉弦浮大，是阳明兼太阳、少阳二经之证，阳明主腹，胁下属少阳，心间为太阳，而见腹满，胁下及心痛，风热壅滞于腹中不通。阳明主阖，闭郁不得由枢而开，故短气。

【治法】和解少阳。

【方药】小柴胡汤。

【原文综述】本症见于原文第231条。此条名为阳明中风，实为三阳合病，其病机为邪热犯于肝胆肠胃，三焦不利，且有表邪。仲景主张先以刺法疏其表邪，宣通三焦气机，三焦气畅则有助于短气向愈。若病过十日，脉仍弦浮，是阳明之脉症已罢，唯少阳之表邪尚存，故可用小柴胡汤以解其外。

【案例】雷某，男，48岁。冠心病、心律失常三年多，曾反复以中药活血祛瘀剂及西药治疗无效，审其症见胸满胸痛，气短心悸，头晕失眠，口干口苦，舌苔白，脉弦滑而结涩时见，证脉合参，诊为肝郁气结，痰湿不化，为拟疏肝理气，化痰清热。小柴胡汤加味：柴胡10克，半夏10克，黄芩10克，党参10克，甘草6克，生姜3片，大枣5个，栝楼15克。服药4剂，诸症好转，服药10剂后心悸消失，心电图复查正常。此时患者因拘于冠心二号方治疗冠心病之见，又服冠心二号方4剂，服后心悸又见，心电图复查：室性期前收缩。后又约余诊视，再以小柴胡汤加味治疗，服药120剂诸症消失。（朱进忠. 小柴胡的临床运用. 山西中医，1987.）

痰食阻滞，气机不畅

【**症状**】不得息。恶风，发热，自汗，头不痛，项不强，胸中痞硬，气上冲咽喉，寸脉浮。

【**病机**】痰食壅遏胸膈是其主要病机。痰食阻滞胸膈，气机不畅则胸中痞硬；气上冲逆则气上冲咽喉不得息。卫阳出于胸中，肺又外合皮毛，故胸中邪壅，肺卫失宣，使营卫失和，可出现“病如桂枝证”的情况，即恶风，发热，自汗，寸脉浮。

【**治法**】涌吐痰食。

【**方药**】瓜蒂散。

【**原文综述**】本症见于原文第166条。此处的“不得息”，主因是痰食阻滞胸膈气机，肺失宣降。

阳明燥实，肺失宣降

【**症状**】短气。汗出不恶寒，潮热，手足濈然汗出，身重，腹满而喘，脉迟。

【**病机**】汗出不恶寒，四肢禀气于脾胃，阳明燥热逼迫津液外泄，则手足濈然汗出；身重乃阳明燥结，腑气不通，气机郁滞，脉道不利所致；腹满而喘，短气者，肠腑壅滞妨碍肺之肃降而致。实邪内壅，气血运行涩滞，其脉应之而迟。

【**治法**】通腑泻热。

【**方药**】大承气汤。

【**原文综述**】本症见于原文第208条。阳明属胃，治宜通泄，必待表症已罢，用承气汤疏利则热出燥润而病瘥。手足濈然汗出，知大便已坚，可予大承气汤。短气者，肠腑壅滞妨碍肺之肃降而致。

【案例】患者，齐某，女，65岁，于1999年10月6日入院。刻诊：心悸、气短，动则益甚，精神萎靡，食欲不振，夜寐不安，二便可，舌暗，苔薄白，脉细弱结代。既往无特殊病史。查体：体温36.5 ℃、脉搏80次/分、呼吸频率20次/分、血压110/60 mmHg。心界稍向左扩大，心音强弱不等，心率125次/分，律不整，各瓣膜未闻杂音。腹诊无异常。心电图报告：异位心律，快速房颤伴心肌损伤，不正常心电图。中医诊断：心悸气虚血瘀。西医诊断：冠心病、房颤。给予益气活血及控制心室率等治疗，患者病情明显好转。于住院第5日出现持续性全腹胀痛，无排粪便及排气，肠鸣音弱，急查腹平片：考虑肠梗阻，急请外科会诊，考虑肠系膜血管栓塞，因患者心疾较重，不主张手术治疗，建议用灌肠法促使肠管蠕动，遂以大承气汤化裁，处方：大黄（后下）、芒硝（冲）各20克，枳实、厚朴、丹参各30克，桃仁、红花各10克。1剂，急煎，取汁300毫升灌肠，患者当日即出现排便排气，腹胀痛消失，肠鸣音正常，复查腹平片液平消失。嘱患者进易消化饮食。（乔军华，刁拴成. 大承气汤验案3则. 河北中医药学报，2002. ）

第二十六章　哕

哕是指气逆上冲，呃呃连声，声短而频，不能自止之证。宋以前称"哕"，元代朱丹溪开始称"呃"，至明末开始通称"呃逆"。最早出现的是在《黄帝内经》，考《黄帝内经》只有"哕"的记载，并无"呃逆"病名，但其中"哕"主要是作呃逆的含义，《素问·宣明五气篇》云："胃为气逆，为哕、为恐。"此"哕"即指呃逆而言，而发病多与胃失和降，气机上逆有关。

仲景取法《黄帝内经》，在病名方面，同样使用"哕"作为呃逆的病名，与嗳、干呕分开使用，并明确哕的部位在阳明胃腑，病机主要为气机上逆，可有胃虚无力受纳谷气，或水入则哕，或正邪交结中焦上逆而生哕。《伤寒论》哕证重在辨虚实，虚者多胃阳素虚，常形寒气怯，又多在误汗、吐、下或饮冷之后，哕声低微，无食臭，间隔时间较长，常伴酸水清涎，宜温中降逆为治。实者多胃阳素旺，常形体壮实，多兼见阳明热盛伤阴之象，哕声响亮，有食臭，频作，宜清泻热邪，通下二便，调理气机为治。病情危笃之哕，张仲景论述较详，并具体描述病情危笃哕的病机在于胃气衰败。若邪热过乘，而正气虚极，常哕声低微，兼神明散乱，脉现怪脉，苔现黑苔等，或有腹满小便难，甚则"无尿"，应迅速急救。

本章主要讨论《伤寒论》中哕症的辨治。

一、虚症

伤寒吐下，胃中寒冷

【症状】哕。兼见头痛，疲乏无力，面色少华，食少纳差，畏寒，手足逆冷。

【病机】 伤寒本当发汗，医误用吐下，损伤里阳，又复与水法作汗，使胃阳更伤，胃中寒冷，升降失常，气逆作哕。

【治法】温胃降逆止哕。

【方药】吴茱萸汤。

【原文综述】本症见于原文第380条：“伤寒大吐大下之，极虚，复极汗者，其人外气怫郁，复与之水，以发其汗，因得哕。所以然者，胃中寒冷故也。”本条主要论述胃中寒冷气逆作哕的病因、病机。

【案例】王某，男，58岁，因“呃逆1周”于2014年4月10日就诊。1周前，患者因患胃癌在我院行胃大部切除术，术后则出现顽固性呃逆，肌注胃复安及服用莫沙必利等胃动力药物，均无明显缓解。请消化科、神经内科等相关科室会诊后均无建设性意见，建议服用中药治疗。询知患者平素体质偏差，不喜食生冷食物。术后不慎受凉，出现呃逆，伴有恶寒、发热、前额巅顶疼痛，服用感冒冲剂后恶寒发热症状消失，头痛减轻（仅存巅顶疼痛），痛势不剧，呃逆症状无明显改善，偶能吐出少许清涎，呈酸味。口淡无味，神疲乏力，面色暗，舌淡苔白，脉沉弦。脉症合参，证属肝经虚寒、肝寒犯胃、胃气上逆，治疗予以温肝散寒、降逆止呃，选用吴茱萸汤化裁治疗。处方：吴茱萸10克，人参5克，生姜6克，大枣5克，小茴香10克，乌药10克，莲米15克，旋覆花30克，半夏6克，苏梗10克。每日1剂。服2剂后病情稍有缓解，呃逆的次数有所减少，续服原方3剂，其症悉除。（蔡林，廖伯年. 吴茱萸汤临床运用举隅. 四川中医，2016.）

中气衰败

【症状】哕。腹满不能食，渴欲饮水，可见手足躁扰，捻衣摸床等危急重症。

【病机】失治误治，导致中气衰败。脾虚不运，见腹胀满而不能食，甚者胃气衰败，胃气上逆，饮水则哕；津液大伤则渴欲饮水，甚至阴阳俱衰，胃气衰败，出现哕，手足躁扰，捻衣摸床等危急重症。

【治法】随症治之。

【方药】四逆加人参汤。

【原文综述】本症见于原文第98、111、209、232条，多因失治误治，中气衰败所致。第98条主因脾虚饮停致渴，胃气上逆则呕。此与小柴胡汤证中，因木火内郁、邪热犯胃所致之渴、呕机制不同。若将本症误为小柴胡汤证，妄投小柴胡汤，必致胃气衰败，而见食谷者哕。第111条主因两阳相灼，津液大伤，后致阴阳俱衰，胃气衰败，出现哕，手足躁扰，捻衣摸床等危急重症。第209条辨大、小承气汤的使用法及误攻后的变证。其中本非燥屎结滞，仅是大便初硬后溏而已，此乃燥湿不调所致，故不可攻下。第232条的"腹满加哕者不治"，显然为胃气败绝，三焦壅塞不通，气机不得通降，邪无去路，故哕为不治。

胃阳伤败，浊阴上逆

【**症状**】哕。不能食。

【**病机**】胃中虚冷，受纳无权则致不能食，若误用寒凉攻下，更伤其阳，势必导致胃阳衰败，浊阴上逆，而有哕逆之变。

【**治法**】温运中阳。

【**方药**】理中汤。

【**原文综述**】本症见于原文第194条。本条指出，不能一见到"不能食"就认为是燥屎所致而行攻下，当知"胃中虚冷"也可致"不能食"。若误用攻下之法，势必造成中气更虚，胃寒更甚而虚气上逆致哕。正如《素问·宝命全形论》所说："病深者，其声哕。"

【**案例**】齐某，男，72岁，1998年3月16日初诊。主因饮食不节而致呃逆。患者服中西药数日，效果不著。刻诊：胸脘痞闷，胃呆纳少，呃逆频频，气声低微，四肢发凉，舌质淡红，苔薄白，脉沉弱无力。证属脾胃虚弱，寒阻中州，升降失司，气逆为呃。治宜温中散寒，降逆止呃。处方理中汤合旋覆代赭汤：人参10克（另煎对服），附子10克，炮姜6克，白术12克，旋覆花10克，代赭石6克，陈皮10克，丁香10克，生姜10克。3剂，水煎服。上方后，胃脘痞闷、呃逆大减，脉象较前有力，药既中病，继宗前法，续进3剂。服药后，呃逆已止，胃纳已增，精神转佳，再拟补中和胃法以善其后。（魏文浩. 经方辨治呃逆5则. 中国中医药报，2011. ）

胃中虚冷，失于和降

【症状】哕，可兼见哕声低微，间隔时间较长，气无食臭，可伴酸水清涎，舌胖淡，苔白滑，脉濡弱等。

【病机】脾胃素虚又再饮冷伤胃致胃中虚寒，胃气上逆致哕。

【治法】温中和胃降逆。

【方药】吴茱萸汤。

【原文综述】本症见于原文第226条。第226条言："若胃中虚冷，不能食者，饮水则哕。"本条因脾胃素虚，又受饮冷伤中，以致胃中虚寒，胃气上逆致哕，伴见不能食，饮水则哕。

二、实症

阳明热郁，胃气不降

【症状】时时哕。短气，腹满，胁下及心痛，鼻干，不得汗，嗜卧，身目俱黄，小便难，潮热，耳前后肿，脉弦浮大。

【病机】三阳合病，尤其出现时时哕，腹满短气，一身面目俱黄，小便难，有潮热、耳前后肿等一派阳明经邪热郁滞之象。

【治法】随症治之。

【方药】小柴胡汤或麻黄汤。

【原文综述】本症见于原文第231条。乃三阳合病，病情较为复杂，其"时时哕"乃阳明邪热内郁，胃失和降所致。治疗当先用刺法，针行阳气以泄经络闭郁之热，然后视病情偏于少阳或太阳，分别用小柴胡汤和解或麻黄汤汗解。

【案例】刘某，女，55岁。呃逆频作伴低热半月余，午后低热，体温在38～38.5 ℃，口苦，经多种方法治疗，效果不显。就诊时呃逆正作，声音较响，口干口苦，不思饮食，体温38.3 ℃，舌质偏红，苔薄白少津，脉弦数，仔细询问病史，患者半个月前因工作方面的事而心情压抑，后不久即出现呃逆与发热。予以小柴胡汤加味，药用：柴胡12克，黄芩12克，姜半夏10克，党参10克，甘草6克，生姜12克，大枣10枚，麦门冬10克，沉香5克。5剂，水煎服。2剂药后，体温渐退，呃逆明显缓解，饮食好转，5剂后诸症消失。（赵文斌，李爱芳. 巧用经方治疗呃逆6则. 辽宁中医杂志，2012. ）

邪实内结，胃气不降

【症状】哕。小便不利或大便不通。

【病机】邪气壅滞，气机不利，气滞则腹满，气逆则生哕。若哕而兼小便不利，则必是水饮之邪阻滞，气机不利而上逆；若哕而大便不通，则必是宿食阻滞，气机不降而上逆。

【治法】降逆止哕，化饮通滞。

【方药】哕兼小便不利用五苓散，兼大便不通用小承气汤。

【原文综述】本症见于原文第381条。邪气壅滞，气机不利，滞则腹满，逆则生哕。其辨治方法为“视其前后，知何部不利”以利之。若哕而兼小便不利，则必是水饮之邪阻滞，气机不利而上逆，治当利其小便；若哕而大便不通，则必是宿食阻滞，气机不利而上逆，治当通其大便。邪祛则气调，气调则哕止。

【案例】范某，男，46岁。患呃逆5天，伴口吐清水，腹胀满，小便不利，曾在当地服中药丁香柿蒂散数剂而不能止，于1987年4月2日来我院中医门诊求治。症见面白，精神疲倦乏力，头晕，不喜言语，呃声沉缓有力，时时欲吐，腹部胀大，烦躁不知所措，舌淡、苔白，脉浮弦，证属水饮寒邪，阻遏中焦，胃失和降，气机逆乱。仿《伤寒论》：“伤寒，哕而腹满，视其前后，知何部不利，利之即愈。”遂予以五苓散加良姜，服2剂，诸症悉除。（彭国钧. 五苓散之临床运用. 湖南中医杂志，1989. ）

附：噎、噫气

水饮内阻，食管不畅

【症状】咽喉噎阻。发热恶寒、无汗身痛、咳喘、干呕、脉浮紧。兼有口渴、下利、小便不利、下腹胀满。

【病机】太阳伤寒兼水饮内停，水饮干犯肺胃，肺气上逆则咳喘，胃气上逆则干呕，水饮内停不能化生津液则口渴；水饮为患，变动不居，下趋大肠则下利；水蓄膀胱，气化失常则小便不利，下腹胀满；水饮内停，阻碍气机，上壅肺胃通道，则见咽喉噎阻。

【治法】辛温解表，温化水饮。

【方药】小青龙汤。

【原文综述】本症见于原文第40条。第40条言："伤寒表不解，心下有水气，干呕，发热而咳，或渴，或利，或噎，或小便不利、少腹满，或喘者，小青龙汤主之。"诸症反映了外有表寒，里有寒饮的病理机制，证属太阳伤寒表实而兼水饮内停。咽喉为肺胃之门户，饮停肺胃，关门不利，则可见咽喉不利之噎症。

【案例】张某，男，49岁，1990年1月3日诊。患者于2年前始感咽部不适，有时如物阻塞，咽之不下咯之不出，甚者呕恶清水，经某医院诊断为慢性咽炎，用西药抗生素、中成药炎得平等一周不见好转，又到外地医院检查做食道镜、钡餐透视，胃及食道无异常，以神经官能症、慢性咽炎治疗。用疏肝理气化痰、宽胸利气的血府逐瘀汤治之，服6剂，仍不显效。再思，其人有噎，甚则呕恶清水，脉弦，舌淡苔薄白，乃水饮为病。用小青龙汤去麻黄加附子以试之：附子10克，桂枝10克，白芍10克，半夏10克，干姜6克，五味子6克，细辛3克，甘草3克，水煎服，日1剂。因患者求治心切，带药6付。1月16日复诊，患者咽部已感轻松，阻塞减半，已不呕吐清水。效不更方，继服上方，服药20剂，噎症消失，随访1年无复发。（葛宪民，袁文礼．噎症治验．山东中医杂志，1993．）

水食内阻，胃气上逆

【症状】干噫食臭。心下痞硬，腹中雷鸣，下利。

【病机】水饮食滞停于中焦，气机升降失常，则心下痞硬；胃虚气逆，则干噫食臭；水饮之气，逼迫而下，流于胁下，走于肠间，故见肠鸣下利。

【治法】和胃降逆，散水消痞。

【方药】生姜泻心汤。

【原文综述】本症见于原文第157条。本条讨论痞硬证水饮偏盛的证治。既有水食内停所致的心下痞硬，干噫食臭，又有水气内停所致的胁下有水气，腹中雷鸣，下利。此正是“清气在下，则生飧泄，浊气在上，则生䐜胀”之谓。

痰气犯胃，胃气上逆

【症状】噫气不除。心下痞硬。

【病机】脾胃损伤，运化失常，痰饮内阻，故心下痞硬。浊阴不降，胃气上逆，则噫气不除。

【治法】温中和胃降逆。

【方药】旋覆代赭汤。方中旋覆花苦辛而咸，主下气消痰；代赭石苦寒质重，重镇降逆，二者为本方之主药。半夏与生姜为伍，和胃降逆，化痰开结；人参、甘草、大枣补中益气，以补达降。

【原文综述】 本症见于原文第161条。论述痰气痞与泻心汤之痞证的类证鉴别，以方测证，本症虽有“心下痞硬”，但主症应是“噫气不除”，其病机是胃虚痰阻，失于和降。故治宜旋覆代赭汤和胃、化痰、降逆。本症与真正属于痞证的半夏泻心汤证混而论之，其意在于类证而鉴别，是仲景常用的辨证方法。

第二十七章 呕吐

一般而言，有物有声谓之呕，有物无声谓之吐，有声无物谓之干呕。由于两者常常并见，所以两者并称。由于呕吐是临床上较为普遍的症状或伴随症状，所以历代医家对其病因病机及治疗方案均有详尽的阐述。有从其致病因素，如外感六淫邪气，内伤七情致病，先天禀赋不足等因素究其发病特点的，如《黄帝内经》燥淫所胜……民病喜呕……”。有从脏腑理论出发，逐脏逐腑分别细述的，如“邪在胆，逆在胃，胆液泄，则口苦，胃气逆，则呕……”。《黄帝内经》又言：“寒气客于肠胃，厥逆上出，故痛而呕也。”胃以通降为顺，因寒气侵袭肠胃，使肠胃之气上逆，导致腹痛而呕吐。在病机十九条中，有“诸呕吐酸，暴注下迫，皆属于热”的论述，说明呕吐也可以由热邪引起。可见呕吐不仅病因不同，病机同样也不单一，寒热虚实均可致发病。

张仲景在《伤寒论》三阴三阳篇皆有呕吐的描述，如太阳伤寒证的“呕逆”，太阳中风证的“鼻鸣干呕”，阳明病的“食谷欲呕”，太阴病的“腹满而吐，食不下”，少阴热化的“吐利烦躁”“欲吐不吐”，厥阴病的“饥而不欲食，食则吐蛔”等。总之，“呕吐”虽为《伤寒论》中一症，然病因病机不同，治法上不能见呕止呕，须观其脉症，随症治之。

一、表症

邪犯太阳，表气郁闭，胃失顺降

【症状】呕吐。发热，恶寒，体痛，脉紧。

【病机】风寒之邪侵袭体表，卫阳被遏即见恶寒，发热之迟早，则与感邪轻重、体质强弱有关。因寒性凝滞，不仅卫阳被遏，而且营阴郁滞，太阳经气运行不畅，故伤寒证多见身痛，且脉三部皆见浮紧。至于呕逆，乃因风寒束表，表气郁闭，胃失和降所致。

【治法】散寒解表，降逆止呕。

【方药】麻黄汤。

【原文综述】本症见于原文第3、204条。第3条是太阳伤寒证，表实无汗，卫闭营郁，影响胃气通降而上逆而致呕逆。第204条论太阳阳明合病以太阳病为主，故出现呕多者禁下。

太阳中风，肺气不利，胃失和降

【症状】干呕。发热，恶风，汗出，鼻鸣。

【病机】发热是风邪犯表，卫阳浮盛，抗邪于外。汗出恶风，乃卫阳不固，营阴失护，弱而不守；肺合皮毛，开窍于鼻，皮毛受邪，肺窍不利，则见鼻鸣；风邪袭表，表气失和，肺气不利，胃为卫之源，卫病干胃，胃气上逆，则见干呕。

【治法】调和营卫，解肌祛风。

【方药】桂枝汤。

【原文综述】本症见于原文第12、152条。第12条言外邪袭表，肺气不利，宣肃失调，影响胃气上逆则干呕。第152条言太阳中风与下利呕逆并见，多属水饮素停，复感外邪而诱发，表里同病，治当遵循“表解者，乃可攻之”的原则，解表同第12条用桂枝汤。

【案例】李某，男，48岁。昨日起病，恶寒发热，头痛，微汗出，胸闷，欲呕，舌苔薄白，脉微略数，重按无力。处方：桂枝9克，白芍9克，生姜6克，炙甘草6克，大枣4枚，清半夏9克，1剂。复诊：热退，自觉头晕，不思食。处方：上方减清半夏，加麦芽9克，1剂而愈。（毛海云. 程祖培先生临床经验简介. 广东医学，1964. ）

二、里症

（一）里虚症

少阴阳衰，阴寒犯胃

【症状】干呕。下利清谷，手足厥逆，但欲卧，脉微细沉。甚则身反不恶寒，其人面色赤，腹痛，咽痛，脉微欲绝。

【病机】寒邪内盛，脾肾阳虚，故下利清谷；寒邪凝滞，阳虚失温，故手足厥逆；脉微细沉，但欲卧，是少阴虚寒证的主要脉症。阴盛格阳，虚阳被格于外，故身反不恶寒；虚阳被格于上，故面色赤。阳气大虚，阴寒极盛，气血衰微，脉络闭阻，故脉微欲绝。阳气虚衰，寒凝脾络，则腹痛；寒气犯胃，胃气上逆，则干呕；虚阳循经上浮，郁于咽嗌，则咽痛。

【治法】破阴通阳。

【方药】通脉四逆汤。

【原文综述】本症见于原文第300、317、325条。第300条言阴阳离决的危候。第317条言少阴寒化重症的辨治。第325条论虚寒下利日久，伤阳亦伤阴，阴阳俱微的辨治。此3条俱从不同的角度论述了阳气败亡，阴寒上逆而出现呕吐之证。其预后重在阳气的存亡，即“有阳则生，无阳则死”。

中焦逆乱，寒邪在里

【症状】吐利汗出，发热恶寒，四肢拘急，手足厥冷，脉微欲绝。

【病机】霍乱吐利交作，伤及脾肾阳气，阳虚不固，则汗出；阴盛格阳，虚阳外浮，则身热；阳虚不温四末，则手足厥冷；吐利致阴液耗损，筋脉失养，则四肢拘急；心肾阳衰，无力鼓动血脉，则脉微欲绝。

【治法】回阳救逆。

【方药】四逆汤。

【原文综述】本症见于原文第388、389、391条。3条俱为霍乱吐利汗出，亡阳脱液之证，但以亡阳为主，治当先温固散亡之阳气，宜四逆汤。本方证辨证的要点是吐利汗出，发热恶寒，四肢拘急，手足厥冷。或既吐且利，小便复利，大汗出，下利清谷，内寒外热，脉微欲绝，属吐利亡阳、火不温土之危证。本方所治霍乱病重且急，挽救亡阳刻不容缓，用四逆汤回阳救逆，若不效，应立即再投通脉四逆汤破阴通阳。

胃气虚寒，浊阴上逆

【症状】食谷欲呕，或吐利，手足逆冷。

【病机】食后欲呕或阳明中寒，寒浊上逆所致。

【治法】温胃散寒，降逆止呕。

【方药】吴茱萸汤。

【原文综述】本症见于原文第197、243、309条。第197条辨阳明中寒致水饮上逆之证。其呕亦是胃中寒饮上逆所致。若仅有胃中虚冷，无水饮上逆之患，则不咳、不呕、手足不厥，头也不痛。第243条论述阳明中寒呕吐的证治，乃阳明中寒，寒浊上逆所致。本症还应伴有不能食、舌淡苔白、脉迟等。阳明寒呕，投以吴茱萸汤，原属对证，其呕当愈。今得汤“反剧”，其有两种可能：一是上焦有热，以热治热，气机上逆而呕吐加剧；二是寒浊凝聚胃口，在吴茱萸、生姜的辛散作用下，寒浊顺势上涌而出，亦是药物中病之兆。第309条的“吐利，手足逆冷”，类似少阴寒化证，手足逆冷虽然是少阴病的常见症，但是中阳虚衰亦可见到。若伴见“烦躁欲死”，更知非属少阴病，因少阴病属于阳衰阴盛证，经云“阴静阳躁”。本条“烦躁欲死”是辨证之关键，与少阴亡阳证卧床不起、虚阳躁动、神志不清的烦躁，有着本质的区别。

阳气不化，寒饮犯胃

【症状】饮食入口则吐，欲吐不吐。

【病机】少阴阳虚失于气化，寒饮内生而上逆，导致膈上有寒，饮食入口则吐，欲吐不吐。

【治法】温肾回阳，温中散寒。

【方药】瓜蒂散或四逆汤。

【原文综述】本症见于原文第324条。本条主要论述少阴病膈上有寒饮与胸中实邪的辨证。进食则吐，心中自觉泛泛不适，欲呕吐者，既可见于痰实阻胸证，又可见于少阴阴寒上逆之膈上寒饮证。若是痰实阻于胸中，正气向上祛邪，故饮食入口则吐，胸阳被痰实所阻不得达于四肢，故手足寒，当因势利导，可用瓜蒂散吐之。若膈上有寒饮，脾肾阳虚以致津液停聚，以致干呕，治宜四逆汤温肾回阳，温中散寒。

阳气亏虚，寒气上逆

【症状】烦躁吐逆。便厥，咽中干。

【病机】阳气虚，不能温煦四末则手足逆冷；阴液虚，不能上滋咽嗌则咽中干；阴阳俱虚，心神失养，则烦躁；胃阳不足，和降不力，则吐逆。

【治法】温胃复阳。

【方药】甘草干姜汤。

【原文综述】本症见于原文第29条。本条"得之便厥，咽中干，烦躁吐逆"是误用桂枝汤发汗后的变证。阴阳两虚证一般采用复阳益阴之法，本症由于胃阳损伤，吐逆则药食不入，故宜先用甘草干姜汤复胃阳，和胃气。待阳复厥回足温后，再用酸甘化阴的芍药甘草汤，复其阴，止挛急。其治随证而立，充分体现了"观其脉症，知犯何逆，随证治之"的不拘一格的救误原则，极有指导意义。

【案例】宋某。男性，35岁，1968年3月24日初诊。头晕、呕逆，吐涎沫一月余，伴嗳气，右偏头疼，口干不思饮，大便溏，苔白滑，脉沉弦细，右寸浮，证为胃虚寒，饮邪上犯，治应温中化饮，与甘草干姜汤加味：炙甘草18克，干姜10克，陈皮30克，半夏15克。结果：上药服3剂，诸症均已治愈。（冯世伦. 经方传真. 北京：中国中医药出版社，1994.）

中焦虚寒，胃气上逆

【症状】渴饮水而呕。

【病机】脾虚失运，寒饮内停，气不化津，津不上承，则渴；水饮停留，胃气上逆，则呕。

【治法】温中散寒。

【方药】理中丸。

【原文综述】本症见于原文第89、98、122条。第89条论述中焦虚寒者禁汗。条文云“患者有寒”当指平素脾胃虚寒，若误用峻汗，必致中焦阳气更虚，脾胃升降反常，胃气上逆则呕吐。第98条论述中虚饮停证禁用小柴胡汤。脾虚失运，寒饮内停，气不化津，津不上承，则渴；水饮停留，胃气上逆，则呕。此与小柴胡汤证中，因木火内郁、邪热犯胃所致之渴、呕机制不同。故治宜温阳化气，健脾利水。第122条强调了中焦阳微，胃中虚冷，不能消谷；脾虚失运，寒饮内停，胃气上逆，则呕。这3条均围绕中焦虚寒，脾胃升降失常为主要病因。

【案例】曹生初病伤寒，六七日，腹满而吐，食不下，身温，手足热，自利，腹中痛，呕，恶心。医者谓之阳多，尚疑其手足热，恐热蓄于胃中吐呕，或见吐利而为霍乱，请予诊。其脉细而沉。质之曰：太阴证也。太阴之为病，腹满而吐，食不下，自利益甚，时腹自痛。予止以理中丸，用仲景云“如鸡子黄大”。昼夜投五六枚。继以五积散，数日愈。（许叔微. 许叔微伤寒论著三种·伤寒九十论.上海：商务印书馆，1956.）

脾胃虚弱，运化失职

【症状】腹满而吐，食不下，自利益甚，时腹自痛。

【病机】脾失健运，寒湿内阻，气机不畅，故见腹满。清阳不升，寒湿下注，则见自利益甚；中焦阳虚，寒凝湿聚，脾络不和，故时腹自痛。脾胃升降失职，浊阴上逆，则呕吐。脾胃虚弱，运化失职，故食不下。

【治法】温复胃阳。治疗当以温中散寒，健脾燥湿为主。

【方药】甘草干姜汤或大半夏汤。

【原文综述】本症见于原文第120、273条。第120条论述太阳病出现自汗出，反不恶寒发热，关上脉细数，皆因误用吐法致中焦阴阳两伤，中焦虚寒，脾胃虚弱，运化无力，甚则升降失常则腹中饥，口不能食，朝食暮吐；中焦阴液亏损则虚热生，故不喜糜粥，欲食冷食。阴阳两虚症一般采用复阳益阴之法，本症由于胃阳损伤，吐逆则药食不入，故宜先复胃阳，和胃气。第273条论述太阴病提纲证及治禁。太阴病为脾阳虚衰，寒湿内盛之患。若将腹满、呕吐、不欲食、腹痛误认为阳明里实证而妄行攻下，必使中阳更伤，寒凝气滞结于胃脘，导致胸下结硬。提示太阴病当禁下。两条所述诸症，均含有中阳不足，脾胃虚弱，升降失常的太阴病本质，为太阴病的典型脉症。

【案例】某男，16岁，学生。缘至久食生冷而致胃脘痛，每因感寒而发，时作时止，得热则舒，伴有腹胀欲呕，吐涎沫，心胸烦闷，眩晕，纳呆，溲清，便溏。舌淡红，苔白润，脉沉弦。此为脾胃阳虚，寒饮内停，饮邪上犯所致。宜温健脾胃，祛寒降逆。方用甘草干姜汤加味：炙甘草15克，干姜8克，半夏4克。服药2剂，诸症俱失，继用香砂养胃丸以善其后。（胡学曾. 仲景甘草干姜汤运用一得. 天津中医，1986. ）

误下伤中，浊阴不降

【症状】干呕。下利，腹中雷鸣，心下痞硬而满，心烦不得安。

【病机】反复攻下，屡伤脾胃，脾虚较甚，运化失常，导致清气不升，水谷不化则下利，腹中雷鸣；中焦脾气不升，胃气不降，气机痞塞则心下痞硬而满，浊阴不降，胃气上逆，则干呕、心烦不得安。

【治法】和胃补中，消痞止利。

【方药】甘草泻心汤。

【原文综述】本症见于原文第158条。本条也是在痞硬证的基础上讨论脾胃太虚下利过甚的证治。此条心下痞硬诸症与半夏泻心汤证相同，本条重点是“其人下利日数十行，谷不化”。故治以甘草泻心汤和胃补中，消痞止利。

下焦阳微，寒邪上逆

【症状】欲吐不吐。心烦，但欲寐，自利而渴，小便色白。

【病机】肾阳虚衰，浊阴上逆，则欲吐；阴盛于下，虚阳上扰，则心烦；阳虚已甚，神疲不支，则但欲寐。脾肾阳虚，则必自利；少阴阴气本少，加之阳虚不能蒸化津液，故口渴；小便色白作为少阴阳虚寒盛之辨证依据。

【治法】回阳救逆。

【方药】四逆汤。

【原文综述】本症见于原文第282、292、377条。3条欲吐症均为阴寒上逆犯胃所致，故治以四逆汤回阳救逆，驱除阴寒。

阳虚寒盛，虚阳欲脱

【症状】吐利，躁烦，四肢厥逆，小便失禁，咽痛，身有微热，脉弱。

【病机】少阴病吐利为阴盛阳衰，火不生土，胃气上逆，脾气下陷所致。咽痛为阴寒内盛，虚阳外浮的表现。若病者沉静嗜卧，阴寒内盛而已，今病者神志模糊，躁动不安，为残阳外扰，神不守舍之症。小便失禁是肾阳大衰，失于固摄。身有微热，绝非阳气来复，应属阴盛格阳，虚阳外浮。

【治法】破阴回阳，宣通内外。

【方药】白通加猪胆汁汤。

【原文综述】本症见于原文第283、296、315条。第283和296条均论少阴阳气脱绝的危候。第315条论述白通汤证服用白通汤，方药是对症的，但却出现反常现象，下利仍然不止，脉微发展为无脉，甚至出现四肢厥逆。问题的关键在于“干呕烦者”，由此得知，服下白通汤后，必胃脘绞乱难受，烦闷呕吐。究其所因，为阴寒太盛，热药不纳，格拒于上。方用白通加猪胆汁汤。

（二）里实症

太阳不解，内传入里

【症状】恶心欲吐，躁烦，脉数急。

【病机】表明病邪已向内发展，传入他经了。如传入少阳则胆火内郁，上扰心神，则心烦。胆邪犯脾，脾失健运，则不欲饮食。胆热犯胃，胃失和降，故喜呕。

【治法】和解少阳。

【方药】小柴胡汤。

【原文综述】本症见于原文第4条：“伤寒一日，太阳受之，脉若静者，为不传，颇欲吐，若躁烦，脉数急者，为传也。”此条根据脉症辨太阳病传与不传。外邪侵袭人体，太阳首当其冲，发为太阳病。而太阳病初起，亦有传变的可能，究其传与不传，当据脉症而辨，不可拘泥于时日的多少。如果脉象与太阳病的其他症状相符，则知病仍在太阳，没有传变；若频频出现恶心欲吐，烦躁不安，又见脉象数急者，即使是在太阳病初期阶段，也表明病邪已向内发展，传入他经了。

饮水过多，饮停不化

【症状】水入则吐。发热，六七日不解而烦，渴欲饮水。

【病机】三焦为水道，膀胱为水府，阳虚气化失常，水道失调，水饮内停，而成蓄水证。津液无以上承，则渴欲饮水；至于发热，是大汗后表邪不解的缘故。蓄水证必渴欲饮水，若宿水太多，易格拒新水，致使水入即吐。

【治法】化气行水。

【方药】五苓散。

【原文综述】本症见于原文第74条，论述蓄水重症的表现，宜与第71条、72条结合起来分析。本条未言及发汗，说明太阳病也会自然演变为蓄水证的。本条的重点是“水逆”。可知“水逆”不但是蓄水证的临床表现之一，而且说明蓄水比较严重。

【案例】林幼春，青年木工也。近日身发热，渴欲饮水，但水入则吐，饮食亦少进，常感胃脘满胀，舌苔淡黄不燥，小便黄短。医生都认为是胃气之寒，先进不换金正气散鲜效，又转香砂二陈汤，胃胀虽得减，而呕吐终未止。历时半月，证情转剧，因来就诊。切脉浮数，身仍有热，胃胀时呕，吐水则胀减，水食皆难入，小便不利。此乃胃内停水，水不化气，故水入则吐；水不上布而化津则渴；水潴于中而不降，州都乏液分利则尿少；病理至为明确。《伤寒论》有“其人渴而口燥烦，小便不利者，五苓散主之”，又“渴欲饮水，水入则吐者，五苓散主之”之说。本症为水气内阻，津液不生，而非由于胃中之燥热所致，故宜化气行水之五苓散。前医用温胃止呕剂而不效者，良由仅知温胃而不知行水化气耳。若能执中枢以运上下，调畅气机，则水从下降，自鲜上逆之犯，呕从何来。书五苓散与服，呕吐遂止。（赵守真. 治验回忆录. 北京：人民卫生出版社，

1962. ）

邪入少阳，胆气犯胃

【**症状**】呕而发热，甚则出现呕不止，心下急，郁郁微烦。

【**病机**】呕而发热为由里达表，即由厥阴转出少阳。呕不止，心下急，郁郁微烦代表少阳邪结较重，偏于半里，当属少阳重症。少阳之呕吐，皆为少阳枢机不利，胆气犯胃所致。

【**治法**】和解少阳，开结泄热。

【**方药**】小柴胡汤或大柴胡汤。

【**原文综述**】本症见于原文第103、379条。第103条论述少阳病邪结较重、偏于半里者的证治。病入少阳，先予小柴胡汤，但服药后病不但未解，反而加重，喜呕变为“呕不止”，胸胁苦满变为“心下急”。说明病重而药轻，是邪结较重，偏于半里，当属少阳重症。小柴胡汤不效，故用大柴胡汤，和解少阳，开结泄热。第379条论述厥阴转出少阳的证治。厥阴病当呕而厥逆，若由厥逆转为发热，则揭示病邪由阴出阳，由里达表，即由厥阴转出少阳。小柴胡汤是治疗少阳病的主方，用之枢转少阳之邪，宣散少阳之热。

误下邪陷，胃气不降

【**症状**】呕。脉沉紧。

【**病机**】脉沉紧者，沉属里，紧主寒，太阳寒邪侵入阳明，胃气不降，故必欲呕。

【**治法**】温中祛寒。

【**方药**】理中丸。

【**原文综述**】本症见于原文第140条，论述太阳病外证未罢，必不可下，其邪陷入，变证不一。若其脉促，为阳邪甚于内，欲出不能出，虽不作结胸者，胸中必有邪恋。言不结者，易于散越，此为欲解而未解也。变证之一如见脉沉紧者，沉属里，紧主寒，太阳寒邪侵入阳明，故必欲呕。

水饮内停，上逆犯胃

【症状】呕逆下利。漐漐汗出，发作有时，头痛，心下痞硬满，引胁下痛，短气，汗出不恶寒者。

【病机】胁下连及心下，水聚于此，气滞不通，故有心下痞满引痛。饮停胁下，肺气不利，则短气；水邪上攻，清阳不升，则头痛；水饮冲逆，胃气不和，则呕逆；水饮下迫，急趋大肠，则下利。至于"漐漐汗出，发作有时"，乃胸胁外连肌表，胸胁之气不和，则肌表之气不调，水气外迫肌腠使然。

【治法】攻逐水饮。

【方药】十枣汤。

【原文综述】本症见于原文第152条，论述悬饮证。太阳中风与下利呕逆并见，多属水饮素停，复感外邪而诱发，为表里同病，治当遵循"表解者，乃可攻之"的原则。"心下痞硬满，引胁下痛"为本条重点症状。

【案例】李某，男，27岁。患者于两年前因劳动喝冷水后得胃痛病，以后经常胃痛，吃冷食则痛更甚，且多呕吐酸水，并感胃部胀满，历时已有年余。经服十枣汤两剂后，胃酸锐减。再服一剂，酸水消失，但有轻微下泄，胸中觉热。给服红枣粥两次泻止，并用党参三钱，白术三钱，茯苓三钱，橘红一钱五分，大枣十枚。水煎服三剂后痊愈。经追访未见复发。（林映青. 十枣汤治疗胃酸过多病. 福建中医药，1963. ）

湿热郁遏，胃气上逆

【症状】呕。素饮酒。

【病机】酒客湿热壅遏者，易致胃气上逆，产生呕吐。

【治法】祛湿泄热。

【方药】大黄黄连泻心汤。

【原文综述】本症见于原文第17条："若酒客病，不可与桂枝汤，得之则呕，以酒客不喜甘故也。"本条提示酒客湿热内蕴者禁用桂枝汤。平素嗜酒的人，多内蕴湿热，而桂枝汤又属辛甘温之剂，辛温助热，甘温助湿，故酒客湿热壅遏者，服用桂枝汤，易致胃气上逆，产生呕吐。本条提示临床治病，既要重视方证相符，又要注意患者的嗜好和体质。

胃热蕴盛，胃气上逆

【症状】吐脓血。

【病机】里热亢盛者误服辛温之剂，以温助热，病情进一步发展，可致热伤血络。

【治法】祛湿泄热。

【方药】大黄黄连泻心汤。

【原文综述】本症见于原文第19条："凡服桂枝汤吐者，其后必吐脓血也。"本条提示热邪内蕴者禁用桂枝汤。本条以服桂枝汤后吐脓血为例，说明里热亢盛者误服辛温之剂，以温助热，病情进一步发展，可致热伤血络等不良后果。

【案例】柯某，男，48岁，1962年5月21日入院。患者于30岁时曾患肺炎。3年前曾与肺结核患者长期接触，以后逐渐发生咳嗽，服止咳药不效。于去年（1961年）春天咳嗽加剧，并有寒热发生，咯少量血，在家疗养至秋季后病情未见改善。今年（1962年）3月间，咳吐脓血痰，经某医院X光透视，被诊断为"空洞型肺结核"。诊见面色苍黄，两颧微赤，舌苔粗白微黄，溺白便秘，痰出白腻而带腥臭，发音微嘶。脉弦滑数，右手特大，甚则滑动搏指。入院5小时出血约500毫升，当即灌服童便及十灰散，继与肃肺保金豁痰止血方剂。血止后觉胸中热痛，怔忡盗汗，音低而嘶，又进养阴清肺、咸寒降火宁心方5剂，仍大量出血，且较第一次更剧。经急救止血后，尚频频咳痰带血，脉洪数滑动，胸痛心烦，最后改投苦寒泻火方：大黄五钱，黄芩三钱，黄连四钱，生栀子四钱。如脉洪数实，心烦不眠，则加石膏、竹茹；右脉见芤，则去石膏加西洋参。如是出入加减连服12剂，血止，咳逆胸痛平，脉转缓滑，眠稳餐加，于6月11日出院。追访两月余（时当炎暑立秋季节），未见再出血，体健肌丰，能参加轻体力劳动。两个月后，进行第二次X光透视，肺部病灶已愈合。（黄耀人. 两例肺结核大出血的辨证施治. 福建中医药，1964. ）

热郁胸膈，胃气上逆

【症状】呕。虚烦不得眠，若剧者，必反复颠倒，心中懊侬。

【病机】若汗之不当邪气未除，又误用吐下之法，导致表热内陷胸膈，郁热扰乱心神，出现心烦不得眠，甚至烦闷难耐，莫可名状，辗转反侧，坐卧不宁，即“反复颠倒，心中懊侬”。吐下伤胃，胃失和降则呕吐。

【治法】清宣郁热，和胃降逆。

【方药】栀子生姜豉汤。

【原文综述】本症见于原文第76条，论述汗吐下后热郁胸膈的证治。汗后造成胃虚而吐逆，导致水药不得入口，这是误治变证，当随症治之，不可更发其汗。治当清宣胸膈郁热以除烦，方用栀子豉汤。若兼见气少不足以息者，为吐下伤及中气，可于方中加炙甘草以补中益气，即栀子甘草豉汤；若兼见呕吐者，为误治伤中，胃虚气逆，则于方中加生姜和胃降逆，即栀子生姜豉汤。

【案例】郑某，胃脘疼痛，医治之，痛不减，反增大便秘结，胸中满闷不舒，懊烦欲呕，辗转难卧，食少神疲，历七八日。适我下乡防疫初返，过其门，遂邀诊视。按其脉沉弦而滑，验其舌黄腻而浊，检其方多桂附、香砂之属。此本系宿食为用，初只需消导之品，或可获愈，今迁延多日，酿成“夹食致虚”，补之固不可，下之亦不宜。乃针对“心中懊烦”“欲呕”二症，投以栀子生姜豉汤：栀子9克，生姜9克，香豉15克。分温作二服，若一服吐，便止后服。病家问价值，我说：一角左右足矣。病家云，前方每剂均一元以上，尚未奏效，今用一角之药，何足为力？请先生增药。我笑答云：姑试试，或有效。若无效再议未迟。病家半信半疑而去。服后，并无呕吐，且觉胸舒痛减，遂尽剂。翌日，病家来谢，称服药尽剂后，诸症均瘥，昨夜安然入睡，今晨大便已下，并能进食少许。（俞长荣. 伤寒论汇要分析. 福州：福建人民出版社，1964.）

胆热犯胃，胃气上逆

【症状】喜呕。往来寒热，胸胁苦满，默默不欲饮食，心烦。

【病机】少阳被郁，枢机不利，正邪纷争，进退于表里之间，正胜则发热，邪胜则恶寒，谓往来寒热。此种热型为少阳病所独有。胸胁为少阳经与肝经的循行部位，邪犯少阳，肝胆经气不利，故胸胁苦满。肝胆气郁，疏泄失职，影响情志，故神情默默。胆火内郁，上扰心神，则心烦。胆邪犯脾，脾失健运，则不欲饮食。胆热犯胃，胃失和降，故喜呕。

【治法】和解少阳。

【方药】小柴胡汤。

【原文综述】本症见于原文第96、104、146、149、266条。上述诸条文或论述少阳主症，或论少阳兼阳明里实，或论少阳兼太阳并病，或病久少阳主症仍在，或论太阳转入少阳等，最终都离不开少阳，其中呕的主要病因都离不开胆热犯胃，胃失和降。

热盛于上，气失周流

【症状】呕。躁烦，汗从腰以下不得汗，欲小便不得，欲失溲，足下恶风，大便硬，小便当数而反不数及不多，大便已，头卓然而痛。

【病机】火劫发汗，导致胃中空虚，大热入胃，胃中水竭，所以患者躁烦。胃中水竭则津液必亏，大便则硬。胃肠津液亏竭，胃气不得下降，则腰以下津液亏虚，故从腰以下不得汗。里热过盛，逼迫津液欲从小便出，故欲小便；但又因津液亏竭，故欲小便而又不得。欲失溲、足下恶风，这些症状都是热盛于上，格阳于下，失于温煦所致。津液亏竭，里热上冲故反呕。大便已，头卓然而痛，是大便已，阳气下行，头中津液（血液）不足，故头卓然而痛。

【治法】缓攻泄热，微和胃气。

【方药】调胃承气汤。

【原文综述】本症见于原文第110条。误用火熨的方法，以火劫发汗，迫使患者大汗出，导致胃中空虚，致使大热入胃，胃中水竭，所以患者躁烦，大便硬，谵语。后又出现反呕，欲失溲，足下恶风，大便硬，小便当数而反不数及不多均是里热津亏，胃气不降的表现。

太阳误下，邪结于胃

【症状】心下温温欲吐，而胸中痛，大便反溏，腹微满，郁郁微烦。

【病机】郁热扰胃而上扰于胸，阻塞气机，浊气壅滞而心下温温欲吐，而胸中痛；大便反溏为阳明热结下扰；腹微满是浊气内结，阻滞不畅；郁郁微烦是郁热在胃而上扰于心。

【治法】缓攻泄热，微和胃气。

【方药】调胃承气汤。

【原文综述】本症见于原文第123条。本条所言为病在太阳未能积极辨治，导致太阳病内传阳明，郁热上熏下扰，变生多症。热入阳明上熏则心下温温欲吐，而胸中痛，郁郁微烦等，阳明热结下扰则大便反溏，腹微满。辨识“先此时自极吐下者”的临床意义是疾病无论因治而发生变化，还是因疾病本身而发生变化，只要病变证机符合调胃承气汤证，即可以法用之。

【案例】刘某，女性，27岁，1965年6月4日初诊。发热头痛一周。曾服中、西解表药，大汗出而身热头痛不解，头胀痛难忍，心烦欲吐，口干思冷饮，皮肤灼热而不恶寒，大便已三日未行，苔白厚，脉弦稍数，体温38℃。证属里实热胃不和，治以清里和胃，与调胃承气汤：大黄10克，炙甘草6克，芒硝12克（分冲）。结果：上药服一煎，大便通，头痛已，身热减，体温正常，继服余药而去芒硝，诸症基本消失。按：三承气汤，虽均属阳明病的泻下剂，但调胃承气汤长于下热，而治满不足；小承气汤长于治满，而下热不足；大承气汤既下热又除满。（冯世伦. 经方传真. 北京：中国中医药出版社，1994.）

二阳合病，胆火犯胃

【症状】呕吐。自下利。

【病机】郁热扰胃，胃气上逆故呕吐；少阳郁火，内迫阳明，下趋大肠故下利。

【治法】清热止利，降逆止呕。

【方药】黄芩加半夏生姜汤。

【原文综述】本症见于原文第172条，主要论述太阳与少阳合病下利或呕吐的证治。太阳所主之肤表发热，同时少阳的胆火又内郁，故称太少合病。虽云合病，但病机以少阳为重点。胆火下注热利，只宜黄芩之内清，故治以黄芩汤清热坚阴止利。若兼呕吐，乃胃气上逆，再加半夏、生姜降逆和胃止呕。

【案例】王某，男，28岁。初夏迎风取爽，而头痛身热，医用发汗解表药，热退身凉，头痛不发，以为病已愈。又3日，口中甚苦，且有呕意，而大便下利黏秽，日四五次，腹中作痛，且有下坠感。切其脉弦数而滑，舌苔黄白相杂。辨为少阳胆热下注于肠而胃气不和之证。药用黄芩10克，白芍10克，半夏10克，生姜10克，大枣7枚，甘草6克。服3剂而病痊愈。（陈明，刘燕华，李方. 刘渡舟验案精选. 北京：学苑出版社，2006. ）

表入阳明，胃气上逆

【症状】呕不能食。发热，汗出濈濈然。

【病机】发热为表邪乘虚入里，转为里热之故；呕不能食，提示胃热气逆；若由无汗转为汗出濈濈然，则提示表邪已全部化热入里。

【治法】清透热邪。

【方药】白虎汤。

【原文综述】本症见于原文第185条，论述太阳病转属阳明病的原因。其转属阳明的原因有二：一是太阳病初起，虽用汗法，但汗不如法，汗出不彻，邪气不除，入里化热而转属阳明。二是太阳伤寒表症发热无汗，如患者胃阳素盛或素蕴内热，则表邪易化热而转属阳明。汗出濈濈然，是病已转属阳明的明证。

阳明少阳合病，胆火犯胃

【症状】不大便而呕。胁下硬满，舌上白苔。

【病机】硬满不在腹部而在胁下，舌苔不是黄燥而见白苔，更加呕逆，说明阳明燥热未盛，病偏少阳。

【治法】和解少阳。

【方药】小柴胡汤。

【原文综述】本症见于原文第230条，论述阳明病疑似证的辨证及小柴胡汤的作用机制。阳明病，不大便，然而舌苔白，提示燥热不甚，且呕吐与胁下硬满并见，提示少阳枢机不利，胆胃不和，小柴胡汤使上焦气机得以宣通，则胁下硬满可去；津液得下，胃肠得以滋润，则大便自调；胃气和降，则呕逆可除；三焦通畅，阳气宣达，可周身濈然汗出而病解。

痰食在胸，胃气上逆

【症状】入口则吐，心中温温欲吐，复不能吐，手足寒，脉弦迟。

【病机】痰食之邪阻滞胸膈，正气向上祛邪，故饮食入口则吐，不进食时，心中亦蕴结不适而上泛欲吐，然实邪阻滞不行，故复不能吐；胸中阳气被实邪所阻，不得布于四末，故手足寒。邪结阳郁，故脉象弦迟，必按之有力。

【治法】涌吐痰食。

【方药】瓜蒂散。

【原文综述】本症见于原文第324条，论述胸中实邪的辨证。“始得之”至“当吐之”，论述胸中邪结的表现和治法。病初起，即见手足冷，而脉象弦迟，则一般不是少阴寒化证，而是邪阻胸中的实症。实邪在上，不可攻下，治当因势利导，“其高者，因而越之”。所以“当吐之”。

厥深热甚，热邪扰胃

【症状】呕。热少微厥，指头寒，嘿嘿不欲食，烦躁，胸胁烦满者，其后必便血。

【病机】由少阴伤寒转为厥阴热厥轻证，热少为阳气外出不多，指头寒，微厥为阳气内闭较轻。病邪由阳入阴，里热内闭，病情深重，形成厥阴热厥重症，必指头寒加重而为手足厥，不欲食加重而为呕逆，烦躁加重而为胸胁烦满。厥阴肝脏主藏血，内热日久，伤及血络，有热迫血液妄行之趋势，故“其后必便血”。

【治法】清热凉血，解毒治痢。

【方药】白头翁汤。白头翁汤方中白头翁、秦皮均入肝经，入血分，二药相伍，既清热凉血，又解毒止痢；黄连、黄柏相伍，既清热燥湿，又坚阴止利。

【原文综述】本症见于原文第339条，论述厥阴热厥轻证及其转归。本条以“厥”，尤其是热厥为辨证眼目，极能说明厥阴主阴阳转换之枢的地位及阴尽阳生、阴中有阳、寒中包热的生理特点。同时说明厥与热是鉴别厥阴与少阳的重要标志，而其他症状，则为两经病所共有，均为肝胆疏泄失常所致。另外，“便血”亦为厥阴病特征，因肝为血脏，少阳病虽然发热，却很少动血。

胆胃气郁，升降失常

【症状】呕吐。发热，汗出不解，心中痞硬，下利。

【病机】少阳被郁，枢机不利，正邪纷争而发热；燥热充斥于里而造成阳明热邪内结则汗出不解；胆气不和，邪结胁下及心下，故亦会出现心中痞硬；胆气犯胃，升降失常则呕吐；邪热乘虚而入里化热影响到少阳枢机不利的同时，热伤津液使燥热充斥于里而造成阳明燥屎内结的里实症，燥热逼迫肠中津液下渗而出现热结旁流的下利。

【治法】枢转少阳，开散结气。

【方药】大柴胡汤。

【原文综述】本症见于原文第165条，论述少阳邪结重症与泻心汤之痞证的类证鉴别。伤寒汗出不解，出现心中痞硬，且伴呕吐下利，当首先考虑为痞证。但痞证不发热，现呕吐兼发热，按第149条云“呕而发热者，柴胡汤证具”，所以证属少阳邪结。但此痞病本不在中焦，而在少阳，故不可治以泻心汤，当以大柴胡汤，枢转少阳，开散结气。

【案例】刘妇新连，性躁善怒，凡事不如意，即情绪索然，抑郁于心，因之肝气不舒，常见胸胁胀痛嗳气不休之证，但服芳香调气药即愈。今秋天气异常，应凉而反热，俨然炎夏，所谓当去不去，非时之候也。妇感时气，前病复作，胸胁益疼，心下痞硬欲呕。医用前药治之不效，邀往会诊。切脉弦数，口苦，舌干燥，胸胃痞胀，尿黄便结。审为肝燥胃热，有类于大柴胡汤证，由于天气失常，燥热为患，凡前芳香燥药，已非所宜，当随证情之异，应用解郁疏肝清热调胃法。处以大柴胡汤加香附、青皮、郁金、栀仁诸品煎服，顿觉心胸朗爽，须臾大便数行，呕痛顿失。故医者贵察天时之变，审证之宜，方随证变，药以时施，拘囿成规，又乌乎可。古谓医者意也，即圆通权变之谓，临床者其审诸。（赵守真. 治验回忆录. 北京：人民卫生出版社，1962. ）

霍乱气逆，胃失和降

【症状】吐利。

【病机】肠胃功能紊乱，升降失常，清浊相干，阴阳乖隔，浊阴之邪上逆则呕吐，清阳之气下陷故下利。

【治法】回阳救逆，益气生津。

【方药】四逆加人参汤。

【原文综述】本症见于原文第382、383条。第382条揭示霍乱的主症为呕吐而利，第383条论述霍乱兼表症及其与太阳伤寒的鉴别。霍乱虽病在脾胃，但亦有因感受外邪而发者，故除见吐利交作外，亦可兼表症，故头痛身疼，恶寒发热并见。霍乱虽兼表症，但其症状以吐利为主，因霍乱病从内而外，表里兼病，故吐利与寒热并见，甚或有起病即只见吐利而无发热，吐利已作而稍后方见发热者，是以文中云："又利止，复更发热也。"

（三）虚实夹杂症

脾寒胃热，蛔虫扰动

【症状】得食而呕。四肢厥，常自吐蛔，不躁而烦，且时静时烦。

【病机】四肢厥因蛔虫窜扰，阴阳气不相顺接所致；蛔性喜温恶寒，蛔静则人亦静，蛔动则人烦，如膈胃有热，脾肠有寒，蛔窜上扰则烦，气血逆乱，胃失升降则得食而呕。

【治法】清上温下，安蛔止厥。

【方药】乌梅丸。

【原文综述】本症见于原文第338条。言蛔厥证治及与蛔厥与脏厥不同，乃因蛔虫窜扰，阴阳气不相顺接所致，而非阳气虚衰。有三个特点：其一，厥逆程度较脏厥为轻，一般不会冷过肘膝，更不会通体皆冷；其二，有吐蛔病史（常自吐蛔）；其三，不躁而烦，且时静时烦，得食而呕，有阵发性的发病特点。厥逆，因于蛔虫扰动。蛔扰，又因上热下寒，故治疗清上温下以治本，安蛔止厥以治标，乌梅丸是其主方。

【案例】刘某，女，50岁，1983年3月18日入院。患者曾有"蛔厥吐蛔史"，每因多食油腻之物则突发右上腹部疼痛。此次发病，因食奶油夹心饼干十余分钟后突发右上腹部剧烈疼痛，门诊以胆囊炎、胆石症收住院。自述右胁下及胃脘部疼痛难忍，其痛剧时如顶如钻，且痛往右肩背部放散，伴恶心呕吐，痛剧时腹部拒按，痛缓时触诊腹部平软。入院后经禁食、电针、阿托品、654-2、普鲁本辛、度冷丁等解痉镇痛法治疗48小时，疼痛仍昼夜不减，痛作更剧频。查白细胞总数6.3×10^9/升，中性粒细胞74%，血淀粉酶153单位，尿淀酶384单位，B型超声肝、胆未见异常图像，故胆石、胰腺炎之诊断可除外。痛发剧时诊脉乍大乍小，手足冷，冷汗出，舌质淡，黄薄润苔，诊为“蛔厥”（胆道蛔虫病）。拟用温脏安蛔法，方用乌梅汤：乌梅15克，桂枝10克，细辛5克，炒川椒5克，黄连10克，黄柏10克，干姜10克，党参12克，当归10克，制附片12克（先煎1小时），川楝12克，槟榔片12克，使君肉9克。急煎，日2剂，分4次温服。服药后第二日疼痛已缓，仍日2剂，服依前法。第三日上午，大便解出死虫一条，疼痛完全缓解。投以疏肝理气，健脾和胃之剂善后。（龚志贤. 乌梅丸的临床应用. 山东中医杂志，1984.）

肝寒犯胃，浊阴上逆

【症状】干呕。吐涎沫，头痛。

【病机】厥阴内寒则疏泄失司，肝寒犯胃则胃寒生浊，浊阴上逆故干呕、吐涎沫。肝脉与督脉会于巅顶，寒侵肝脉，肝寒循经上逆，气血不通，则巅顶作痛。

【治法】温肝暖胃，降浊止痛。

【方药】吴茱萸汤。

【原文综述】本症见于原文第378条，论述肝胃虚寒、浊阴上逆的证治。阐述厥阴本症之一，并可与厥阴热证相类比，揭示厥阴肝病中，寒有上逆（呕吐）、热有下注（热利）的逆向病机与证型。《素问·举痛论》云：“寒气客于肠胃，厥逆上出，故痛而呕也。”呕吐清水，胃脘疼痛，吞酸嘈杂者，为病在阳明；干呕，吐涎沫，巅顶痛，为病在厥阴；呕吐，下利，手足逆冷，烦躁欲死者，为病在少阴。病位虽异，但病机皆有胃中虚寒，浊阴上逆，治疗皆采用温胃降浊的吴茱萸汤，体现了中医“异病同治”的思想。

上热下寒，胃气上逆

【症状】欲呕吐，腹中痛。

【病机】胸胃有热，胃气不降，故见欲呕吐；腹中有寒，寒凝脾络，所以腹中痛。

【治法】清上温下，和胃降逆。

【方药】黄连汤。

【原文综述】本症见于原文第173条，论述上热下寒的证治。“胸中”与“胃中”，乃指上下部位而言的。热邪偏于上，包括心下至胸膈，故称“胸中有热”而见欲呕吐。“胃中有邪气”，即指腹中有寒邪，部位偏于下部而见腹中痛。诸凡寒热错杂之吐泻腹痛，均可用本方化裁。

【案例】陈襄人，男，25 岁。久泻得愈后，又复呕吐，医者以为虚也，进以参、术、砂、半，又以为热也，复进以竹茹、麦门冬、芦根，诸药杂投，终属无效。其证为：身微热，呕吐清水，水入则不纳，时有冲气上逆，胸略痞闷，口不知味，舌尖红燥，苔腻，不渴，脉阴沉迟而阳则浮数，此吾诊得之概状也。窃思其病泻久脾虚，水停胃中不化，随气上冲而作呕，而水入不纳，由于胸中郁热所抗拒，乃上热中虚之证，治之以《伤寒论》黄连汤。此用姜、桂、参、草温补脾胃而降冲逆，黄连清胸热，伴半夏以止呕吐，为一寒热错综之良方。服药（后）呕吐渐止，再剂，症全除，能进稀糜，后用五味异功散加生姜温胃益气而安。（赵守真. 治验回忆录. 北京：人民卫生出版社，1962. ）

少阴热化，水热犯胃

【症状】咳而呕渴。下利，心烦不得眠。

【病机】水气为患，流动不居，偏渗于大肠，则下利；水气上逆射肺，则咳；水气上逆犯胃，则呕；水气内停而津不能上布，则渴；阴虚有热，上扰神明，则心烦不得眠。

【治法】清热滋阴利水。

【方药】猪苓汤。

【原文综述】本症见于原文第319条，论述阴虚水热互结的证治。少阴病下利，当有寒热之分，本条下利，伴有心烦，不得眠，则当属少阴热化之证。结合第223条“脉浮发热，渴欲饮水，小便不利者，猪苓汤主之”。知本条必具有小便不利症。

上焦有热，下焦有寒

【症状】食入口即吐，下利。

【病机】胃热气逆不降而食入口即吐，脾寒阳虚失运而下利益甚。

【治法】寒温并用，健脾和胃。

【方药】干姜黄芩黄连人参汤。

【原文综述】本症见于原文第359条。论述伤寒本自虚寒下利，医误用吐下，导致表热内陷于上，阳气更伤于下，形成寒热格拒的胃热脾寒症。“若食入口即吐”是辨证关键，强调胃热的临床特点。胃寒则朝食暮吐，胃热则食入即吐，不得以“寒下”认为此属纯寒症。

【案例】韦儿小春，病泄泻，利止则腹胀，食则更甚，且时作呕，因不敢食，后致饮水亦呕，口苦舌绛，苔微黄，却不渴，胸腹痞胀，指纹淡黄隐沉，身体极清瘦，大便如常，小便清利。盖由诸症观之，其先泄泻，脾胃早伤，气虚不化，寒湿积中，故食入则胸腹胀；舌绛口苦，由于肝胆之热，弥漫中焦，故水食入咽则呕吐，形成上热下寒扞格不通之证。若上热轻而下寒不虚，可用栀子干姜汤清热温中，交通上下。今则不仅上热盛，而下寒且虚，已非上方所宜。《伤寒论》曰：“伤寒本自寒下，医复吐下之，寒格更逆吐下，若食入口则吐，干姜黄连黄芩人参汤主之。”本症虽未经吐下，而久泻伤脾，其理正同。脾伤则清浊不分，阳格于上，阴沉于下，故用药上宜有分寸；如仅用寒药以治下，则必格拒不入，即入亦将引起上热之加剧，皆不利于病。核上述姜参芩连汤为上盛热、下虚寒之剂，恰合于本症，用之何疑。其方芩、连之苦寒，以通热格，参、姜之温补，可复正气而逐阴邪，配合臻补泻变化之奇。然以胜复关系，分量略有变更，以寒重热轻，故而如此。计：党参五钱，干姜三钱，黄芩钱半，黄连（姜汁炒）

一钱，煎成缓缓服下。先不受药，尽一剂后，药亦不呕，再剂可食饮。上焦余热未清，中焦虚寒尚盛，改进连理汤：黄连八分，党参五钱，白术（土炒）、干姜各二钱，炙甘草一钱。三剂，遂得阴阳调谐，上下沟通，不呕能食。后以六君子汤平调脾胃，食欲大佳，肌肉丰润，又健常活泼入学矣。（赵守真. 治验回忆录. 北京：人民卫生出版社，1962. ）

肾阳不足，水饮犯胃

【症状】或呕或咳。腹痛，小便不利，四肢沉重疼痛，自下利，或小便利，或下利。

【病机】水泛中焦，脾胃气阻，升降反作，则见呕吐、腹痛、下利；水泛上焦，水寒犯肺，肺气上逆，则见咳嗽；水停下焦，津不化气，则见小便不利；水泛肌表，浸淫肢体，则见四肢沉重、疼痛。

【治法】温阳镇水。

【方药】真武汤。

【原文综述】本症见于原文第316条，论述少阴阳虚水泛的证治。足少阴肾为水脏，故称“水之下源”。少阴病二三日不已，至四五日，邪气递深，肾阳日衰，阳虚寒盛，水气不化，泛溢为患。而水饮内停，随气机升降，内而脏腑，外而四肢，上、中、下三焦无处不到，见症多端。但总属肾阳亏虚水气泛滥，宜用真武汤温阳镇水。

气阴两虚，兼有热邪

【症状】气逆欲吐。虚羸少气。

【病机】气阴两伤，正气虚馁，故虚羸少气；由于余邪内扰，胃失和降，故气逆欲吐。

【治法】清热和胃，益气生津。

【方药】竹叶石膏汤。

【原文综述】本症见于原文第397条，论述热病后期气液两伤、余热未清的证治。伤寒解后，胃虚津伤，余热未尽，形体失养则羸弱，余热未尽而上逆，致使胃气失和而呕吐。

【案例】张某，女，25岁。因患乳腺炎而手术，术后发热不退，体温在38.5～39.5 ℃。西医认为是手术后感染，注射各种抗生素效果不显，后又用安乃近发汗退热，然旋退旋升，不能控制。因为手术后几经发汗，患者疲惫不堪，又见呕吐而不欲饮食、心烦、口干、头晕、肢体颤动，舌质嫩红、舌苔薄黄，脉数而无力。此阳明气阴两伤，胃逆作呕使然。治当清热之时，又须两顾气阴，以培补其本。处竹叶石膏汤方：生石膏30克，麦门冬24克，党参10克，半夏10克，炙甘草10克，粳米一大撮，竹叶10克。上方仅服4剂，则热退呕止，而胃开能食。（陈明，刘燕华，李方. 刘渡舟验案精选. 北京：学苑出版社，2006. ）

三、表里同症

外邪不解，内迫阳明，上逆于胃

【症状】呕逆。

【病机】外邪内迫阳明，胃气上逆。

【治法】发汗解表，降逆止呕。

【方药】葛根加半夏汤。

【原文综述】本症见于原文第33条，论述太阳与阳明合病呕逆的证治。外邪内迫阳明，影响肠胃功能，也可使胃气上逆而发生呕逆。治以葛根汤发汗解表，加半夏加强降逆止呕之功。

【案例】任某，女，21岁，1965年12月21日初诊。患者昨天（12月20日）感冒头痛、头晕、身疼、腰痛、恶心呕吐、恶寒，并素有腹痛、大便稀，脉浮数，苔白。证属太阳阳明合病，为葛根加半夏汤适应证。葛根12克，麻黄10克，桂枝10克，生姜10克，白芍10克，大枣4枚，炙甘草6克，半夏12克。服1剂症大减，2剂症已消除。（冯世伦. 经方传真. 北京：中国中医药出版社，1994. ）

外寒内饮，饮邪干胃

【症状】干呕。发热而咳，或渴，或利，或噎，或小便不利、少腹满，或喘。

【病机】水饮内停，干犯肺胃，失于宣降，肺气上逆则咳喘，胃气上逆则干呕，这是主要症状。水饮内停，不能化生津液则口渴；水饮为患，变动不居，下趋大肠则下利；水蓄膀胱，气化失常则小便不利，下腹胀满；水饮内停，阻碍气机，上壅肺胃通道，则见咽喉噎阻。

【治法】辛温解表，温化水饮。

【方药】小青龙汤。

【原文综述】本症见于原文第40条，论述太阳伤寒兼水饮内停的证治。“伤寒表不解”是省文，指有发热恶寒、无汗身痛、脉浮紧等太阳伤寒症的表现。文中详细论述的是“心下有水气”的表现，诸症反映了外有表寒、里有寒饮的病理机制，证属太阳伤寒表实而兼水饮内停。

【案例】赵某，男，48岁，1985年9月4日初诊。半年来经常在饭后2~3小时呕吐，吐物为涎沫夹杂食物残渣，遇寒加重，时发时止，伴脘腹闷胀，嗳气纳呆，消瘦乏力，头晕心悸。舌质淡红，苔白稍腻，脉沉细。X线上消化道钡餐透视：胃蠕动增强，幽门钡剂通过缓慢。西医诊为幽门不全性梗阻。病机为寒犯胃腑，水饮中阻，寒饮内结，中阳被遏，脾运无力，胃失和降而致本病。治宜温阳化饮：桂枝9克，白芍12克，甘草6克，干姜8克，麻黄6克，细辛3克，半夏15克，五味子9克，枳壳12克，厚朴12克。两煎合和约250毫升，一日分3~4次空腹服之。3剂后呕吐基本消失，唯腹胀明显，上方加炒莱菔子30克，砂仁6克，连服6剂，诸症尽愈。1986年6月18日随访，身体健康，呕吐从未复发。（王新昌. 小青龙汤临床举验. 河南中医，1987.）

附：吐血

火热内攻，灼伤阳络

【症状】吐血。脉浮，咽燥。

【病机】脉浮主阳浮，为阳热浮盛于外，火热灼伤阴津而咽燥，热迫血而动血吐血。

【治法】清透热邪。

【方药】白虎汤。

【原文综述】本症见于原文第115条。本条虽然是太阳病，但脉浮热甚，类似太阳温病，出现热甚表实症，而用灸法。本来是热症，又用火法来治疗，以热助火，热势妄动而更甚。治以白虎汤清透气热。

肺热脾寒，热伤肺络

【症状】唾脓血。寸脉沉而迟，手足厥逆，下部脉不至，喉咽不利，泄利不止。

【病机】上焦阳热之邪内郁，则寸部脉沉而迟；阴伤而阳热郁闭于上则咽喉痹阻；灼伤络脉，故咽喉不利而吐脓血；阳气内郁不达四肢则手足厥冷；阳气受损、寒邪在下，则下利不止，尺部脉不至。

【治法】发越郁阳，清上温下，滋阴和阳。

【方药】麻黄升麻汤。麻黄升麻汤方中麻黄、升麻、当归三药用量最重，为主药。麻黄、升麻发越郁阳，当归温润补血。其他药用量极小，可分作两组分析：一组清热滋阴，主治喉痹脓血，药用知母、石膏、黄芩、葳蕤、天门冬、芍药；另一组温阳补脾，主治泄利不止，药用白术、干姜、茯苓、桂枝、甘草。

【原文综述】本症见于原文第357条，论述伤寒误治导致正虚阳郁、肺热肠寒的证治。伤寒六七日，为邪气内传之时。若表邪尚未尽解者，仍当解表，如表解而里有燥实内结者方可攻下，这是治疗的基本法则。本条即是表症未除而误用苦寒攻下，如此不仅病不得愈，反使表邪内陷，阳气郁遏，以致伤阴伤阳而发生一系列的变证。此阴阳上下并受其病，寒热错杂而又虚实兼见，若单治寒则遗其热，单治热则助其寒，补虚而助其实，泻实则碍其虚，故称“难治”。本症上热下寒、正虚邪实之机并存，以阳郁热实居多，故用麻黄升麻汤治之。

【案例】高某，男，38岁。患者素有脾虚便溏（慢性肠炎），去年10月曾因潮热盗汗，经拍片被诊断为肺结核。今感冒十日。初发热恶寒，头痛无汗，后渐有胸闷，咳嗽，痰多色黄。目下：发热恶寒，头痛无汗，胸闷喘咳，痰稠黄，带血丝，口渴不欲多饮，咽痛烦躁，肠鸣腹痛，大便溏薄，舌苔薄白，舌尖稍红，脉寸浮滑，关尺迟缓，证属表里同病，宜表里同治，用麻黄升麻汤，外可解太阳寒邪，内可清阳明之热，下可温太阴之寒，又配有养肺阴之品，实为恰当，便处：麻黄、桂枝、白术、茯苓各8克，知母、黄芩、干姜、天门冬、葳蕤、白芍、炙甘草各6克，升麻、当归各3克，生石膏20克，水煎服。1剂后，全身漐漐汗出，2剂后表症尽解，共服3剂后，诸症悉平，再以金水六君子汤善其后。（张玉明. 麻黄升麻汤证见解及治验. 陕西中医，1986. ）

附：唾

脾胃虚寒，水液不运

【症状】喜唾，久不了了。

【病机】脾寒运化失职，水湿内停，聚而生痰；肺寒水气不降，聚则为饮。痰饮泛滥，久不得愈，故喜唾，久不了了。

【治法】温补中阳。

【方药】理中丸。

【原文综述】本症见于原文第396条，论述大病瘥后中焦虚寒泛吐涎沫的证治。大病瘥后，喜吐清冷唾沫或痰涎，治法当以温补中阳，用理中丸为宜。肺脾得温，阳气健运，津液得化，多唾之证自愈。

【案例】林某，女，23岁。急性胃肠炎后喜唾涎沫。一年前因饮食不洁引起吐泻，被诊断急性胃肠炎，经治疗而愈。此后凡吃生冷油腻食物则胃脘隐痛不适，时伴作呕、反胃、嗳气，喜唾涎沫。本次因节日加菜又有呕吐腹泻发作，经中西医结合治疗吐泻止，唯感疲乏头晕，纳差，口中涎沫特多。此属病后脾胃虚寒，本来投以理中汤即可，但患者煎药不便，故改用附桂理中丸10个，早、晚各服1丸。第二天即觉唾涎明显减少，胃口好转，但口干喜饮，嘱其继续用药，或可改用淡盐水送服。五天后药丸服完，症状亦已消除。［张秀霞. 理中汤（丸）新解. 新医学，1975. ］

第二十八章 不能食

不能食是泛指食欲减退，或不能进食，或食而不消，又食则吐出的一种症状。《伤寒论》所论不能食，内容丰富，条文中除载有不能食外，还提到不欲食、食不下、饥不能食、默默不欲饮食等，不少列在提纲证或主证条文中，足见仲景对不能食的重视。

不能食与六经病有着密切的内在联系，但因病因病机不同，其表现则具有不同的特点。如太阳病吐后腹中饥，口不能食。阳明病燥实不能食，伴大便秘结；阳明病虚寒不能食，则大便先硬后溏。少阳病默默不欲饮食，必往来寒热。太阴病食不下，自利益甚。厥阴病阳衰阴盛不能食，厥利并甚；厥阴病寒热错杂则饥而不欲食，强食则吐。少阴病篇虽未言不能食，但据理推测，其脾肾阳衰，阴寒内盛，也当有之，但必有吐利清谷，脉微肢冷等症。此外还有栀子豉汤证之似饥不能食，心中懊侬；瓜蒂散证之知饥不能食，心下满烦等。因此，临床上只要掌握主症，抓住特点，一般不难辨别。

人以胃气为本，胃虚不能食，则气血化生匮乏，五脏六腑因之而虚。《伤寒论》提示我们，在疾病过程中，谨察不能食，对判断胃气的强弱、邪正的虚实、病证的寒热、病邪的进退都有一定的临床意义，值得认真进行研究探讨。

一、虚症

脾胃虚弱，中焦失运

【症状】不能食。胁下满痛，面目及身黄，小便难，颈项强。

【病机】脾失健运，受纳无权，则腹胀满不能食；土壅木郁，经气不利，则胁下满痛；寒湿内郁，脾色外现，则面目及身黄；脾失转输，水饮内停，则小便难；邪郁经脉，故颈项强。

【治法】温中散寒。

【方药】理中丸。

【原文综述】本症见于原文第98、209条。第98条论述表病里虚误下后变证及中虚饮停证禁用小柴胡汤。第209条辨大、小承气汤的使用法及误攻后的变证，本燥屎未成之证，若误用攻下，则致脾气虚寒，中阳不运，见腹胀满而不能食，甚者胃气衰败，胃气上逆，饮水则哕等变证。

表症误吐，胃阳损伤

【症状】不能食。不喜糜粥，欲食冷食，朝食暮吐。

【病机】此为太阳病误吐导致胃气受伤虚阳躁动之变证，虚阳躁动则腹中饥，欲进冷食；胃阳已伤，不能收纳则不能食。

【治法】甘温补中，建运脾胃。

【方药】小建中汤。

【原文综述】本症见于原文第120条。本条叙述较简，除不欲食外，当伴见肢冷便溏、脘腹痛胀等中焦阳虚之症。本条仲景未明言治法及方药，但根据其脾胃虚寒的病机来看，可选用小建中汤治疗。

胃阳不足，失于腐化

【症状】不能食。呕吐，饮水则哕，大便初硬后溏，手足濈然汗出。

【病机】脾胃之气虚弱，脾不运，胃不纳则不能食、呕吐；胃阳虚衰，阴寒内盛，故胃虚不纳，浊气不降而上逆出现饮水则哕；中焦脾胃阳虚，不能正常转输津液下输膀胱，非但小便不利，反致水谷混杂于胃肠，形成大便初硬后溏的“固瘕”；至于“手足濈然汗出”，因四肢禀气于脾胃，脾胃阳虚，所主津液乘虚外溢，故其汗必冷湿。

【治法】温运脾阳。

【方药】小建中汤或理中汤。

【原文综述】本症见于原文第122、190、191、194、226条。上述条文均论述胃中寒冷，不能纳谷，运化无力之证，其人必素体脾胃阳虚，中阳不运，以致饮水则哕，纳谷不馨，或大便溏泄，常有不消化食物。治当温胃健脾为法。

【案例】李某，女，24岁，1987年6月6日就诊。于6个月前觉吞咽梗阻，食后呕吐，时轻时重。轻时，吞咽干食困难；重时，稀饭、开水均难咽下。伴胸胁疼痛，失眠易怒。一个多月前，曾先后在我院及重庆市某医院进行食道钡餐检查，均示：食道边缘光滑，下端变尖，成锥形改变，被诊断为“贲门失弛缓症”。今日因吞咽梗阻，食后呕吐加重，而来我处就诊。刻下：面色苍白，语声低微，倦怠乏力，烦躁易怒，舌质淡嫩，苔少而干，脉细弱。辨证：中焦虚寒，脾胃失健。治法：温中补虚，健脾强胃。小建中汤主之：桂枝30克，白芍60克，炙甘草、大枣、生姜各10克，饴糖100克。8剂后，症状消失，再做食道钡餐检查数次，均未发现异常。（魏传余，刘帮林. 小建中汤治愈一例贲门失弛缓症. 四川中医，1987. ）

脾失健运，升降失司

【症状】食不下。腹满而吐，自利益甚，时腹自痛。

【病机】脾失健运，寒湿内阻，气机不畅，故见腹满。清阳不升，寒湿下注，则见自利益甚；中焦阳虚，寒凝湿聚，脾络不和，故时腹自痛。脾胃升降失职，浊阴上逆，则呕吐。脾胃虚弱，运化失职，故食不下。

【治法】温中散寒，健脾燥湿。

【方药】理中丸。

【原文综述】本症见于原文第273、384条。第273条是太阴病的提纲证，其证机是太阴脾不运化，脾不运则胃不降，浊气填塞，故食不下。第384条见于霍乱吐利后的转归。仲景连用三个“能食”，即言“能食者愈”，以揭示阳明胃气恢复，病邪得去，病为向愈；又言“颇能食”以揭示阳明胃气在恢复过程中饮食会逐渐增加，“今反不能食……复过一经能食”说明阳明胃气完全恢复需要一定的时间，尤其病久胃气大伤，不可在较短的时间内急于使饮食完全恢复正常。因而病情向愈，提示胃气已经逐渐恢复，而正气渐旺，故判断其病不久将愈。

脾虚不运，湿邪阻滞

【症状】食难用饱，饱则微烦头眩，小便难，腹满，脉迟。

【病机】阳明中寒证，不能进食过多，若强食过饱，脾胃无力运化，水谷郁于胃脘，则见微烦；清阳不升，则头眩；浊阴不降，故腹满；中焦阳气不能蒸化，水液不得正常输布，则小便难。脉迟当属中焦虚寒，脉必迟缓无力。

【治法】温运中阳、散寒除湿。

【方药】理中丸。

【原文综述】本症见于原文第195条，述阳明中寒欲作谷疸的证治及禁例。此时若治疗不当，必因水谷湿邪内郁，久则将成谷疸之证。若误用下法，则中阳衰败，寒湿愈甚，不仅腹满如故，甚至促使病情向更严重方向转化。其证机是素体胃阳不足，或伤寒误治损伤中阳而成阳明中寒证，胃阳虚弱，收纳无权，故不能多进饮食而难以饱食。

中阳虚衰，胃气将败

【症状】当不能食，今反能食。厥利。

【病机】阳虚寒盛则厥利，胃阳虚衰，当不能食，今反能食，属反常现象，故应考虑除中的可能。

【治法】恢复胃阳。

【方药】食以索饼。若进食索饼后，不发暴热，肢体渐温，是为胃气来复，阳气渐旺；若进食后，突发燥热，是为胃阳上脱，将须臾而亡，发生“除中”。

【原文综述】本症见于原文第332、333条。这两条大致讲述病证危笃，体内物质欲竭，胃气伤残，而欲脱之正气勉做最后挣扎的表现，为除中，预后均不良。

二、实症

枢机不利，胆热犯胃

【症状】默默不欲饮食。往来寒热，胸胁苦满，心烦喜呕。

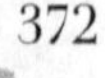

【病机】少阳位于半表半里，邪正交争，休作有时，故往来寒热。邪犯少阳，肝胆经气不利，故胸胁苦满。肝胆气郁，疏泄失职，影响情志，故神情默默。胆火内郁，上扰心神，则心烦。胆邪犯脾，脾失健运，则不欲饮食。胆热犯胃，胃失和降，故喜呕。

【治法】和解少阳。

【方药】小柴胡汤。

【原文综述】本症见于原文第96、97、266条。3条所述不欲饮食，均为胆热犯胃，故以小柴胡汤予之。

热结于里，胃气失常

【症状】口不欲食。头汗出，微恶寒，手足冷，心下满，大便硬，脉细。

【病机】阳气郁遏，不得宣发，郁蒸于上，则汗出；邪未全入，尚有表症，故微恶寒； 阳郁于里，不达四末，故见手足冷；热郁于里，胆气犯胃，气机郁滞，津液不下，故心下满，口不欲食，大便硬；阳气闭郁，邪气凝结，拘束脉道，故见脉细。此证既有微恶寒之表症， 又有心下满、口不欲食、大便硬的里症。

【治法】清透热邪。

【方药】小柴胡汤或白虎汤。

【原文综述】本症见于原文第148、185条。第148条的不欲食证机是少阳胆气内郁，胃气失疏而不降，治当清少阳胆热，和阳明胃气。第185条不欲食的证机为热结于里，阳热郁结于胃，气机不畅。其治，轻者与小柴胡汤和解枢机，上焦得通，胃气因和，则自能纳食；重者则用白虎汤清热和胃。

【案例】刘某，男，51岁，1981年8月7日初诊。胃脘隐痛、胀满、纳呆已3年，有时恶心、呕吐、嗳气、腹胀，饭后更多发，口燥咽干，口渴喜冷饮，倦怠无力，头晕目眩。屡服中西药无效。胃镜检查：肥厚性胃炎。舌苔黄厚，脉洪滑有力。（胃镜）印象：胃脘痛。辨证：阳明燥热，火邪伤阴。治则：清热润燥。处方：石膏48克，知母18克，甘草12克，粳米18克，石斛15克。服80剂，诸症消失。胃镜检查：胃黏膜未见异常。（刘景琪. 经方验［M］. 呼和浩特：内蒙古人民出版社，1987.）

燥实内结，胃气不和

【症状】不能食。谵语，有潮热，小便利，不大便。

【病机】燥热内结，腑热外蒸，故发潮热；浊热上扰心神，则谵语；津液偏渗膀胱，胃肠津液耗竭则小便利，大便硬结难下；燥热实邪内结肠道，胃气壅滞不得下行，故不能食。

【治法】涤荡实热，攻下燥结。

【方药】大承气汤。

【原文综述】本症见于原文第215、251条。两条不能食的证机均是阳明腑气阻滞不通，浊气不降，故均予大承气汤治之。

【案例】胡某，男，10岁，1979年8月13日初诊。5日前患儿因脐周阵发性疼痛伴吐蛔，在校医务室服“宝塔糖”10个，第二日早晨腹部感持续性胀痛，伴恶心呕吐，急送某卫生院就诊。该院以“肠蛔虫”病给予肌注“654-2”5毫克、非那根25毫克及补液、消炎药治疗，4天来，病情未见好转，且逐渐加重，遂请余诊治。症见：急性重病容，发热，脘腹胀满疼痛，拒按，烦躁不安，手足抖动，几日未进食，水入即吐，口渴，下痢稀水，小便短赤，舌苔黄厚，脉滑数。证属阳明腑实，予大承气汤急下之。药用：枳实10克，厚朴6克，生大黄12克，芒硝15克。以朴、枳先煎，大黄后下，芒硝兑药水冲服，每日1剂。服1剂后，患儿即解出少量硬大便，并下死蛔虫数十条，腹胀痛有所减轻，继进1剂。8月15日复诊：腹痛消失，稍感脘腹胀满，大便日4行，并又下死蛔虫数十条，发热烦躁已除，能进食少量稀饭，倦怠乏力，舌质淡红、苔薄白，脉细无力。此脾胃气虚，给柴芍六君子汤治之，并配合西药补液、消炎治疗，5日后痊愈。（何语金. 大承气汤治疗急危重症. 湖南中医杂志，1987. ）

阳明下后，余热留扰

【症状】饥不能食。心中懊憹，但头汗出。

【病机】因郁热扰于胸膈，故心中懊憹，饥不能食；邪热蒸腾于上，则但头汗出。

【治法】清宣胸膈郁热。

【方药】栀子豉汤。

【原文综述】本症见于原文第228条，论述阳明病下后余热留扰胸膈的证治。阳明热症，腑实未成，而早用下法，使邪热入里郁于胸膈，胃气失和，故饥不能食，治当清宣郁热，则病自瘥。

阳热内郁

【症状】默默不欲食。微热，厥冷，指头寒，烦躁。

【病机】厥阴肝热，壅滞气机而不得升降，阳气郁滞而不能外达，阳热内郁则发热轻微、烦躁；热邪郁遏不达四肢所致厥冷、指头寒；肝热逆乱胃气，阳热内郁而肝气不合则胃气不和，故不欲饮食。

【治法】清透热邪。

【方药】白虎汤。

【原文综述】本症见于原文第339条，论述厥阴热厥轻证及其两种转归。厥微者热亦微，故“指头寒”属厥阴热厥轻证。此时之病机经“数日”后可有两种转归：一是病邪由阴出阳，里热消除，疾病向愈，表现为微厥、指头寒消失，小便转清，食欲好转；二是病邪由阳入阴，里热内闭，病情深重，形成厥阴热厥重证，必指头寒加重而为手足厥，不欲食加重而为呕逆，烦躁加重而为胸胁烦满。热邪内郁，胃气不和，故可以斟酌用白虎汤清热透邪。

【案例】夏某，女性，54 岁，2008年10月13日初诊。2004年10月，因昏迷急诊入院检查发现尿酮（+++），随机血糖22毫摩/升，后确诊为2型糖尿病、糖尿病酮症酸中毒，并予系统治疗。患者出院后用药不规律，反复发作2次，每次均以胰岛素及补液治疗，酮体阴性后作罢。患者2周来因农忙未规律服用降糖药，近5日来发生呕吐求诊。刻下症：口干饮冷，日饮5升，呕吐时作，乏力消瘦，近1个月体量下降6千克。头昏沉，饮水后即刻见汗如珠滚，尿频，夜尿2 次，大便正常量偏少。纳食少，嗜睡。面色苍白，舌质暗红，少苔，舌下静脉增粗，脉沉略数。患者未用胰岛素治疗。当日空腹血糖15.6毫摩/升；尿常规示：酮体（++），尿糖（+++），尿蛋白（+）。诊断：2 型糖尿病，糖尿病酮症酸中毒。处方：生石膏120克，知母60克，炙甘草15克，粳米30克，天花粉30克，黄连30克，生姜5大片。2008年10月20日复诊：患者在治疗过程中未用任何降糖西药。患者服药2剂，口渴减轻，尿常规示：酮体（+），尿蛋白（－），尿糖（+）。服药至6剂，尿常规示酮体（－），尿蛋白（－），尿糖（+），血糖FBG 8.9毫摩/升，PBG 2小时12.3毫摩/升。处方：患者口渴饮冷缓解，减量生石膏至60克，知母至30克；加西洋参9克益气养阴以调护。加达美康缓释片60毫克/日，进一步控制血糖。服上方28剂后病情平稳，改为散剂 27克/次，每日2次，煮10分钟，汤渣同服。（周强，赵锡艳，彭智平，等. 仝小林教授运用白虎汤治疗糖尿病酮症酸中毒验案. 中国中医急症，2012. ）

水热互结，中虚不纳

【症状】食不下。心下硬，下利不止，心烦。

【病机】太阳少阳并病，本不当下误下致邪结于胸胁出现心下硬；脾胃受损，正虚于下则见下利不止，邪逆于上则见水浆不下，气结于中则心烦。

【治法】辛开苦降，泻心消痞。

【方药】甘草泻心汤。

【原文综述】本症见于原文第150条，指出太少合病误用下法，致水热互结、中虚气逆而食不下，病属正虚邪实危候，当积极予以治疗，可以斟酌应用甘草泻心汤。

【案例】于某，女，36岁，1983年9月15日初诊。患者素体强健，一个月前因夜间睡时着凉，翌晨6时突然感到腹痛、肠鸣，随即腹泻，呈水样便，40~50分钟泻下一次，泻如暴注下迫状，频频呕吐水样物，继则住院治疗，诊为急性胃肠炎。治疗3天，病情好转后出院。出院后两日，复吐泻不止，吐出为黄绿样水，泻下不化之物，又二次住市医院治疗6天，呕吐腹泻止。出院后复因食冷吐泻复作，呕吐食物，有时夹有血样物，泄下水粪夹杂，时有完谷不化，伴胃脘胀闷，食则甚，形体消瘦，面色萎黄，脱水状。舌尖红、边有齿印、苔白厚微黄稍腻，脉沉、关上弦滑。脉症合参，为中气虚，寒热不调，脾胃升降失职所致。治当缓急补中，和胃消痞止泻。以甘草泻心汤治疗。服一剂后呕吐即止，胀满减轻，又继服两剂，大便成形，日行三次，再服两剂而诸症皆除，未再复发。（毕明义. 重剂甘草泻心汤治疗急性胃肠炎60例. 山东中医杂志，1986.）

痰食郁阻，胃气不降

【症状】饥不能食。手足厥冷，心下满而烦，脉乍紧。

【病机】痰邪郁阻胸膈，胸中阳气被遏，难以通达四肢，可导致手足厥冷。心下满而烦，饥不能食，皆痰食内积中焦、气机内外不通之故。痰结气滞，血行不畅，故脉乍紧。

【治法】涌吐痰食。

【方药】瓜蒂散。

【原文综述】本症见于原文第355条，论述痰结胸中致厥的辨治。痰邪结滞，胃不受纳，故不欲食；邪结胸脘，病位偏高，故用瓜蒂散吐之。

【案例】信州（属江西省上饶市）老兵之女三岁，因食盐虾过多，得齁喘之疾，乳食不进。贫无可召医治，一道人过门，见病女喘不止，便叫取甜瓜蒂七枚，研为粗末，用冷水半茶盏许，调澄取清汁呷一小呷。如其言，才饮竟，即吐痰涎若黏胶状，胸次既宽，齁喘亦定。少日再作，又服之，随手愈。凡三进药，病根如扫。（江瓘. 名医类案. 北京：人民卫生出版社，1957.）

三、虚实夹杂症

上热下寒

【症状】饥而不欲食。消渴，气上撞心，心中疼热，食则吐蛔。下利不止。

【病机】肝火炽盛，耗灼津液，可见消渴；肝失疏泄，气郁化火，横逆上冲，可见气上撞心，心中疼热；肝火犯胃，热则消谷，故嘈杂似饥；土为木乘，运化失职，故不欲食。若强与食，脾胃不能受纳运化，往往可将食物吐出。妄用攻下，必更伤下阳，使脾肠虚寒加重，下利不止。

【治法】清上温下。

【方药】乌梅丸。

【原文综述】本症见于原文第326条，为厥阴病提纲证，反映了厥阴阴尽阳生、阴阳转化的病变特点。厥阴之脏为肝，内寄相火，藏血而主疏泄。若邪入厥阴，一方面能导致相火炽盛，横逆上冲；另一方面可乘犯脾土，出现脾虚肠寒，结果发生上热下寒证。火炽于上而不能下达，加之肝气上逆，所以膈上虽然有热，而膈下已隐伏无形之寒。下利不只是预测性的症状，提出这一预测的目的，是揭示下寒的病机。心中疼热，并非实热，误用下法，就会上热未除，下寒又起。

【案例】张某，34岁，干部。1966年4月15日初诊。患者素有“胃痛”史，近来疼痛频繁，曾做胆囊造影，发现胆囊内有数个绿豆大透光结石；4日前突然觉剑突下剧痛，向背部放射，急诊住入某院，前日出现畏寒发热，右肋缘下可触及鸭蛋大包块，确诊为胆结石并发胆囊炎，因患者拒绝手术而保守治疗，用药后病虽稍减，但疼痛仍较剧烈，故自动出院前来我院。症见心下阵痛而拒按，痛引胁背，痛甚则身恶寒而肢厥，痛减则四肢微转温，不欲食，稍食则恶心呕吐，心下灼热，口渴欲热饮，大便5日未行，小便黄、尚利，面微黄而隐现红色，目不黄；脉沉弦、略数，舌质淡红、苔略浮黄。我院遂邀姚荷生老中医会诊，诊断为厥阴阴阳错杂证，投以乌梅18克，炮附片6克，干姜6克，蜀椒4.5克，桂枝4.5克，北细辛3克，黄连7.5克，黄柏6克，党参4.5克，当归4.5克。患者服药3剂后，肢厥已除，心下疼痛大减，知饥欲食，大便每日1行，脉沉已起，但全身微热而发痒疹，面红，头昏头痛，口苦而渴，故改投连梅汤合金铃子散加减，共服5剂，继用丹栀逍遥散6剂，其病即愈，13年来从未复发。（姚梅龄，王磊帼. 乌梅丸的临床运用. 江西医药，1980.）

第二十九章 下利

下利是指大便稀薄，次数增多，或泻下脓血。

《黄帝内经》关于“下利”的记载和称谓种类繁多，有“泄”“后泄”“下泄”“窍泄”“泄注”“洞泄”“濡泻”“飧泄”“溏泄”“注泄”“鹜溏”“暴注下迫”等。《难经》这样阐述其理论：“泄凡有几？皆有名不？然。泄凡有五，其名不同，有胃泄，有脾泄，有大肠泄，有小肠泄，有大瘕泄，名曰后重。”张仲景在《伤寒杂病论》中，并没有沿用《黄帝内经》或《难经》中对于泄泻的称谓，而是将“泄泻”与“痢疾”一类具有泄下表现的病证，以“利”或“下利”统称之，在《伤寒论》中又称“自利”“泄利”“下利清谷”及“协热利”等。

下利当分阴阳、表里。在表有寒湿、风湿、湿热；在里有积热、伤食、脏寒、药物。其属性有寒、热、虚、实及寒热错杂之不同。《素问·阴阳应象大论》言“湿盛则濡泄”，指出了湿邪是泄泻发病的重要因素，后世也有无湿不成泻的说法。《素问·风论》指出“久风入中，则为肠风飧泄”。《素问·举痛论》言“寒气客于小肠，小肠不得成聚，故后泄腹痛矣”。《素问·至真要大论》指出“少阳司天，火淫所胜，……注泄赤白”“阳明司天，燥淫所胜，……注泄鹜溏”“少阴之胜，……腹满痛，溏泄”；《素问·太阴阳明论》则有“饮食不节，起居不时者，阴受之，……阴受之则入五脏，……入五脏则䐜满闭塞，下为飧泄”，指出了六淫邪气饮食不节，起居不时皆可致下利。

在《伤寒论》三阴篇中，下利多作为主症出现，而三阳篇中则多见于兼症及或然症。如太阴寒湿内盛，则可发为下利，且本经下利，多为寒利，宜服四逆辈。少阴阴寒内盛，寒湿下利，其条文亦散在于太阳篇、阳明篇、太阴篇、厥阴篇、霍乱篇，病机皆可见少阴里寒内盛，临床上可表现为下利、呕吐、大汗出、四肢厥冷或拘急、身疼痛、恶寒，伴或不伴发热，脉沉或迟或微细。当少阴里寒内盛时，无论伴或不伴表症之发热、身疼痛、脉浮，均不可发汗，应急救其里，以四逆汤温里散寒，回阳救逆，待阳回利止时，方可攻表或治其他兼症。厥阴之下利，可由太阳病越经传入，也可由外邪直中，病机多错综复杂，病性多属寒热错杂，故所用之方多为寒热并用之方。

下利属实热者多见于阳明病与厥阴病。其病机为热迫大肠，传导失职，清浊不分并走于大肠；或热伤肠络，气滞壅塞，腐肉成脓而下利脓血。邪在太阳，法当汗解。如发热，无汗，邪气不得外泄，而内传阳明，则可见下利；或太阳病误下，表邪内陷，入里化热，下迫大肠，也可见下利。如表症为急，下利较轻者，治当以解表为主，方用葛根汤。如发热，汗出，泻下黏滞，或暴注下迫，治当以清热为主，方用葛根黄芩黄连汤。如太阳、少阳同时受邪，因少阳火郁，内迫阳明，又因疏泄不利，气滞壅塞者，其下利黏滞不畅，并伴有腹痛，里急后重，治当清少阳郁火，方用黄芩汤。若外邪入里化热较甚，津伤燥结成实，邪热与肠中宿食结为燥屎，本当大便秘结，反而泻下臭秽粪水，此为热结旁流，因燥热阻结，邪热迫津从旁而下，治当泻下实热，方用三承气汤。邪入少阳，兼见阳明里实之症，其症状除有心下痞硬、呕吐之外，尚有发热、汗出，当属热结旁流一类，虽下利，里实燥结仍在，故用大柴胡汤和解少阳，兼通里实。邪至厥阴，肝气疏泄失常，肝郁化热，下迫大肠，肠络受损，气滞壅塞，腐肉成脓，故见下利脓血，并伴有腹痛、里急后重等症。治当清热凉肝，解毒止利，方用白头翁汤。此外阳明热入营血，少阴阴虚，邪从热化，均可因热盛伤及肠络，而见大便脓血。

六经皆可见下利，因此临证需详加审查，四诊合参，其中，对于下利危重症尤当仔细辨别，方可做到临证时心中有数，游刃有余。

一、表症

表邪外盛，影响里气

【症状】发热、恶寒、脉浮、下利清稀、水粪杂下、无恶臭及肛门灼热。

【病机】表邪未解，内迫阳明。

【治法】辛温解表，升清止利。

【方药】葛根汤。此方以桂枝汤减桂枝、芍药用量，加葛根、麻黄而成。桂枝汤发汗解表，调和营卫；加麻黄增强发汗解表之力，表解里自和，此亦称为“逆流挽舟”之法。

【原文综述】本症见于原文第32条，是太阳与阳明合病下利的治法。因下利为表邪郁闭过重，内迫阳明，大肠传导失司所致，故无恶臭及肛门灼热。表里同病，里症因表症而起，治疗重点在于解太阳之表邪，方用葛根汤发汗解表，生津止利。

二、里症

（一）虚症

阳气虚衰，阴寒内盛

【症状】下利清谷，完谷不化，恶寒踡卧，手足厥冷，脉微欲绝。

【病机】少阴阳虚，釜底无火，水谷不能正常腐熟，精微下趋肠道，则下利清谷，完谷不化；阳气虚衰，阴寒内盛，四肢失于温煦，故厥逆而恶寒；蜷卧可以暂时保存阳气，如喜蜷卧；阳气衰微，鼓脉无力，故脉微欲绝。

【治法】温肾回阳。

【方药】四逆汤。

【原文综述】该病机引起的下利症状，见于《伤寒论》原文第284、288、292、331、326、361、362、314、315、317、325、332、348、353、364、370、389条，散见于“辨少阴病脉证并治”“辨厥阴病脉证并治”“辨霍乱病脉证并治”，多因大病、久病、误治失治，导致少阴阳气虚衰，阴寒内盛而发。仲景以温肾回阳为法，且据病情灵活遣方用药。若病情较重，出现阴阳格拒者，可以使用通脉四逆汤，出现戴阳证者，使用白通汤或白通加猪胆汁汤等。

【案例】王某，女，7月龄，2005年7月诊。时值炎夏，天暑下迫，地湿上蒸，家长啖饮冰冷之时顺势与小儿喂饮，加之空调昼夜不息，遂致腹泻，日六七次，服西药消炎止泻类药弗效，且日益加重，转求余诊。其母诉十余日来，日泻十余次，皆清水乳食之类，嗅之无味，刻下肛门淡红，扪之少腹不温，手足亦然，且熟睡时两目露白睛，肌肉四肢轻微动，盖形寒饮冷，戕伐稚阳之体，先中寒腹泻，继则太阴失煦，少阴阳衰，且有慢脾之虞，急煎四逆汤：制附子2克，干姜4克，炙甘草3克，伏龙肝30克。服2剂后腹泻减半，又予原方加粳米3克，炒山药10克，服3剂后诸症平复，又以四君子汤出入燮理十余日而愈。（谢焕荣．四逆汤治疗婴幼儿腹泻临床体会．河南中医，2007．）

阴竭于下，阳越于上

【症状】下利清稀、四肢厥冷、发热、两颧潮红、烦躁不得卧。

【病机】厥阴阳衰，阳虚寒盛，下利清稀，四肢厥冷；阴盛格阳于上则可伴见发热、两颧潮红；心神浮越，烦躁不得卧。

【治法】回阳救逆。

【方药】白通汤。

【原文综述】本症见于原文第344条，“伤寒发热，下利厥逆，躁不得卧者，死”，本条虽以“伤寒”命名，实为厥阴寒证。厥阴寒证见发热，如阳气恢复，当利止厥回，现见“躁不得卧”，可见阳虚寒盛至极，出现阳气欲脱，心神发散之症。原文未见方药，根据病机应回阳救逆，宣通阳气。

阳衰阴盛，阴阳欲脱

【症状】下利，恶寒身蜷，手足逆冷，躁烦不得卧，汗出不止，脉微细沉。

【病机】阴寒内盛，寒湿渍肠，故下利清稀，完谷不化；阳虚阴盛不能温煦周身则恶寒身蜷、手足逆冷；阳气虚极不能入阴则躁烦不得卧；阳气爆脱，不能固摄阴液，故汗出不止；阳气衰微无力鼓动血行则脉微，阴寒内盛于里而脉沉。

【治法】回阳救逆。

【方药】白通汤、四逆汤。

【原文综述】本症见于原文第295、296、300、345、346、366、368条，散见于“辨少阴病脉证并治”“辨厥阴病脉证并治”篇，多因大病、久病、误治失治后，导致阴寒内盛，阳虚至极，阴阳欲脱的危候。本症预后的吉凶决定于阳气的存亡，阳气恢复“手足温者生”，而“手足逆冷者、躁烦不得寐、汗出不止”的阳气不复者“死”。仲景提出阳衰阴盛下利可以导致死亡，但没有列出治疗方药。根据病机，可以使用白通汤、四逆汤进行治疗。

少阴寒化，阴寒凝滞，损伤阴络

【症状】下利脓血，滑脱不尽，腥冷不臭，腹痛绵绵，喜温喜按，舌淡苔滑，脉沉细。

【病机】脾肾阳衰，中焦运化失司，下利日久；肾阳愈衰，下焦失于固摄，大肠滑脱，下利不止，络脉不固，便中脓血；脾肾阳衰，阴寒凝滞，因此腹痛绵绵，喜温喜按；舌脉也皆一派虚寒之象。

【治法】温涩固脱。

【方药】桃花汤。方中赤石脂性温而涩，入胃与大肠经，涩肠固脱、止血止泻为主药，辅以干姜温中阳，佐以粳米益脾胃，共奏温阳涩肠固脱之功效。本方最大的特色是，赤石脂一半生药入煎，一半为末冲服。研末冲服，直接留着肠壁，取其温涩之性，在局部发挥收敛止血、修复肠膜的作用，可谓用药之巧。

【原文综述】本症见于原文第306、307、308条，其中第308条“少阴病，下利，便脓血者，可刺”，提示下利便脓血也可用针刺的方法治疗，但文中未提及具体穴位，临床之际，应结合其他见症，综合分析，辨其寒热虚实，“随证治之”。

【案例】胡某，男，68岁。患下利脓血，已1年有余。时好时坏，起初不甚介意。最近以来，每日利七八次，肛门似无约束，如厕稍迟，即便裤里，不得已，只好在痰盂里大便，其脉迟缓无力，舌质淡嫩，辨为脾肾虚寒，下焦滑脱之利。为疏：赤石脂2两（1两研末冲服，1两煎服），炮姜3钱，粳米一大撮，煨肉蔻3钱，服3剂而效，5剂而下利止。又嘱服用四神丸，治有月余而病愈。（刘渡舟，聂惠民，傅世垣. 伤寒挈要. 北京：人民卫生出版社，1983. ）

少阴阳虚，水寒下趋

【症状】下利，腹痛，咳嗽小便不利，四肢沉重、疼痛。

【病机】肾阳虚衰，阳虚寒盛，水气不化，泛溢为患，水泛中焦，内渍于肠，则见下利、腹痛；水寒犯肺，肺气上逆，则见咳嗽；水停下焦，津不化气，则见小便不利；水泛肌表，浸淫肢体，则见四肢沉重、疼痛。

【治法】温肾阳，散水气。

【方药】真武汤。

【原文综述】本症见于原文第316条，与第82条“太阳病发汗，汗出不解，其人仍发热，心下悸，头眩，身瞤动，振振欲擗地者，真武汤主之”的病理机转则同是肾阳虚水气为患，都用真武汤治疗。

下焦滑脱不固

【症状】下利不止，大便腥冷不臭，赤白黏冻样，舌淡苔白，脉沉细。

【病机】伤寒误下后，重创脾肾之气，导致下焦虚寒大肠滑脱，下利不止；寒凝血络，故赤白黏冻样便。

【治法】涩肠固脱止利。

【方药】赤石脂禹余粮汤。赤石脂禹余粮汤中赤石脂甘温酸涩，禹余粮甘涩性平，二药合用，直达下焦，善治下元不固，久泻久利，滑脱不禁之证。

【原文综述】本症见于原文第159条，“伤寒服汤药”误治，导致下利不止与心下痞硬两症，“服泻心汤已”“复以他药下之”，重创脾肾之气，故下利不止。医者认为是中焦虚寒所致，而治以理中汤，药后下利反而更加严重，其原因为“理中者，理中焦，此利在下焦”，即病属下焦虚寒大肠滑脱，当治以赤石脂禹余粮汤固脱止利。

【案例】陈某，男，6岁。2016年6月16日因“突发高热（39.6 ℃）伴轻微咳嗽15天”就诊。15天前，患儿参加学校的体育活动，因出汗较多未更换衣服而受凉，当日晚间即发高热（39.6 ℃），家长送至附近医院中医科医师处就诊，该医师辨证为“竹叶石膏汤证”，并开具中药及退热药“美林”。患儿服药后，温度在38～40 ℃波动，咳嗽症状未见明显好转。5天后又至该中医师处复诊，辨为“清营汤证”，予清营汤原方。患儿服一帖药后即开始腹泻，便质稀溏，高热持续，全身冰冷，尤以四肢为甚。家人不放心换至另一中医师处就诊，仍辨证为“竹叶石膏汤证”，予中药3剂，并将生石膏量增加至96克。患儿服1剂药后，腹泻加剧，水泄不止，每天多达30余次，昼夜不分，无法自控，口渴异常，饮不解渴，持续高热（40 ℃左右）不退。家人送至当地儿童医院，经胸片等检查诊断为“支原体肺炎”，予住院治疗。给予抗生素阿奇霉素每日静脉滴注，同时口服思密达止泻。经治疗5天后，患儿仍高热不退（40 ℃左右），口渴异常，腹泻不止，手脚冰冷，精神萎靡，住院期间复查肺部胸片及CT显示左上肺炎，左侧膈面抬高，左侧胸腔少量胸水。至此，患儿情况仍未稳定，故家长于2016年6月30日17时请余会诊。患儿四诊可见：神情淡漠，精神萎靡，气息微弱，蜷缩于床，面色白，眼皮耷拉，然唇色红，舌质红，中间较深裂纹，无苔，脉浮大数，皮肤冷，手脚冰凉，不畏寒，不思饮食，水泻不止，心烦，寐不安，口渴甚，不停呼叫“口渴、要喝水、肚子胀”，每天喝水达3 000毫升，但仍饮不解渴。余据“大热，大烦渴，脉浮数大，神疲乏力，气微弱”，当即辨证为“白虎加人参汤证”，但患儿腹泻不止已达数十天，甚时1天多达30次，呈水样泻，后期几乎不能控制，呈“滑脱不禁”之症状。患儿胃纳极差，不思饮食，只欲饮水，精神萎靡，神情淡漠，气息越来越微弱，家属和院方皆很着急，期间医院还下达“病危通知书”。余观患儿身体已经因泄泻而严重脱水，电解质已严重紊乱，故遵循张仲景《伤寒论》“急当救表”，当先止泻，纠正患儿体液平衡，纠正电解质紊乱，故立即予赤石脂禹余粮汤，急煎服，处方：赤石脂30克，禹余粮30克。当晚22时服药约150毫升，孩子自诉太累，之后便沉沉睡去，整夜无事，直至第2天凌晨5时醒来，再服100毫升，下午13时大便，已是糊状，患儿腹泻已基本控制，此时再“救里”，清肺热，补阳气，予白虎加人参汤急煎服，处方：生石膏15克，知母10克，炙甘草6克，粳米50克，人参1根。第1次服药约20毫升，半小时后患儿诉“肚子痛”，并咳嗽加剧，突然咳出一大口黄黏浓痰，之后就渐渐未再叫“口渴”。3小时后，患儿自诉身热，摸其后背有微微出汗，至晚20时许测体温38.3 ℃，又加服白虎加人参汤药30毫升，至晚上21时，摸患儿手足已经回暖。期间患儿一直安静睡觉，再未叫口渴。晚上22时医生查房血氧分压95 mmHg，7月2日早上8时许测体温37.3 ℃，血氧分压99 mmHg，咳嗽咳黄痰增加，背上微微汗出，患儿开始想吃东西。下午查血常规已正常。（周丽. 经方白虎加人参汤和

赤石脂禹余粮汤治疗小儿重症支原体肺炎伴重度腹泻1例经验总结. 中国当代医药，2017. ）

中阳损伤，水谷不别

【症状】下利不止，胸脘部硬满疼痛，呕吐，舌苔白滑，寸脉浮，按之无力，关脉小细沉紧。

【病机】脏气衰败，脾肾阳虚，脾运失司，水谷不别，故其人经常下利；中阳不足，寒实病邪内结，故胸脘部硬满疼痛；阴寒之气上逆则呕吐；阳虚寒凝，津液不化，故舌苔白滑，阳虚于上，故寸脉浮，按之无力，正气衰微，寒实于里，固见关脉小细沉紧。

【治法】温中复阳止利。

【方药】理中汤。

【原文综述】本症见于原文第76、129、150条，其中第76条“发汗后，水药不得入口，为逆，若更发汗，必吐下不止”，为伤寒发汗后，中气虚寒，纵然兼有表症，益温中散寒，兼以解表，若更发汗，则虚损更重。第129条论述了脏气衰败、阳气不足的脏结证与结胸证的区别。第150条则论述太少并病，误下邪气内陷，损伤脾胃，下利不止之症。在这里，仲景没有列出治疗方药。根据病机，可以使用理中汤进行治疗。

【案例】张某，男性，56 岁，2008年5月14日就诊。自诉不明原因腹痛、腹泻、黏液大便2年，被某医诊断为慢性结肠炎，治疗效果不稳定，稍进食生冷油腻即复发，故来诊治。腹部隐痛，喜温喜按，便下完谷不化，伴少量色白黏冻，每日2～3次。畏寒肢冷，口淡不渴，面色㿠白，神疲纳呆，小便量少。舌质淡，苔白滑，脉沉迟细弱。断为中焦虚寒，脾失健运。治以温中健脾，升举清阳。方予理中汤加味：党参20克，炒白术30克，干姜12克，茯苓15克，山药20克，升麻6克，木香15克，炙甘草10克。守方5剂，腹痛腹泻已止。效不更方，守方服10剂，诸症悉去，随访半年未复发。（李耀宗. 理中汤临床运用举隅，中国中医急症，2010. ）

中气衰败，精微下趋

【症状】下利不止，发热，直视谵语。

【病机】阳明病攻下太过，损伤脾胃之气，下利不止；热盛或阴虚风动则发热，直视谵语。

【治法】回阳益阴。

【方药】茯苓四逆汤。

【原文综述】本症见于原文第205、210条，第205条论述了阳明病不可攻下之症，“心下硬满”阳明病位置偏高，不可攻下，若攻下则损伤脾胃，致中阳衰败而下利不止。第210条论述谵语或郑声的预后，言“下利者亦死”，则为中气衰败，阴液欲竭之象。两条皆为难治之危候，可以用茯苓四逆汤姑且施救。

太阴虚寒，运化失司

【症状】下利，腹痛，腹满呕吐，不能食，不渴，舌淡苔白，脉沉。

【病机】脾气不升，寒湿下注，则见下利；脾失健运，气机不畅，故见腹满；浊阴上逆，则呕吐；中焦阳虚，寒凝湿聚，阳气无以温养筋脉，故时腹自痛；脾胃虚弱，运化失职，故食不下；中焦阳虚，寒凝湿聚，故不渴。

【治法】温中散寒，健脾燥湿。

【方药】四逆汤。

【原文综述】本症见于原文第273、277、280条，文中未列具体方药，而曰“宜服四逆辈”，即四逆汤、理中汤一类的方剂。临证可视病情的虚寒程度，轻者单纯脾胃虚寒宜理中汤（丸），重者由脾及肾，伴肾阳虚者，宜四逆汤。

肝寒犯胃，寒湿中阻

【症状】下利、呕吐，手足逆冷，烦躁欲死。

【病机】胃寒肝逆，浊阴上逆，致使中焦气机升降紊乱，则下利、呕吐；阳为郁而不能达于四末，故手足逆冷；阳气与阴寒之邪相争，故烦躁欲死。

【治法】温胃散寒，平肝降逆。

【方药】吴茱萸汤。

【原文综述】本症见于原文第309条，“少阴病，吐利，手足逆冷，烦躁欲死者，吴茱萸汤主之”，本条虽冠以少阴病，但并非是心肾阴寒之阴盛阳亡之下利，故不用四逆汤，而用吴茱萸汤，旨在温降肝胃、泻浊通阳。

【案例】李某，女，45岁。1987年7月6日初诊，该患者5年前无明显诱因出现下腹部疼痛，腹胀，大便日4次左右，泻下黄色稀便，无黏液血便，无里急后重，曾先后服用过庆大霉素、痢特灵、黄连素、土霉素、复方新诺明、白术散、中西药灌肠等治疗，症状不缓解，终日苦于大便异常，日便增6~7次，便下黄色稀水，无恶臭气味。到市人民医院做结肠镜检查，提示慢性结肠炎。刻诊：腹部隐隐作痛，少腹胀冷，喜温喜按，泻下稀水样便挟有泡沫，无红白黏冻，伴轻度里急后重，小便量少色白，食少纳呆，口淡乏味，形体瘦弱，头晕神疲，舌淡红、体胖，苔白腻，脉沉细缓。便常规、培养均正常。中医辨证：属脾肾阳虚，运化失常，清浊不分。治以温补脾肾，升清降浊为法。方选吴茱萸汤加味，药用：吴茱萸10克，红人参10克（单煎），鲜生姜3片，大枣4枚，肉桂10克，白茯苓35克。3剂水煎服。次诊：腹痛减轻，少腹转温，日3~4次黄色溏便，里急后重消失，小便量多，舌淡红，苔薄白，脉沉细。效不更方，前方续服3剂。再诊：腹痛消失，饮食增进，体力增强，舌淡红、苔薄白，脉细。嘱续服3剂，以巩固疗效。愈后随访1年未见复发。（金树武．吴茱萸汤治泄泻．中医药信息，1996．）

清浊相干，气机逆乱

【症状】下利、呕吐，发热，头痛，身疼，恶寒，脉微涩。

【病机】邪气乘虚入里，清浊相干，升降反常，故呕吐而利；吐利伤津，故脉涩；阳随津泄，故脉微；发热，头痛，身疼，恶寒皆为表症。

【治法】温中解表。

【方药】桂枝人参汤。

【原文综述】本症见于原文第382、383、384、388、391条，霍乱本中气不足，复感外邪，邪气乘虚入里，清浊相干，升降反常，呕吐而利，发热恶寒，头身疼痛。太阳伤寒，当邪气内传，影响里气不和，脾胃升降失常时，亦可见呕吐下利；但霍乱初病即见吐利，且病势急暴，兼见表症，故与伤寒有别。

【案例】某男，29岁，2003年11月20日初诊。主诉胃脘部疼痛反复发作已2年，加重2天。刻诊：右上腹隐隐作痛，以饥饿和晚上为甚，轻度压痛，喜温，嗳气，泛吐清水，倦怠无力，四肢冰冷，大便溏薄，2次/天。舌质淡，苔薄白，脉沉缓。X线检查确诊为“十二指肠溃疡”。证属脾胃虚寒，胃气上逆。治宜温中散寒，和胃降逆。方用桂枝人参汤合丁香柿蒂汤化裁：桂枝、干姜、白术、柿蒂、半夏、延胡索、田七、枳壳各9克，党参15克，炙甘草、公丁香各5克。水煎服。3剂后，右上腹疼痛已缓解。续以前方加减调理1个月而愈。（温桂荣. 桂枝人参汤治疗杂病探微. 中医药临床杂志，2006. ）

阳虚阴盛，气阴两伤

【症状】下利、恶寒、脉微。

【病机】清阳不升，浊阴不降，清浊相干，故下利；吐利日久，阳随阴泄，不能温煦，故恶寒；阳气衰少，鼓动无力，故脉微。

【治法】回阳救逆，益气生津。

【方药】四逆加人参汤。

【原文综述】本症见于原文第385条，“恶寒脉微而复利，利止亡血也，四逆加人参汤主之”，霍乱剧烈吐利，伤阳损阴，逐渐发展为由恶寒脉微而复利，导致津液更伤。“利止亡血也”，此利止绝非阳气来复之候，亡血即亡失津液，故急用四逆加人参汤，回阳救逆，益气生津。

【案例】谷某，汉，男，1岁半。1987年10月21日就诊，其家长代诉：2日前天气骤凉，夜间突然出现泄泻而求诊，即行肌注抗生素治疗，次日又补液等，效均不佳而求应用中药治疗，察其患儿哭闹不安，面晄唇干色红，双目轻度凹陷，粪便蛋花样并有少量黏液，腹部稍胀，问其便次前一日为十次余，不多饮水。体检：体温37.7 ℃，呼吸38次/分，脉搏124次/分，营养中等，心肺（－），腹部肠鸣音活跃如矢气。遂拟益气生津，温中散寒之法。予拟四逆加人参汤：人参3克，干姜3克，甘草6克，附子3克，红糖为引，1剂。嘱其回家即煎，予5%小苏打10毫升，分数次少少喂之，配合半流质食，1剂服完后，排便次数已减至日4

次，质变稠量变少，又照前方服2剂而愈。（施宪民，刘景元，梅水清. 四逆加人参汤应用一得. 中医杂志，1990.）

（二）实症

水渍入肠，传导失司

【症状】下利呕逆，汗出，发作有时，头痛，心下痞硬满、悸动不安，引胁下痛，干呕短气。

【病机】水饮结聚于下，下注于肠，则见下利；阻碍气机升降，上干于胃则见呕吐；饮停胸胁，则胁下痛；饮邪外溢肌肤，影响营卫失和其人汗出，正邪相争，故发作有时；饮邪上蒙清阳，则头痛；饮邪入肺，肺气不利，呼吸气短；饮停心下，心下痞硬满、悸动不安。

【治法】攻逐水饮。

【方药】十枣汤。

【原文综述】本症见于原文第152、356条，水饮停于体内，水渍肠间导致的下利，因水饮停留部位不同，临床应根据症状，选择用药，如胃虚水停，使用茯苓甘草汤。

邪结于肠，气机壅滞

【症状】下利伴里急后重，脉沉弦或大或微弱数。

【病机】邪气盛，里气壅滞，气机不畅，故下利伴里急后重；邪气盛则脉大，故利不止；邪气衰，阳气犹存，则脉微弱数、发热。

【治法】清热凉血止利。

【方药】白头翁汤。方中白头翁为主药，其味苦性寒，善清下焦湿热；黄连、黄柏苦寒，既清热燥湿，又坚阴厚肠胃；秦皮苦寒，能清肝胆及大肠湿热，凉血坚阴止利，四药同用，清热凉血止利，为治疗热痢及脓血痢之主方。

【原文综述】本症见于原文第365条，是通过脉症的变化判断下利的转归和预后。下利见脉大，则邪气盛，其利未止。微弱提示邪气已衰，数则提示阳气犹存，虽有发热，下利将止，不会有大的危险。

脉沉弦有的注家认作寒，有的辨作热，临床需要脉症合参，辨别寒热阴阳，随症治之。

【案例】曹某，女，25岁。1977年秋初诊。重身（怀孕）五月而罹菌痢，日泄十余次，注射及口服黄连素，历三天而未效，因怕影响胎儿拒绝用抗生素，故商治于余。症见：发热烦渴，痢下赤白，后重迫急，且腹坠、腰楚，恐将胎堕，舌绛、苔黄燥中裂，脉细数。乃投白头翁汤加味。处方：白头翁15克，黄连6克，川柏10克，秦皮10克，甘草6克，阿胶15克，白芍22克，川断15克，桑寄生25克，苎麻根25克，防风炭6克。二剂痢去大半，续予二剂，痢竟全止，后以清补脾肾之剂善后。腊月顺产一女婴。（汤叔良. 白头翁汤加减运用浅识. 中医杂志，1985.）

阳明少阳合病，热迫大肠

【症状】下利，热结旁流，腹胀满，疼痛，潮热，脉滑数。

【病机】阳明少阳合病，邪热盛实，热迫津液下泄，故下利；邪热盛实，潮热；燥热与宿食相结，腑气不通，故腹胀满，疼痛，脉滑数。

【治法】涤荡实热、攻下燥结。

【方药】大承气汤。

【原文综述】本症见于原文第256条，“阳明少阳合病，必下利。其脉不负者，为顺也。负者，失也，互相克贼，名为负也。脉滑而数者，有宿食也，当下之，宜大承气汤”，少阳与阳明合病，脉见滑数，是胃气不衰，此为不负，反映了中土尚旺，木不能乘土，为顺证。若弦紧相见，是胃气已衰，木旺乘土，为负，其病难愈。虽阳明少阳合病，但脉见滑数，滑主宿食，数主有热，为阳明有宿食之象，脉不见弦，则木不盛，土不衰，其病易治。虽热迫津液下利，但宿食结滞，故考虑选用大承气汤泻热导滞。

【案例】王某，女性，32岁，于2014年9月2日初诊。患者诉便下脓血伴腹痛、里急后重、发热恶寒2天，被当地社区诊所诊为“痢疾”，予抗生素输液治疗，热势不减，遂来诊治。刻下：便下赤白脓血，痢下不爽，肛门灼热，腹痛胀满拒按，里急后重，身热口渴，小便短少，舌质红，苔黄厚稍燥，脉滑数。实验室检查：白细胞计数16.8×10⁹/升。便常规：脓细胞（+++），隐血（+++）。西医诊断：急性细菌性痢疾。中医诊断：痢疾（湿热积滞）。治法：清热导滞。予大承气汤加味。处方如下：大黄9克（后下），枳实9克，厚朴9克，芒硝6克（烊化），神曲9克，白芍9克，木香6克，黄连6克，白头翁20克，马齿苋20克。每日1剂，水煎分2次温服。患者服3剂，痢止热退病愈。（白正学. 应用大承气汤治疗“下利”急症的体会. 中国中医急症，2015.）

阳复太过，热伤阴络

【症状】下利，便脓血，口渴，寸脉浮数，尺中涩。

【病机】寒盛下利，阳气恢复太过，阳有余便是火，火热下伤阴络，热迫血行，故下利便脓血；阴血损伤，故口渴；阳热有余，故寸脉浮数，尺以候阴，阴血损伤，故尺中涩。

【治法】清热凉血止利。

【方药】白头翁汤。

【原文综述】本症见于原文第363、367条，其中第363条为寒盛伤阳下利之症，如机体根阳未泯，或有阳气来复，阴寒邪气有退却转机。寒盛伤阳，脉当沉紧，今反见寸脉浮数，尺脉涩，则提示阳热有余，阴血被伤，提示阳气来复，火热下伤阴络，热迫血行，故下利便脓血。第367条见口渴脉数，知阳气来复，当自愈，如下利不止，必兼脓血，“以有热故也”。

血分有热，灼伤阴络

【症状】下利不止，便脓血，发热，脉数。

【病机】阳明腑实下后余热未除，热邪下迫大肠，故发热下利不止，脉数；热邪灼伤血络，血热相蒸，腐败为脓，故便脓血。

【治法】清热凉血止利。

【方药】白头翁汤。

【原文综述】本症见于原文第258条，“若脉数不解，而下不止，必协热便脓血也”，原文紧接第257条，阳明腑实下后邪气未除发生的变证，下后余热未除，热邪下迫大肠，灼伤血络，血热相蒸，腐败为脓，故便脓血。原文未提及治疗方药，根据病机可用白头翁汤或黄芩汤。

燥实在里，热结旁流

【症状】自利清水，心下痛，口干燥者，谵语，腹满拒按，舌红苔黄燥。

【病机】燥屎阻结，燥热逼迫津液下泄而旁流，则自利清水，色纯青；燥屎阻结，腑气不通，故心下痛，腹满拒按；燥热上扰心神则见谵语，火盛水竭，口干燥；燥热内结，火热内盛，舌红苔黄燥。

【治法】通腑泄热，急下存阴。

【方药】承气汤类。

【原文综述】本症见于原文第105、321、374条，其中第105条太阳表症不解，日久邪气内传，或阳明，或少阳，则甚三阴。今病十余日而见潮热谵语，小便自利等症，可知邪气内传阳明，阳明内实，当有大便硬结闭塞不通之症，却反见下利。如下利属虚寒，脉象应随之而变微弱无力，并伴肢厥恶寒等症。今虽下利，而脉象仍沉实有力，且兼潮热谵语，虽误下而病机未变。第321条的少阴病下利多为虚寒之证，虚寒证之下利清稀，或伴脉微肢冷等阳虚阴盛之症，而本症“下利清水、心下痛、口干燥”，可知本症为燥屎阻结，燥热逼迫津液下泄而旁流的阳明腑实证。第374条则为燥实内结下利的典型条文。临床应根据病情轻重分别服用大承气汤或小承气汤。

厥阴热邪，内迫大肠

【症状】下利便脓血，红多白少，或纯下鲜血，里急后重，欲饮水。

【病机】肝经湿热下迫大肠，故见下利；热灼血络，故见脓血便；热毒下迫，湿邪黏滞，阻遏气机，故见里急后重，热邪及下利伤及津液。

【治法】清热凉血止利。

【方药】白头翁汤。

【原文综述】本症见于原文第371、373条。第371条“热利”指出了下利的性质，“下重”即里急后重，提示了肝失疏泄，热毒迫肠，损伤肠络所导致的下利。因病在厥阴，证属实热，故称厥阴热利。第373条厥阴热利，热邪及下利伤及津液，故渴欲饮水自救。因此症下利属肝经湿热下迫大肠，故常伴有发热口渴、尿赤、肛门灼热、舌红苔黄、脉弦数等症状。

少阴阳郁，气机不畅

【症状】泄利下重，手足逆冷，咳，心下悸，小便不利，腹痛。

【病机】肝胃气滞，气机失常，故下利；气郁于下，故下重；阳气内郁，不能通达四末，故手足逆冷；阳气郁遏、气机不畅，若兼肺寒气逆，则为咳；兼心阳不足，则为悸；兼气化失职，则小便不利；兼中阳虚寒，则腹痛。

【治法】宣畅气机，透达郁阳。

【方药】四逆散。

【原文综述】本症见于原文第318条，本条虽以少阴病冠首，但不属于少阴病，因少阴病阳衰阴盛则手足逆冷，与本症“四逆”症状相同。少阴寒化之四逆，常伴有恶寒蜷卧、下利清谷、脉微等虚寒脉症，当用四逆汤治疗。本条之四逆，因肝气郁结，气机不利，阳气内郁，不能外达四肢所致，不会伴有虚寒症状。治疗当以四逆散调畅气机，透达郁阳，则四逆痊愈。

阳明少阳合病，气机升降失调

【症状】下利，呕吐，发热，汗出，心中痞硬。

【病机】阳明燥实内结，热邪迫津下泄，故下利；阳明里实，腑气不通，热壅气滞，胆胃气逆，故呕吐；里热之邪不解，故发热，汗出；少阳枢机不利，气机阻滞，故心中痞硬。

【治法】少阳郁热，兼阳明里实。

【方药】大柴胡汤。

【原文综述】本症见于原文第165条，乃邪气深入少阳，并已入里化热兼阳明里实，阳明燥实内结，热邪迫津下泄，故下利，发热，汗出。腑气不通，热壅气滞，胆胃气逆，故呕吐。少阳枢机不利，气机阻滞，故见心中痞硬。

（三）虚实夹杂症

少阳误下，中气损伤

【症状】下利，日晡所发潮热，胸胁满而呕。

【病机】柴胡证误用下法，下后损伤中气，故而下利；邪入少阳，胆火内郁，枢机不利，胆逆犯胃，故胸胁满而呕；日晡所发潮热，乃邪入阳明，燥热内结。

【治法】和解少阳，泄热去实。

【方药】柴胡加芒硝汤。

【原文综述】本症见于原文第165条。本少阳兼阳明里实之证，医家误用丸药攻下，中气损伤，今见下利，但病证未除，潮热未罢，仍为少阳兼阳明里实之证。治疗先用小柴胡汤和解少阳，畅达枢机，透达表里，再用柴胡加芒硝汤和解少阳，兼软坚润燥、泄热去实。

中虚热结，水食不化

【症状】下利日数十行，完谷不化，腹中雷鸣，心下痞硬而满，干呕，心烦不得安。

【病机】下后损伤脾胃，其腐熟运化失健，谷物不化，清浊不分，浊气下流，则下利日数十行，完谷不化，腹中雷鸣；脾胃损伤，气机升降失常，壅滞于中，故心下痞硬而满；浊阴不降，胃中虚气上逆，故干呕，心烦不得安。

【治法】和胃补中，消痞止利。

【方药】甘草泻心汤。

【原文综述】本症见于原文第158条。因伤寒证误用下法，损伤脾胃，脾胃重虚，运化失常，导致谷物不化，清浊不分，浊气下流，则下利日数十行，完谷不化，腹中雷鸣，故治以甘草泻心汤和胃补中，消痞止利。

中虚热结，水气不化

【症状】下利，腹中雷鸣，心下痞硬，干噫食臭，胁下有水气。

【病机】汗后伤脾，脾失健运，湿浊内阻，水食之气，逼迫而下，流于胁下，走于肠间，故见肠鸣下利；脾失健运，气机痞塞不通，故心下痞硬；脾虚不运，胃气上逆，故干噫食臭。

【治法】和胃降逆，散水消痞。

【方药】生姜泻心汤。

【原文综述】本症见于原文第157条。为伤寒汗出表解，出现“胃中不和，心下痞硬，干噫食臭，胁下有水气，腹中雷鸣，下利”，说明汗不得法，损伤脾胃之气，脾虚不运，湿浊内阻，则心下痞硬；水食之气，逼迫而下，流于胁下，走于肠间，故见肠鸣下利。胃虚气逆，干噫食臭，病机统称之为“胃中不和”，而“胁下有水气，腹中雷鸣，下利”，则反映了水气冲逆的发病特点。治以生姜泻心汤和胃降逆，散水消痞。

【案例】苏某，男，50岁。患者素体阳虚，常因饮食不慎而泄泻。今因天热食凉，多食冻西瓜，使泄泻复作，大便泻下如水，日行五六次，心下痞硬，腹痛肠鸣，口淡不渴，无寒热，无呕吐，舌淡胖，边有齿印，苔白滑，脉迟而弦。西医诊断：慢性肠炎急性发作；中医诊断：泄泻，证属太阴虚寒，寒湿内侵。法当温中补虚，散寒涤饮止泻。处方：生姜15克，半夏12克，干姜12克，人参12克，甘草10克，大枣4枚，黄芩3克，黄连3克。2剂。患者服药尽剂而平。嘱其常服补脾益肠丸善后。（林再政，张伟. 生姜泻心汤的临床应用. 安徽中医临床杂志，2003. ）

误下邪陷，肺热脾寒

【症状】泄利不止，手足厥逆，喉咽不利，唾脓血，寸脉沉而迟，下部脉不至。

【病机】伤寒误下，脾阳损伤，导致泄利不止，下部脉不至；邪气内陷，阳郁不伸，寸脉沉而迟；阳虚不达四末，故手足厥逆；下后阴阳两伤，阴伤则热炽，喉咽不利，唾脓血。

【治法】发越郁阳，清上温下。

【方药】麻黄升麻汤。

【原文综述】本症见于原文第357条，为表症未除而误用苦寒攻下，表邪内陷，阳气郁遏，以致伤阴伤阳而发生一系列的变证。本症病机虽然复杂，但关键在于邪陷阳郁。治法之要，在于发越郁阳，麻黄升麻汤制方之意就体现了此种治疗思路。

寒热夹杂，寒热格拒

【症状】下利，呕吐或食入口即吐。

【病机】吐下后，脾胃阳伤，脾气不升，故下利；邪气内陷，入里化热，胃热则胃气不降，故呕吐或食入口即吐。

【治法】清胃温脾。

【方药】干姜黄芩黄连人参汤。

【原文综述】本症见于原文第359条。伤寒误用吐下，表热内陷于上，阳气更伤于下，形成寒热格拒的胃热脾寒证。脾寒阳虚失运而下利益甚，胃热气逆不降而食入口即吐。本条论述素有寒热错杂，又遭误治，导致寒热相格、胃热脾寒的证治。治当寒温并用、清胃温脾，用干姜黄芩黄连人参汤。

【案例】李某，男，2岁，1993年9月4日来院治疗，主症发热、腹泻呕吐，已2日，大便呈黄水样便，一日20多次，有时喷射状，进食则吐，极渴，小便1日未解。体检：体温38 ℃、面色苍白、精神萎靡、皮肤弹性差，两眼眶和前囱显著凹陷、唇干、哭泪少、呼吸深长，咽（－），心音略低钝、肤软、肝（－）、脾（－）、肛周显红，指纹红，大便镜检脂肪球（－），白细胞0–3/HP，舌质尖红苔白，诊断：婴儿腹泻，合并重度脱水，给液体200毫升患儿仍呕吐、腹泻，给中药干姜3克，黄芩4克，黄连3克，苡米5克，党参6克，车前子3克。水煎分3次服，日3次，第二日呕吐止，腹泻日4次，第二日按原方1剂而愈。（张洪洲．干姜黄芩黄连人参汤临床新用．光明中医杂志，1994．）

少阴热化，阴虚水热互结

【症状】下利，咳而呕渴，心烦不得眠。

【病机】阴虚有热，水气为患，流动不居，偏渗于大肠，则下利；水气犯胃，胃气上逆则呕；阴虚有热，上扰神明，则心烦不得眠。

【治法】清热养阴利水。

【方药】猪苓汤。

【原文综述】本症见于原文第319条。本条下利，伴有心烦，不得眠，知当属少阴热化、水气为患、水热互结之证。水邪流动不居，偏渗于大肠，则下利，下利应兼有小便不利、肛门灼热、大便色黄臭秽，舌红苔黄之症。

少阴热化，阴虚内热，迫于大肠

【症状】下利，咽痛，胸满，心烦。

【病机】下利伤阴，阴虚内热，迫于大肠，则下利；虚火循经上扰则咽痛；经气不利，则胸满；热扰心神则心烦。

【治法】滋阴润肺，清热利咽。

【方药】猪肤汤。

【原文综述】本症见于原文第310条。病至少阴，肾水不足，邪从热化。阴虚内热，迫于大肠，则下利，同时应兼有大便色黄臭秽、肛门灼热、舌红少苔、脉细数之症。虚火循少阴经脉上扰则咽痛，此咽喉部红肿不太明显，痛势也不剧烈，不同于风热实证之咽部红肿热痛。证以阴虚火邪上扰为主，故不应用苦寒之品，而宜用滋阴润燥的猪肤汤。

三、表里同症

表症误下，邪热内陷

【症状】下利不止，喘而汗出，脉促。

【病机】表症误下，邪热内陷大肠，故下利不止；肠热上蒸于肺，肺气不利则见喘，热邪迫津外泄故见汗出。

【治法】清热止利，兼以解表。

【方药】葛根黄芩黄连汤。

【原文综述】本症见于原文第310条。太阳病误下表邪未解，邪热内陷大肠，致里热挟表下利。既为热利，必暴注下迫，粪便臭秽难闻，伴肛门灼热，小溲短赤等症。既有表邪未解，又有里热下利，故称“协热利”。证属表里同病，治当清热止利，兼解表邪，用葛根黄芩黄连汤。

外寒内饮，水渍肠间

【症状】下利，干呕，发热而咳，或渴，或噎，或小便不利、少腹满，或喘。

【病机】水走肠间，清浊不分则下利；表不解则发热；水饮停于心下胃脘，气逆水升，上逆犯肺则咳喘、犯胃则呕；水饮内停，不能化生津液则口渴；水蓄膀胱，气化失常则小便不利，少腹胀满。

【治法】辛温解表，温化水饮。

【方药】小青龙汤。

【原文综述】本症见于原文第40条。原文“伤寒表不解”是指有发热恶寒、无汗身痛、脉浮紧等太阳伤寒表症。“心下有水气”是水饮内停。水饮为患，下趋大肠则下利，此下利应水粪杂下，质清稀。反映了外有表寒、里有寒饮的病理机制，治以辛温解表，温化水饮。

阳衰兼表，水谷不化，精微下趋

【症状】下利清谷，腹胀满，身疼痛，脉浮而迟。

【病机】里虚寒盛，脾肾阳虚，不能腐熟水谷，故下利清谷；寒湿不运，气机壅滞，故腹胀满；表邪不解，故身疼痛。

【治法】回阳救逆。

【方药】四逆汤。

【原文综述】本症见于原文第91、225、372条。第91条“伤寒，医下之，续得下利清谷不止，身疼痛者，急当救里”，伤寒误下，损伤脾阳，累及于肾，而成阳衰阴盛之危候；第225条“下利清谷”“脉浮而迟”，迟为里寒，里虚寒盛，阴盛格阳，虚阳外越则脉浮；第372条“下利腹胀满”亦是肾阳大衰、里虚寒盛之危候，三条原文均是里虚寒盛之危候，故急当救里，宜四逆汤。

误下伤中，兼有表邪

【症状】利下不止，心下痞硬，发热。

【病机】太阳病误下损伤脾阳，运化失职，气机阻滞，清阳不升，则利下不止；浊阴不降，壅塞胃脘，则心下痞硬；表症未解，则发热。

【治法】温中止利解表。

【方药】桂枝人参汤。

【原文综述】本症见于原文第139、140、163条，均为太阳表症误下后，表症未除，邪气内陷入里，以致里寒伴表症发热下利，故用桂枝人参汤温中止利解表。

二阳合病，热迫胃肠

【症状】下利、头痛发热、口苦咽干等症。

【病机】少阳邪热下迫大肠，故下利；少阳枢机不利，胆火内郁，故口苦咽干；头痛发热为太阳表症。

【治法】清热止利。

【方药】黄芩汤。方中黄芩苦寒，清泻热火，并燥湿止利；芍药酸苦微寒，敛阴止利，缓急止痛；甘草、大枣，益气和中，调补正气。

【原文综述】本症见于原文第172条。原文“太阳与少阳合病，自下利者，与黄芩汤”，太阳所主之肤表发热，同时少阳的胆火又内郁，故称太少合病。虽云合病，但“自下利者”，可见病机以少阳为重点，是少阳郁火，内迫阳明，下趋大肠，故而下利。此属热利，当见大便黏秽，腹痛后重，肛门灼热，发热口苦，烦渴尿赤，舌红苔黄，脉象弦数等脉症，宜黄芩之内清，故治以黄芩汤清热坚阴止利。

【案例】张某，女，32岁。1993年9月18日初诊。发热下痢腹痛2天，开始时每天3～5次，今则10余次。痢下赤白，里急后重，腹痛下坠，大热烦渴，小便短赤、肛门灼热，舌红苔黄厚腻，脉滑数。体温38.6 ℃，白细胞计数14×10^9/L。

大便常规：脓球（++++），红细胞（+++）。因妊娠5个月，拒绝西药治疗而转求中医。证属湿热蕴中，处方：黄芩30克，白芍15克，枳实、厚朴、甘草各12克，栀子9克，栝楼6克，大枣6枚，1日1剂，水煎服。2剂后体温降诸症轻，又2剂体温正常，下痢停止，唯仍腹胀纳差，改拟清补脾胃保护胎元以善后，足月顺产。（周广涵，周仲君．黄芩汤的新用．陕西中医，1995．）

四、阳复

津液渐复，阳气通达

【症状】自下利，振栗。

【病机】太阳病过汗伤津，津液渐复，正气胜邪，邪气下陷，故下利，振栗。

【治法】滋阴解表止利。

【方药】加减葳蕤汤。

【原文综述】本症见于原文第110条。太阳病用熨法导致汗出过多，胃中津液损伤而助其里热。病延十余日，胃中津液渐复，正气胜邪，故“振栗，自下利者，此为欲解也”。原文没有列出治疗方药，根据病机，可以酌情使用加减葳蕤汤治疗。

脾阳恢复，驱邪外出

【症状】下利，烦躁。

【病机】太阴病七八日，脾阳恢复，正胜邪去，腐秽随大便而出，故下利；正气恢复，邪正相争，故烦躁不安。

【治法】温中健脾燥湿。

【方药】理中汤。

【原文综述】本症见于原文第278条。原文“伤寒脉浮而缓”，似太阳中风，但“手足自温者”，则非太阳病，故“系在太阴”。“太阴当发身黄”，太阴脾虚运化失常，寒湿内阻，影响肝胆疏泄功能，胆汁不循常道，则宜发黄。

“若小便自利者”，湿有出处，则“不能发黄”。“至七八日，虽暴烦下利日十余行，必自止，以脾家实，腐秽当去故也”，太阴病七八日，正气恢复，正胜邪去，腐秽随大便而出，邪正相争，烦躁不安，是以脾气恢复之故。

少阴阳复

【症状】下利，手足温，微热而渴，脉微弱。

【病机】少阴里寒，阳气恢复，正胜驱邪外出，则见下利；阳气恢复，通达四末，故手足温；阳气恢复，津液得通，故微热而渴；邪气退，故脉微弱。

【治法】温补脾肾止利。

【方药】四逆汤、理中汤。

【原文综述】本症见于原文第287、360条。第287条“少阴病，脉紧”，脉紧为寒，少阴里虚寒症，病至七八日，下利，同时伴有“脉暴微，手足反温”，脉由紧转微，手足不冷反温，说明阳气来复，寒邪消退，下利乃是正胜驱邪外出的缘故，因此仲景曰“为欲解也”。第360条“下利，有微热而渴，脉弱者，今自愈”，脉由紧转弱，邪气退，虽下利，但微热而渴，说明阳气已经恢复，故病将自愈。临床可据情况，使用理中汤或四逆汤进行治疗。

附：便溏

药物所致

【症状】大便微溏，谵语烦乱。

【病机】阳明燥热内结，服承气汤后泄热燥实，则大便溏薄；热扰心神，故谵语烦乱。

【治法】泻热和胃，软坚润燥。

【方药】调胃承气汤。

【原文综述】本症见于原文第30条。本条为阴阳两虚兼有外感，经过治疗，若阴伤燥结，转属阳明，出现谵语烦乱，可服承气汤以泄热通便。

热结肠道

【症状】大便溏，心下温温欲吐，而胸中痛，腹微满，郁郁微烦。

【病机】太阳病邪气入里化热，误用吐下，伤津耗液，化燥成实，燥热逼迫大肠，故大便溏；里邪壅滞，故胸中痛，腹微满；气机逆乱，胃气上逆则温温欲吐；燥热上扰，则郁郁微烦。

【治法】泄热和胃，软坚润燥。

【方药】调胃承气汤。

【原文综述】本症见于原文第123条。“太阳病，过经十余日，心下温温欲吐，而胸中痛，大便反溏，腹微满，郁郁微烦，先此时自极吐下者，与调胃承气汤”，太阳病过经十余日，邪气入里化热，误用吐下，伤津耗液，化燥成实，而见“胸中痛，大便反溏，腹微满，郁郁微烦”，证属里邪壅滞、燥热内结，气机逆乱，究其根本，以胃气不和为其根本，故以调胃承气汤调和胃气。

脾胃虚寒

【症状】便溏或大便初硬后溏，欲呕不能食，胸中痛，小便不利，手足濈然汗出。

【病机】平素脾胃虚寒或太阳病误下损伤脾胃，脾运化失常，胃气上逆则呕不能食；清气不升则便溏或大便初硬后溏，气机阻滞则胸中痛；阳明中寒，膀胱气化失司，小便不利；阳明中寒，胃中虚冷，阳不外固，故手足濈然汗出。

【治法】温中健脾。

【方药】理中汤。

【原文综述】本症见于原文第81、123、158、191、209、251条。散见于太阳和阳明病篇，皆因平素脾胃阳虚或误下损伤脾胃，导致脾虚运化失常，出现便溏等症。原文未列出治疗方药，根据病机，可以使用理中汤进行治疗。

邪传阳明，燥结未成

【症状】大便溏或大便初硬后溏，潮热，胸胁满，腹微满。

【病机】阳明燥化未盛，腑实未成，肠中有水湿停留，故大便溏或大便初硬后溏、腹微满；邪热侵犯少阳，经气不利，故潮热、胸胁满。

【治法】和解少阳，调达枢机。

【方药】小柴胡汤。

【原文综述】本症见于原文第229、238、251条，均为燥结未成，尚不足攻下，可以酌情考虑使用小柴胡汤，升降协调，调达上下，宣通内外，和畅气机，俾上焦得通，津液得下，枢机通利，则病可愈。

附：下重

误用柴胡剂，脾虚气陷

【症状】下重，泄利。

【病机】太阴兼表症误治伤中，脾气虚弱，中气下陷，则泄利下重。

【治法】升阳举陷。

【方药】补中益气汤。方中黄芪补中益气、升阳固表为君；人参、白术、甘草甘温益气，补益脾胃为臣；陈皮调理气机，当归补血和营为佐；升麻、柴胡协同参、芪升举清阳为使。综合全方，一则补气健脾，使后天生化有源，脾胃气虚诸症自可痊愈；一则升提中气，恢复中焦升降之功能，使下脱、下垂之证自复其位。

【原文综述】本症见于原文第98条。原文“得病六七日，脉迟浮弱，恶风寒，手足温，医二三下之”，伤寒误下后，出现“不能食，而胁下满痛，面目及身黄，颈项强，小便难者，与柴胡汤”，医以为柴胡证误用柴胡汤，苦寒伤中，脾气虚弱，中气下陷，则见泄利下重之症。原文仲景未列出治疗方药，根据病机，可以使用补中益气汤进行治疗。

木邪乘土，气机郁滞

【症状】泄利下重，手足厥逆，或咳，或悸，或小便不利，或腹中痛。

【病机】肝胃气滞，气机失常，故下利，气郁于下，故泄利下重；阳气内郁，不能通达四末，故手足逆冷；阳气郁遏、气机不畅，若兼肺寒气逆，则为咳；兼心阳不足，则为悸；兼气化失职，则小便不利；兼中阳虚寒，则腹中痛。

【治法】宣畅气机，透达郁阳。

【方药】四逆散。

【原文综述】本症见于原文第318条，参“下利”一节。

肝热下迫，肠道失司

【症状】泄利下重，脉沉弦。

【病机】肝经湿热下迫大肠，故见下利；湿邪黏滞，阻遏气机，故见里急后重；里气壅滞，气机不畅，故脉见沉弦。

【治法】清热凉血止利。

【方药】白头翁汤。

【原文综述】本症见于原文第365、371条。第365条“下利，脉沉弦者，下重也”。第371条“热利，下重者，白头翁汤主之”。两者皆有肝经湿热下迫，湿邪黏滞，阻遏气机，故见下利、里急后重之症，故治均以白头翁汤。

附：便血

一、虚症

少阴阳虚，阴寒伤络

【症状】下利，便脓血，腹痛，小便不利。

【病机】脾肾阳衰，中焦运化失司，下利日久，肾阳愈衰，下焦失于固摄，大肠滑脱，下利不止，络脉不固，便中脓血。脾肾阳衰，阴寒凝滞，因此腹痛绵绵，喜温喜按；下利伤津，则小便不利。

【治法】温涩固脱。

【方药】桃花汤。

【原文综述】本症见于原文第306、307、308条，参“下利”条。

二、实症

血热内结，热随便泄

【症状】下血、如狂或发狂、少腹急结或硬满，脉微而沉。

【病机】表邪入里化热，瘀热互结下焦，瘀热伤及血络，则下血；瘀热扰神，则见如狂或发狂；瘀热互结下焦，气血瘀滞运行不畅，则少腹急结或硬满；外邪内陷入里，故脉微而沉。

【治法】泄热化瘀。

【方药】桃核承气汤、抵当汤。

【原文综述】本症见于原文第106、124条。第106条言“太阳病不解，热结膀胱”，太阳病表邪未解，表邪随经入腑，入里化热，与血结于下焦而成蓄血证，出现“其人如狂，血自下，下者愈”和“少腹急结”的症状。第124条言“太阳病六七日，表症仍在，脉微而沉”，虽表症在，但脉象已是“微而沉”，说明邪气入里化热，“以热在下焦”是“瘀热在里故也”，故出现“其人发狂”“少腹当硬满、小便自利”等下焦蓄血症状。从如狂到发狂、从少腹急结到硬满，从表症不解到脉微而沉，病情轻重不一，仲景以泄热化瘀为大法，临床运用应根据病情轻重辨别病机，灵活使用桃核承气汤和抵当汤。如有表症，当先解其表，暂缓攻下，以免下后表邪内陷。

热陷营血，迫血下行

【症状】下血，谵语，一身手足尽热，厥而呕，胸胁烦满。

【病机】热与血结，伤及血络，则下血；热与血结，一身手足尽热；热深则厥；血热互结，经气不利，故胸胁烦满；胃气上逆则呕。

【治法】泄热凉血止血。

【方药】刺期门、白虎汤、黄连阿胶汤、桃核承气汤、抵当汤等。

【原文综述】本症见于原文第140、216、293、339条，分别在太阳、阳明、少阴、厥阴病篇，虽散在各篇，但其病机均为热陷营血，迫血下行。临床应根据病在阳明、少阴热化、太阳表里同病或是厥阴热厥症，灵活使用白虎汤、黄连阿胶汤、桃核承气汤和抵当汤治疗。

热伤阴络，血为热蒸

【**症状**】下利不止，便脓血，口渴，发热，寸脉浮数，尺脉涩。

【**病机**】热邪下迫大肠，故发热，下利不止；血热相蒸，损伤阴络，腐败为脓，故口渴，便脓血；脉浮数主热症，热伤血络则尺脉涩。

【**治法**】清热凉血止利。

【**方药**】白头翁汤。

【**原文综述**】本症见于原文第258、334、341、363、367条，分别见于太阳、阳明、少阴、厥阴病篇，血为热蒸，热伤阴络所致下利便脓血症。原文仲景未列出治疗方药，根据病机，可以使用白头翁汤进行治疗。

第三十章　便秘

便秘是指粪便在肠内滞留过久，秘结不通，排便周期延长，或周期不长，但粪质干结，排出艰难，或粪质不硬，虽有便意，但便而不畅的病证。

《素问·厥论》称便秘为“后不利”，《素问·至真要大论》称便秘为“大便难”，在治疗上，《素问·阴阳应象大论》指出，“其下者，引而竭之”“其实者，散而泻之”。《素问·至真要大论》也言“留者攻之”。《黄帝内经》为下法治疗便秘奠定了理论基础。古人亦认为便秘与肾脏有密切关系，《素问·至真要大论》“大便难……病本在肾”，说明肾虚同样可以引起便秘。《伤寒论》对便秘的病机也有论述，如《伤寒论·平脉法第二》：“脉有阳结，阴结者，何以别之。”“师曰：‘其脉浮而数，能食不大便者，此为实，名曰阳结也，期十七日当剧。其脉沉而迟，不能食，身体重，大便反硬，名曰阴结也，期十四日当剧。’”把便秘归纳成阳结和阴结，提纲挈领。《伤寒论》中与便秘有关的条文40余条，从分布来看，六经均涉及，并且根据便秘的程度，描述为“大便难”“大便硬”“不大便”（即“不更衣”）、“大便初硬后溏”“大便乍难乍易”等。

便秘属性有寒、热、虚、实，瘀血之不同。便秘最多见于阳明腑实证，由于阳明热盛津伤，实热结聚胃肠，热邪与有形之糟粕相搏，结为燥屎，故便秘是其典型症状，并伴有发热，汗出，不恶寒，反恶热，或潮热，心烦，甚或谵语，腹胀满，疼痛拒按，脉沉实，舌红干，苔黄燥等。宜根据痞、满、燥、实的不同而分别选用调胃承气汤、小承气汤、大承气汤攻下实热，荡除燥结。此类实热症之便秘，尚有一种由胃热肠燥津亏所致，其主症为小便数，大便硬，而“不更衣十日，无所苦也”，称脾约证，宜用麻子仁丸润下通便。若津液内竭而致，硬粪近于肛门者，宜用导法，用蜜煎方或土瓜根汁及大猪胆汁导下硬便，使燥粪得下。

一、大便硬

（一）虚实夹杂症

脾失健运，湿邪困滞

【症状】大便硬，小便自利。

【病机】湿邪困脾，运化失职，脾不能为胃行其津液，水液偏渗膀胱，肠道失润，故大便硬，小便自利。

【治法】温经散寒，健脾除湿。

【方药】桂枝附子汤去桂加白术。方中附子温经散寒，白术健脾燥湿，生姜温散行水，大枣、甘草和中，顾护中气，甘草调和诸药，全方温经散寒，健脾除湿。

【原文综述】本症见于原文第174条“伤寒八九日，风湿相搏”，伤寒八九日，风、寒、湿三气相搏，闭阻肌表，气血流行障碍，故“身体疼烦，不能自转侧”；邪气未及于里，故“不呕不渴”；邪气在表，卫气不足，故“脉浮虚”，经脉不利故脉“涩”，故以桂枝附子汤服之。风去湿存，湿邪困脾，运化失职，脾不能为胃行其津液，水液偏渗膀胱，肠道失润，故“大便硬，小便自利”，应服用去桂加白术汤温经散寒，健脾而布化津液，以使肠道得以润化，大便自畅。

津液损伤，兼有燥实

【症状】大便硬，发热汗出，口渴，趺阳脉浮而涩。

【病机】热结肠胃，津液不足，肠胃干燥，故大便硬；热结肠胃，则发热汗出；津液损伤，故口渴、脉涩；胃中有热，故脉浮。

【治法】润肠通便，兼清热利气。

【方药】麻子仁丸。

【原文综述】本症见于原文第203、244、247、384条，分别在“辨阳明病脉证并治”和“辨霍乱病脉证并治”篇。本症病机重点是脾阴亏损，胃肠干燥，脾转输津液的功能被胃热所约束，以致肠燥便秘，故取麻子仁丸润肠通便，兼以清热。

津液损伤，肠道失润

【症状】大便硬，小便自利。

【病机】汗出过多，津液损伤，肠胃干燥，故大便硬；邪热去，气机恢复，则小便自利。

【治法】滋阴润燥，外导通便。

【方药】蜜煎方。方中蜂蜜味为主药，其性平味甘，滑润兼备，入肺与大肠经，宜润滑肠道，导引大肠燥粪下行，适用于肠中津枯之大便硬者。或以猪胆汁或土瓜根榨汁，纳入谷道，润肠通便。

【原文综述】本症见于原文第233条“阳明病，自汗出，若发汗，小便自利者，此为津液内竭，虽硬不可攻之，当须自欲大便，宜蜜煎导而通之。若土瓜根及大猪胆汁，皆可为导”，阳明病里热内盛，自汗出，误用汗法，导致津液损伤，肠胃干燥，大便硬，但“虽硬不可攻之”“此为津液内竭”，宜蜜煎滋阴润燥，外导通便，或以猪胆汁或土瓜根榨汁，纳入谷道，润肠通便。

【案例】陈某，始病咯血，其色紫黑，经西医用止血针治疗，血遂中止。翌日病者腹满，困顿日甚。延至半月，大便不行。始用蜜导不行，用灌肠法，又不行。复用一切通大便之西药，终不行。或告陈曰：同乡周某良医也。陈喜，使人延周，时不大便已一月矣。周至，察其脉无病，病独在肠。乃令病家觅得猪胆，倾于盂，调以醋，借西医灌肠器以灌之。甫灌入，转矢气不绝。不逾时，而大便出。凡三寸许，掷于地，有声，击以石，不稍损。乃浸以清水，半日许，盂水尽赤。乃知向日所吐之血，本为瘀血，因西医用针止住，反下结大肠，而为病也。越七日，又不大便，复用前法，下燥矢数枚，皆三寸许，病乃告痊。（曹颖甫. 经方实验录. 北京：学苑出版社，2012. ）

（二）实症

阳明燥实，腑气不畅

【症状】大便硬，不能食，腹满痛绕脐痛，心中懊侬而烦，有潮热，谵语，喘冒不能卧，手足濈然汗出。

【病机】燥热结实，腑气不通，故大便硬、腹满痛绕脐痛；燥屎内结，腑气不通，胃失受纳，故不能食；阳明里热炽盛，故潮热；热迫津液外泄，手足濈然汗出；热扰心神，心中懊憹而烦、烦躁、谵语；气机阻滞，影响肺气之宣肃，故喘冒不能卧。

【治法】峻下热实，荡涤燥结。

【方药】大承气汤。

【原文综述】本症见于原文第105、110、187、208、209、213、215、217、238、239、241、242、250、252、374条，见于太阳病、阳明病和厥阴病篇，多由太阳病误下误汗后或阳明病本症发展而来，形成燥热结实，腑气不通之病机。临床可根据燥热结实的轻重程度选择应用大、小承气汤。

【案例】杨某，男，48岁，1978年9月初诊。腹胀满疼痛伴呕吐便闭5日。原患有十二指肠球部溃疡，于3年前行胃部分切除术，术后引起肠粘连，常易发生腹胀腹痛，但经揉按、热敷及一般对症治疗可缓解。此次于5日前发生腹胀，愈来愈重，呕吐不食，大便已4日未解，中西医治疗无效。查患者腹部胀满拒按，脐周处膨隆，时而呕吐，进食甚少，大便不通，脉沉缓细，舌红不鲜、苔黄厚浊腻，语声较低，精神不振，面黄，体瘦。分析此患者久患胃病，加之术后正亏，一直未复，正虚明显，但从当前的整个病情来看又以里实腹满为主。缘其素本正虚，加之积滞内停郁而生热，积热阻滞胃肠，气机不得通降，形成虚实夹杂之症。前医虑其正虚不敢攻逐，使邪留不去，若再延误则难免邪实正衰，攻补两难。治拟速通里实，稍佐扶正，用大承气汤加味，待邪去之后再转机而专事调补。处方：大黄（后下）9克，玄明粉（后下）15克，厚朴12克，枳实9克，莱菔子15克，清半夏12克，党参15克。2剂，每日1剂，水煎，分2次内服。复诊：服上方1剂后大便即通，泻下粪便较多，先干后溏，服完2剂后胀痛俱消，呕吐亦止，能进饮食，唯觉气短乏力，舌苔退薄，脉细缓。遂用六君子汤合当归补血汤化裁。6剂，每日1剂，水煎，早、晚分服，并嘱重视饮食调理而愈。（杜雨茂. 杜雨茂奇难病临证指要. 北京：人民军医出版社，2011. ）

瘀热内结，传导失司

【症状】大便硬，大便易解，其色黑，善忘。

【病机】阳明燥热，故大便硬；阳明燥热与瘀血相结，因血属阴，其性濡润，故大便易解；离经之血与燥粪相混，故其色黑；心主血脉，瘀热互结，心脑首当其害，故善忘。

【治法】破瘀泻热。

【方药】抵当汤。

【原文综述】本症见于原文237条。原文为阳明燥热与瘀血相结，故大便硬结。阳明热结大便硬，本当屎难出，今反易，可能热迫血液妄行而出血，或者瘀血致血不循常道出血，离经之血与燥粪相混，因血属阴，其性濡润，故大便易解。抵当汤破瘀泻热。

二、不大便

（一）表症

邪郁肌表，肺失宣肃，肠运失常

【症状】不大便，发热恶寒，头痛有热，小便清。

【病机】邪郁肌表，肺气失宣，肠道传导缓慢，故不大便；太阳经气不利则头痛；病不在里而在表，故小便清；发热恶寒也为邪郁肌表之象。

【治法】调和营卫，解除表邪。

【方药】桂枝汤。

【原文综述】本症见于原文第56条。为从小便颜色辨病之表里，同样有不大便和发热症状，如果小便清者，即为表邪未解，表气郁闭，肠道传导不畅所致，可治以桂枝汤。若小便黄，则邪热入里，肠腑燥结，治当用承气汤。

（二）里症

气血两虚，血无以润，气无以运

【症状】不大便，谵语，发潮热，脉微涩。

【病机】气血两虚，血虚肠不得润，故不大便；气虚鼓脉无力，血虚脉道不充，故脉微涩；里热炽盛，热扰神明，故谵语、发潮热。

【治法】行气泄热，补气养血。

【方药】黄龙汤。方中大黄、芒硝、枳实、厚朴攻下热结，荡涤肠胃实热积滞；人参、甘草、当归益气养血，扶正达邪，使之不伤正气；生姜、大枣养胃和中，如此攻下与扶正兼备，共奏行气泄热、补气养血之功。

【原文综述】本症见于原文第214条："阳明病，谵语，发潮热，脉滑而疾者，小承气汤主之。因与承气汤一升，腹中转气者，更服一升。若不转气者，勿更与之；明日又不大便，脉反微涩者，里虚也，为难治，不可更与承气汤也。"本阳明病，谵语，发潮热，里热炽盛，阳明腑实已成，但仲景不用大承气汤反用小承气汤，究其原因则见脉滑而疾，脉疾则是燥实将成之候，故予小承气汤。药后转气，腹中气机通畅，可继续用小承气汤攻下。"若不转气者"虽有阳明腑实，但气机闭塞，气血两虚，不能用小承气汤攻下。原文未见方药，根据病机应攻补兼施，方用黄龙汤行气泄热，补气养血。

阳明里热，腑气不畅

【症状】不大便，日晡所发潮热，手足濈然汗出，腹满痛，独语如见鬼状。若剧者，发则不识人，循衣摸床，惕而不安，微喘直视，谵语，心烦，喘冒不能卧，目中不了了，睛不和。

【病机】阳明里热，燥屎内结，腑气不通，故不大便、腹满痛；阳明里热炽盛，日晡所发潮热；热迫津液外泄，手足濈然汗出；热扰心神，故谵语、心烦、独语如见鬼状、发则不识人，循衣摸床，惕而不安；热灼津伤，津液不能上乘，故目中不了了，睛不和。

【治法】峻下热实，荡涤燥结。

【方药】大承气汤。

【原文综述】本症见于原文第56、239、241、208、209、212、218、220、322条，见于太阳病、阳明病和少阴病篇，是热邪与糟粕内结而成的阳明腑实证。临床应根据阳明燥结之轻重，选择应用大、小承气汤。值得注意的是，热邪与糟粕内结，治不及时，极易导致肠腑闭阻或阴液枯竭的危候，故临证应仔细辨析。

水热互结，腑气不通

【症状】不大便，舌上燥而渴，潮热，心下至少腹便满而痛不可近。

【病机】水热互结，腑气不通，故不大便；津液不能上润，舌上燥而渴；热积于内，热势不盛，故潮热；水热之邪弥漫胸腹，故心下至少腹便满而痛不可近。

【治法】泄热逐水，破结缓下。

【方药】大陷胸汤。

【原文综述】本症见于原文第137条，太阳病误汗下后，损伤津液，故不大便五六日，舌上燥而渴，日晡所小有潮热，看似属阳明实腑证，但是，阳明实症燥屎结于胃肠之内，以腹满痛或绕脐痛为主，而本症是“从心下至少腹硬满而痛不可近者”。从症状来看，“舌上燥而渴”，而不是焦干起刺；“日晡所小有潮热”，而不是大潮热。而水邪为病流动不居，病位波及比较广泛，所以本症是水热互结，腑气不通之病机，治以大陷胸汤，既可泄热逐水治疗大结胸证，又能泄热通便治疗阳明实症。

津液损伤，肠道失运，兼有燥实

【症状】不大便，小便数，口渴。

【病机】里热内结，津液不足，肠道失运，故不大便；津液不足，故口渴；里热不甚，故小便数。

【治法】润肠通便，兼清热利气。

【方药】麻子仁丸。

【原文综述】本症见于原文第179、181、244条，因太阳或少阳阳明病误汗、误下，导致邪气内陷，津液损伤，肠道失运，出现不大便，大便硬、发热等阳明燥实症，但无腹胀满痛等症，说明阳明腑实不重，而以津液不足，肠道干燥为主。故治疗应以润肠通便，兼清热利气为主。原文未见方药，根据病机临床治疗应以麻子仁丸润肠通便，清热利气。

里热结滞，尚未成实

【症状】不大便，小便少，不能食，脉弱。

【病机】阳明里热结滞，故不大便；津液尚能还入胃肠，故小便少；里热结滞，气机不畅，故不能食，中气不足故脉弱。

【治法】行气泄热，补中益气。

【方药】黄龙汤。

【原文综述】本症见于原文第251、384条。里热结滞，尚未成实，虽有实症，不宜攻下，应谨慎用药。原文未见方药，根据病机应攻补兼施，方用黄龙汤行气泄热，补中益气。

枢机不利，腑气不畅

【症状】不大便而呕，胁下硬满，舌上白苔。

【病机】邪在少阳经气不利，腑气不通，故不大便；胃气上逆，故呕吐；少阳经气不利，胁下硬满；热入未深，故舌上白苔。

【治法】和解少阳，调达枢机。

【方药】小柴胡汤。

【原文综述】本症见于原文第230条。原文“阳明病，胁下硬满，不大便而呕，舌上白苔者，可予小柴胡汤。上焦得通，津液得下，胃气因和，身濈然汗出而解”，阳明病，不大便，苔白，说明燥热不盛，阳明腑实未成；又见“胁下硬满、呕”，则属邪犯少阳，经气不利，故予小柴胡汤和解少阳，调达枢机。

瘀热互结，传导不畅

【症状】不大便，发热，消谷喜饥，脉数。

【病机】瘀血内阻，与热邪互结不解，故发热；腑气不通，故不大便；胃阳本旺，消灼烦扰，故消谷喜饥；瘀热互结，热迫血行，故脉数。

【治法】破血逐瘀。

【方药】抵当汤。

【原文综述】本症见于原文第214条，条中所言患者既无头痛、恶寒等太阳表症，又无腹满、谵语等阳明里症。发热七八日，虽脉浮数，然无表症，当是热盛于内蒸腾于外的征象，可用下法以泄其热。若下后脉浮去而数不解，说明邪热不在阳明气分，而是热在血分，血瘀热结证，故见“脉数不解，合热则消谷喜饥，至六七日不大便者”，用抵当汤破血逐瘀。

第三十一章　小便不利

小便不利是指小便量少或小便排出不畅，或二者并见。其病因病机虽有寒、热、虚、实之不同，但大都与膀胱气化功能失常密切相关。

小便不利在《黄帝内经》中被称为癃闭，还有气癃、胞痹、不得小便、小便闭等称呼。癃闭之名，首见于《灵枢·本输》“三焦者……入络膀胱，约下焦，实则闭癃，虚则遗溺”。并阐明本病与三焦有关。而《素问·宣明五气篇》曰：“膀胱不利为癃。”指出了膀胱受病可致癃症。《难经·十六难》有言：“假令得肝脉……其病：四肢满，闭癃，溲便难，转筋。”说明肝失疏泄，则气机开阖失常，故可见“闭癃，溲便难”。《中藏经·卷中·论诸淋及小便不利第四十四》曰“诸淋与小便不利者，皆由五脏不通，六腑不和，三焦痞涩，荣卫耗失，胃热饮酒，过醉入房，竭散精神，劳伤气血，或因女色兴而败精不出……”，则详细地描述了可导致小便不利的病因病机。

为避汉殇帝刘隆之讳，张仲景在《伤寒论》中不用“癃闭”一词而改称“小便不利”，同时，小便不利在《伤寒论》中又称为“小便难”“小便少”“欲小便不得”“小便数少”“不尿”等，其中或以小便不利为主症，或为兼症，或为鉴别症状。

现代中医学术界将小便不利称为“癃闭”。癃闭是指小便量少，点滴而出，甚则闭塞不通为主症的一种疾患。以小便不利，点滴而短少，病势较缓者称为“癃”；小便闭塞，点滴不通，病势较急者称为“闭”。

一、虚症

脾不转输，水气内阻

【症状】小便不利。头项强痛，发热，无汗，心下满微痛。

【病机】水气内停致使太阳腑气不利，从而使膀胱气化失司，而致小便不利；水邪郁遏太阳经中阳气，经脉不畅，则见头项强痛，翕翕发热而无汗之症；水邪凝结，使里气不和，则可见心下满微痛之症。

【治法】健脾利水，宣通化气。

【方药】桂枝去桂加茯苓白术汤。

【原文综述】本症见于原文第28条。本条开言即曰"服桂枝汤，或下之"，可知前医认为"头项强痛，翕翕发热"为桂枝汤可汗证，或认为"心下满微痛"为可下之证。然汗下后，前述诸症仍在，其故为何？因其乃水气内停，太阳经气不利所为，非汗下可为。故而"小便不利"是辨证的关键，小便不利、水邪内停是本症之病机。水邪为患，法当利水，水邪一去，诸症自平。

脾不转输，湿邪郁表

【症状】小便难。不能食，胁下满痛，面目及身黄，颈项强。

【病机】脾失转输，水不下行则小便难。脾失健运，受纳无权则不能食；脾虚不运，寒湿郁滞，气机不利则胁下满痛；寒湿内郁，胆液不循常道则面目及身黄；其颈项强，乃是表症未解，邪郁经脉所致。

【治法】温中解表。

【方药】桂枝人参汤。

【原文综述】本症见于原文第98条，乃脾阳素虚，感受风寒所致，治宜温中解表。若误以手足温为阳明病，屡用攻下，以致中气大伤，脾阳受损而变证犹生。故不得以小柴胡汤，否则有泄利下重之变。柴胡汤证不因饮水而呕，因饮而呕者，为水停心下，亦非小柴胡汤所宜。本条以禁忌误治的形式充分说明了仲景以辨机论治为准的用方法则。证机相符，则"但见一证便是，不必悉具"；反之，若证机不符，虽有一症乃至数症，也不可妄投小柴胡汤。

阳虚于下，气化不利

【症状】欲小便不得。腰以下不得汗，反呕，欲失溲，足下恶风，大便硬。

【病机】误火后阳气虚于下，膀胱气化无力，故而欲小便而不得；阳热盛于上，阳气虚于下，则见腰以上汗出而腰以下不得汗；阳气不下通，反上逆而呕；阳气暂虚于下，固化无权故欲失溲；无阳以护卫则足下恶风；无津液以为润送，则大便硬。

【治法】清上温下，通阳。

【方药】附子泻心汤。

【原文综述】本症见于原文第110条，论述太阳病误火后的两种机转。若误火后出现上半身汗出，小便欲出不能而反失控，足部恶风，呕逆便结，此为上盛下虚之变证。大便若通，阳气骤然下达，头部阳气乍虚，故突然头痛；阳气下通自可温下，其足必热。阳气通达，胃中津液回足，大便得下，谷气得以下流，病虽不言解，但已自解。

阴液亏虚，化源不足

【症状】小便难。汗出不止，恶风，四肢微急，难以屈伸。

【病机】阳虚气化无力，阴虚化源不足而津少，则小便难。过汗伤阳，腠理不固则遂漏不止，恶风；阳气虚不能温煦，阴津伤失于濡润，致筋脉失养，故见四肢微急，难以屈伸。

【治法】调和营卫，扶阳解表。

【方药】桂枝加附子汤。

【原文综述】该病机引起的小便不利症状，在《伤寒论》中所述有第6、20、59、88、111、189、284等7条，散见于“辨太阳病脉证并治”“辨阳明病脉证并治”“辨少阴病脉证并治”篇，多是误汗、误下或误用火法致使人体津液亏虚，化源不足而为。在条文中，小便不利为主要症状，其或有四肢拘急、口燥咽干等其他阴虚之症，仲景并未列出具体方药，但根据病机特点，当以桂枝加附子汤以调和营卫，扶阳解表。

【案例】王某，男，29岁，1952年10月12日入院。患者因慢性骨髓炎住院两个月余。一日下午感到冷，头痛，医者给予非那西丁0.2克，匹拉米酮0.2克，一次服下，约半小时后，大汗不止，恶风，尿急而无尿液，急邀中医会诊。检查：形体消瘦，面色萎黄，表情惶恐，全身大汗淋漓，四肢拘急，坐卧不宁，状甚危笃，脉沉微而数。诊为大汗亡阳，处方：桂枝10克，甘草10克，白芍10克，附子10克，生姜1片，大枣3枚。当即配药煎服，服一剂汗止而愈。（于鹄忱. 大汗亡阳. 山东中医学院学报，1979. ）

中焦阳虚，水湿不运

【**症状**】小便不利。不能食，食难用饱，饱则微烦头眩，手足濈然汗出，大便初硬后溏。

【**病机**】中阳不足，寒湿内阻，影响膀胱气化功能则小便难；中焦虚寒，不能消谷，故不能食；脾胃虚弱，运化无力，故食难用饱；强食则水谷不化，郁于中焦，可见微烦；清阳不升则头眩；胃中虚冷，阳不外固，则可见手足汗出不断；胃中虚冷，水谷不别，复因寒邪使部分大便寒凝而结，因而大便会初硬后溏。

【**治法**】温中健脾，散寒除湿。

【**方药**】理中汤。

【**原文综述**】该证见于原文第191、195条。第191条论阳明中寒欲作固瘕之证。固瘕乃指寒聚腹坚，“欲作固瘕”则可知其寒积较重。第195条论阳明病欲作谷瘅及治禁。阳明病见脉迟，为腑气阻滞，气血流行不畅所致，故脉迟而有力。本症中寒当脉迟而无力，为中阳不足，寒湿内阻而成。阳明多气多血，阳气昌盛，发病多为大实大热之象，但此两条皆论阳明中寒之证，故治疗时当脉证合参，细心审查为是。

胃气衰败，化源已绝

【**症状**】不尿。腹满加哕。

【**病机**】三焦壅滞，邪闭气阻，膀胱不运故不尿；中气闭塞，因而腹满；胃气衰败而哕。乃是邪盛正虚，病情危重之状。

【治法】逐阴回阳。

【方药】四逆汤。

【原文综述】本症见于原文第232条："脉但浮，无余证者，与麻黄汤。若不尿，腹满加哕者，不治。"经针刺治疗，病过十余日，里症消失，脉由原来的弦浮大变为单纯的浮脉，即"脉但浮，无余证"的含义。"无余证"指少阳阳明证消失，仅以太阳表症为主，当可麻黄汤以汗解之。若见小便闭，腹满加哕，则证情危重，是胃气衰败，邪闭气阻之证，邪实正虚，故属难治。

【案例】左季氏，女，65岁。患慢性肾炎、肾性高血压多年。初诊：神疲欲寐，语声细微，头目眩晕，心烦难眠，四肢厥逆，下肢浮肿，按之凹陷，小便不利。脉沉微，舌尖微红，苔白滑。血压200/120mmHg。尿常规：蛋白（+++），管型（+），红细胞（+）。此属阴盛阳浮，水气不化所致之水肿。急宜甘温骤补，复阳化气，方用四逆汤加味：附子6克，干姜5克，炙甘草6克，党参9克，茯苓12克，3剂。二诊：病见起色，语声清晰，水肿渐退，腰痛复作，血压160/100mmHg，余症同前。效不更方，上方加桑寄生12克，杜仲12克，益母草12克，续服5剂。三诊：肿已退尽，余症悉消，血压130/90mmHg，尿常规：尿蛋白（+）。嘱服桂附地黄丸以固疗效。按语：病久致虚，真精暗耗。先竭其阴，后竭其阳，阳虚水气不化而成水肿。以四逆汤回阳益气，化气利水之法为治而取效。（徐宏成．四逆汤治验三则．广西中医药，1980．）

少阴阳虚，水气不化

【症状】小便不利。腹痛，四肢沉重疼痛，自下利。

【病机】肾阳虚衰，水气不化，水寒之气泛溢为患，滞于下焦，膀胱气化不行，则小便不利；内渍于肠，则腹痛下利；外攻于表，则四肢沉重疼痛。

【治法】温阳化气行水。

【方药】真武汤。

【原文综述】本症见于原文第316条，论述少阴阳虚水泛的证治。少阴病二三日不已，至四五日，邪气递深，肾阳日亏，阳虚寒盛，水气不化，水寒之气泛溢为患。水停下焦膀胱，气化不行，则小便不利。因属少阴寒水为患，故用真武汤温阳以制水。

少阴阳虚，气化不利，水并肠道

【症状】小便不利。腹痛，下利不止，便脓血。

【病机】阳气虚弱，失于气化，同时下利不止而使阴液损伤，故小便不利。寒湿凝滞于胃肠，故腹痛；脾肾阳虚，统摄无权，故下利不止且挟脓血，而呈滑脱之势。

【治法】温涩固脱。

【方药】桃花汤。

【原文综述】本症见于原文第307条，阐述少阴虚寒便脓血的证治。因本症的小便不利、腹痛、下利便脓血都有虚寒症的特点，与热症、实症不同，当详加鉴别：①本症的小便不利当伴随有虚寒津伤的特点，而热盛津伤的小便不利当伴有高热、烦渴等症。②本症的腹痛是腹痛隐隐，痛势绵绵，喜温喜按，与阳明腑实的腹痛剧烈而拒按不同。③本症的下利便脓血，所下脓血当色泽晦暗，或血色较浅，气不臭而腥冷，无里急后重和肛门灼热之症，而热性下利便脓血，色泽鲜明，气味很臭，有里急后重和肛门灼热感。

【案例】王某，女，52岁。1981年4月21日诊。患者有慢性肠炎病史，大便溏薄，腹痛绵绵。今年正月初四因食油腻，下利不止，服土霉素、氯霉素、痢特灵等药后泻利稍减，但仍是日十余行，呈白色黏冻状，兼见小便不利，腹部冷痛，四肢发凉，面色青黄，精神萎靡，口淡不渴，舌淡苔白，脉沉无力。证属脾阳虚衰，下元失固。治宜补脾回阳，温中固涩。方用赤石脂30克，粳米60克，干姜15克。服6剂，腹痛消失，大便已转正常。（唐祖宣. 桃花汤的辨证应用. 浙江中医杂志，1982.）

阴虚水热互结

【症状】小便不利。脉浮发热，渴欲饮水。

【病机】热邪阻滞气机，使三焦气化失司，水气停留而水热互结，阴液受损，膀胱气化功能异常则小便不利。阳明病热盛于外则脉浮发热；热结水停，正津不布，加之津液损伤，则渴欲饮水。

【治法】清热利水养阴。

【方药】猪苓汤。

【原文综述】本症见于原文第223条，原文言："若脉浮发热，渴欲饮水，小便不利者，猪苓汤主之。"阳明热症误下后，邪热减而未尽，三焦气化不利而水热互结，故退热不在发汗，而在利小便，使水热自小便而出，诸症悉消。

津液时回流肠道

【症状】小便不利。大便乍难乍易，躁烦，时有微热，喘冒不能卧。

【病机】阳明腑实，腑气不通，津液耗伤，使膀胱功能失常则小便不利。燥屎内结，大便本应燥结难下，但因热结旁流，则大便时下，故表现为乍难乍易；复因小便不利，而津液又未至枯竭，则是部分津液尚能还入肠中，所以燥屎虽结，但有时又呈现大便乍易之象；热扰心神则躁烦；因燥屎内结，邪热深伏于里，尚未透发于外，热势不高，故时有微热；腑气不通，浊邪上干于肺则喘；上犯清空则眩冒；因喘冒症状严重，故不能卧寐。

【治法】峻下热实，荡涤燥结。

【方药】大承气汤、小柴胡汤。

【原文综述】本症见于原文第242、251条。第242条言大便闭、腹痛、烦躁是燥屎内结的主症，然燥屎证亦有大便或闭或通者，即本条所言"大便乍难乍易"，这种下利多称为热结旁流，其大便稀臭而量不多。小便不利则燥实内结，耗伤津所致，用大承气汤泻下热结。第251条论阳明实证时大、小便的关系，并提示阳明里实不典型时，攻下宜慎。得病二三日，既无太阳表症，又无少阳柴胡证，而有烦躁，心下硬，为里热盛实之象。若不大便六七日，且不受食，似是腑实燥结的大承气汤证，但小便少，则提示津液尚能还入胃肠，大便虽初头硬，其后必溏，还没有完全结成硬便。此时妄用攻下，必致脾胃受伤而大便稀溏，可以考虑使用小柴胡汤治之。

二、实症

枢机不利，三焦不通

【症状】小便不利。往来寒热，胸胁苦满，默默不欲饮食，心烦喜呕，心下悸。

【病机】少阳受邪，枢机不利，水气停蓄则小便不利。正邪交争于半表半里之间，消长变化，因而表现为寒去热来，寒热交替，休作有时，故称往来寒热；邪犯少阳，经气不利，则见胸胁苦满；肝胆气郁，枢机不利，故神情默默而少言寡语；肝木克土，脾失健运，则不欲饮食；胆火内郁，上扰心神则心烦；胆热犯胃，胃失和降则喜呕；水饮内停而凌心则心下悸。

【治法】和解少阳，调达枢机。

【方药】小柴胡汤。

【原文综述】本症见于原文第96、107、147、231条。此四条所论之小便不利，均与三焦和、枢机不利有关，故仍当以小柴胡汤加减化裁治之。

【案例】一男子十四岁，通身浮肿，心胸烦满，小便不利，脚亦濡弱，众医无效。诊之胸胁苦满，心下痞硬，四肢微热，作小柴胡汤使饮之。尽三服，小便快利，肿胀随减，未满十服，痊愈。（周子叙. 皇汉医学. 北京：人民卫生出版社，1956. ）

少阴郁滞，气机不利

【症状】小便不利。四逆，或咳，或悸，或腹中痛，或泄利下重。

【病机】阳郁于里，气化不行，则小便不利。少阴气郁，阳气内郁不达四肢而则见四肢逆冷；兼肺寒气逆，则为咳；兼心阳不足则为悸；兼阳虚中寒，则腹中痛；兼中寒气滞，则泄利下重。

【治法】调畅气机，透达郁阳。

【方药】四逆散加茯苓。

【原文综述】本症见于原文第318条。本症属阳气郁遏，气机不畅，故可见诸多或然证。本症的四逆乃阳郁于里，不能通达四末所致，非阳衰所致，因而本症的四逆较之少阴阳衰寒盛的四逆、手足发凉的程度要轻，范围也较小，小便不利也与气机不畅有关，故治不用回阳救逆的四逆汤而用宣通阳气、疏达郁滞的四逆散。

寒邪束表，水饮内阻，气化不利

【症状】小便不利。干呕发热而咳，少腹满。

【病机】水饮停蓄心下，膀胱气化异常，故小便不利，甚则少腹胀满。饮停心下，上扰于胃，胃气上逆则呕；外有表邪则发热；水寒射肺，肺气失宣则咳。

【治法】辛温解表，温化水饮。

【方药】小青龙汤。

【原文综述】本症见于原文第40条，论太阳伤寒兼水饮的证治。“心下有水气”，即水饮停蓄心下胃脘部。凡水饮为患，常因气机升降而变动不居，随所伤部位之不同，而有不同见症。水饮内停，影响膀胱气化，故见小便不利。其他症状也与水气内停有关，故治以小青龙汤，温化水饮。

水蓄膀胱，气化不利

【症状】小便不利。脉浮，微热消渴，少腹胀满。

【病机】太阳表邪随经入腑，阻碍膀胱之气化功能，气不化则水不出，因而小便不利。表症不除，故仍可见微热、脉浮之症状；膀胱气化不利，水道失调，水蓄于内，阳气不能化气升津故口渴喜饮；水蓄于下焦，故少腹胀满。

【治法】通阳化气利水，兼以解表。

【方药】五苓散。

【原文综述】本症见于原文第71、126、127、156等四条，见于“辨太阳病脉证并治”篇。皆论蓄水证，蓄水证是因太阳表邪不解，兼入太阳之里，而膀胱者，太阳之里也。《素问·灵兰秘典论》曰：“膀胱者，州都之官，津液藏焉，气化则能出矣。”因此深入膀胱之邪，妨碍其气化功能，即不能通利小便，又不使水精四布，五经并行，故有小便不利、消渴等症，治之自当与五苓散通阳化气利水。

【案例】鹿某，女，2岁，2013年7月6日诊。病史：患儿系手足口病，于7月2日住院。患儿母亲代述其住院4天来反复发热，住院治疗效果欠佳，今日发现其小便不利。刻下：发热，体温38 ℃，面红唇干，口渴，嗜睡，纳可，小便不利，舌尖红，苔白而润。辨证分析：患儿发热，口渴，小便不利为主症。追问病史，患儿母亲代述其每次小便后不欲起，仍要求小便，但仅排出点滴尿液，每次小便数分钟。综合目前四诊，病因病机为太阳表邪未解，太阴寒饮内停，膀胱气化不利。六经辨证属太阴病五苓散方证。治法：通阳化气利水。处方：猪苓18克，茯苓18克，泽泻30克，桂枝15克，生白术18克。服法：上方水煎，先武火煎开后再文火煎5～10分钟，少量频服。结果：患儿半夜发热退，小便畅，观察1天如常。（储生康．五苓散临床应用体会．中医药临床杂志，2015．）

湿邪内阻，气化失宣

【症状】小便不利。骨节疼烦，掣痛不得屈伸，近之则痛剧，汗出，短气，恶风不欲去衣，或身微肿。

【病机】湿邪内阻，三焦不畅，膀胱气化功能失常，则小便不利。风寒湿邪留注于筋骨关节，气血凝涩，经脉不利，故骨节疼痛甚，屈伸不能，近之则疼痛剧烈，因痛势剧烈而心中烦扰；风湿郁表，卫阳不固，腠理开泄，不胜风袭，则汗出，恶风、不欲去衣；湿邪内阻，肺失宣肃则呼吸短气；湿闭肌肤则其身微肿。

【治法】温经散寒，祛风除湿。

【方药】甘草附子汤。

【原文综述】本症见于原文第175条。第175条言："风湿相搏，骨节疼烦，掣痛不得屈伸，近之则痛剧，汗出短气，小便不利，恶风不欲去衣，或身微肿者，甘草附子汤主之。"该汤证为表里双解之方，风淫于表，湿流关节，阳衰阴盛，义在缓而行之，徐徐解救。

【案例】高汉章，得风湿病，遍身骨节疼痛，手不可触近，近之则痛甚，微汗自出，小水不利。当时初夏，自汉返舟求治，见其身面手足俱有微肿，且天气颇热，尚重裘不脱，脉象颇大，而气不相续。其戚友满座，问是何症？予曰：

此风湿为病。渠曰：凡祛风利湿之药，服之多矣，不唯无益，而反增重。答曰：夫风本外邪，当从表治，但尊体表虚，何敢发汗；又湿本内邪，须从里治，而尊体里虚，岂敢利水乎？当遵仲景法处甘草附子汤。一剂如神，服之三剂，诸款悉愈。［谢映庐．谢映庐医案（附一得集）．上海：上海科学技术出版社，1962．］

湿热郁滞，气化不利

【症状】小便不利。无汗，心中懊侬，身黄。

【病机】湿热郁滞于里，致三焦气化失司，则小便不利。气机不畅故无汗；湿热蕴结中焦，气机阻滞则心中懊侬；湿热熏蒸肝胆，导致肝失疏泄，胆汁横逆溢于周身，则会出现身黄、目黄、小便黄等黄疸症状。

【治法】清热利湿退黄。

【方药】茵陈蒿汤。

【原文综述】本症见于原文第125、134、200、206、236、260、192、199条。诸条虽然病因不同，当均因湿热郁滞，气化不利导致小便不利，且均有发黄之症，均可用茵陈蒿汤加减治之。

【案例】李某，男，18岁，学生，1989年10月14日初诊。颜面起粉刺反复发作两年，两年前颜面开始起小疹子，用手挤压可挤出豆渣样物，此起彼伏，反复发作。近月来皮疹增多，并起脓疱及囊肿，经内服四环素、外搽水硫洗剂而罔效，伴口渴，尿少，便秘。查颜面见群集黑头粉刺，粟米大红色丘疹，散在小脓疱，黄豆大小囊肿。舌质红，苔黄腻，脉濡数。诊为痤疮。治以清热利湿，投茵陈蒿汤：茵陈60克，栀子9克，大黄9克。每日内服1剂，并用颠倒散（硫黄、大黄等份为末）酒调外搽。半月后复诊，皮疹消退，二便通畅，守原方去大黄加枇杷叶9克，桑白皮9克，续服10剂。三诊未见新起的皮疹，基本痊愈，嘱患者常用茵陈泡茶内服，以资巩固。（周丹．茵陈蒿汤在皮肤科的应用．国医论坛，1990．）

第三十二章 遗尿

遗尿，是指小便自遗，不能自主控制排尿，俗称尿床。原因多端，但总由膀胱功能失常而发病。

遗尿病名首见于《伤寒论》“口不仁面垢，谵语遗尿”，为热盛神昏的遗尿。遗尿在《黄帝内经》中被称为“遗溺”，如《素问·宣明五气论》言“膀胱不利为癃，不约为遗溺”，即指出膀胱约束无权而致遗尿。《灵枢·本输篇》曰：“实则癃闭，虚则遗溺。遗溺则补之，闭癃则泄之。”认为遗尿的病因本虚，治之以补。

后来医者在《黄帝内经》理论基础上不断完善，如隋代巢元方《诸病源候论》曰：“夫人有睡眠不觉尿出者，则肾与膀胱俱冷，不能温制与水，则小便多，或不禁而遗尿。”并列有“遗尿候”“尿床候”，将遗尿区分为单纯性夜间遗尿和昼夜均不能自控的遗尿并加以论述。唐代孙思邈《千金要方》在列诸治法时，应用了方药、针灸、外治等。宋代《太平圣惠方·治遗尿诸方》明确提出“治遗尿恒涩”的原则，治之以戎盐散，在《黄帝内经》温补的基础上，又增收涩一法。清代林珮琴在《类证治裁·闭癃遗溺》中有“小便不禁，虽膀胱见症，实肝与督脉三焦主病也”，认为肝和督脉的功能异常导致了遗尿。

现代遗尿一词多指小儿遗尿症，指3周岁以上的小儿睡中小便自遗，不能自主控制排尿，醒后方觉的一种病症。成人出现遗尿的病症，临床上称之为尿失禁。

本章主要讨论《伤寒论》中的遗尿症。

一、虚症

阳虚液耗，膀胱失职

【症状】小便数。自汗出，心烦，微恶寒，脚挛急。

【病机】阳虚不能制水可见小便数。阳虚不能卫外，则自汗出、微恶寒；阴虚虚火扰心可致心烦；阳虚不能温养、阴虚不能濡润可致脚挛急。

【治法】扶阳益阴解表。

【方药】桂枝加附子汤。

【原文综述】本症见于原文第29条，论述中风证兼阴阳两虚证误治后的变证及随症施治之法。本症初见脉浮，自汗出，微恶寒，显系太阳中风证，又兼小便数，心烦，脚挛急是阴阳两虚之证，当以温阳益阴以解表。治以桂枝加附子汤。

热盛于上，下焦阳虚，气化失司

【症状】失溲。腰以下无汗，欲小便不得，呕，足下恶风，大便硬。

【病机】下焦阳虚，膀胱开阖失权，则失溲。阳气虚于下，则见腰以下不得汗，欲小便不得，足下恶风，大便硬等症；阳热盛于上，故见腰以上汗出，气逆欲呕；以上诸症皆是上盛下虚之变症。

【治法】清上温下。

【方药】附子泻心汤。

【原文综述】本症见于原文第110条，论述太阳病误火后的机转。邪热盛于上而阳气虚于下，则表现为腰以下不得汗，欲小便不得，反呕，欲失溲，足下恶风，大便硬等症。治当清上温下。

二、实症

热盛神昏，膀胱失约

【症状】遗尿。腹满身重，难以转侧，口不仁，面垢，谵语。

【病机】热盛神昏，膀胱失约，故见遗尿。阳明热盛气壅，故见腹满；邪热弥漫，元气受损，故见身重，难以转侧；阳明经脉绕口、过面部，阳明之热循经上熏，津液被灼，则见口中感觉失常，食不知味，语言不利，面色不泽，如蒙尘垢；热扰神昏则发谵语。总属阳明里热独盛之证。

【治法】辛凉清热。

【方药】白虎汤。

【原文综述】本症见于原条第6、219条。此两条，虽分别论述风温和三阳合病，但遗尿皆由热盛神昏而致，当以清热润燥治之，使热除而神安，神安则膀胱得约。

【案例】城南妇人，腹满身重，遗尿，言语失常。他医曰：不可治也，肾绝矣。其家惊忧无措，密召予至，是医尚在座。乃诊之曰：何谓肾绝？医家曰：仲景谓溲便遗失，狂言，反目直视，此谓肾绝也。予曰：今脉浮大而长，此三阳合病也，胡为肾绝？仲景云：腹满身重，难以转侧，口不仁，谵语、遗尿。发汗则谵语，下之则额上生汗，手足厥冷，白虎证也。今患者谵语者，以不当汗而汗之，非狂言反目直视，须是肾绝脉，方可言此证。乃投以白虎加人参汤，数服而病悉除。（刘景超，李具双．许叔微医学全书．北京：中国中医药出版社，2015．）

附：小便数

小便数指小便次数频多，但小便量却可能较少的一种疾病，后世多称为“尿频”。该症临床较为多见，或为兼症，或单独为病。

本病病位在肾与膀胱，与脾、肺、心、肝也密切相关。《素问·逆调论》曰“肾者水脏，主津液”，肾与膀胱相表里，膀胱主贮藏及排泄尿液。《素问·脉要精微论》曰“水泉不止者，是膀胱不藏也”，认为尿频为膀胱不能固藏所致。《灵枢·口问篇》则言：“中气不足，溲便为之变。”中气病，则二便异常。

关于“小便数”的记载最早见于《伤寒论》：“趺阳脉浮而涩，浮则胃气强，涩则小便数，浮涩相搏，大便则硬，其脾为约，麻子仁丸主之。”指出脾弱胃强，脾不为胃行其津液，而致小便数，详述如下。

里热迫津，旁渗膀胱

【症状】小便数。趺阳脉浮而涩，大便硬。

【病机】胃有热逼迫津液偏渗，而见小便数多。小便多，脾阴伤，趺阳脉则见涩象；胃强而脾弱，脾输布津液的功能被胃热所约束，使津液不能还入肠道，肠道失润而导致大便硬。

【治法】泻热润肠通便。

【方药】麻子仁丸。

【原文综述】本症见于原文第244、247、250等条文，此3条之小便数，病机皆为里热迫津，偏渗膀胱。脾约证的临床特点是大便干结，甚则干如羊屎，但不更衣十余日无所苦，不见潮热、谵语、腹满痛等症，故易与承气汤证相区别。

【案例】刘某，男，30岁。冬末出差于外地，患重感冒，经中西医药治后而症减，但腰痛及尿频，大便秘结不解，曾做B超检查未见异常，继之全身发斑。延余症治，症见肢体有红斑，皮肤鲜红瘙痒灼热，脉细数，苔白腻。前医曾以尿频尿急投以利湿清热之剂。前医不审大便之秘结数日不通，并未尿痛尿灼，错诊为膀胱湿热结石之证，贸然清利小便，致使津液大亏，阳明胃愈燥热，能不发斑乎？前贤云：发斑大多热郁阳明，逼迫营血，从肌肤而发，此证当以脾约丸治之。处方：大黄10克，枳实10克，厚朴10克，火麻仁15克，杏仁15克，杭芍20克。服药后血斑消去大半，腰痛转轻，腑气通，小便次数锐减。药已对症，效不更方，续进2剂，痊愈出院。（林俊. 脾约证治. 云南中医学院学报，1997. ）

第三十三章　胸胁满痛

胸胁满痛是指患者自觉胸胁部位满闷、疼痛，涉及脏腑、经络较多，病因病机较为复杂。

“胸满”一词，首见于《素问·腹中论》：“帝曰：有病膺肿颈痛胸满腹胀，此为何病？何以得之？岐伯曰：名厥逆。”将胸满、腹胀类疾病归于气机的紊乱。“胁痛”亦首见于《黄帝内经》，如《素问·脏气法时论》言：“肝病者，两胁下痛引少腹，令人善怒。”指出肝病可致胸胁疼痛。《素问·举痛论》言：“寒气客于厥阴之脉，厥阴之脉者，络阴器，系于肝，寒气客于脉中，则血泣脉急，故胁肋与少腹相引痛矣。”认为寒邪客厥阴肝经，故胸胁与少腹相引而痛。

根据病变程度不同，《伤寒论》对此中有“胸胁苦满”“胸中痛”“胸满胁痛”“胁下满”“胁下硬满”“胸满”“胁下满痛”“胁下痛”等不同的描述。

第一节　胸满痛

一、虚症

下利伤阴，虚热内扰

【症状】胸满。心烦，下利，咽痛。

【病机】下利伤阴，阴虚生热，虚热循经上扰，经气不利，故见胸满、心烦。手少阴心脉，起于心中，出属心系，下络小肠，则下利；足少阴肾脉，从肾上贯肝膈，入肺中，循喉咙，挟舌本，则咽痛。

【治法】滋阴润肺，清热利咽。

【方药】猪肤汤。

【原文综述】本症见于原文第310条，为少阴病阴虚咽痛的证治。而其胸满，乃虚热上扰，气机不畅使然。此证既非实火，亦非阳虚，故治疗既不宜苦寒，亦不宜温补，当采用猪肤汤滋肾润肺。

二、实症

邪入少阳，经气受阻

【症状】胸胁苦满。往来寒热，默默不欲饮食，心烦喜呕。

【病机】足少阳之脉，下胸中，贯膈，络肝属胆，循胁里。邪犯少阳，经气不利，故见胸胁苦满。少阳受邪，枢机不利，正邪纷争，进退于表里之间，正胜则发热，邪胜则恶寒，邪正交争，互有胜负，呈现寒去热来，寒热交替，休作有时，则往来寒热；肝胆气郁，疏泄失职，故神情默默而寡言；胆热内郁，影响脾胃，脾失健运则不欲饮食；胆火内郁，上扰心神则心烦；胆热犯胃，胃失和降则喜呕。

【治法】和解少阳，调达枢机。

【方药】小柴胡汤。

【原文综述】该病机引起的胸胁苦满之症，在《伤寒论》中所述为第37、96、99、104、107、147、229、230、264、266等10条，因病邪传经，少阳枢机不利所致，仲景以和解少阳为法，以小柴胡汤为主方，且据病情灵活遣方用药。若少阳兼里实误下，可使用柴胡加芒硝汤方，若少阳病兼水饮内结，可以使用柴胡桂枝干姜汤，若太阳病，误治邪陷，邪气弥漫，虚实夹杂，表里俱病，可使用柴胡加龙骨牡蛎汤方。

太阳误下，胸阳不展

【症状】胸满。脉促。

【病机】下后胸阳受损，邪陷于胸则胸满；胸阳虽伤，但未致大虚，仍能与邪相争，邪未全陷，仍有欲求伸展之势，故其脉急促。

【治法】解肌祛风，宣通阳气。

【方药】桂枝去芍药汤。

【原文综述】本症见于原文第21条，论述太阳病误下后胸阳不振的证治。太阳病误下，胸阳不展，故有胸满之症，且胸满而不痛，且无他症，说明尚不结胸，故以桂枝去芍药汤治之。

【案例】李某，女，46岁。因患心肌炎，入夜则胸满气短，必吸入氧气才能得以缓解。切其脉弦而缓，视其舌淡而苔白。辨为胸阳不振、阴霾内阻之证，为疏桂枝去芍药汤：桂枝10克，生姜10克，大枣12枚，炙甘草6克。服2剂后，症状减轻。后原方又加附子6克，再服3剂而获愈。（刘渡舟. 新编伤寒论类方［M］. 北京：人民卫生出版社，2013.）

太阳阳明合病，肺气受阻

【症状】胸满。喘。

【病机】肺气壅滞则胸满，肺气上逆则喘，皆因风寒袭表，不唯皮毛受邪，且内合于肺使然。

【治法】辛温发汗，宣肺平喘。

【方药】麻黄汤。

【原文综述】本症见于原文第36条，论述太阳阳明合病、喘而胸满的证治。条文明确揭示“喘而胸满”，而对阳明病则戒之以“不可下”，说明病证以太阳伤寒为主，而阳明病次之。病之重心既然在表，自可据无汗而喘之例，主用麻黄汤以发汗解表。或曰本条有较明显的阳明证，如不大便等。要知喘而胸满，与阳明腹满而喘有别，即使是表里同病，今以伤寒表实症为主，治法自应先表后里，而不可早下。

【案例】胡某，女，46岁。咳喘已7年，近受风寒侵袭，胸闷窒塞，呼吸不利。咳喘多痰，喉间作水鸣声。苔白，脉软。以麻黄汤加味，处方：麻黄6克，桂枝9克，川朴9克，枳实9克，杏仁9克，甘草6克，2剂。药后咳喘减轻，上方去川朴，加陈皮3克，又服2剂，咳止喘平，呼吸通畅。（戴克敏. 姜春华教授运用麻黄汤的经验. 陕西中医学院学报，1990.）

胸中郁热，气机不畅

【症状】胸中窒。烦热。

【病机】发汗，或用泻下，热邪不为汗下所解，而郁热之邪，留扰胸膈，气机阻滞，故胸中窒闷不舒，身热而心烦。

【治法】清宣郁热。

【方药】栀子豉汤。

【原文综述】本症见于原文第77条，辨热郁胸膈致胸中窒塞的证治。所言“胸中窒”，较第76条“心中懊憹”为重，是热阻气机之程度稍异，其病机却尽相同，故治法亦同，而主用栀子豉汤。

血室瘀滞，肝胆经脉不利

【症状】胸胁下满如结胸状。脉迟，身凉，谵语。

【病机】热入血室，热与血结，血室瘀滞，气血运行不利，肝藏血，故肝脉受阻而显胸胁下满，状如结胸之象。热与血结，脉道瘀滞不利故脉迟；表邪内陷，肌表之热已除故身凉；血热上扰，神明不安则发谵语。

【治法】刺期门。

【原文综述】本症见于原文第143条，论述热入血室证的证治。热入血室“如结胸状”，后世又称为“血结胸”，但并非真结胸。其与结胸证的区别主要有二：一是热入血室必与经水适来适断有关，而结胸证则与经水无关。二是热入血室虽有胸胁下满、谵语等症，但热除身凉或寒热发作有时；结胸证则心下痛，按之石硬，甚则从心下至少腹硬满而痛不可近，或日晡所小有潮热。

阳热内郁，肝胆郁滞

【症状】胸胁烦满。厥而呕，便血。

【病机】热厥轻症转为热厥重症，阳热内郁，肝胆郁滞则胸胁烦满。木邪犯胃，胃气上逆则呕；热邪郁伏，伤及阴络，迫血下行则便血。

【治法】和解少阳，通下里实。

【方药】大柴胡汤。

【原文综述】本症见于原文第339条，论述热厥轻症及其转归。伤寒热少微厥为热厥轻症，故仅见指头寒，范围小，程度轻。小便色白则邪热已去，欲得食则胃已和，此阴阳自平，其病为愈。若小便不利而色赤，厥不微而甚，不但默默不欲饮食，更呕而胸胁满，此热未除而且深，即热深厥亦深之证。

水热互结于胸胁

【症状】心下痛。脉沉而紧，按之石硬，但头微汗出。

【病机】胸膈气血阻滞不通则心下痛。水热互结则脉沉而紧，有形之水与热邪相结之深则按之石硬；水热互结，热在其中不能向外透发，向上蒸腾，故见头汗出而身体无汗。

【治法】泻热逐水，峻下破结。

【方药】大陷胸汤。

【原文综述】该病机引起的脉沉而紧，心下痛，按之石硬等症状，《伤寒论》中所述为第128、131、132、133、134、135、136、139、140、142、143、149、150等13条。结胸证是无形之寒热与有形痰水相结，病邪内盛，其证为实。临床实际脉象还是以沉紧为主，“脉沉而紧，心下痛，按之石硬”被称为典型“结胸三症”。伤寒六七日，虽未经误下，表热入里与体内停蓄的水饮相结，也可形成结胸证。

痰热互结于心下

【症状】心下按之则痛。脉浮滑。

【病机】邪热内陷与痰相结于心下胃脘部，邪热较轻，结聚不深则按之则痛，不按不痛；浮主阳热之邪，所结部位较浅；滑主痰涎，脉浮滑则是痰热互结，病势较浅之象。

【治法】清热涤痰开结。

【方药】小陷胸汤。

【原文综述】本症见于原文第138条。病变范围局限，病情轻浅，病势较缓，与大结胸证水热互结、病变范围广泛、病情深重、病势较急相对而言，故称

“小结胸病”。此外，由于痰热互结于心下，本症临床除正在心下、按之则痛的症候外，还可伴有胸满闷、咳吐黄痰、恶心呕吐等痰热在上，气逆不降的症状。

【案例】何某，女，56岁。患呃逆半年余，经钡餐透视，胃肠无异常，诊断为“胃神经官能症”，经多方医治无效。1986年8月27日来我处就诊。患者形体肥胖，呃声洪亮，短频，冲逆而出，心下满闷，按压则痛，伴恶心、纳差，舌红苔黄腻，脉滑。辨证为“结胸证”。治宜清热涤痰，开结平呃。拟小陷胸汤加味：黄连、制半夏各10克，栝楼18克，吴茱萸3克，柿蒂12克。2剂痊愈。随访迄今未复发。（吴应福. 小陷胸汤治顽固性呃逆. 四川中医，1988. ）

寒饮互结心下或胸胁

【症状】胸中或心下硬满疼痛。咳喘多痰，大便秘结。

【病机】寒邪与痰水等有形之邪相结于胸膈脘腹，则胸中或心下硬满疼痛。寒痰阴凝，胸阳不振则咳喘多痰；寒闭腑气不通则大便秘结。

【治法】温散寒结，化痰逐水。

【方药】三物白散。

【原文综述】本症见于原文第141条，论述寒实结胸的证治。寒实结胸，就是寒邪与痰水等有形之邪相结于胸膈脘腹，以硬满疼痛为症候特征。但由于邪结部位可以偏于上或偏于下，症候表现也有所不同，若病在膈上者，可见胸中硬痛；若病在膈下者，可以表现为从胸下至少腹，硬满而痛不可近手。虽然寒实结胸与热实结胸，病邪性质不同，然结胸一旦形成，二者疼痛程度相差无几。所不同者，热实结胸往往伴有发热、口渴、心烦、面赤、舌红、苔黄等热症；而寒实结胸，“无热证者”，正是没有上述热象，但因寒痰阴凝可以伴随咳喘满闷等胸阳不振或大便秘结等寒闭腑气不通的症状，以及畏寒喜暖、口不渴、苔白滑、脉沉弦等寒症。

【案例】郑某，七十余岁。素嗜酒，并有慢性气管炎，咳嗽痰多，其中痰湿恒盛。时在初春某日，大吃酒肉饭后，即入床眠睡，翌日不起，至晚出现昏糊症状，询知瞠目不知答。因其不发热、不气急，第二天始邀余诊。（患者）两手脉滑大有力，满口痰涎粘连，舌苔厚腻浊垢，呼之不应，问之不答，两目呆瞪直视，瞳孔反应正常，按压其胸腹部，则患者蹙眉，大便不行，小便自遗，因作寒实结胸论治。用桔梗白散五分，嘱服三回，以温开水调和，缓缓灌服。二次药后，呕吐黏腻胶痰，旋即发出长叹息呻吟声。三次药后，腹中鸣响，得泻下两次，患者始觉胸痛、发热、口渴欲索饮。继以小陷胸汤两剂而愈。（叶橘泉，徐焙．点滴经验回忆录——对巴豆剂的一些经验和体会．江苏中医，1961．）

第二节 胁痛

邪入少阳，经气不利

【症状】胁下及心痛。脉弦浮大，短气，腹部满，鼻干不得汗，嗜卧，一身及目悉黄，小便难，时时哕，耳前后肿。

【病机】少阳受邪，经气不畅，则胁下及心痛。三阳合病则脉弦浮大；邪热闭郁，气机不畅则短气、腹部满；阳明经脉挟鼻而行，邪热闭郁阳明经脉，则鼻干；湿热相合，热既不得外越，湿又不能下泄，则不得汗，小便难；湿热壅滞，湿性困着缠绵，故患者嗜卧；气化失司，水液代谢异常，则水气内停与热互结，湿热内蕴，熏蒸肝胆，疏泄失常，胆汁外溢则一身及目悉黄；邪犯中焦，胃气不降则时时哕；湿热循胆经上犯，则见耳前后肿。

【治法】和解少阳，调达枢机。

【方药】小柴胡汤。

【原文综述】本症见于原文第37、231条。第37条言太阳病十日以上的3种转归，其中少阳之邪未解则胸满胁痛。第231条乃述阳明中风发黄的证治，条文所述症候虽名为阳明中风，实为三阳合病，且有发黄，其病机是湿热侵犯肝胆脾胃，本应治以清热利湿，疏肝利胆，调和肠胃。然表邪尚未解尽，恐早用攻下，有碍表症，若用发表，则有碍里症，故先用刺法，以疏表泻热，宣通气机。如刺后其脉仍弦而浮大，表示其邪未散，里热仍在，治从少阳，当用小柴胡汤。

脾虚不运，寒湿郁滞

【症状】胁下满痛。不能食，面目及身黄，颈项强，小便难。

【病机】脾虚不运，寒湿郁滞，气机不利则胁下满痛。脾失健运，受纳无权则不能食；寒湿内郁，则面目及身黄；脾失转输，水不下行则小便难；表症未解，邪郁经脉则颈项强。

【治法】温中散寒，健脾燥湿。

【方药】理中汤。

【原文综述】本症见于原文第98条，乃脾阳素虚，感受风寒，表里兼病，治宜温中解表。若医者不能详察病机，误以手足温为阳明病，屡用攻下，以致诛伐太过，中气大伤，脾阳受损。脾失健运，水不下行则小便难，累及肝胆疏泄失调则胁下满痛而面目俱黄。此症情虽与少阳疏泄功能失调相关，但究其根底，乃脾阳不足，寒湿失运所致，故不得以小柴胡汤，否则有泄利下重之变。而“本渴饮水而呕者”至“食穀者哕”，乃论述脾虚水停禁用小柴胡汤。脾虚失运，寒饮内停，津不上奉则口渴欲饮水；饮邪犯胃，则胃气上逆而呕，此亦不得妄用小柴胡汤。本条以禁忌误治的形式充分说明了仲景以辨机论治为准的用方法则。证机相符，则“但见一证便是，不必悉具”；反之，若证机不符，虽有一症乃至五症，也不可妄投小柴胡汤。

水饮之邪，积于胸胁

【症状】心下痞硬满，引胁下痛。漐漐汗出，发作有时，头痛，干呕，短气。

【病机】饮为有形之邪，结聚胸膈，胸阳被阻，以致心下痞硬满，引胁下痛。水饮外溢肌肤，影响营卫失和则汗出；正邪相争，时而气机暂通，饮邪暂不外攻，故发作有时；饮邪上攻，故见头痛；饮溢于胃，胃气上逆，则见干呕；饮结于胸，肺气不利，致短气。

【治法】攻逐水饮。

【方药】十枣汤。

【原文综述】本症见于原文第152条，论述外邪诱发饮停胁下的证治。水饮内停，变动不居，临床表现较为繁杂，某些见症与太阳中风相似，应注意加以鉴别。症虽有头痛、汗出、干呕之表现，与太阳中风相似，而实非太阳中风，其区别在于本症以心下痞、引胁下痛为主，虽见汗出，但发作有时；虽有头痛，但不恶寒。当属有形水饮结聚胸膈，走窜上下，充斥内外所致。

【案例】某女，年近花甲。起病初为太阳伤寒，恶寒发热，头痛项强，无汗而喘，继之则头面四肢浮肿，其痛之重点，则位于右胸胁部，并且胁下水声动荡，干呕短气，起卧不安。脉来双弦，舌白而润。证属表里俱病，于法当先解表，表解后，再祛逐水饮可也。解表可用葛根汤发汗解表舒筋，并加半夏降逆止呕。药为：麻黄10克，桂枝10克，甘草6克，葛根25克，半夏9克，生姜10克，大枣10枚。一剂而汗出表解。今拟以十枣汤下之，药为：甘遂（制）、芫花（炒）、大戟各3克，共制为细末，每次用10枚大枣煎汤，冲服3克，不知再服，以知为度。药后，大泻稀黄水3次，胸胁痛定，且宽畅自如，精神转佳，食欲进步，已可安睡，但留咳喘余波，当不宜再事峻下，治从温化着手，方转苓桂术甘汤合附子薏苡散复方调理，以杜绝其根。后随访年余，不曾复发。（吴禹鼎. 经方临证录. 西安：陕西科技出版社，1994.）

太阳误下，邪气内陷，气机不利

【症状】两胁拘急。脉弦。

【病机】少阳之脉循两胁，邪郁少阳，经气不利则两胁拘急。脉弦为少阳之脉。

【治法】和解少阳，调达枢机。

【方药】小柴胡汤。

【原文综述】本症见于原文第140条："太阳病，下之，其脉促，不结胸者，此为欲解也……脉弦者，必两胁拘急。"本条太阳病误下后的变证。"脉弦者"指下后邪入少阳故而见两胁拘急。太阳误下后变证颇多，当脉症合参，不可拘泥。

【案例】董齐贤病伤寒数日，两胁挟脐痛不可忍，或作奔豚治。予视之曰：非也。少阳胆经，循胁入耳，邪在此经，故病心烦，喜呕，渴，往来寒热，默不能食，胸胁满闷，少阳证也。始太阳传入此经，故有是证。仲景云：太阳病不解，传入少阳，胁下满，干呕者，小柴胡汤主之。三投而痛止，续得汗解。（刘景超，李具双．许叔微医学全书．北京：中国中医药出版社，2015．）

吐下损阳，水饮内停

【症状】胁下痛。心下痞硬，气上冲咽喉，眩冒，经脉动惕。

【病机】水停胁下则胁下痛。阳虚不能制水，水逆心下则心下痞硬；水饮上逆则气上冲咽喉；阳气不足，加之水气上蒙清窍则眩冒；阳不足以温煦，液不足以濡润则经脉动惕。

【治法】温阳化气行水。

【方药】真武汤。

【原文综述】本症见于原文第160条，论述伤寒误用吐下发汗致虚而成痿的变证，与第67条的苓桂术甘汤较为相似，均由伤寒汗吐下后阳虚水气上逆所致，但本症阳虚更甚，证情更重。故彼证心下逆满，气上冲胸，起则头眩，脉沉紧，而本症心下痞硬，气上冲喉咽，眩冒；彼证脉沉紧，而本症则脉甚微；彼证发汗则动经，身为振振摇，而本症则经脉跳动不宁，久则成痿。同时，本症之“虚烦”与第76条的栀子豉汤亦为不同，彼为热邪内陷，扰于胸膈致烦，虽曰“虚烦”，是指无实邪而言，并非虚症，故脉当数而有力，而本症是阳虚饮逆，正气内虚，故脉甚微，按之无力，为正虚神烦。

【案例】李某，男，50岁，2007年10月9日就诊。主诉：胁下胀痛2月余，有形寒肢冷，忧郁善叹息，舌体淡胖有齿痕，脉迟。查体胸腹壁无压痛，肝不大，肝肾区无叩痛，肝肾脾彩超，肝、肾功等检查无异。西医诊断：肋间神经痛；中医诊断：胁痛。证属下焦阳虚，湿凝气阻。治以温阳利水，调气疏肝。（处方）真武汤加当归枳壳：附子15克，干姜15克，云苓15克，白芍15克，白术10克，当归10克，枳壳10克，服药3剂胁痛见减，10剂后消除。按：胁痛一般从肝治，但本例属肾气化不及，水湿停滞肝经的证型，宜温阳化气姜附和调气活血之当归枳壳组合，两脏同治获效。（姚世宏．真武汤临床治验．内蒙古中医药，2012．）

第三十四章　腹满痛

腹满痛是以腹部胀满为主，常伴有腹部疼痛的一种病症，外感内伤皆可成病，为临床常见症状之一，可见于多种疾病，涉及面广。

腹满痛首见于《素问·至真要大论》："少阴之胜，腹满痛溏泄，传为赤沃。"乃言阴寒在下所致的腹满痛之症。《灵枢·师传》曰："胃中热，肠中寒，则疾饥，小腹痛胀。"则言胃热肠寒相兼，胃热则疾饥，肠寒则腹胀痛。

《伤寒论》中的腹满痛主要见于"辨阳明病脉证并治"和"辨太阴病脉证并治"篇。

第一节　腹满

一、腹胀满

（一）虚症

脾虚气滞

【症状】腹胀满。吐，食不下，下利，不渴。

【病机】脾阳不足，运化失职，寒湿内阻，阻碍气机，气滞于腹，壅而作满。阳不足，升降失职，浊阴上逆则吐；脾胃虚弱，受纳腐熟运化功能失职，故食不下；中气下陷，寒湿下渗则见下利；脾胃阳虚，寒湿内停于中焦，且下利轻，津未伤，故口不渴。

【治法】温中散寒，健脾燥湿。

【方药】理中汤、厚朴生姜半夏甘草人参汤、桂枝加芍药汤、桂枝加大黄汤。

【原文综述】本症见于原文第66、209、273、279、364、372条，多因中阳不足，寒湿内盛，气机不畅所致，仲景以温中散寒为治疗大法，且据病情灵活遣方用药。若以脾阳虚弱，寒湿中阻，运化失职为主，则用理中汤；若平素脾虚之人发汗后即见腹胀满，以气滞腹胀为主，脾虚次之，治以厚朴生姜半夏甘草人参汤温运健脾，消滞除满；若误下伤脾，脾伤运化失职，气机壅滞，血脉不和，经络不通则腹痛，方用桂枝加芍药汤通阳益脾，活络止痛；若脾伤气血瘀滞较甚，则用桂枝加大黄汤。

肝虚乘脾

【症状】腹满。谵语，寸脉浮而紧。

【病机】脾属阴土而主大腹，肝木邪盛而乘土，脾气不伸则腹满。木邪化火，上扰心神则谵语：浮紧之脉，属弦脉之象，为肝木偏盛之外兆。

【治法】刺期门。

【原文综述】本症见于原文第108条。腹满乃肝旺乘脾之证，治宜疏泄肝经实邪，针刺肝经募穴期门，以泻肝经盛气。

【案例】某女，50岁，公务员，主因“失眠半年加重月余”于2014年9月10日首诊。患者诉因家庭琐事，思虑纷纭，以致难以入睡，睡后易醒伴多梦，每日只能睡5小时左右。伴见全头隐痛，情绪低落，做事无兴趣，纳差，胸胁连心下闷胀不适，二便尚调，舌淡红，苔薄白，脉弦细。曾服中药治疗，疗效不佳，现未服任何药物。西医诊断：抑郁症；中医诊断：郁证。证属肝脾失和、心神失养。治以疏肝调脾，佐以安神。予针刺治疗，以期门穴为主穴（不留针），佐以神庭、百会、内关、太冲、足三里等穴，诸穴均施平补平泻手法留针30分钟。期门穴行针时，患者觉由期门穴至后背连及胸腹有气快速走窜，出针后即觉胸胁心下如被抽空一样，感到前所未有的空松。后在上述针方基础上，以期门穴为主穴，随症加减。头痛甚则加本神、风池，失眠甚则加神门，纳食不馨则加中脘、天枢，依此法治疗，每周3次、每次30分钟。三诊后患者诉睡眠改善，每天能安稳入睡6小时，心情转佳，头痛减半，纳食增进。针治10次后，症状基本消失，睡眠正常，心情愉快，头痛消失，满意地结束治疗。一年后随诊，患者面色红润光泽，诉情绪乐观，失眠、头痛均未反复。（丁宁，李瑞. 李瑞深刺期门穴治疗抑郁症经验. 中华中医药杂志，2016.）

胃气衰败，气机壅滞

【症状】腹满。哕，不尿。

【病机】胃气衰败，邪闭气阻则腹满而哕。三焦壅滞，膀胱不运故不尿。

【治法】急救回阳。

【方药】四逆汤。

【原文综述】本症见于原文第232条，原文言："脉但浮，无余证者，与麻黄汤。若不尿，腹满加哕者，不治。""脉但浮"是指脉由原来的弦浮大变为单纯的浮脉。"无余证"指少阳、阳明证不明显，而以太阳表症为主，便可用麻黄汤解表散邪。若见小便闭，腹满而哕，则证情危重，是胃气衰败，气机壅滞之证，邪实正虚，病情危重，故属难治。急当回阳救逆。

【案例】郝某，男，35岁。患便闭十个多月，初因头目眩，曾多次服用黄连、川军等泻火药。眩晕未愈，渐至食少便难，形衰体弱，每隔十数日大便一次，燥矢停滞，便时十分困难，便后气促神疲，辗转疼痛，半日始安，又经过多种通便治疗，如川军、芒硝之类，但是愈通愈涩，以致不起，无奈来我所诊治。患者面色青黑，目小而陷，舌黑不燥，脉沉而伏，身冷嗜睡，腹胀不痛。根据脉症分析，系寒盛阴凝、脾胃冷结，肠道既乏津液之滋润，亦无推送之能力。其根本原因为太阴之土与少阴之水无阳以化，水谷之气无阳以运。而最苦之头晕，亦为阴盛格阳之证，参阅以前用药经过，拟不再用通降之品，单以回阳方剂鼓动蒸发，以温通启闭，用四逆汤3剂后，患者感觉大便稍松，服至10剂，食多神健、眩晕亦愈，后以金匮肾气丸继服，诸疾尽去而安。（王与贤，张子灵. 验案二则. 上海中医药杂志，1964.）

（二）实症

热壅于上，气结于下

【症状】腹满。心烦，卧起不安。

【病机】浊气壅滞于腹部，则腹满。伤寒下后，燥实已去，余热未尽，内留于胸中则心烦；胸腹气机壅滞，烦满太甚，则起卧不安。

【治法】清热除烦，宽中消满。

【方药】栀子厚朴汤。

【原文综述】本症见于原文第79条："伤寒下后，心烦腹满，卧起不安者，栀子厚朴汤主之。"本条论伤寒下后心烦腹满的证治。本症下后，见有心烦，又有腹满，据症分析，心烦卧起不安与栀子豉汤证同，而腹满一证则为本症所独有，可见邪热搏结，已由胸膈至大腹，病更深入一层。故治用栀子厚朴汤，清热除烦，宽中除满。

【案例】李某，男，27岁，1986年2月27日初诊。近1月来，脘腹胀满，右肋下隐痛，心烦失眠，卧起不安，经常自服安眠药，才能入睡。一星期前，恶心呕吐，口苦口渴，厌油腻，小便短黄，大便秘结，在某医院做肝功能检查异常，诊断为急性黄疸肝炎。查眼白睛及全身皮肤轻度黄染，舌质红，苔黄腻，脉滑数。证属阳黄，湿热熏蒸，热重于湿，治宜清热利湿除烦，行气宽中消满。方药：生山栀15克，枳实10克，厚朴10克，茵陈蒿30克。水煎，日服1剂。服药7剂后，口苦及腹满减轻，纳可，心情舒畅，安卧如常。继以原方及甘露消毒丹加减，交替服用2个月而愈。（萧美珍．栀子厚朴汤临证一得．湖南中医学院学报，1989．）

阳热亢盛，阴液亏虚

【症状】腹满。微喘，但头汗出，口干咽烂。

【病机】燥热内结，腑气不通，肺气不降，则腹满微喘。阳热蒸迫，津液外泄，本当周身汗出，今火劫津伤，不能全身作汗，故但头汗出，剂颈而还；火热上灼则口干咽烂。

【治法】滋阴清热降火。

【方药】黄连阿胶汤。

【原文综述】本症见于原文第111条。本条论太阳中风误以火劫发汗的变证及预后。太阳中风，当以桂枝汤解肌发汗，而今误用火法取汗，则不仅风邪不能解，反加火邪为害，必伤其血气，而使变证丛生。其中汗仅限于头部，伴腹满、口干咽烂等象，乃是阳热盛极、阴液亏耗之确凿证据。同时要视其津液之存亡而断其预后。若小便通利，说明阴津尚未尽亡，生机尚在，故曰“其人可治”。若小便全无，则是化源告绝，阴液消亡，预后不良。

【案例】白某，男，3岁。高热，腹痛，腹胀，呕吐，每日泻稀薄大便七八次，有时呈蛋花样，已3天，于1987年8月5日入院。西医查体：体温39.8℃，腹痛，腹胀，呕吐，脐周有压痛，肠鸣音亢进，排血样大便，有时呈果酱样，血腥恶臭味，每日6~8次不等。粪检：血便，有少量白细胞及脓球。X线检查：肠充气。诊为急性出血性坏死性肠炎。治以补液，并用氨苄青霉素、庆大霉素等药静滴，阿托品解痉等法对症治疗5天，症有缓解，但热不退，血便不止，腹胀不减，饮食难下。诊见神清形瘦，眼凹陷，神疲不寐，泻淡红色水样大便，每日四五次，恶臭腥味，腹胀，肌肤灼热，时时干呕，口渴，溺短黄，舌质红，脉细数。此乃噤口痢，治宜泻火护阴解毒。处方：黄连6克，阿胶6克（烊化冲服），鸡子黄2枚（4次冲服），黄芩6克，白芍6克。上方服3剂，热退，痢停血止，4剂后诸症悉除，痊愈出院，随访至今，身体健壮。（毋亮．黄连阿胶汤治愈噤口痢．北京中医，1989．）

躁实不甚，腑气不畅

【症状】腹微满。心下温温欲吐，胸中痛，大便溏，郁郁微烦。

【病机】热邪郁滞则腹微满。邪蕴胃脘则心下温温欲吐；气逆胸中则胸中痛；吐下伤中，胃肠余热则大便溏；阳明经有热扰心则郁郁微烦。

【治法】泻热和胃，润燥软坚。

【方药】调胃承气汤。

【原文综述】本症见于原文第123条。本条为吐下致变及辨调胃承气汤与小柴胡汤的使用方法。其呕而胸痛，酷似少阳邪郁，然病其于误吐误下，更无寒热往来、口苦脉弦之象可资佐证，则可知其并非少阳柴胡证。若不经吐下，只是传邪，当可予柴胡汤，以除上、中二焦之邪。吐下损伤胃气，胃虚则邪趁虚入胃成实，非柴胡汤所能去，则以调胃承气汤微和胃气。

湿热郁结，气机不畅

【症状】腹微满。身黄如橘子色，小便不利。

【病机】湿热蕴结中焦，气机阻滞可见腹微满。中焦湿热蕴结，熏蒸肝胆，胆热液泄则身黄如橘子色；湿热郁滞于里，三焦气化失司，则小便不利。

【治法】清利湿热，通腑退黄。

【方药】茵陈蒿汤。

【原文综述】本症见于原文第260条，论述茵陈蒿汤证的病机、临床表现与治法。本症的特征是身目发黄、尿黄，黄色鲜明如橘子色，后世称之为阳黄。本症的主要伴有症，结合第236条，其症状可见发热，口渴引饮，但头汗出身无汗，齐颈而还，小便不利，腹微满或便秘，舌红苔黄腻，脉滑数或濡数。本症由于阳明里热不解，热郁于里，气机阻滞，影响三焦气化，水液留而成湿，导致湿热相结。抑或受湿邪侵犯与热互结，进而影响三焦气化，而使湿与热纠缠不清。总属湿热蕴结于里，肝胆疏泄失司，胆汁溢于肌肤所致。

【案例】曹某，男，31岁，工人，上海市人。病史摘要：患者于7月18日突然感上腹部胀闷不舒，饮食减少，发热38 ℃以上，曾在原工作单位的医务室治疗，因服西药，即泛泛欲吐，故于7月24日来我院门诊。巩膜及皮肤呈黄色，小便颜色似浓茶，脘闷泛恶，头胀，不思饮食，大便三日未解，嘱住院治疗。以往病史：18岁曾患痢疾，有游冶史，曾患淋病。体检：发育正常，营养中等，巩膜黄染，心肺正常，腹部柔软，肝肋下三横指，舌苔腻带黄。化验：黄疸指数75单位，血红蛋白98%，红细胞4.05×10^9/升，白细胞6.8×10^9/升，嗜酸性粒细胞3%，中性粒细胞60%，淋巴细胞37%，凡登白试验直接阳性，小便胆色素阳性，尿胆原阳性。中医诊断：黄疸病（阳黄）。西医诊断：传染性肝炎。治疗经过：患者发热已6天，继而面黄目黄，身尽黄如橘子色，溲赤而少，大便3日未解，症属热重于湿的阳黄症，采用茵陈蒿汤合栀子柏皮汤加味，服一剂后，大便得通，如法加减，治疗一星期后，遍身黄色大减，脘闷泛恶亦舒，黄疸指数退为10单位，照原方去大黄加重淡渗药品，继续进服10天后，身黄目黄退净，肝肿消退为一横指，改进党参、白术、当归、白芍调理而痊愈。（程国树，陈映霞. 以茵陈蒿汤为主治疗29例传染性肝炎初步报导. 上海中医药杂志，1959. ）

阳明热邪，郁闭不畅

【症状】腹满。小便难，身重，口不仁，面垢，谵语，遗尿。

【病机】阳明主腹，热盛气壅，故见腹满。邪热弥漫，元气受损，故见身重；阳明经脉绕口、过面部，阳明之热循经上熏，则见口中感觉失常，食不知味，口不利；里热熏蒸则可见面垢；胃热上扰心神，则见谵语；热盛神昏，膀胱失约，故见遗尿。

【治法】清燥热，救阴液。

【方药】白虎汤。

【原文综述】本症见于原文第189、219、221、231等凡4条，散见于“辨阳明病脉证并治”篇，主论三阳合病，邪热偏重于阳明的证治及治禁。三阳合病，言太阳、阳明、少阳三经同时发病。然从症状表现看，实以阳明热盛为主。阳明热盛气壅，故见腹满。此证虽以阳明热盛为主，但既言三阳合病，必有太阳病、少阳病之脉证可见，然因其微而以“三阳合病”赅之，即柯韵伯所谓：“本阳明病，而略兼太少也。”“若自汗出者”说明太、少之邪已转属阳明，属阳明无形之热充斥，治宜白虎汤辛寒清热。

里热结滞，尚未成实

【症状】腹微满。大便初硬后溏，心中懊憹而烦。

【病机】阳明病燥化未盛，燥屎尚未形成则腹微满。下后浊热泄而未尽，上扰神明则心中懊憹而烦；肛门虽结硬，肠中未全干则大便初硬后溏。

【治法】清热除烦，宣发郁热。

【方药】栀子厚朴汤。

【原文综述】该证见于原文第238条，辨阳明病可攻与否及燥屎内结的证治。太阳病有一汗不解可再汗之法，阳明病有一下不解，可以再下之法。下后可否再下，当据证而断，今下后心中懊憹而烦，多为阳明浊热泄而未尽，上扰神明所致，如参考其他见症可断为胃中有燥屎者，可以再攻，而且可选用大承气汤。如果下后只见腹部轻微胀满，则燥屎尚未形成，肠中仍有水湿停留，属于“肛门虽结硬，肠中未全干”，大便必初硬后溏，故不可攻下。言外之意，有燥屎可攻下者，除见心中懊侬而烦外，当见腹满痛等实邪结滞的重症。

水停不化，气机壅滞

【症状】腹满。发热，恶寒，大渴欲饮水。

【病机】肝邪乘脾，脾失转输，气机不畅则腹满。津不上敷则口渴；欲饮水、肺受肝邪所乘，毛窍开阖失司则发热。

【治法】刺期门。

【原文综述】本症见于原文第109条："伤寒发热，啬啬恶寒，大渴欲饮水，其腹必满，自汗出，小便利，其病欲解，此肝乘肺也，名曰横，刺期门。"本条论述肝邪乘肺的证治。肺失通调，水停不化，气机壅滞则腹满。若机体阴阳自调能力尚可，则有"自汗出，小便利"自愈之机。否则，当泻肝邪，刺期门，肝邪得泻，肺不受侮，毛窍通畅，水道通调，则病可解。

燥实内结，腑气不通

【症状】腹满痛。不大便，烦不解。

【病机】下后邪热未清，宿食未尽，燥热与宿食又重新结聚形成燥屎，阻塞肠间，则腹满痛，不大便，烦不解。

【治法】峻下热实，荡涤燥结。

【方药】大承气汤。

【原文综述】该病机引起的腹满痛，《伤寒论》中所述为第241、254、255、322等4条。第241条指出，大便下后，燥屎复结的证治，乃是下后邪热未清，宿食未尽，燥热与宿食又重新结聚形成燥屎，阻塞肠间，属一下不解，仍可再下之症。第254条论阳明腑实重症，法当急下存阴。第255条辨腹满当下的证治。腹满一症，有虚实可辨，满而时减为虚，满而不减为实。第322条六七日为审证要点，六七日时，病程较长，有土实水竭之虞，故当急下。总之，大承气汤使用时当秉承"审慎"和"果断"四字，辨证时要审之以慎，一旦符合病机，又应当机立断。

邪实内结

【症状】腹满。哕，或大便不通，或小便不利。

【病机】实邪内聚，气机阻滞则腹满。气不下而上，故胃气上逆而哕：若燥屎宿食阻滞气机，而影响大肠传导功能，则大便不通；若水饮湿浊阻滞气机，而影响膀胱气化功能，则小便不利。

【治法】化气利水，或缓下热结。

【方药】调胃承气汤或五苓散。

【原文综述】本症见于原文第381条，原文言："伤寒哕而腹满，视其前后，知何部不利，利之即愈。"《素问·玉机真脏论》曰："脉盛，皮热，腹胀，前后不通、闷瞀，此谓五实……得后利，则实者活。"今哕而腹满，前后不利，为五实中二实。实者泻之，当视其前后二部中何部不利，利之则气通，下泄而不上逆，哕和腹满自得愈。

二、少腹满

外寒内饮，气化不利

【症状】少腹满。干呕发热而咳，小便不利，或渴，或利，或噎，或喘。

【病机】水饮停蓄，水寒滞气，气机不利，则少腹满。水饮扰胃，胃气上逆则干呕；水寒射肺，肺气失宣则咳；气机不利，影响膀胱气化功能则小便不利；水停为患，一般不渴，但饮停不化，津液不滋，也可口渴，但多渴喜热饮，或饮量不多；水走肠间，清浊不分则下利；水气上逆，有碍肺气之清肃，则喘而咽喉有梗塞感，即噎。

【治法】辛温解表，温化水饮。

【方药】小青龙汤。

【原文综述】本症见于原文第40条，参呕吐、咳等章节。

瘀热互结，蓄于下焦

【症状】少腹硬满。其人如狂或发狂，小便自利。

【病机】瘀血蓄于下焦，则少腹硬满。瘀热互结，因热在血分，扰乱心神，故表现出躁动不安的症状；瘀热互结在血分，故小便自利。

【治法】泻热除瘀。

【方药】蓄血三方，即桃核承气汤、抵当汤、抵当丸。

【原文综述】本症见于原文第106、124、125、126条。桃核承气汤证、抵当汤证、抵当丸证概括称为“蓄血三方证”。三者病机均为热与血结于下焦，但有轻重缓急之别。就蓄血证热与瘀结的病机而言，桃核承气汤证为热重于瘀，血热初结，治疗宜先解表后攻里，泻热逐瘀；抵当汤证，瘀重于热，病势较急，即使表里同病，也急当治里，破血逐瘀；抵当丸证，瘀热轻，病势较缓，故取攻逐瘀热，峻药缓图之法。

【案例】张意田治甬江焦姓人，七月间患壮热舌赤，少腹满闷，小便自利，目赤发狂，已三十余日。初服解散，继则攻下，俱得微汗，而病终不解。诊之，脉至沉微，重按疾急。夫表症仍在，脉反沉微者，邪陷入于阴也。重按急疾者，阴不胜其阳则脉流转疾，并乃狂矣。此随经瘀血结于少阴也，宜服抵当汤。乃自为制虻虫、水蛭，加桃仁、大黄煎服，服后下血无算。随用熟地一味，捣烂煎汁，时时饮之，以救阴液。候其通畅，用人参、附子、炙甘草渐渐服之，以固真元。共服熟地二斤余，人参半斤，附子四两，渐得平复。（江瓘，魏之琇撰. 名医类案正续编. 北京：中国医药科技出版社，2011. ）

水热互结，腑气不通

【症状】心下至少腹硬满而痛不可近。不大便，舌上燥而渴，日晡所小有潮热。

【病机】水热互结于胸膈，影响全腹，并兼阳明腑实，故心下至少腹硬满而痛不可近。水热互结，影响体内气机，腑气不通，则见不大便；津伤胃燥，且水热互结、津不上承则舌上燥而渴；水热互结，热不易外越，故“日晡所小有潮热”。

【治法】泻热逐水，峻下破结。

【方药】大陷胸汤。

【原文综述】本症见于原文第137条，论述了热实结胸之病证涉及阳明腑实的证治。参第三十章不大便的水热互结。

脏气衰微，阴寒凝结

【症状】痛引少腹。胁下素有痞，连在脐傍，入阴筋。

【病机】真阳极虚，寒凝气滞，脉络闭阻，牵引少腹，故少腹痛。胁下素有痞，指胁下痞块内结，痼疾久延，脏器虚衰，且痞块日久，累及他脏，故痞块连在脐旁，痛引少腹，入于阴部。

【治法】温阳散结。

【方药】通脉四逆汤。

【原文综述】本症见于原文第167条："病胁下素有痞，连在脐傍，痛引少腹，入阴筋者，此名藏结，死。"此条属脏结证，由脏气虚衰，阴寒凝结，气血阻滞而成。脏为阴，所以脏结证主要属于三阴病变。胁下、少腹、阴筋，乃肝经所过之地，亦与肾经有关，脐旁为脾之分野，由此可见，病变范围较广。久延病深，正气愈虚，邪结愈重，元气愈衰，救治极难，故曰死。而第129、130条所述之脏结，病机虽同，但证则轻，仅见心下硬满而痛，饮食如故，时时下利，苔白滑等，而无本条之危象，故曰难治。

【案例】马某，中年人。中秋节前，午餐后因食果饵而引起腹痛，发自两胁，下趋少腹，自申至戌，疼痛如掣，辗转呻吟，举凡内服外敷之药均不应，乃着其兄到舍就诊。见其面色青黄，额上微汗，言而微，呻声已转弱，当由于疼痛过甚所致。手足冰冷，舌白无苔，脉沉微，意其外肾必收缩，探之果然。以三阴经脉相交于腹胁，阳气衰微，阴寒凝聚，厥阴为风木之脏，其势向下，阴筋受凝寒惨栗之殃，此为脏结之危候。仲师谓："病胁下素有痞，连在脐傍，痛引少腹，入阴筋者，此名藏结，死。"其阳虚当非一日，舌白已露一斑，果饵之食，特诱因耳。除着其炒老姜、葱头热熨外，即予通脉四逆汤，炮天雄30克，干姜21克，炙甘草9克。嘱其连服两帖。归后拈书复对，《金匮》谓："入府则生，入脏则死。"入腑入脏为气机转变使然，因无定律，系念不已。越晨，闻敲门之声甚厉，着妇出应，知复邀诊，当下心戚戚，意其病必入脏而成定局，操刀之咎，恐难窒谗人之口。急间其病情何苦？对以能睡，病况好转，逛听之下如释重负。复往诊之，已能起行，只有余痛未泯耳！与真武加龙、牡之轻剂而愈。（张有俊. 经方临证集要. 北京：人民军医出版社，2012. ）

下焦阳虚，寒邪凝滞

【症状】小腹满，按之痛。四肢厥冷。

【病机】上焦无病，病在下焦，为阳气衰微，阴寒内盛，寒邪结于小腹则小腹满，按之痛。阳气不能通达四肢，则手足厥冷。

【治法】温阳散寒。

【方药】当归四逆加吴茱萸生姜汤。

【原文综述】本症见于原文第340条，论寒凝下焦，冷结膀胱关元证。小腹为厥阴经脉所属。今患者手足厥冷，且言“我不结胸”，则提示病不在上、中二焦；又见小腹满、按之痛，可断为厥阴阳气虚衰，寒冷之邪结于下焦所致，故曰“此冷结在膀胱关元也”。且下焦冷结，当伴有小腹喜温怕寒，小便清长，苔白脉迟等症。

【案例】刘妇，年四旬余，邮亭圩北村人。体素虚弱，某日农作过劳，傍晚归途遇雨，衣履尽湿，归仅更衣，不甚介意。晚间又经房事，而风雨之夜，寒气砭骨，夜半时起如厕，未久，睡感寒甚，数被不温，少腹拘急绞痛，次第加剧，待至天将明时，阴户遽现紧缩，自觉向腹中牵引，冷汗阵出，手足厥冷，头晕神困，不能起立，服药鲜效。其夫来迎治，脉象微细，舌润不温，乃一阴寒证也。其夫且曰：“内子阴户收缩，成一杯大空洞形，时流清液，令人见而生畏。”吾曰：“病虽奇，治尚易，近村魏妇病与相若，曾一方即愈，毋用惊惧。”乃书与当归四逆加吴茱萸生姜汤，嘱一日服完两大剂，并用艾灸气海、关元十余炷，又锡壶盛开水时熨脐下。次日往视，已笑逐颜开，操作厨下，唯身觉略倦而已。（赵守真. 治验回忆录. 北京：人民卫生出版社，1962. ）

里虚失润

【症状】少腹里急，或阴中拘挛。身体重，少气，热上冲胸，头重不欲举，眼中生花，膝胫拘急。

【病机】阴分被伤，毒热内扰，筋脉失养，则少腹里急，或引阴中拘挛，膝胫拘急。行房之时，最易伤动精气，因精气受损，故其人身体重，少气；伤寒余热之邪由阴传入，毒热由下向上攻冲，则热上冲胸，头重不欲举，眼中生花。

【方药】烧裈散方。

【原文综述】本症见于原文第392条，参前。

第二节 腹痛

一、虚症

中焦虚寒，气血不足

【症状】腹中拘急疼痛。阳脉涩，阴脉弦。

【病机】中焦虚寒，气血不足，加之木邪乘土，筋脉失养，故见腹中拘急疼痛。中气虚弱，气血不足，故浮取脉来涩滞；邪入少阳，气血失和，则沉取脉带弦象。

【治法】温补中焦，和解少阳。

【方药】小建中汤。

【原文综述】本症见于原文第100条，论少阳兼里虚寒症，治用先补后和之法。此为少阳兼里虚症，治宜辨其标本缓急，分步进行。因脾胃虚弱、气血不足之人，若先投小柴胡汤，则更伤中气，而引邪深入。宜先补本虚，投以小建中汤，调和气血，建运中州，缓急止痛，扶正祛邪，是补土御木之法；若服汤后，脉弦不解，痛犹未止者，知少阳之邪未除，可投以小柴胡汤，和解少阳，运转枢机，使邪去痛止，为泄木和中之法。

脾阳亏虚，气机壅滞

【症状】腹满痛。呕吐，食不下，自利益甚。

【病机】中焦阳虚，健脾失职，寒湿不化，故见腹满；寒湿中阻，阳气无以温养筋脉，以致筋脉收引，因而腹痛。升降失职，浊阴上逆则呕吐；脾胃虚弱，受纳不足，则食不下；脾气不升，寒湿下注，因此自利益甚。

【治法】温中散寒，健脾燥湿。

【方药】理中汤。

【原文综述】本症见于原文第273、358条。第273条为太阴病的提纲及治禁。足太阴脾属湿土，位居中宫，为阴中之至阴，职司运化。若腹满时腹自痛，吐食不下，则为太阴里虚，邪从寒化之证，当以理中汤、四逆辈温之。若腹满嗌干，不大便，大实痛，则为太阴里实，邪从热化之证，当以桂枝加大黄汤下之。同时，太阴病的腹满痛当与阳明病的腹满痛相鉴别。太阴病腹满痛，其证属虚，其腹满痛时减复如故，且喜温喜按等；阳明腹满痛，其证属实，为满痛不减，减不足言，痛而拒按，大便秘结等。此即《素问·太阴阳明论》的“阳道实，阴道虚”理论在变证中的具体应用。第358条论欲作自利的征兆。伤寒四五日，腹中疼痛，是外感病经过一段时间，邪气入里，肠胃气机阻滞所致。其言“转气下趋少腹者”，实为欲作自利的征兆。至于下利的性质，属寒属热，不可执一而论，临床当具体辨之。一般来说，热利多有发热、口渴、舌红、脉数等症，寒利多有肢厥、脉微、口不渴、小便清长等症，临证并不难辨别。而若为寒利，自当以理中汤治之。

【案例】王某，男性，51岁。患者初起腹中作痛，继则便下白垢，清彻如涕，形寒，时喜热饮，腹部按之稍舒，四肢清和，舌白质肥嫩，脉象沉迟。余拟温中理气法，投以理中汤加味，以党参、焦冬术各三钱，干姜二钱，甘草一钱半，加木香三钱，老豆蔻二钱，一剂病减，二剂痢止，再服二剂获愈。（倪少恒．痢疾的表里寒热虚实治验．江西医药，1965．）

阳气亏虚，寒凝气滞

【症状】腹痛。小便不利，四肢沉重疼痛，下利，甚或面赤，身反不恶寒，手足厥逆。

【病机】肾阳虚衰，寒凝脉滞则腹痛。阳虚气化不行则小便不利；水气浸渍肌肉，则四肢沉重疼痛；水寒之气内渍于肠，则下利；若阳气进一步损伤使真阳衰微，则病生格拒之变，使阴盛格阳，虚阳外浮，则面赤而身反不恶寒；四肢为诸阳之末，阳气衰微，不能温养，故手足厥逆。

【治法】温阳化气行水，甚则破阴回阳。

【方药】真武汤，甚则通脉四逆汤。

【原文综述】本症见于原文第316与317条。第316条病机，仲景已指出“此为有水气”，即少阴阳虚而兼水气为患。若仅阳虚而无水气，则不是真武汤证，而是《医宗金鉴》所说的“纯寒而无水，乃附子汤证”。第317条仲景明言乃“里寒外热”，亦是本症的病机和症候特点。此两条同属少阴病，但据阳气虚衰程度的不同而有不同见症，或然证亦加减繁多，当详细诊察，方可见病知源。

二、实症

肝胆气郁，横逆犯脾

【症状】腹中痛。胸胁苦满，默默不欲饮食，心烦喜呕。

【病机】少阳胆热壅阻脾胃气机则腹中痛。足少阳之脉，下胸中，贯膈，络肝属胆，循胁里。邪犯少阳，经气不利，故见胸胁苦满：肝胆气郁，疏泄失职，故神情默默而寡言；胆热内郁，影响脾胃，脾失健运则不欲饮食；胆火内郁，上扰心神则心烦；胆热犯胃，胃失和降则喜呕。

【治法】和解少阳，调达枢机。

【方药】小柴胡汤去黄芩加芍药。

【原文综述】本症见于原文第96条。本条主要论述小柴胡汤证的证治。“往来寒热，胸胁苦满，默默不欲饮食，心烦喜呕”，这四症已充分反映了少阳病小柴胡汤证病性、病位及病理关系等病理特征。至于七个或然证，或为四大主症之变，或为他经病症之兼，或为痰饮水气之夹，然皆基于胆火内郁、枢机不利之病机而为变、为兼、为夹，故或有不能归属少阳者，其基本病机仍难越少阳之范畴。

【案例】王某，于1954年秋产后月余，下痢赤白，里急后重，腹中疼痛，寒已复热，胸胁苦满。当时偏执产后阴虚下利之见，忽视其寒热胸满的少阳症状，进以白头翁加甘草阿胶汤，服后毫无效果，反增呕逆不食。复诊改从少阳立法：拟小柴胡汤加吴茱萸、木香、黄连。连服2剂，竟收热退痢止之效，渐加调养，迅复原状。（彭含芳. 试论痢疾的六经辨证. 江西中医药，1959. ）

少阴气郁，阳气不通

【症状】腹中痛。四逆，或咳，或悸，或小便不利，或泄利下重。

【病机】阳虚中寒，则腹中痛。少阴气郁，阳气内郁不达四肢则见四肢逆冷；若兼肺寒气逆，则为咳；心阳不足则为悸；气化不行，则小便不利；兼中寒气滞，则泄利下重。

【治法】通阳导滞。

【方药】四逆散。

【原文综述】本症见于原文第318条，属阳气郁遏，气机不畅，故可见诸多或然证。本症病机为阳郁，非阳虚，故治不用回阳救逆的四逆汤，而用宣通阳气、疏达郁滞的四逆散。

【病案】高某某，女，17岁，因“经期腹痛伴恶心、腹泻10余年”于2013年8月23日就诊。患者自幼性情急躁，14岁月经初潮，周期规律，经量正常，有血块，经期腹痛剧烈，伴恶心、腹泻，持续1天，影响学习，需服止痛药，月经第2天自行缓解。末次月经在2013年7月30日，平素饮食、二便正常，无其他不适，舌嫩黯，脉细弦。患者系独生子女，自幼骄横，性情急躁，肝气不舒，肝木克脾土，肝郁日久则致脾滞，肝脾郁滞，月经初期冲任血海壅盛，经血以通为顺，气血运行不畅，不通则痛，故见经期腹痛；肝胃不和，胃气上逆，故见恶心；脾运受阻，故见泄利；舌嫩黯，脉细弦亦为肝脾郁滞之证。诊断：原发痛经。辨证：肝脾郁滞。治以调畅气机，疏肝理脾之法。方用四逆散加味：柴胡5克，白芍10克，枳壳10克，生甘草5克，茜草10克，三七粉3克，7付。二诊：2013年9月20日，诉药后经期腹痛明显改善，经色转红，血块减少，经期恶心、腹泻减轻，患者学习紧张，口服中药汤剂依从性差，嘱其平素服用逍遥丸，经前服用首诊方剂。随诊：服药3个月后痛经病症痊愈，半年内未复发。（滕秀香，李培培，姚海洋. 四逆散加味治疗妇科痛证之验案分析. 中国临床医生杂志，2015. ）

燥实内结，腑气不通

【症状】腹满痛。绕脐痛，烦躁，燥屎。

【病机】肠中燥屎内结，阻滞气机，腑气不通，故有腹满痛，绕脐作痛。阳明浊热循经上扰心神，则见烦躁；邪热未清，宿食未尽，燥热与宿食又重新结聚形成燥屎。

【治法】峻下热实，荡涤燥结。

【方药】大承气汤。

【原文综述】本症见于原文第239、241、254条。三条皆为燥实内结，腑气不通的病机。第239条指出阳明腑实，燥屎内结的外候。绕脐痛与烦躁之发作，有时间规律，每于午后日晡阳明气旺，正邪斗争激烈时诸症加重。第241条指出大下后燥屎复结的证治，本条下后六七日不大便，烦不解，腹满痛，自是辨大承气汤证的关键。第254条则论阳明腑实重症，法当急下存阴。

【病案】某女，46岁。有十二指肠溃疡病，复感风寒，出现胃脘隐痛时作，口干苦、恶心呕吐，脘腹胀满，按之硬，午后潮热，偶有手足汗出，下利稀便3～4日一行，舌质红苔黄腻，脉实。经查排除结核病，X线示：不完全性肠梗阻。拟大承气汤加减：大黄10克（后下），芒硝10克（后下），厚朴20克，枳实10克，莱菔子15克。一剂后大便通畅，恶心呕吐、脘腹胀满明显减轻。去芒硝继服3剂，诸症基本消失，仅有胃脘隐痛偶作，拟建中汤调治。（戴伯华. 大承气汤临床治验. 内蒙古中医药，2015. ）

三、虚实夹杂症

脾虚气滞，脾络不和

【症状】腹满时痛。

【病机】误下伤脾，脾伤运化失职，气机壅滞则腹满；血脉不和，经络不通则腹痛。

【治法】通阳益脾，活络止痛。

【方药】桂枝加芍药汤，桂枝加大黄汤。

【原文综述】本症见于原文279条，言太阳病当用汗法，禁用攻下，今不当下而误下，故曰“反”。血脉不和，经络不通则腹痛，因病位在脾，故曰“属太阴也”。然此虽属太阴，却与太阴病本症不同。本症仅见腹满时痛，余症不显，为脾伤气滞络瘀所致，故治以通阳益脾，活络止痛，方用桂枝加芍药汤。“大实痛”是形容腹痛剧烈、拒按等证情，比“腹满时痛”为重，可伴便秘之症，故在上方基础上加大黄二两，以增强化瘀通络导滞之功，名为桂枝加大黄汤。

第三十五章　心下满

心下满，指胃脘部胀满不适，痞塞不舒。轻者只觉胃脘部胀满，重者胃脘部会觉痞塞不畅，但按之柔软不痛。因脾胃升降失常，气机阻滞不通所致。

《黄帝内经》将“心下满”称为痞、满、痞塞、痞隔等。《素问·五常政大论》：“卑监之纪……其病留满痞塞。”认为土运不及可致痞。《素问·至真要大论》说：“太阳之复……心胃生寒，胸膈不利，心痛痞满。”皆指出因寒可生痞。《神农本草经》也有治疗痞的药物记载，如虻虫可“破下血积坚痞癥瘕”。《难经》则言：“脾之积，名曰痞气……久不愈，令人四肢不收，发黄疸，饮食不为肌肤。”认为脾虚浊结而生痞，而后人多在此基础上沿用其名。

仲景在《伤寒论》中指出“心下痞，按之濡”“若心下满而硬痛者，此为结胸也，……但满而不痛者，此为痞”。仲景认为“痞”“满”主要是太阳病误下，正虚邪陷、升降失调所致。“病发于阴而反下之，因作痞也。”在治疗方面，仲景分别以不同情况而拟诸泻心汤方，辨证明确，立方精当，一直为后世医家所用。

后世医家对本症的病名、病因、病机和治法多有发展。如隋代巢元方在《诸病源候论》中提出了“八痞”“诸痞”之名。金元时期，李东垣大倡脾胃内伤之说，认为饮食不节，劳役过度，喜怒忧恐，皆可导致本病。朱丹溪在《丹溪心法·痞》中论曰：“胀满内胀而外亦有形，痞则自觉痞闷而外无胀急之形。”将痞满与胀满做了区分，认为二者相类似而痞满轻，胀满重。清代林珮琴《类证治裁·心下痞》云：“伤寒之痞，从外之内，故宜苦泄；杂病之宿，从内之外，故宜辛散。”将痞证分为伤寒之痞、伤寒阴阳不和痞、伤寒阴盛阳虚痞、胃虚气滞痞、寒滞停痰痞、杂病之痞等。

本章主要论述《伤寒论》中有关“心下满”的辨治。

一、虚症

脾虚不运，水气上逆

【症状】心下逆满。气上冲胸，起则头眩，脉沉紧。

【病机】中焦水饮停积，气机逆乱，故心下逆满，气上冲胸。头为诸阳之会，饮邪阻于中焦，清阳无以上荣，故起则头眩；水寒内渍，则脉沉紧。

【治法】温阳健脾，利水降冲。

【方药】茯苓桂枝白术甘草汤。

【原文综述】本症见于原文第67条，论述脾阳虚水停的证治。吐下俱能损伤脾之阳气，脾虚运化失职，水湿停聚，成为停水证。水气变动不居，随气机升降，危害不一。此时当温阳健脾、利水化饮，若以脉沉紧为寒盛，而误用汗法，必使阳虚更甚，筋脉失养，再加水湿浸渍，必伤动经脉之气，身体为之震颤动摇。

【案例】卢老太太，1967年5、6月间来诊。身体矮瘦，患心下水饮已数年。平日心下觉寒，稍胀满，被西医诊为“幽门狭窄”。积五六日则头晕呕吐清水，吐尽方休。如此反复数年，愈演愈重，近又犯病而住院，服中西止呕药无效。余虑其胃寒积饮而吐，且心下有时逆满，颇与《伤寒论》苓桂术甘汤证相近，此证非温阳涤饮莫治，因久病寒甚，稍加干姜。拟方如下：茯苓30克，桂枝10克，焦白术24克，甘草10克，干姜5克，嘱服3剂，以观后效。时隔10余日，其夫告余：仅服2剂呕吐立止，近2日仅有泛酸感。拟前方量减半并加吴茱萸适量，水炒黄连少许，牡蛎12克，常服。［岳美中. 水饮呕吐一例. 江苏医药（中医分册），1979. ］

脾虚不运，气机壅滞

【症状】心下痞硬。下利不止。

【病机】寒湿中阻，中焦气机转运不及则心下痞硬。脾阳受损，运化失司，清气不升而精微下趋，故下利不止。

【治法】温中健脾。

【方药】理中汤。

【原文综述】本症见于原文第159、163、244、273等4条，其病机皆为脾虚不运，气机斡旋失职而致心下满，故治皆以温中健脾为法。

【案例】谭某，男，36岁，1973年9月17日就诊。素患胃痛，反复发作，经胃肠钡餐检查，被诊为十二指肠球部溃疡。近月来胃脘部隐隐作痛，经常发作，以饭后二三小时及夜间尤甚。有上腹部明显压痛及痞闷感，口淡无味，时泛清水，胃纳欠佳，神疲乏力，大便正常，小便较多，脉迟弱，舌质淡白，苔薄白。此为胃虚气寒，治拟温中散寒。方用桂枝人参汤：党参15克，白术15克，干姜9克，炙甘草9克，桂枝12克（后下）。3剂，每日1剂。服上药后，胃痛减轻，纳食稍增，时觉脘闷欲吐，脉舌如前。照上方加法半夏9克以温胃止吐。又服3剂，胃病已止，饮食如常。但停药后胃痛又复发，痞闷喜按，小便较多，脉迟细，舌淡，苔薄白，第一方减桂枝3克。服药3剂后痛止，继服至胃痛消失，不再复发。（广东中医学院科研办公室/附属医院. 老中医经验选. 广东中医学院，1975. ）

二、实症

太阳少阳同病，枢机不利，气机壅结

【症状】心下支结。支节烦疼，微呕。

【病机】少阳枢机不利则心下支撑闷结。太阳病未解，外证未去，支节烦疼；胆热犯胃，少阳经气不利则微呕。

【治法】和解少阳。

【方药】柴胡桂枝汤。

【原文综述】本症见于原文第142、146、171条，上述3条，可以从以下两个方面深入了解：其一，太阳、少阳并病，临床同时表现出太阳、少阳症候，第142、171条使用针刺方法治疗，以其症重在经脉；第146条临床也同时表现出太阳、少阳症候，用柴胡桂枝汤治疗，以其证兼经腑。由是可知，若临床表现同时出现太阳、少阳经腑症候，当可采用针、药并治之法。其二，太阳、少阳并病治疗，可太少同治，而禁汗、下。若误治则易致邪气内陷，下陷之邪若与痰水相

结，可成结胸实证；同时脾胃受损，若出现脾胃之气行将败绝之症，治疗攻实邪则伤正，扶脾胃则恋邪，攻补两难，易成危候，故当谨慎。

【案例】陈某，男，35岁。2010年10月15日初诊。主诉：胃脘痛，纳后胃胀有支撑感2个月。口苦，纳差食少，大便正常，舌淡苔白，脉弦细。诊断：胃痛。证属：胆胃不和。治法：调和胆胃。方剂：柴胡桂枝汤加减。处方：柴胡12克，黄芩炭8克，党参20克，姜半夏15克，桂枝6克，炒白芍20克，焦三仙各15克，厚朴10克。7剂，每日1剂，水煎服。后以柴胡桂枝汤加减服用20剂而愈。随访一年未复发。（张红，田丙坤，王建勋，等. 王焕生治疗脾胃病经验存真. 现代中医药，2016.）

胃气不实，客气上逆

【症状】心下硬满。

【病机】病在心下胃脘，病位偏上，又无潮热谵语、腹满痛、不大便等见症，为无形邪热壅遏气机致使心下硬满。

【治法】清热除烦，宽中消满。

【方药】栀子厚朴汤。

【原文综述】本症见于原文第205条，论述阳明病邪热壅聚、邪结偏上者禁下。“心下硬满”，病在心下胃脘，病位偏上，又无潮热谵语、腹满痛、不大便等见症，乃无形邪热壅遏气机所致，故不可攻之。若误用攻下，损伤脾阳则下利。下利不止，乃清气下陷欲脱，故预后不良。若下利止，则示脾气渐复，尚有生机，故能向愈。总之对于“心下硬满”，当详加辨证，其有可攻者，如第137条有“心下至少腹硬满而痛，不可近者”，大陷胸汤主之。

【案例】萧某，男，17岁，学生，1987年3月19日初诊。患者于1983年因受刺激致精神失常，狂言奔走。1986年病情加重，被某精神病院诊为“精神分裂症”，经用镇静剂等治疗暂时缓解，近1月又因情志不遂而复发。现脘腹痞满，卧起不安，甚则彻夜不眠，稍不遂愿即怒不可遏，詈骂不休，心烦口渴，溲黄便干，舌质红、苔黄，脉滑数。辨为热郁胸膈，痰蒙心窍，腑气不通，神明逆乱。治以清热除烦，镇心涤痰。方药：栀子20克，枳实12克，厚朴15克，生铁落30克

（先煎）。日1剂，水煎早、晚顿服。3剂后便泻如风泡，日3～5次，臭秽异常，狂躁遂减，诊其舌质红，苔薄黄，脉弦数。效不更方，仍宗上方加麦门冬15克养心安神，继进7剂。药后精神状态明显好转，安然入睡，但仍心烦、寐差、腹满，脉舌同前。以上方稍事出入，继进20剂，诸症若失，病告痊愈。十年后访未复发，现在某院校读书，成绩优良。（萧美珍. 栀子厚朴汤临证一得. 湖南中医学院学报，1989.）

少阳气郁，胆气犯胃

【**症状**】心中痞硬。呕不止，心下急，郁郁微烦，发热，汗出不解，呕吐下利。

【**病机**】邪犯少阳，枢机不利，气机阻滞，故心中痞硬。少阳胆热犯胃，热壅阳明，胃气上逆，故呕不止；邪入阳明，胃热结聚，气机阻滞则心下急；少阳气郁，热扰心神，故郁郁微烦；外邪侵袭机体使发热；伤寒发热，自当汗出表解而热已，今汗出热不解，是邪已化热，内传阳明；里热壅盛，内迫胃肠，升降失司，故呕吐下利。

【**治法**】和解少阳，内泻热结。

【**方药**】大柴胡汤。

【**原文综述**】本症见于原文第103、165条，此两条均为少阳兼阳明里实的证治，虽见症不同，但其少阳郁火炽盛，兼阳明里实的病机相同，故治用一法，取大柴胡汤和解与泻下并行，少阳与阳明同治。

【**案例**】一男子恒怵惕怯悸，凡所触目虽书画器物悉如枭首，或如鬼怪，故不欲见物；然有客访之，则一见如亲故，其人归去，则恋恋悲哀，瞻望不止。如是数月，百事咸废，于是求治于先生。先生诊之，胸腹有动，心下硬满，大便不通，剧则胸间如怒涛，其势延及胸胁，筑筑现于皮外，乃予大柴胡汤加茯苓、牡蛎。服数剂后，秽物屡下，病减十之七八。既而头眩频起，更予苓桂术甘汤，不日而旧疴如洗。（周子叙. 皇汉医学. 北京：人民卫生出版社，1956.）

水热互结，胃气壅滞

【症状】心下满而硬痛。下利不止，短气，烦躁，心中懊侬，头汗出。

【病机】邪热内陷，与水饮结于胸膈故心下满而硬痛。误下伤中，脾虚气陷则下利不止；邪阻气机而短气，热扰胸膈故烦躁，甚至心中懊侬；热被湿郁则头汗出。

【治法】泻热逐水，峻下破结。

【方药】大陷胸汤，半夏泻心汤。

【原文综述】本症见于原文第134、137、149、150等凡4条，所述心下满均为误下水热互结，胃气壅滞所致，故治以大陷胸汤。若误下伤脾胃，湿浊内生，升降失常，气机痞塞，形成心下痞而不痛的痞症。可用半夏泻心汤辛开苦降，泻心消痞。

【案例】邬某，男，28岁，农民。寒热倦怠，前医以解表不效，继用润下又不下，病势趋重，远道前来求治。今发病已6日，头痛项微强，热甚气促，不咳，按脘腹痞满而痛。寸脉浮而关脉沉，舌苔黄燥。此为伤寒大结胸证，以仲景之法当下之，拟大陷胸汤：生大黄18克，玄明粉12克，甘遂9克，粳米一撮。患者借宿邻近客栈，服第1剂药后约4小时，得畅泻积粪。傍晚其家属来询是否继服第2剂，余告以再服无害。越两日已能行走，嘱返家稍事休息数日。（钟一棠. 钟纯泮先生诊余案录. 浙江中医杂志，1964. ）

热结而微，胃气不畅

【症状】心下满。头汗出，微恶寒，手足冷，大便硬，脉细。

【病机】热郁于里，胆气犯胃，气机郁滞，津液不下，故心下满。阳热内郁，热邪上蒸，而见头汗出；邪未全入，尚有表症，故微恶寒；阳郁于里，不达四末，故见手足冷；阳气闭郁，邪气凝结，拘束脉道，故见脉细。

【治法】和解少阳，调达枢机。

【方药】小柴胡汤。

【原文综述】本症见于原文第148条，辨阳微结的脉症治法及与纯阴结的鉴别。本症既有微恶寒、发热之表症，又有心下满、口不欲食、大便硬等里症。故云：必有表，复有里也。因本症半在里半在外，阳邪微结，枢机不利所致，故宜用小柴胡汤和解枢机，宣通内外，既能透达在外之表邪，又能清解在里之郁热，尚可调和胃气以通大便。使郁热得泄，则表里之证随之而解。假若里气未和，大便尚未通畅者，自当微通其便而解。

【案例】董某，女，11岁，1987年5月29日初诊。患者体质素弱，四天前因淋雨引起发热，服安乃近后热退而复起，成寒热往来之状，且出现胃脘痞痛、心下支结、呕恶频频，不能进食。西医按急性胃炎给予消炎、补液等对症治疗两天，效果欠佳。改服中药，症略同前，四日未解大便。予小柴胡汤原方重用黄芩30克，1剂而大便畅行，寒热止，呕恶减，胃脘痞痛基本消失，唯食欲仍差，体力欠佳，改用和胃安中之剂调理三日而愈。（祝庆堂. 小柴胡汤新用一得. 河南中医，1988. ）

阳明燥结，胃肠气滞

【症状】心下硬。烦躁。

【病机】阳明热实已结故心下硬。病在阳明，阳明热盛则烦躁。

【治法】通腑泄热，消滞除满。

【方药】小承气汤。

【原文综述】本症见于原文第251条，原文言："得病二三日，脉弱，无太阳、柴胡证，烦躁，心下硬，至四五日，虽能食，以小承气汤，少少与，微和之，令小安，至六日，与承气汤一升。"得病二三日，既无太阳表症，又无少阳柴胡证，而有烦躁，心下硬，为阳明里实之证。迁延至四五日，知热实更加深入阳明，可予少量小承气汤以微通腑气，使患者得以小安。至六日仍烦躁、心下硬满而不大便的，可再予小承气汤一升，以通腑导滞泄热。由此可见，对于邪热不重，但以邪结胃肠为主的腑实证，用攻下法尤其是用大承气汤要谨慎，需在燥实确已形成，无禁忌证时才可使用。倘未确诊之际，或有禁忌证时，可先用小承气汤试探，以防误攻，伤人正气。

【案例】任某，女，36岁，1991年9月25日初诊。因连食浆面条而引起眩晕，自觉眼花，视物旋转，闭目即止，恶心呕吐，苦不堪言，并觉腰酸、烦躁，脘闷不舒，腹部䐜胀。舌红，苔黄厚，脉弦滑。此乃气阻肠腑，传导失职，浊气上逆所致。急宜轻下热结，投加味小承气汤。处方：大黄、木香各10克，枳实、厚朴、姜半夏各15克，水煎服。药后1小时许，患者言腹中雷鸣，矢气奇臭，随即眩平呕止，既而大便，便后神清气爽如常人。后经随访未曾复发。（刘和章. 小承气汤新用. 新中医，1993. ）

脾不转输，水气内阻

【症状】心下满微痛。头项强痛，翕翕发热，无汗，小便不利。

【病机】水气内停，气机郁滞，里气不和，是以心下满微痛。水气内停，郁遏阳气，太阳经气不利，因致头项强痛，翕翕发热；营卫郁遏则无汗；太阳腑气不利，气化失司，故见小便不利。

【治法】健脾益阴，利水通阳。

【方药】桂枝去桂加茯苓白术汤方。

【原文综述】本症见于原文第28条，论述了水气内停而太阳经气不利的证治。本条开言即曰“服桂枝汤，或下之”，可知前医认为“头项强痛，翕翕发热”为桂枝汤可汗证，或认为“心下满微痛”为可下之证。然汗下后，前述诸症仍在，其故为何？因其乃水气内停，太阳经气不利所为，非汗下可为。故而“小便不利”是辨证的关键，因小便不利，水邪内停是本症之病机。水邪为患，法当利水，水邪一去，诸症自平。

【案例】王某，女，年约五旬，住济南市白马山。患者经常跌倒抽搐，昏不知人，重时每月发作数次，被西医诊断为“癫痫”，多方治疗无效，后来找我诊治。望其舌上，一层白砂苔，干而且厚。触诊胃部，痞硬微痛，并问知其食欲不佳，口干欲饮，此系水饮结于中脘，但患者迫切要求治疗痫风，并不以胃病为重。我想，癫痫虽然是脑病，但是脑部的这一兴奋灶，必须通过刺激才能引起发作。而引起刺激的因素，在中医看来是多种多样的，譬如用中药治癫痫，可以选用祛痰、和血、解郁、理气、镇痉等各种不同的方法，有时都能减轻发作，甚至可能基本痊愈，就是证明。患者心下有宿痰水饮，可能就是癫痫发作的触媒。根据以上设想，即仿桂枝去桂加茯苓白术汤意，因本症不发热，把桂枝、姜、枣一概减去，又加入枳实消痞，僵蚕、蜈蚣、全蝎以搜络、祛痰、镇痉。处方：茯苓、白术、白芍、炙甘草、枳实、僵蚕、蜈蚣、全蝎。患者于一年后又找我看病，她说，上方连服数剂后，癫痫一次也未发作，当时胃病也好了。现今胃病又发，只要求治疗胃病云云，因又予健脾理气化痰方而去。（李克韶. 伤寒解惑论. 济南：山东科学技术出版社，1978. ）

寒饮内结

【症状】心下必结。不能卧，但欲起，脉微弱。

【病机】心下寒饮之邪结滞，故心下痞塞。水饮结于胃脘，卧则饮邪上壅，痞塞益甚，故“不能卧”；起则水邪下趋，痞塞减轻，故“但欲起”；寒饮结聚，脉道不利，故“脉微弱”。

【治法】辛温解表，温化水饮。

【方药】小青龙汤。

【原文综述】本症见于原文第139条：“太阳病二三日，不能卧，但欲起，心下必结，脉微弱者，此本有寒分也。”太阳病二三日见不得卧但欲起之证，谓已传阳明。心下，胃之分也；必结，谓胃必有结也。若脉实大乃胃分有热而结也，则当下之。今脉微弱，是胃分有寒而结也，是其人素有久寒宿饮停于心下，非亡津液而胃家实，故可用小青龙汤以逐水气。

【案例】李某，女，46岁，2013年3月13日初诊。患者反复胃脘痞满3年，近半月复发。患者自2010年出现胃脘痞满，嗳气，食后加重。用胃镜检查诊断为慢性非萎缩性胃炎，服用西药抑酸、促胃动力等药，症状可以减轻，但稍饮食肥甘生冷、外感受凉则易复发。间断服用中药治疗，方药如柴胡疏肝散、香砂六君子汤、半夏泻心汤等，疗效不甚明显。半月前因气候变化受凉而痞满复发。有慢性支气管炎病史十余年，发作则痰多清稀。刻下症见：胃脘痞满，餐后益甚，胃纳不馨，嗳气不畅，口不干渴，咳吐痰涎清稀量多，咳剧则胃中泛吐清涎，大便溏薄，时夹涕状白色黏冻，腹中肠鸣，小便偏少。舌偏淡胖，边有齿痕，苔白润泽，脉浮弦滑，上腹扪之稍有紧硬感，按之不痛。辨为外寒里饮，治以温化水饮、和中消痞。予以小青龙汤加味：麻黄10克，桂枝10克，干姜15克，细辛10

克，白芍10克，法半夏10克，五味子6克，炙甘草6克，厚朴15克，杏仁10克，5剂。2013年3月18日复诊，诉胃脘痞满明显减轻，咳嗽减，泛吐清涎改善，舌脉同前，效不更方，继服上方再予5剂。2013年3月22日复诊，诉胃脘痞满好转，纳食正常，咳嗽较前明显改善，大便尚成形，无白色黏冻，舌质淡红，苔薄白，脉弦。改干姜10克，细辛6克，继服5剂，胃脘痞满及诸症若失。（黄丽，胡珂．胡珂运用小青龙汤加味治疗痞满经验．实用中西医结合临床，2016．）

饮停胸胁，气机壅滞

【症状】心下痞硬满。下利呕逆，漐漐汗出，头痛，引胁下痛，干呕短气。

【病机】水聚于胁下连及心下，故心下痞硬满。水饮下迫，急趋大肠，则下利；水饮冲逆，胃气不和，则呕逆；胸胁外连肌表，胸胁之气不和，水饮外犯肌肤，影响营卫，则肌表之气不调，水气外迫肌腠，故漐漐汗出；水邪上攻，清阳不升，则头痛；水聚于胁下连及心下，气滞不通则引胁下痛；饮停胁下，肺气不利，则干呕短气。

【治法】攻逐水饮。

【方药】十枣汤。

【原文综述】本症见于原文第152条，论述悬饮的证治。本条的“心下痞硬满”与大陷胸证、痞证相似，应予鉴别。大陷胸为水热互结于胸，故心下痛，按之石硬，甚则从心下至少腹硬痛，手不可近，伴潮热、烦渴、舌苔黄燥等热象。痞证乃寒热互结，阻塞于中焦，故心下痞，按之柔软为主症。悬饮证为水邪停积胸胁之间，故不仅心下痞硬满，更有转侧动身或咳嗽、呼吸、说话等都可牵引胸胁疼痛，即文中所谓的“引胁下痛”，同时伴头痛汗出、呕逆、咳嗽等症，但热象不显。

痰涎壅滞，胃气失和

【症状】心下满而烦。手足厥冷，脉乍紧，饥不能食，气上冲喉咽不得息。

【病机】痰涎或宿食等有形实邪阻塞胸中，胸阳被郁，浊阴不降则心下满而烦。痰邪郁阻胸膈，胸中阳气被遏，难以通达四肢，则手足厥冷；实邪阻滞于里，血行不畅，故脉乍紧；邪结胸中，不在胃中，故患者知饥，但因痰食壅滞而不能食。

【治法】涌吐停痰宿食。

【方药】瓜蒂散。

【原文综述】本症见于原文第166、355条，论述痰实壅塞胸中的证治。病机在于痰食停滞胸膈，气机不利，有上越之势，故仲景曰“此为胸有寒”“邪结在胸中”。因其病位在上，治疗上应采取因势利导之法，用瓜蒂散涌吐痰饮，即《黄帝内经》所谓的“其高者，引而越之”之意也。本方力猛，吐后易伤胃气，体虚及亡血之人慎用。若药后吐不止者，可用葱白煎汤以解之。

【案例】杜某，男，52岁，1985年11月18日诊。患者每日定时漐漐汗出，多在午后及晚上，每汗出前，必先从心下上攻恶心，胸脘硬满高突，短气眩晕，汗后身冷，背部拘急如冷风吹。自述常年反复感冒，久治不愈。舌略淡胖而干，不欲饮，脉弦滑。细参脉症乃痰邪久积心胸，滞碍气机，营卫失和，是以有以上诸变症，因其上攻出现恶心，是饮邪自有上越之势，固虽处闭藏之令，仍当顺其势而以瓜蒂散吐之为宜。瓜蒂6枚，赤小豆3克为细末，用豆豉15克煎汤半碗，于上午10时将上药末一次送服（吐药宜午前服），服后约一刻钟，即开始呕吐黄水，至12时共吐水约多半痰盂。下午4时以后，又连泻水样便十余次，约二痰盂许。泻后，原硬满高突之胸脘立见平软，汗出已止，背冷消失，唯感倦怠乏力，此吐后中虚使然。为防其饮邪复聚，嘱其慎饮食，适寒温，并处参芪五苓散四付善后，一周后痊愈。（石明山. 经方运用举隅. 山西中医，1990.）

无形热邪，聚于心下

【症状】心下痞。按之濡，脉浮。

【病机】胃脘部窒塞满闷，有堵闷窒塞之感，故为心下痞。无形邪气壅滞，故按之柔软不疼痛，即按之濡；气热结滞，故脉浮。

【治法】泻热消痞。

【方药】大黄黄连泻心汤。

【原文综述】本症见于原文第132、151、153、154、155、164等6条，主要论述因误下形成的痞。痞证与结胸证均因误下后，邪陷于里而成，都以心下为主要病变部位。“按之自濡，但气痞耳”，不仅描述了痞证的临床特点，点明了痞证的基本病机，同时也指出了痞证区别于结胸的关键。两者的区别是，结胸证以心下、胸胁硬满疼痛为特点，治宜攻下破结之法；痞证以心下痞，按之濡，不硬不痛为特点，治以理气消痞为主。

【案例】王某，女，42岁，1994年3月28日初诊。患者心下痞满，按之不痛，不欲饮食，小便短赤，大便偏干，心烦，口干，头晕耳鸣。西医诊为“自主神经功能紊乱”。其舌质红，苔白滑，脉来沉弦小数。此乃无形邪热痞于心下之证，予大黄黄连泻心汤以泄热消痞：大黄3克，黄连10克，沸水浸泡片刻，去滓而饮。服3次后，则心下痞满诸症爽然而愈。（陈明，刘燕华，李芳. 刘渡舟临证验案精选. 北京：学苑出版社，1996.）

水蓄下焦，气滞于中

【症状】心下痞。渴而口燥烦，小便不利。

【病机】水蓄中焦，水饮内阻，气机痞塞，导致心下痞。津液不能气化以上承，所以渴而口燥烦；膀胱气化不利，水饮内停，津液不能气化以下泄，故小便不利。

【治法】化气行水。

【方药】五苓散。

【原文综述】本症见于原文第156条。因误下而致邪气入里，形成心下痞，不论是热邪壅滞之痞，还是寒热错杂之痞，因证而施以泻心汤，本为正治之法，理当有效。但服药后痞不解，而见小便不利，渴而口燥烦之症，显然非泻心汤证。而是因下后邪陷，内犯膀胱，气化失职所致。本症之心下痞因水蓄下焦，水气上逆，气机闭塞所致，故可称谓“水痞”，治以五苓散化气行水，使小便通，气化行，则痞自消。由本条亦可见，心下痞一证，不唯热邪壅滞或寒热错杂者有之，他因所致殊多，如本条水蓄下焦，水气上逆，升降逆乱，气机痞塞者，亦有心下痞，故须谨守病机，各司其属。

【案例】刘某，男，53岁。低热月余，体温37.5～38 ℃，病者倦怠无力，脘腹痞闷，口淡乏味，大便鹜溏，化验大便常有不消化食物。脉沉弦，苔白腻。辨为湿困脾胃，方处五苓散治之。病者服药10剂，诸症均见好转，体温恢复正常，继用人参健脾丸善后。（孙会文．五苓散治验举隅．湖北中医杂志，1982.）

三、虚实夹杂症

中虚热结，客气上逆

【症状】心下痞。或干噫食臭，肠鸣下利；或下利日数十行，谷不化，腹中雷鸣，干呕心烦不得安。

【病机】邪气内陷，寒热错杂于中，脾胃升降失常，气机痞塞，故心下痞。若水饮食滞，胃虚气逆，则干噫食臭；水食之气，逼迫而下，流于胁下，走于肠间，故见肠鸣下利，若脾胃虚甚，失于腐熟运化，谷物不化，清浊难别，清阳不升，浊气下流，则腹中雷鸣有声，下利日数十行；浊阴不降，胃中虚气上逆，则干呕心烦不得安。

【治法】和中降胃消痞；或和胃降逆，散水消痞；或和胃补中，消痞止利。

【方药】半夏泻心汤、生姜泻心汤或甘草泻心汤。

【原文综述】本症见于原文第149、157、158条，此3条，或误下，或汗出而致痞，治以半夏泻心汤、生姜泻心汤或甘草泻心汤，三者皆是寒热错杂于中，中焦升降失司，气机痞塞，而致心下痞，呕而肠鸣，下利之证，三者病机、症候大体相似，但侧重不同，其治法均以寒温并用、辛开苦降、和胃降逆为主，半夏泻心汤为其代表方剂，生姜泻心汤重在宣散水气，甘草泻心汤重在补中和胃，当详之。

中焦阳虚，饮邪上干

【症状】心下痞硬。胁下痛，气上冲咽喉，眩冒，经脉动惕。

【病机】阳虚不能制水，水逆心下则心下痞硬。水停胁下则胁下痛；胃虚水饮上逆则气上冲咽喉；阳气不足，加之水气上蒙清窍，则眩冒；阳不足以温煦，液不足以濡润，则经脉动惕。

【治法】温阳化气行水。

【方药】苓桂术甘汤或真武汤。

【原文综述】本症见于原文第160条，论述伤寒误用吐下发汗致虚而成痿的变证。本条心下痞硬，因阳虚水逆心下所致，临床可据病情轻重，分别选用苓桂术甘汤或真武汤。

【案例】蔺某，女，65岁，2006年3月6日初诊。胃脘部胀满不适反复发作10余年。多方求治，遍服温中健脾，理气和胃之剂，罔效。现症见：胃脘胀闷不舒，纳呆，嗳气，时有恶心呕吐，腹中闻及振水音，口干不欲饮，小便短少，大便干结。舌质黯淡，苔白滑，边有泡沫少许，脉沉弦。诊断：胃痞（脾肾阳虚，水饮内停），治宜温运脾肾，化气行水。方用真武汤加味：制附子15克（先煎），白茯苓30克，白术15克，白芍药10克，生姜15克，台乌药15克，炒苍术15克，制半夏10克，3剂后，病情大减，6剂病愈。追访年余，未见复发。（蒲纪. 真武汤治验四则. 实用中医内科杂志，2008. ）

痰气壅滞，胃气失和

【症状】心下痞硬。噫气。

【病机】发汗不当，或吐或下，脾胃损伤，运化失常，痰饮内阻，故心下痞硬。浊阴不降，胃气上逆，则噫气不除。

【治法】和胃化痰，镇肝降逆。

【方药】旋覆代赭汤。旋覆代赭汤由旋覆花、代赭石、半夏、生姜、人参、甘草、大枣七味药物组成，方中旋覆花苦辛而咸，主下气消痰；代赭石苦寒质重，重镇降逆，二者为本方之主药，半夏与生姜为伍，和胃降逆，化痰开结；人参、甘草、大枣补中益气，以补达降。本方和胃降逆之力甚强，是后世降逆止呕的首选方。

【原文综述】本症见于原文第161条，论述肝气犯胃、胃虚痰阻证的证治。本症与生姜泻心汤均为伤寒误治，脾胃之气受损，而见心下痞硬、嗳气之症。但生姜泻心汤证不但中气受损，且有水饮食滞，寒热错杂之邪阻滞心下，故在心下痞硬的同时伴见干嗳食臭、腹中雷鸣下利，而本症是伤寒误治后脾胃受损，胃中不和，痰浊内生，肝气横逆，致气机痞塞，肝胃气逆，见心下痞硬，更见噫气不除之主症，虽噫气而无食臭，亦恶肠鸣下利，是以气逆为主的症候，当予鉴别。

【案例】王某，女，40岁，1972年5月就诊。患者既往有十二指肠溃疡病史，经常感觉胃脘部痞满，嗳气冲逆频作，尤以进食后，痞满更甚，必待嗳气而后安，大便稀软，食纳稍差，舌质胖嫩苔白，脉象弦滑。拟方旋覆代赭汤加味：旋覆花三钱，党参三钱，法半夏三钱，代赭石五钱，炙甘草二钱，大枣四钱，枳壳三钱，广木香二钱，厚朴三钱。服五剂后痞满嗳气减，进食后无甚胀感，食量增加，继服五剂，症状消失，后以调理脾胃，巩固临床疗效。（陈瑞春. 泻心汤类方的探讨. 新医药学杂志，1977. ）

脏气衰微，阴寒凝滞

【症状】胁下痞。连在脐旁，痛引少腹入阴筋。

【病机】脏气衰微，阴寒凝结，气血郁滞，经脉闭阻，则胁下痞。经脉相连，连在脐旁，故痛引少腹入阴筋。

【治法】温阳散结。

【方药】通脉四逆汤。

【原文综述】本症见于原文第167条。证属脏结，脏为阴，所以脏结证主要应属于三阴病变。胁下、少腹、阴筋，乃肝经所过之地，亦与肾经有关，脐旁为脾之分野，由此可见，病变范围较广。久延病深，正气愈虚，邪结愈重，元气愈衰，救治极难。

【案例】王某，女，29岁，1985年5月16日诊。患者失音23天，加重6天。28天前因咽喉肿痛，吞咽碍食，发热（体温38.6 ℃），头痛，干呕，自以鲜蒲公英60克，地龙（活者）2条。水煎后兑入白糖25克搅化服。服2剂后，觉发热、咽痛、干呕减轻，继服4剂，出现胸膈满闷，频吐清涎，腹中隐痛，语声低哑，发音不易被人听清，饮食、茶水皆不受纳而从口鼻呛出。视其扁桃体虽有Ⅱ°肿大，但色淡不鲜，舌面笼罩一层薄白滑润苔，脉象沉细。综观脉症，其频吐清涎，胸闷，纳呆，舌质淡，苔白滑润，诸症当属寒邪郁遏，阳气不通，治当温通阳气，方用通脉四逆汤：乌附片10克，炒干姜10克，炙甘草6克，连须葱白三寸。水煎待温服，另用乌附片10克，伴以白蜜入碗中搅匀放锅内蒸透，徐徐含咽其汁。服第1剂后，偶能发出一两句声音，胸闷减轻，饮食及茶水不再咳呛。第2剂服后，频吐清涎消失，语音清晰渐壮。3剂服完，患者说话声音恢复正常，唯觉胃纳呆滞，继用原方加白蔻仁6克，炒麦芽12克以醒脾和胃。（李德成. 通脉四逆汤治寒遏失音. 四川中医，1989. ）